Práticas em Cirurgia da Base de Crânio
Abordagens para Base Anterior e Lateral

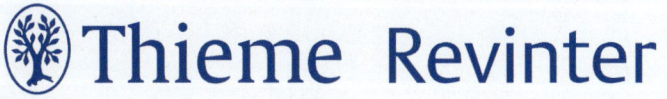

Editores

Joel Lavinsky
Coordenador do Departamento de Cirurgia da Base do Crânio da Associação Brasileira de Otorrinolaringologia e Cirurgia Cérvico-Facial (ABORL-CCF)
Professor Adjunto da Universidade Federal do Rio Grande do Sul (UFRGS) – Departamento de Ciências Morfológicas/Instituto de Ciências Básicas da Saúde
Professor Permanente do Programa de Pós-Graduação em Ciências Cirúrgicas da Faculdade de Medicina da UFRGS
Preceptor de Neurotologia e Cirurgia da Base do Crânio da Santa Casa de Porto Alegre e da Universidade Federal de Ciências da Saúde de Porto Alegre (UFCSPA)
Mestre e Doutor em Ciências Cirúrgicas pela UFRGS
Fellowship e Pós-Doutor na University of Southern California – Department of Otolaryngology – Head and Neck Surgery

Fabrízio R. Romano
Doutor em Ciências pela Faculdade de Medicina da Universidade de São Paulo (FMUSP – Ribeirão Preto)
Pós-Doutorando pela FMUSP
Presidente da Academia Brasileira de Rinologia (ABR)

Aloysio A. T. Campos Netto
Médico-Otorrinolaringologista
Doutor em Ciências pela Faculdade de Medicina da Universidade de São Paulo (FMUSP)
Mestre em Otorrinolaringologia pela FMUSP
Fellowship em Otologia e Neurotologia pela The Ear Foundation at Baptist Hospital – The Otology Group, Nashville – Tennessee, EUA
Departamento de Cirurgia de Base de Crânio do Hospital Santa Paula – São Paulo, SP
Graduação e Residência Médica em Otorrinolaringologia pela FMUSP – Ribeirão Preto
Departamento de Cirurgia de Base de Crânio do Grupo Neurocenna do Hospital Beneficência Portuguesa de São Paulo
Membro dos Departamentos de Cirurgia de Base de Crânio e de Defesa Profissional da Associação Brasileira de Otorrinolaringologia e Cirurgia Cérvico-Facial (ABORL-CCF)

Práticas em Cirurgia da Base de Crânio
Abordagens para Base Anterior e Lateral

Editores
Joel Lavinsky
Fabrízio R. Romano
Aloysio A. T. Campos Netto

Thieme
Rio de Janeiro • Stuttgart • New York • Delhi

**Dados Internacionais de
Catalogação na Publicação (CIP)**

L412p

Lavinsky, Joel
  Práticas em Cirurgia da Base de Crânio: Abordagens para Base Anterior e Lateral/Joel Lavinsky, Fabrizio Ricci Romano & Aloysio Augusto T. Campos Netto. – 1. Ed. – Rio de Janeiro – RJ: Thieme Revinter Publicações, 2021.

  298 p.: il; 21 x 28 cm.
  Inclui Índice Remissivo e Bibliografia.
  ISBN 978-65-5572-078-5
  eISBN 978-65-5572-079-2

  1. Otorrinolaringologia. 2. Cirurgia. 3. Base de Crânio. 4. Endoscopia. I. Romano, Fabrizio R. II. Netto, Aloysio A. T. Campos. III. Título.

CDD: 617.51
CDU: 616.21

Contato com o autor:
JOEL LAVINSKY
joel.lavinsky@ufrgs.br

Nota: O conhecimento médico está em constante evolução. À medida que a pesquisa e a experiência clínica ampliam o nosso saber, pode ser necessário alterar os métodos de tratamento e medicação. Os autores e editores deste material consultaram fontes tidas como confiáveis, a fim de fornecer informações completas e de acordo com os padrões aceitos no momento da publicação. No entanto, em vista da possibilidade de erro humano por parte dos autores, dos editores ou da casa editorial que traz à luz este trabalho, ou ainda de alterações no conhecimento médico, nem os autores, nem os editores, nem a casa editorial, nem qualquer outra parte que se tenha envolvido na elaboração deste material garantem que as informações aqui contidas sejam totalmente precisas ou completas; tampouco se responsabilizam por quaisquer erros ou omissões ou pelos resultados obtidos em consequência do uso de tais informações. É aconselhável que os leitores confirmem em outras fontes as informações aqui contidas. Sugere-se, por exemplo, que verifiquem a bula de cada medicamento que pretendam administrar, a fim de certificar-se de que as informações contidas nesta publicação são precisas e de que não houve mudanças na dose recomendada ou nas contraindicações. Esta recomendação é especialmente importante no caso de medicamentos novos ou pouco utilizados. Alguns dos nomes de produtos, patentes e design a que nos referimos neste livro são, na verdade, marcas registradas ou nomes protegidos pela legislação referente à propriedade intelectual, ainda que nem sempre o texto faça menção específica a esse fato. Portanto, a ocorrência de um nome sem a designação de sua propriedade não deve ser interpretada como uma indicação, por parte da editora, de que ele se encontra em domínio público.

© 2021 Associação Brasileira de Otorrinolaringologia e Cirurgia Cérvico-Facial – ABORL-CCF.

Thieme Revinter Publicações Ltda.
Rua do Matoso, 170
Rio de Janeiro, RJ
CEP 20270-135, Brasil
http://www.ThiemeRevinter.com.br

Design de Capa: © Thieme
Créditos Imagem da Capa: MRS Editorial

Impresso no Brasil por Forma Certa Gráfica Digital Ltda.
5 4 3 2 1
ISBN 978-65-5572-078-5

Também disponível como eBook:
eISBN 978-65-5572-079-2

Todos os direitos reservados. Nenhuma parte desta publicação poderá ser reproduzida ou transmitida por nenhum meio, impresso, eletrônico ou mecânico, incluindo fotocópia, gravação ou qualquer outro tipo de sistema de armazenamento e transmissão de informação, sem prévia autorização por escrito.

APRESENTAÇÃO

O Departamento de Cirurgia da Base do Crânio da Associação Brasileira de Otorrinolaringologia e Cirurgia Cérvico-Facial foi oficialmente criado no dia 3 de novembro de 2017, durante o 47º Congresso Brasileiro de Otorrinolaringologia em Florianópolis, na gestão da Profa. Dra. Wilma T. Anselmo-Lima na ABORL-CCF. O principal objetivo desse departamento é o fortalecimento da cirurgia da base do crânio na otorrinolaringologia por meio da promoção do aperfeiçoamento dos colegas e também do estabelecimento do importante papel da nossa especialidade nesse campo. Desde a sua fundação, o departamento conta com representantes da Rinologia na Base Anterior do Crânio e Neurotologistas na Base Lateral do Crânio.

Por conta da iniciativa dos membros desse departamento, essa obra foi organizada para ser um guia prático para cirurgiões de base de crânio, otorrinolaringologistas e neurocirurgiões, em diferentes níveis de formação e experiência. O livro aborda os principais tópicos da cirurgia da base do crânio, especialmente no que é considerado importante para o conhecimento do otorrinolaringologista. A filosofia dessa obra é ser extremamente objetiva para o cirurgião com o passo a passo de cada abordagem seguido de imagens ilustrativas e dicas práticas. A obra está dividida em duas seções: base anterior e base lateral do crânio e segue um formato didático e também detalhado. Dessa maneira, o cirurgião pode revisar os passos de cada abordagem antes das cirurgias de forma abrangente e prática.

Nessa obra, contamos com os prefácios do Dr. Ricardo Ferreira Bento e do Dr. Aldo Eden Cassol Stamm, cirurgiões de base de crânio reconhecidos internacionalmente e que são os percursores da cirurgia da base do crânio no Brasil. Da mesma forma, diversos grandes nomes nacionais e internacionais da cirurgia da base do crânio, otorrinolaringologistas e neurocirurgiões, contribuíram na elaboração desse livro.

Esperamos que todo esse conhecimento seja direcionado para o que consideramos o mais importante, que é ajudar as pessoas que são afetadas por doenças consideradas graves e que serão submetidas a cirurgias delicadas e que exigem grande qualificação técnica do cirurgião. Além disso, estabelecer que a cirurgia da base do crânio é uma área multidisciplinar e que essa filosofia sempre traz benefícios ao nosso paciente.

Joel Lavinsky, MD PhD
Fabrízio Ricci Romano, MD PhD
Aloysio Augusto T. Campos Netto, MD PhD

PREFÁCIO

A cirurgia endoscópica transnasal de base do crânio alcançou um desenvolvimento extraordinário nos últimos anos. Embora denominada inicialmente cirurgia minimamente invasiva, correntemente, de forma mais apropriada, é reconhecida como cirurgia de mínimo acesso. Essa mudança se deu, principalmente, ao fato de que o termo minimamente invasiva contrariava a possibilidade da realização de cirurgias endoscópicas extensas por meio da cavidade do nariz, já bastante executadas, com vantagens, mas também com potencial de várias complicações.

O desenvolvimento de novos equipamentos e instrumentos como câmeras endoscópicas de alta resolução, endoscópios de diferentes diâmetros e angulações ou até mesmo diversas angulações no mesmo endoscópio, modernos sistemas de coagulação bipolar com articulações localizadas somente na extremidade do instrumento, novos agentes hemostáticos, sistema compacto de navegação, dentre outros, aliado ao melhor conhecimento da anatomia visualizada por endoscópio, contribuiu de forma decisiva para o desenvolvimento deste ramo da medicina.

Outro aspecto fundamental para o avanço desta área tem sido o trabalho com equipes multidisciplinares, incluindo o otorrinolaringologista, neurocirurgião, cirurgião de cabeça e pescoço, neuroendocrinologista, anestesista, entre outros especialistas.

Este livro, organizado e editado pela Associação Brasileira de Otorrinolaringologia e Cirurgia Cérvico-Facial é composto por 20 capítulos, tem por objetivo, de forma sucinta, apresentar e demostrar passo a passo as diferentes abordagens para o tratamento de lesões localizadas nas regiões selar e parasselar, base anterior do crânio, *clivus* e fossa posterior, fossas pterigopalatina e infratemporal, nasofaringe e *cavum* de Meckel, assim como as formas de reparar os possíveis defeitos durais causados tanto pelo acesso propriamente dito quanto por sequela da remoção das lesões pelas quais a cirurgia foi empregada.

Desejo a todos uma ótima leitura do nosso manual prático de cirurgia da base do crânio com a convicção de que agregará conhecimentos enriquecendo a prática tanto dos especialistas mais jovens quanto a dos cirurgiões mais experientes.

Abraço a todos,

Dr. Aldo Stamm
Chefe do Serviço de Otorrinolaringologia
Hospital Prof. Edmundo Vasconcelos
São Paulo, SP

PREFÁCIO

A cirurgia da fossa posterior craniana surgiu no final do século XIX e a história do tratamento dos tumores da base lateral do crânio é mais bem compreendida por meio da história da cirurgia do schwannoma vestibular (SV) ou neuroma do acústico. Como a maioria das lesões laterais da base do crânio, os SV foram inicialmente considerados irressecáveis. A ressecção cirúrgica de tumores da base lateral do crânio teve um curso tumultuado antes de chegar à mortalidade e morbidade extremamente baixa com a cirurgia moderna. À medida que a compreensão dessas lesões continua a avançar, também avança o algoritmo de tratamento.

Esse Manual Prático organizado pela ABORL-CCF sob a coordenação do Joel Lavinsky, Fabricio Romano e Aloysio Netto será muito importante na consolidação de nossa especialidade na atuação nessa área que é fronteiriça com outras especialidades como Neurocirurgia, Cirurgia de Cabeça e Pescoço e Cirurgia Plástica. O sumário desse manual mostra a preocupação dos autores em descrever os principais pontos de inflexão no tratamento das lesões laterais da base do crânio e de como as estratégias de tratamento continuam a evoluir.

Dediquei toda minha carreira médica à cirurgia otológica e da base lateral do crânio onde tive a oportunidade de formar centenas de cirurgiões dessa área e sempre enfatizei a necessidade de esse conhecimento ser incrementado entre os otorrinolaringologistas para que eles continuem sendo os *players* principais. Fiquei muito feliz e honrado em ter sido convidado a escrever esse prefácio para um Manual que consolida essa ideia da atuação do ORL na Cirurgia da Base Lateral do Crânio.

Lembrem-se, os mais jovens, que foi Willian House (otorrinolaringologista) que nas décadas de 1950 e 1960 virou o jogo das cirurgias com alta morbidade de mortalidade para afeções dessa área, reintroduzindo na cirurgia os acessos pela fossa média e pré-sigmóideos no tratamento de SV e outros tumores da região e revolucionou os resultados desses procedimentos que até então eram realizados por acessos neurocirúrgicos.

Na década de 1970, *Ugo Fisch* (otorrinolaringologista), com o qual tive a oportunidade de realizar meu *fellowship* de 2 anos em Zurich, também revolucionou o tratamento cirúrgico dos tumores glômicos jugulares com a introdução de seu acesso infratemporal. Eu mesmo tive duas contribuições importantes na área que foram o acesso retrolabiríntico para exérese de SV com vistas à preservação auditiva e o acesso à primeira porção do nervo facial através do tégmen timpânico via fossa média. O Joel Lavinsky um dos organizadores desse Manual é um dos líderes da nova geração de cirurgiões otoneurológicos, que junto com outros têm a responsabilidade de continuar esse protagonismo de nossa especialidade. Nada melhor que um manual realizado pela ABORL-CCF, mostrando as possibilidades dos acessos otorrinolaringológicos e suas vantagens.

Aproveitem a leitura e mais uma vez agradeço a oportunidade e a honra de ser convidado para esse Prefácio.

Ricardo Ferreira Bento
Professor Titular de Otorrinolaringologia da Faculdade de Medicina da Universidade de São Paulo

COLABORADORES

ALDO CASSOL STAMM
Centro de Otorrino e Fonoaudiologia de São Paulo
Hospital Edmundo Vasconcelos

ALEXANDRE FELIPPU NETO
Fundador e Diretor geral do Instituto Felippu de
Otorrinolaringologia, SP

ALEXANDRE MELUZZI
Neurocirurgião
Membro Titular da Sociedade Brasileira de Neurocirurgia (SBN)
Fellow em Anatomia Microcirúrgica pelo Instituto de
Neurociências da Real e Benemérita Sociedade Portuguesa de
Beneficência de São Paulo (Hospital Beneficência Portuguesa de
São Paulo) – Prof. Evandro de Oliveira
Ex-Médico Assistente do Hospital das Clínicas da Faculdade de
Medicina da Universidade de São Paulo (HCFMUSP)
Graduação e Residência Médica em Neurocirurgia pela FMUSP –
Ribeirão Preto

ALEXANDRE WADY DEBES FELIPPU
Coordenador do Serviço de Residência Médica do Instituto Felippu de
Otorrinolaringologia, SP
Pesquisador do Grupo de Rinologia do do Hospital das Clínicas da
Faculdade de Medicina da Universidade de São Paulo (HCFMUSP)
Fellowship em Cirurgia da Base do Crânio pela Jikei
University, Tokyo

ALINE GOMES BITTENCOURT
Otorrinolaringologista
Especialista em Cirurgia Otológica Avançada e de Base Lateral do
Crânio pela Faculdade de Medicina da Universidade de
São Paulo (FMUSP)
Doutora em Ciências pela FMUSP
Professora Adjunta de Otorrinolaringologia da Universidade Federal
do Maranhão (UFMA)

ANDRÉ LUIZ DE ATAÍDE
Otorrinolaringologista
Mestre em Tecnologia em Saúde pela Pontifícia Universidade
Católica do Paraná (PUCPR)
Fellowship em Otologia e Cirurgia da Base Lateral do Crânio pela
Fisch International Microsurgery Foundation (FIMF) e
Luzerner Kantonsspital
Coordenador do Programa de *Fellowship* em Otologia ligado à
FIMF no Brasil
Membro do Grupo de Implante Coclear do Hospital Pequeno
Príncipe e do Hospital Iguaçu – Curitiba, PR

ANDRÉ WADY DEBES FELIPPU
Subcoordenador do Serviço de Residência Médica do Instituto
Felippu de Otorrinolaringologia, SP
Fellowship em Cirurgia da Base do Crânio pelo Instituto Felippu de
Otorrinolaringologia, SP
Preceptor do Instituto Felippu de Otorrinolaringologia, SP

ARTHUR MENINO CASTILHO
Graduação, Residência e Doutorado pela Faculdade de Medicina da
Universidade de São Paulo (FMUSP)
Professor MS3 da Faculdade de Ciências Médicas da Universidade
Estadual de Campinas (FCM-Unicamp)
Coordenador da Equipe de Otologia do Hospital das
Clínicas da Unicamp

CAMILA DEGEN MEOTTI
Preceptora do Programa de Residência Médica em
Otorrinolaringologia do Hospital de Clínicas de Porto Alegre, RS
Fellowship em Rinologia pelo Hospital de Clínicas de Porto
Alegre (HCPA), RS
Mestrado em Ciências Cirúrgicas pela Universidade Federal do Rio
Grande do Sul (UFRGS)

CARLOS DIÓGENES PINHEIRO NETO
Professor-Associado de Otorrinolaringologia e Neurocirurgia do
Albany Medical Center – Brasília, DF
Doutor em Medicina pela Faculdade de Medicina da
Universidade de São Paulo (FMUSP)

DEUSDEDIT BRANDÃO NETO
Otorrinolaringologista e *Fellow* de Cirurgia Endoscópica
Endonasal e Base de Crânio pelo Hospital das Clínicas da
Faculdade de Medicina da Universidade de São Paulo (HCFMUSP)
Doutorando pela FMUSP

GILBERTO DA SILVA OCHMAN
Médico Assistente da Divisão de Neurocirurgia – Grupo de
Cirurgia de Hipófise do Hospital das Clínicas da Faculdade de
Medicina da Universidade de São Paulo (HCFMUSP)
Doutor (PhD) pelo Departamento de Anatomia da USP

EDSON IBRAHIM MITRE
Professor Adjunto da Faculdade de Ciências Médicas da
Santa Casa de São Paulo
Mestre e Doutor em Medicina (Otorrinolaringologia) pela
Faculdade de Ciências Médicas da Santa Casa de São Paulo
Presidente da Sociedade Brasileira de Otologia (SBO) – Gestão:
2020-2021

EDUARDO DE ARNALDO S. VELLUTINI
Neurocirurgião da DFV Neuro, SP
Hospital Alemão Oswaldo Cruz, SP
Hospital Sírio-Libanês, SP

EDUARDO TANAKA MASSUDA
Professor de Otorrinolaringologia da Faculdade de Medicina da
Universidade de São Paulo (FMUSP – Ribeirão Preto)
Responsável pelo Setor de Otologia do Hospital das Clínicas da
FMUSP – Ribeirão Preto

COLABORADORES

EDWIN TAMASHIRO
Médico-Otorrinolaringologista
Professor-Associado da Faculdade de Medicina da Universidade de São Paulo (FMUSP – Ribeirão Preto)

FABIO DE REZENDE PINNA
Diretor Técnico de Rinologia do Hospital das Clínicas da Faculdade de Medicina da Universidade de São Paulo (HCFMUSP)
Doutor pela FMUSP
Professor Colaborador de Otorrinolaringologia da FMUSP

FABRÍCIO SCAPINI
Professor Adjunto de Otorrinolaringologia da Universidade Federal de Santa Maria e da Universidade Franciscana
Supervisor do Programa de Residência Médica em Otorrinolaringologia da Universidade Federal de Santa Maria (UFSM)
Doutor em Ciências – Otorrinolaringologia pela Universidade de São Paulo (USP)

FAYEZ BAHMAD JR.
Professor Livre-Docente pelo Departamento de Oftalmologia e Otorrinolaringologia da Faculdade de Medicina da Universidade de São Paulo (FMUSP)

FERNANDA HELENA BARACUHY DA FRANCA PEREIRA
Médica Formada pela Faculdade de Medicina Nova Esperança (FAMENE)

GERALDO DRUCK SANT'ANNA
Professor da Universidade Federal de Ciências da Saúde de Porto Alegre (UFCSPA)
Otorrinolaringologista na Santa Casa e Hospital Moinhos de Vento – Porto Alegre, RS
Otorrinolaringologista no Hospital Israelita Albert Einstein – São Paulo, SP

GUSTAVO COY
Otorrinolaringologista pelo Hospital da Pontifícia Universidade Católica de Campinas (PUC-Campinas)
Fellowship em Rinologia e Cirurgia da Base do Crânio pelo Hospital Edmundo Vasconcelos e pela University of British Columbia

GUSTAVO RASSIER ISOLAN
Neurocirurgião e Diretor do Centro Avançado de Neurologia e Neurocirurgia (CEANNE) – Porto Alegre, RS
Pós-Doutor em Cirurgia da Base do Crânio pela University of Arkansas for Medical Sciences (UAMS) – Little Rock, Arkansas
Chefe do Serviço de Neurocirurgia do Hospital Universitário da Universidade Luterana do Brasil, RS

HENRIQUE FARIA RAMOS
Professor Adjunto de Otorrinolaringologia da Universidade Federal do Espírito Santo (Ufes)
Doutor em Medicina pela Faculdade de Medicina da Universidade de São Paulo (FMUSP)

JOÃO MANGUSSI-GOMES
Otorrinolaringologista
Mestre pela Escola Paulista de Medicina da Universidade Federal de São Paulo (EPM-Unifesp)
Fellowship em Rinologia e Cirurgia da Base do Crânio – Brasil, EUA e Austrália

JOÃO PAULO PERAL VALENTE
Médico Assistente da Disciplina de Otorrinolaringologia da Pontifícia Universidade Católica de Campinas (PUC-Campinas)
Coordenador do Programa de Otologia, Neurotologia e Próteses Auditivas Implantáveis da PUC-Campinas

JOÃO TELES JUNIOR
Diretor da Clínica Sensorium, RJ

JOSÉ RICARDO GURGEL TESTA
Mestre e Doutor pela Escola Paulista de Medicina da Universidade Federal de São Paulo (EPM-Unifesp)
Ex-Presidente da Sociedade Brasileira de Otologia (SBO)
Professor Adjunto de Otorrinolaringologia e Cirurgia de Cabeça e Pescoço da EPM-Unifesp
Médico Titular do Departamento de Cirurgia de Cabeça e Pescoço do Hospital do Câncer – A.C. Camargo Center
Presidente da Sociedade Paulista de Otorrinolaringologia e Coordenador do Serviço de Especialização em Otorrinolaringologia do Hospital Paulista de Otorrinolaringologia

LEONARDO BALSALOBRE
Mestre e Doutor em Otorrinolaringologia pela Universidade Federal de São Paulo (Unifesp)
Disciplina de Otorrinolaringologia Pediátrica da Unifesp
Centro de ORL do Hospital Edmundo Vasconcelos, SP

LUCAS RESENDE LUCINDA MANGIA
Médico-Otorrinolaringologista do Hospital de Clínicas da Universidade Federal do Paraná (HC-UFPR)
Membro do Instituto Georges Portmann de Cirurgia Otológica em Bordeaux, França

LUIS ALENCAR BIURRUM BORBA
Professor e Chefe do Serviço de Neurocirurgia do Hospital de Clínicas da Universidade Federal do Paraná (HC-UFPR)

LUIS AUGUSTO DIAS
Médico-Neurocirurgião
Doutor em Neurociências pela Universidade de Brasília (UnB)
Serviço de Neurocirurgia do Hospital de Base do Distrito Federal

LUIZ CARLOS ALVES DE SOUSA
Doutor pela Faculdade de Medicina da Universidade de São Paulo (FMUSP – Ribeirão Preto)
Ex-Presidente da Sociedade Brasileira de Otologia (SBO)
Responsável pela Clínica Paparella de Otorrinolaringologia de Ribeirão Preto, SP

LUIZ LAVINSKY
Professor Titular e Pesquisador do Departamento de Oftalmologia e Otorrinolaringologia da Universidade Federal do Rio Grande do Sul (UFRGS)
Membro Titular e Vice-Presidente da Academia Sul Rio-Grandense de Medicina
Fundador de Programa de Atendimento ao Surdo Severo e Profundo: Implante Coclear e do Grupo de Pesquisa em Otologia e Otoneurologia (HCPA/CNPq) do Hospital de Clínicas de Porto Alegre (HCPA)
Ex-Fundador e Diretor do Centro de Pesquisas Experimentais do HCPA
Mestre, Doutor e Pós-Doutor em Otorrinolaringologia
Residência Médica em Otorrinolaringologia pela Universidade Del Salvador – Buenos Aires, Argentina
Fellow em Madrid Espanha e em Houston EUA na Baylor Colege of Medicine

LUIZ RODOLPHO PENNA LIMA JR.
Professor Titular da Universidade Potiguar (UnP)
Diretor Médico do Centro de Otorrinolaringologia do Hospital do Coração de Natal, RN

COLABORADORES

LUIZ UBIRAJARA SENNES
Otorrinolaringologia
Cirurgião Crâniomaxilofacial e Medicina do Sono
Professor Livre-Docente e Associado Nível 3 da Disciplina de Otorrinolaringologia da Faculdade de Medicina da Universidade de São Paulo (FMUSP)

MARCELO MIGUEL HUEB
Mestre e Doutor em Otorrinolaringologia pela Universidade de São Paulo (USP)
Professor Associado (Aposentado) de Otorrinolaringologia da Universidade Federal do Triângulo Mineiro – Uberaba, MG
Chefe do Serviço de Otorrinolaringologia do Hospital Santa Lúcia de Uberaba, MG

MARCIO NAKANISHI
Médico-Otorrinolaringologista
Doutor em Otorrinolaringologia pela Universidade de São Paulo (USP)
Pesquisador Associado da Faculdade de Medicina da Universidade de Brasília (UnB)

MARCOS ALEXANDRE DA FRANCA PEREIRA
Otorrinolaringologista
Título de Especialista pela Associação Brasileira de Otorrinolaringologia e Cirurgia Cérvico-Facial (ABORL-CCF)
Doutor em Otorrinolaringologia pela Faculdade de Medicina da Universidade de São Paulo (FMUSP)
Professor Titular de Otorrinolaringologia da Faculdade de Medicina Nova Esperança (FAMENE)
Diretor do Núcleo de Otorrinolaringologia do Hospital Nossa Senhora das Neves

MARCOS DE QUEIROZ TELES GOMES
Médico-Neurocirurgião
Graduação e Residência na Faculdade de Medicina da Universidade de São Paulo (FMUSP)
Ex-Responsável pelo Grupo de Base de Crânio do Serviço de Neurocirurgia do Hospital das Clínicas da FMUSP

MARCOS NOBUO TAN MIYAMURA
Fellowship em Otorrinolaringologia pela Pontifícia Universidade Católica de Campinas (PUC-Campinas)
Preceptor do Instituto Felippu de Otorrinolaringologia, SP
Fellowship em Cirurgia da Base do Crânio pelo Instituto Felippu de Otorrinolaringologia, SP

MARCUS MIRANDA LESSA
Professor-Associado da Disciplina de Otorrinolaringologia da Faculdade de Medicina da Universidade Federal da Bahia (UFBA)
Doutor em Ciências da Saúde pela Disciplina de Otorrinolaringologia da Faculdade de Medicina da Universidade de São Paulo (FMUSP)

MARIA JÚLIA ABRÃO ISSA
Coordenadora do Serviço de Rinologia e Base de Crânio do Hospital das Clínicas da Universidade Federal de Minas Gerais (UFMG)

MARIA VALÉRIA GOFFI GOMES
Chefe da Fonoaudiologia do Grupo de Implante Coclear do Hospital das Clínicas da Faculdade de Medicina da Universidade de São Paulo (FMUSP)

MARINA PASQUALINI
Médica Residente do Serviço de Otorrinolaringologia da Irmandade da Santa Casa de Porto Alegre

MAURÍCIO NOSCHANG LOPES DA SILVA
Mestre em Cirurgia pela Universidade Federal do Rio Grande do Sul (UFRGS)
Diretor-Técnico do Instituto Gaúcho de Otorrinolaringologia, RS
Preceptor de Otologia e Neurotologia do Hospital de Clínicas de Porto Alegre, RS

MAURUS MARQUES DE ALMEIDA HOLANDA
Neurocirurgião com Título de Especialista pela Associação Brasileira de Neurocirurgia (SBN)
Pós-Doutor pela Universidade Federal de Pernambuco (UFPE)
Professor Adjunto de Neurocirurgia da Universidade Federal da Paraíba (UFPB)

MELISSA FERREIRA VIANNA
Professora Instrutora da Faculdade de Ciências Médicas da Santa Casa de São Paulo
Mestre e Doutora em Medicina (Otorrinolaringologia) pela Faculdade de Ciências Médicas da Santa Casa de São Paulo

MIGUEL ANGELO HYPPOLITO
Professor-Associado MS5 da Universidade de São Paulo (USP)
Departamento de Oftalmologia, Otorrinolaringologia e Cirurgia de Cabeça e Pescoço Faculdade de Medicina de Ribeirão Preto (FMRP)
Coordenador do Programa de Saúde Auditiva, Implante Coclear e Dispositivos Eletrônicos de Reabilitação da Surdez do Hospital das Clínicas da FMRP

MIGUEL SOARES TEPEDINO
Professor Adjunto da Universidade do Estado do Rio de Janeiro (UERJ)
Coordenador do Grupo de Rinossinusologia e Cirurgia Endoscópica da Base do Crânio do Hospital Universitário Pedro Ernesto da Universidade do Estado do Rio Janeiro (HUPE-Uerj)
Chefe do Serviço de Otorrinolaringologia e Base do Crânio da Policlínica de Botafogo, RJ

NATHÁLIA MANHÃES TÁVORA
Médica Otorrinolaringologista da Universidade Federal do Estado do Rio de Janeiro (Unirio)
Especialização em Neurotologia e Cirurgia de Base de Crânio pelo Hospital das Clínicas da Faculdade de Medicina da Universidade de São Paulo (HCFMUSP)

NILVANO ALVES DE ANDRADE
Doutor em Otorrinolaringologia pela Universidade de São Paulo (USP)
Mestre em Cirurgia pela Universidade Federal da Bahia (UFBa)
Professor Adjunto da Disciplina de Otorrinolaringologia da Escola Bahiana de Medicina e Saúde Pública (EMSP)

OSWALDO LAERCIO MENDONÇA CRUZ
Professor Afiliado do Departamento de Otorrinolaringologia e Cirurgia de Cabeça e Pescoço da Universidade Federal de São Paulo (Unifesp)

OTÁVIO PEREIRA LIMA ZANINI
Otorrinolaringologista
Membro da Fisch International Microsurgery Foundation (FIMF)
Fellowship em Otologia e Cirurgia da Base Lateral do Crânio pela Fisch International Microsurgery Foundation e Luzerner Kantonsspital em 2014
Preceptor no Serviço de Residência Médica em Otorrinolaringologia do Hospital Santa Casa de Misericórdia de Curitiba
Membro do Grupo de Implante Coclear do Hospital Iguaçu – Curitiba, PR

PAULA TARDIM LOPES
Otologista do Hospital das Clínicas Faculdade de Medicina da Universidade de São Paulo (HCFMUSP)
Otorrinolaringologista do HCFMUSP

PAULO HENRIQUE PIRES DE AGUIAR
Professor Livre-Docente em Neurologia pela Faculdade de Medicina da Universidade de São Paulo (FMUSP)
Professor de Neurologia da Pontifícia Universidade Católica de Sorocaba (PUC-SP)
Médico-Neurocirurgião da Retaguarda de Emergência do Hospital Samaritano Higienópolis, Rede Américas
Professor Pesquisador da Faculdade de Medicina ABC – Santo André, SP
Professor de Neuroanatomia Convidado da Universidade Maastricht, Países Baixos
Post Doc Fellow em Cirurgia Pituitária no Instituto de Cirurgia Pituitária da Universidade de Stanford, EUA
Professor Visitante da Universidade de Montreal – Divisão de Epilepsia, Canadá
Professor Visitante do Departamento de Neurocirurgia da Universidade Gustav Carus, Dresden, Alemanha
IV Dean Echols Lecturer da Universidade Tulane, Nova Orleans, EUA
Diretor do Serviço de Residência Médica e de Neurocirurgia do Hospital Santa Paula, da Rede Impar e DASA – SP
Conselheiro da Academia Brasileira de Neurocirurgia (ABN)
XIV Cadeira da Academia Brasileira de Neurocirurgia Ruy Raul Dahas de Carvalho
Presidente Eleito para o XXXIV Congresso da Sociedade Brasileira de Neurocirurgia (SBN) – Gestão: 2019/2023
Editor Científico do Jornal Brasileiro de Neurocirurgia e Editor Internacional da Revista Chilena de Neurocirurgia
Membro da Câmara Técnica em Neurologia e Neurocirurgia do Conselho Regional de Medicina de São Paulo

PAULO ROBERTO LAZARINI
Professor Titular da Faculdade de Ciências Médicas da Santa Casa de São Paulo
Fundador do Núcleo de Cirurgia de Base de Crânio da Irmandade da Santa Casa de Misericórdia de São Paulo
Doutor em Medicina (Otorrinolaringologia) pela Faculdade de Medicina da Universidade de São Paulo (FMUSP)
Presidente da Sociedade Brasileira de Otologia (SBO) – Gestão: 2014-2015

PEDRO PAULO MARIANI
Neurocirurgião com Graduação e Especialização pela Universidade de São Paulo (USP)
Membro do Núcleo de Hipófise e Base de Crânio do Hospital Sírio-Libanês de São Paulo
Diretor do Centro de Excelência em Cirurgia de Hipófise do Hospital Moriah

RAFAEL AYDAR NOGUEIRA
Graduação e Residência Médica pela Faculdade de Medicina da Universidade de São Paulo (FMUSP)
Membro da Associação Brasileira de Otorrinolaringologia e Cirurgia Cérvico-Facial (ABORL-CCF)
Membro da Academia Brasileira de Rinologia (ABR)

RAFAEL VICENTE LUCENA
Otorrinolaringologista
Mestre em Ciências pela Universidade Estadual de Campinas (Unicamp)
Fellow em Cirurgia Otológica e Base Lateral do Crânio pela Pontifícia Universidade Católica de Campinas (PUC-Campinas)

RAPHAEL MARTINELLI ANSON SANGENIS
Neurocirurgião Oncológico
Chefe do Serviço de Neurocirurgia da Pontifícia Universidade Católica de Campinas (PUC-Campinas)
Docente de Neurocirurgia da Faculdade de Medicina da PUC-Campinas

RICARDO FERREIRA BENTO
Professor Titular do Departamento de Oftalmologia e Otorrinolaringologia da Faculdade de Medicina da Universidade de São Paulo (FMUSP)

RICARDO LANDINI LUTAIF DOLCI
Professor-Assistente da Santa Casa de Misericórdia de São Paulo
Doutor pela Ohio State University e Santa Casa de Misericórdia de São Paulo

RICK A. FRIEDMAN
Professor of Surgery
Director of the UC San Diego Health Acoustic Neuroma Program
UC San Diego School of Medicine
Vice Chief Division of Otolaryngology
Professor Department of Surgery
Co-Director of the UC San Diego Acoustic Neuroma Program

ROBINSON KOJI TSUJI
Otorrinolaringologista
Doutor em Ciências Médicas
Especialização em Neurolotogia e Cirurgia de Base de Crânio
Coordenador do Grupo de Implante Coclear no Hospital das Clínicas da Faculdade de Medicina da Universidade de São Paulo (HCFMUSP)

RODRIGO DE PAULA SANTOS
Mestre e Doutor em ORL pela Universidade Federal de São Paulo (Unifesp)
Responsável pelo Setor de Cirurgia Endoscópica de Base de Crânio do Departamento de ORL e CCP da Unifesp
Fellow em Rinologia pela Universidade de Graz, Áustria

ROGÉRIO HAMERSCHMIDT
Professor e Chefe do Serviço de Otorrinolaringologia do Hospital de Clínicas da Universidade Federal do Paraná (UFPR)
Mestre e Doutor em Clínica Cirúrgica pela UFPR
Membro do Instituto Georges Portmann de Cirurgia Otológica em Bordeaux, França

RONALDO NUNES TOLEDO
Otorrinolaringologista do Departamento de Otorrinolaringologia e Cirurgia de Cabeça e Pescoço do A.C. Camargo Câncer Center
Médico do Centro do Deficiente Auditivo da Escola Paulista de Medicina da Universidade Federal de São Paulo (EPM-Unifesp)

RUBENS VUONO DE BRITO NETO
Professor-Associado da Disciplina de Otorrinolaringologia do Hospital das Clínicas da Faculdade de Medicina da Universidade de São Paulo (HCFMUSP)
Coordenador do Serviço de Otorrinolaringologia do Hospital de Reabilitação de Anomalias Craniofaciais (HRAC), USP
Professor-Associado do Departamento de Otorrinolaringologia da Universidade de São Paulo (HRAC)
Professor Livre-Docente e Associado da Disciplina de Otorrinolaringologia da Faculdade de Medicina da Universidade de São Paulo (FMUSP)

SADY SELAIMEN DA COSTA
Mestre e Doutor em Otorrinolaringologia pela Universidade de São Paulo (USP)
Professor Titular do Departamento de Oftalmologia e Otorrinolaringologia da Universidade Federal do Rio Grande do Sul (UFRGS)
Chefe do Serviço de Otorrinolaringologia do Hospital de Clínicas de Porto Alegre

SAMUEL TAU ZYMBERG
Professor Adjunto da Disciplina de Neurocirurgia da Escola Paulista de Medicina da Universidade Federal de São Paulo (EPM-Unifesp)

SILVIO DA SILVA CALDAS NETO
Professor Titular de Otorrinolaringologia da Universidade Federal de Pernambuco (UFPE)
Doutor e Livre-Docente pela Universidade de São Paulo (USP)

THOMAS LINDER
Chairman do Departamento de Otorrinolaringologia e Cirurgia de Cabeça e Pescoço – Luzerner Kantonsspital – Lucerna, Suíça
Residência e *Reseach Fellowship* em Zurique, Suíça, e Columbus, Ohio, EUA
Fellowship em Otologia e Base de Crânio em Zurique, Suíça, e em Nova Iorque, EUA
Chairman desde 2001
Membro de Corpos Editoriais e da Swiss ENT Society
Organizador e Conferencista em Cursos Internacionais de Otologia e Cirurgia de Base do Crânio e Autor de mais de 100 publicações

VAGNER ANTONIO RODRIGUES DA SILVA
Ex-Fellow em Otologia da Universidade Estadual de Campinas (Unicamp)
Mestre em Ciências na Área de Otorrinolaringologia pela Unicamp
Doutorando em Cirurgia na Área de Otorrinolaringologia na Unicamp

DEPARTAMENTO DE CIRURGIA DA BASE DO CRÂNIO DA ASSOCIAÇÃO BRASILEIRA DE OTORRINOLARINGOLOGIA E CIRURGIA CÉRVICO-FACIAL (2020-2021)

COORDENADOR
Joel Lavinsky

VICE-COORDENADOR
Fabrízio Ricci Romano

SECRETÁRIO
Leonardo Balsalobre

BASE ANTERIOR

MEMBROS
Camila Degen Meotti
Gustavo Fabiano Nogueira
Maria Júlia Abrão Issa

CONSULTORES
Aldo Eden Cassol Stamm
Alexandre Felippu Neto
Geraldo Druck Sant'Anna
Márcio Nakanishi

BASE LATERAL

MEMBROS
Aloysio Augusto T. Campos Neto
João Paulo Valente
Marcos Franca
Ronaldo Nunes Toledo
Paulo Roberto Lazzarini

CONSULTORES
Ricardo Ferreira Bento
Oswaldo Laércio Mendonça Cruz
Rubens Vuono de Brito Neto

SUMÁRIO

PARTE I
CIRURGIA DA BASE ANTERIOR DO CRÂNIO

1 ACESSO TRANSNASAL BINARINÁRIO AO SEIO ESFENOIDAL 3
Leonardo Balsalobre ▪ Samuel Tau Zymberg ▪ Rodrigo de Paula Santos

2 ACESSO COM *FLAP* DE RESGATE E PRESERVAÇÃO FUNCIONAL TOTAL 9
Rafael Aydar Nogueira ▪ Fabrízio Ricci Romano ▪ Pedro Paulo Mariani

3 RETALHO NASOSSEPTAL 13
Ricardo Landini Lutaif Dolci ▪ Marcus Miranda Lessa ▪ Geraldo Druck Sant'Anna

4 RECONSTRUÇÃO EM MULTICAMADAS DA BASE DO CRÂNIO 21
Maria Júlia Abrão Issa ▪ Henrique Faria Ramos ▪ Carlos Diógenes Pinheiro Neto

5 ABORDAGEM TRANSNASAL ENDOSCÓPICA DAS LESÕES SELARES (ADENOMA/CISTO RATHKE) 29
Marcio Nakanishi ▪ Luis Augusto Dias ▪ Edwin Tamashiro

6 ABORDAGEM TRANSNASAL ENDOSCÓPICA DAS LESÕES SUPRASSELARES 45
Fabrício Scapini ▪ Camila Degen Meotti

7 ABORDAGEM TRANSNASAL ENDOSCÓPICA AO SEIO CAVERNOSO 55
Gustavo Coy ▪ João Mangussi-Gomes
Eduardo de Arnaldo S. Vellutini ▪ Aldo Cassol Stamm

8 ABORDAGEM TRANSNASAL A LESÕES DE GOTEIRA OLFATÓRIA E FOSSA ANTERIOR 61
Alexandre Wady Debes Felippu ▪ André Wady Debes Felippu ▪ Marcos Nobuo Tan Miyamura ▪ Alexandre Felippu Neto

9 ABORDAGEM DO ANGIOFIBROMA JUVENIL 99
Nilvano Alves de Andrade ▪ Luiz Ubirajara Sennes ▪ Marcos de Queiroz Teles Gomes

10 ABORDAGEM A TUMORES DO CLIVO 113
Deusdedit Brandão Neto ▪ Gilberto da Silva Ochman ▪ Fabio de Rezende Pinna

11 ACESSO TRANSNASAL AOS TUMORES DA NASOFARINGE 119
Ronaldo Nunes Toledo ▪ João Teles Junior ▪ Miguel Soares Tepedino

PARTE II
CIRURGIA DA BASE LATERAL DO CRÂNIO

12 PRINCIPAIS ACESSOS CIRÚRGICOS PARA O ÂNGULO PONTOCEREBELAR 135

    Seção I   Acesso por Fossa Craniana Média para o Schwannoma Vestibular 135
    Joel Lavinsky ▪ Rick A. Friedman ▪ Gustavo Rassier Isolan

    Seção II   Acesso Translabiríntico para a Base Lateral do Crânio 140
    Aloysio Augusto T. Campos Netto ▪ Alexandre Meluzzi

    Seção III   Acesso Retrolabiríntico 151
    Ricardo Ferreira Bento ▪ Paula Tardim Lopes

PARTE I ■ CIRURGIA DA BASE ANTERIOR DO CRÂNIO

Seção IV Acesso Retrossigmóideo 155
Joel Lavinsky ■ Vagner Antonio Rodrigues da Silva ■ Gustavo Rassier Isolan

Seção V Acesso Transótico e Transcoclear 161
Rogério Hamerschmidt ■ Luis Alencar Biurrum Borba ■ Lucas Resende Lucinda Mangia

Seção VI Acesso Transcanal Transpromontório Endoscópico ao Conduto Auditivo Interno............................. 166
João Paulo Peral Valente ■ Rafael Vicente Lucena ■ Raphael Martinelli Anson Sangenis

13 ACESSOS PARA A FOSSA INFRATEMPORAL 175

Seção I Petrosectomia Subtotal 175
André Luiz de Ataíde ■ Otávio Pereira Lima Zanini ■ Thomas Linder

Seção II Acesso para Fossa Infratemporal – Fisch Tipo A 185
Ronaldo Nunes Toledo ■ Silvio da Silva Caldas Neto ■ Oswaldo Laercio Mendonça Cruz

Seção III Artéria Carótida Interna Intrapetrosa: Manejo em Base Lateral de Crânio 190
Rubens Vuono de Brito Neto

14 RESSECÇÃO DO OSSO TEMPORAL 195
José Ricardo Gurgel Testa ■ Luiz Carlos Alves de Sousa

15 ACESSO CIRÚRGICO AO ÁPICE PETROSO... 201
Maurício Noschang Lopes da Silva ■ Sady Selaimen da Costa ■ Marcelo Miguel Hueb

16 DESCOMPRESSÃO DO NERVO FACIAL... 209
Marcos Alexandre da Franca Pereira ■ Aline Gomes Bittencourt ■ Maurus Marques de Almeida Holanda ■ Rubens Vuono de Brito Neto
Joel Lavinsky ■ Fernanda Helena Baracuhy da Franca Pereira

17 TÉCNICAS DE REINERVAÇÃO DO NERVO FACIAL 213
Edson Ibrahim Mitre ■ Melissa Ferreira Vianna ■ Paulo Roberto Lazarini

18 ABORDAGEM DAS PATOLOGIAS DO SACO ENDOLINFÁTICO 225
Joel Lavinsky ■ Marina Pasqualini ■ Gustavo Rassier Isolan ■ Luiz Lavinsky

19 NEURECTOMIA VESTIBULAR... 231
Aloysio Augusto T. Campos Netto ■ Alexandre Meluzzi ■ Paulo Henrique Pires de Aguiar

20 REABILITAÇÃO AUDITIVA NA CIRURGIA DA BASE DO CRÂNIO 241

Seção I Indicações de Implante Coclear... 241
Robinson Koji Tsuji ■ Nathália Manhães Távora

Seção II Indicações de Próteses de Ancoramento no Osso 254
Arthur Menino Castilho ■ Eduardo Tanaka Massuda ■ Miguel Angelo Hyppolito

Seção III Implante Auditivo de Tronco Cerebral.. 263
Ricardo Ferreira Bento ■ Fayez Bahmad Jr. ■ Luiz Rodolpho Penna Lima Jr. ■ Maria Valéria Goffi Gomes ■ Paula Tardim Lopes

ÍNDICE REMISSIVO 269

Práticas em Cirurgia da Base de Crânio
Abordagens para Base Anterior e Lateral

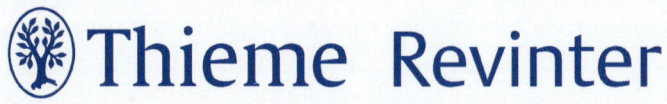

Parte I Cirurgia da Base Anterior do Crânio

ACESSO TRANSNASAL BINARINÁRIO AO SEIO ESFENOIDAL

Leonardo Balsalobre ■ Samuel Tau Zymberg ■ Rodrigo de Paula Santos

JUSTIFICATIVA

A utilização de cavidades naturais do organismo para o acesso a estruturas profundamente localizadas tem-se desenvolvido rapidamente e encontra, nos acessos transnasais, um ótimo exemplo do uso conjunto de conhecimento anatômico, tecnologia e habilidade cirúrgica. Historicamente, este esforço se demonstra para o tratamento dos tumores hipofisários desde o início do século XX. Em 1907, Schloffer, pela primeira vez, realizou uma cirurgia em um paciente por meio de rinotomia que mantinha todo o nariz em um pedículo.[1]

Desde então, e por muitos anos, a indicação desse tipo de cirurgia foi, principalmente, para perda visual e cefaleia. Os cirurgiões buscavam a melhora dos sintomas pela descompressão do tumor, muitas vezes bem-sucedida, mas muitos pacientes acabavam indo a óbito no intraoperatório ou mais tarde em decorrência de complicações infecciosas como a meningite. Harvey Cushing, em 1910, foi o primeiro neurocirurgião a utilizar o acesso sublabial, realizando-o em mais de 200 pacientes e referindo uma taxa de mortalidade de 5,6%.[2] Dez anos mais tarde, observou que muitos pacientes apresentavam tumores suprasselares, cirurgicamente inacessíveis por essa técnica, razão pela qual, em 1929, mudou para acesso transcraniano. Jankowski *et al.* descreveram pela primeira vez, em 1992, a ressecção endoscópica endonasal dos adenomas hipofisários em três pacientes, com sucesso.[3] Nesses casos foi realizada a turbinectomia média para melhorar o acesso à parede anterior do seio esfenoidal. Anos depois, Sethi e Pillay descreveram a aplicação da técnica cirúrgica transnasal endoscópica na abordagem dos adenomas hipofisários e craniofaringiomas em sua série de 40 pacientes tratados com sucesso.[4] Na mesma época, Jho e Carrau publicaram sua experiência com o acesso transnasal endoscópico em 50 pacientes usando um *holder* fixo ao endoscópio após a completa esfenoidotomia.[5] Concluíram que o *holder* mantinha a imagem no vídeo mais estabilizada, além de permitir o uso das duas mãos do cirurgião para o manejo dos instrumentos cirúrgicos simultaneamente. No entanto, Santos *et al.*, em 2007, criticaram o uso do *holder* num estudo que incluiu 91 pacientes, alegando que esse restringe uma das maiores vantagens do endoscópio, a sua mobilidade, que permite rápida mudança de posicionamento, sem a necessidade de soltá-lo e fixá-lo novamente, além de poder prejudicar a manipulação de instrumentos cirúrgicos pelo neurocirurgião.[6]

O século XXI tem sido caracterizado pela difusão e popularização deste acesso por todo o mundo e pela expansão de possibilidades cirúrgicas para o clivo, ápice petroso, seio cavernoso, plano esfenoidal etc.

AVALIAÇÃO PERIOPERATÓRIA

A avaliação perioperatória dos pacientes submetidos ao acesso transnasal transesfenoidal, inclui aspectos clínicos e radiológicos e é de melhor qualidade se realizada por equipe multidisciplinar. As patologias selares, como por exemplo, os adenomas de hipófise, podem cursar com alterações hormonais importantes, seja pela produção excessiva de hormônios nos tumores ditos secretores, seja pelo déficit hormonal causado por compressão da haste hipofisária nos adenomas não secretores. O acompanhamento de um endocrinologista é sempre importante.

Entre os tumores secretores, o prolactinoma é de tratamento clínico na quase totalidade dos casos, pois costuma responder com importante diminuição de volume tumoral com o uso de agonistas dopaminérgicos, mesmo quando grandes, invasivos e causando alteração visual. Já o tratamento dos adenomas não secretores, com alteração visual por compressão do quiasma óptico, é essencialmente cirúrgico, assim como também é primariamente cirúrgico o tratamento dos adenomas secretores de hormônio adrenocorticotrófico (ACTH), na doença de Cushing, e de hormônio do crescimento (GH) na acromegalia.[2]

Além da avaliação endócrina e neurológica, todo paciente cujo tumor apresente extensão suprasselar deve ser submetido a uma avaliação oftalmológica com exame de acuidade e campo visual, mesmo que não haja queixa clínica.

A avaliação radiológica é fundamental, permite o conhecimento anatômico prévio do caso, contribuindo na indicação do acesso cirúrgico e planejamento operatório. Nesse sentido, a tomografia computadorizada (TC) e a ressonância magnética (RM) fornecem informações complementares. A primeira fornece dados sobre a anatomia óssea das cavidades nasais e seios paranasais, enquanto a segunda avalia a extensão tumoral e suas relações com estruturas neurovasculares importantes, como quiasma óptico, artérias carótidas internas, haste hipofisária, entre outras. Dificuldades cirúrgicas como tamanho reduzido e baixo grau de pneumatização do seio esfenoidal, facilmente avaliados pela TC, podem ser antecipadas, assim como a extensão tumoral envolvendo, por exemplo, os seios cavernosos, são antecipadas pela análise pré-operatória da RM.

Por fim, o exame endoscópico nasal feito pelo otorrino permite diagnóstico e tratamento prévio de condições inflamatórias e infecciosas da mucosa nasal, contribuindo para o controle do sangramento intraoperatório e minimizando o risco de contaminação através do acesso cirúrgico.

INDICAÇÕES

A principal indicação do acesso transnasal ao seio esfenoide se relaciona com o tratamento cirúrgico dos **adenomas hipofisários**, tumores bastante prevalentes e causa de distúrbios hormonais e quadros de perda visual (Fig. 1-1). Dividem-se em secretores (geralmente produtores de Prolactina, ACTH ou GH) e não secretores, que são tumores, na maioria das vezes, maiores ao diagnóstico e causam perda de campos visuais (frequentemente hemianopsia bitemporal). **Craniofaringiomas** são tumores mais raros, de origem embrionária, e cursam, frequentemente, com déficit hormonal em graus variáveis, podendo haver baixa estatura, obesidade e alterações visuais. Apresentam duas variedades histológicas, a adamantinomatosa, que apresenta calcificações e áreas císticas e geralmente ocorre em crianças; e uma segunda variedade chamada de papilar ocorre em adultos na faixa de 50-60 anos e apresenta tumores sólidos sem calcificações. O **cisto da Bolsa de Rathke, ou cisto da *pars intermedia* hipofisária,** é outra doença do espectro do craniofaringioma, muitas vezes indolente. Quando apresentam crescimento podem causar cefaleia, alterações visuais e déficit hormonal. **Cordomas** são tumores de crescimento lento e originados por restos embrionários da notocorda. Localizações preferenciais incluem o clivo e a região sacrococcígea. Três variedades histológicas são descritas: clássica (mais comum), condroide e desdiferenciada. **Meningiomas** localizados na região do diafragma selar, tubérculo selar e plano esfenoidal, e mediais à carótida intracraniana, podem ser ressecados por este acesso com a vantagem de ataque inicial aos vasos nutrientes, dependentes das artérias etmoidais posteriores. Pacientes que apresentam **fístulas liquóricas espontâneas** frequentemente têm associação à entidade clínica **hipertensão intracraniana idiopática**. Muitas vezes a fístula localiza-se no recesso lateral esfenoidal ou junto à carótida e/ou lâmina crivosa do etmoide. Nessa situação as tentativas de fechamento podem ser infrutíferas, levando à necessidade de se associar uma derivação ventriculoperitoneal.

ANATOMIA DO ACESSO TRANSNASAL

As estruturas relevantes para o acesso no interior da cavidade nasal estão relacionadas com as conchas nasais inferior, média e superior, que dividem as cavidades nasais em quatro canais aéreos:

1. *Meato nasal inferior*: entre o assoalho e a concha inferior.
2. *Meato nasal médio*: entre as conchas inferior e média.
3. *Meato nasal superior*: entre as conchas média e superior.
4. *Recesso esfenoetmoidal*: entre a concha superior e o teto da cavidade nasal.

O seio esfenoidal é classificado em três tipos: selar, pré-selar e conchal, segundo a extensão da pneumatização do osso esfenoide. No tipo conchal (< 1% nos adultos), a área abaixo da sela túrcica é um bloco sólido de osso sem cavidade aérea. No tipo pré-selar, o limite posterior da pneumatização é delimitado por um plano perpendicular projetado na parede selar. O tipo selar é o mais comum, e nele a pneumatização do corpo do esfenoide compreende a região abaixo da sela, podendo-se estender até o clivo, compreendendo 86% dos casos. Os tipos conchal e pré-selar são mais comuns em crianças antes dos 12 anos de idade, depois disso se inicia a pneumatização do seio esfenoidal.

O óstio do seio esfenoidal está localizado superiormente em sua parede anterior, a poucos milímetros da placa cribriforme. Uma boa referência anatômica para sua localização é a do arco coanal e a concha superior. Está localizado no recesso esfenoetmoidal e seu diâmetro varia de 1 a 4 mm, em média (Fig. 1-2).

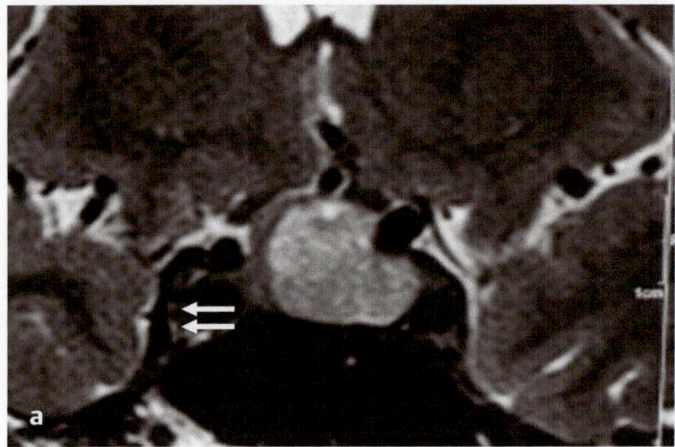
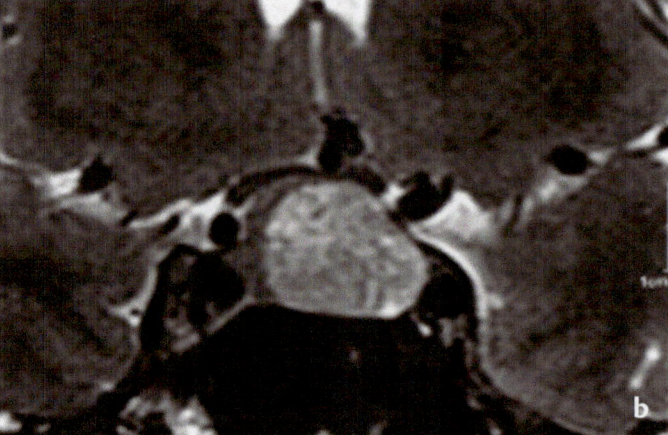

Fig. 1-1. Macroadenoma hipofisário. (**a, b**) RM T2 evidencia tumor hiperintenso à E com compressão do parênquima hipofisário (setas em **a**). *(Continua.)*

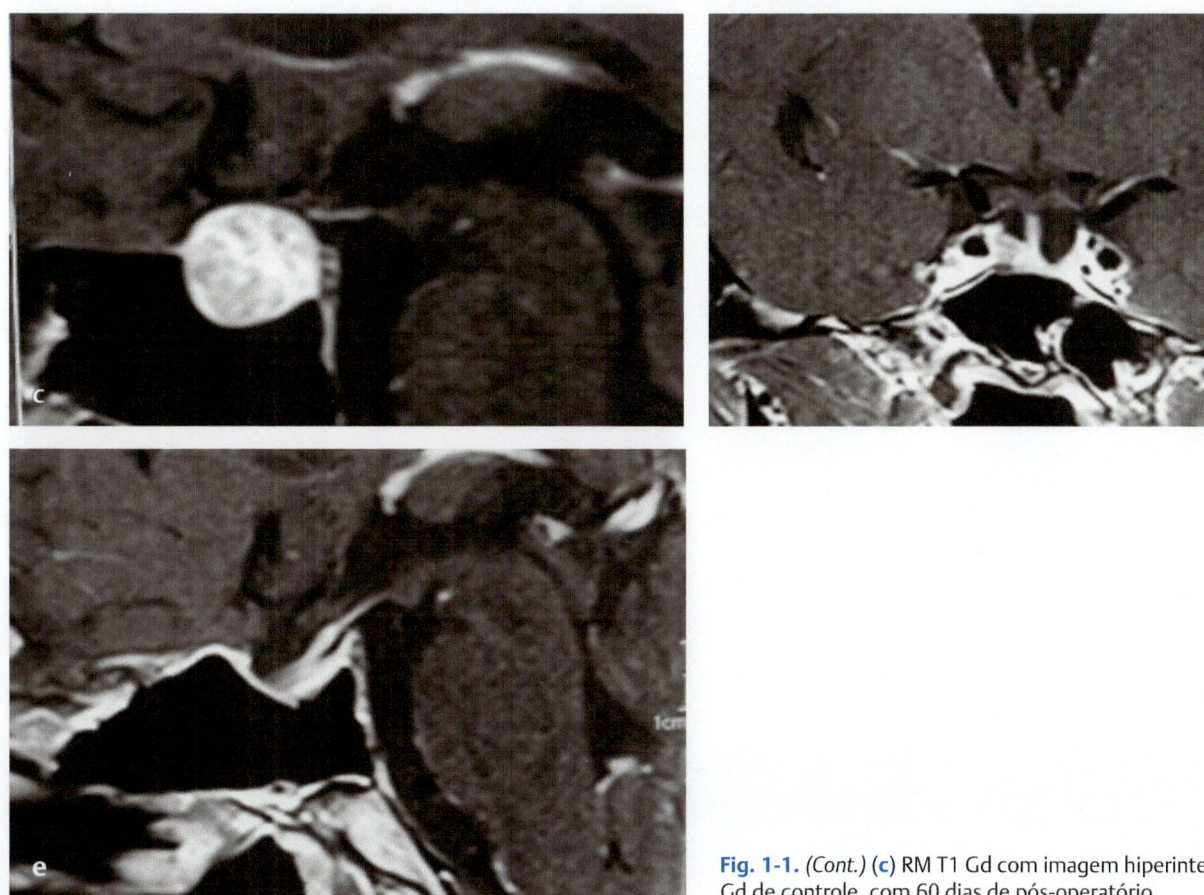

Fig. 1-1. *(Cont.)* (**c**) RM T1 Gd com imagem hiperintensa. (**d, e**) RM T1 Gd de controle, com 60 dias de pós-operatório.

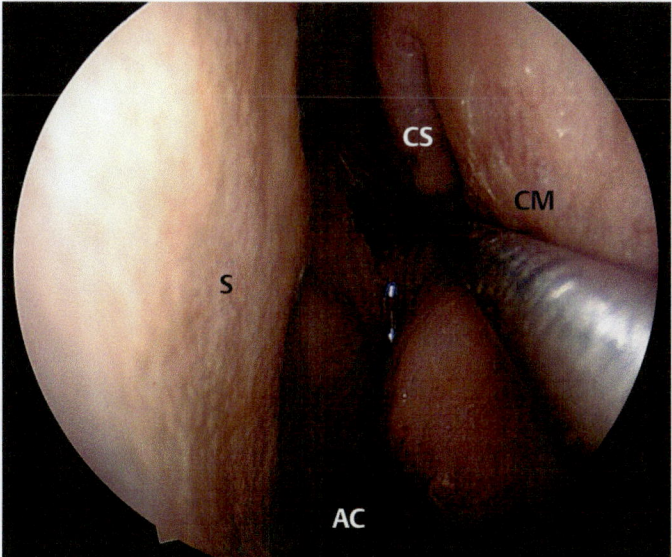

Fig. 1-2. Visão endoscópica em espécime da fossa nasal direita mostrando a correlação entre o óstio do seio esfenoidal (apontado pela *probe*) com as estruturas, concha média (CM), concha superior (CS), septo nasal (S) e arco coanal (AC). (Cortesia: Dr. Thiago Scopel.)

O septo intersinusal apresenta grande variação de localização. Pode estar inserido na proeminência da artéria carótida interna ou no canal óptico (mais raramente), atravessando todo o seio até a parede da sela.

A artéria carótida interna é a estrutura mais medial dentro do seio cavernoso. Encontra-se justaposta à superfície lateral do corpo do seio esfenoidal, promovendo uma proeminência e seu trajeto é marcado por uma depressão no osso, o sulco carotídeo, que define o curso da porção intracavernosa da carótida. Essa proeminência é mais pronunciada nos casos de grande pneumatização do osso esfenoide. Em alguns casos, a carótida pode estar deiscente dentro do seio esfenoidal.

O canal do nervo óptico faz uma saliência na região superolateral do seio esfenoidal, bilateralmente (Fig. 1-3). O cirurgião deve ter em mente as variações anatômicas da relação entre o canal óptico e a célula de Onodi.

O canal pterigóideo pode-se apresentar abaixo do nível do assoalho do seio esfenoidal, ou no mesmo nível, ou até mesmo dentro do seio esfenoidal em alguns casos, tendo, em média, 16 mm de comprimento. O osso do assoalho do canal é deiscente em 10% dos casos. O ramo maxilar do nervo trigêmeo frequentemente produz abaulamento na parede lateral do seio abaixo da sela, especialmente se o seio for bem pneumatizado.

A parede anterior da sela é reconhecida por abaulamento na linha média, inferiormente ao tubérculo selar. A parede selar tem, aproximadamente, 0,5 a 1 mm de espessura e se protrui marcadamente dentro do seio esfenoidal. Após a remoção da parede anterior da sela, a dura-máter é identificada (Fig. 1-4).

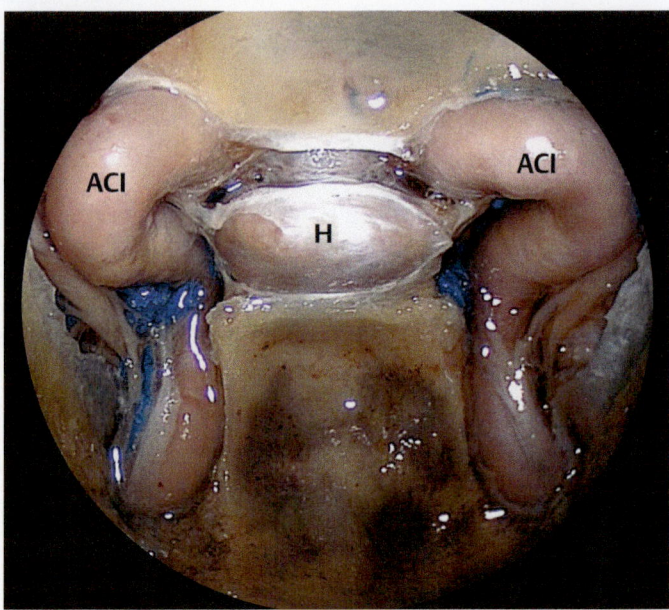

Fig. 1-4. Imagem de dissecção em cadáver após remoção óssea e de dura-máter mostrando relação da glândula hipófise (H) com as artérias carótidas internas (ACI). (Cortesia: Dr. Thiago Scopel.)

TÉCNICA CIRÚRGICA PASSO A PASSO

Posicionamento do Paciente

O posicionamento do paciente é o mesmo de uma cirurgia nasal, decúbito dorsal e cabeceira levemente elevada. Não é necessária a fixação da cabeça. A cirurgia é realizada sob anestesia geral, intubação orotraqueal e sondagem vesical de demora para controle do balanço hídrico no intra e pós-operatório. A antissepsia da face é realizada com solução antisséptica aquosa, e a região lateral da coxa pode ser preparada como área doadora de enxertos de fáscia lata e/ou gordura, se necessário.

> **Dica**
>
> A inclinação da cabeça no plano vertical pode variar a fim de facilitar a abordagem de diversas regiões acessíveis pelo seio esfenoidal. Assim, para tumores que acometem preferencialmente o seio esfenoidal e clivo, a cabeça pode ser fletida levemente, enquanto para lesões que acometem a região suprasselar e plano esfenoidal a cabeça pode ser colocada em posição neutra ou levemente hiperestendida.

Posicionamento da Equipe Cirúrgica

Otorrinolaringologista e neurocirurgião podem-se posicionar juntos, à direita do paciente, ou em lados opostos, geralmente com o otorrino à direita e o neurocirurgião à esquerda do paciente. O instrumentador ou assistente posiciona-se, também, à direita do paciente, na altura de seus membros inferiores. O anestesista posiciona-se à esquerda do paciente, próximo aos pés deste. O equipamento de cirurgia videoendoscópica (monitor, câmera, fonte de luz, equipamento para documentação,

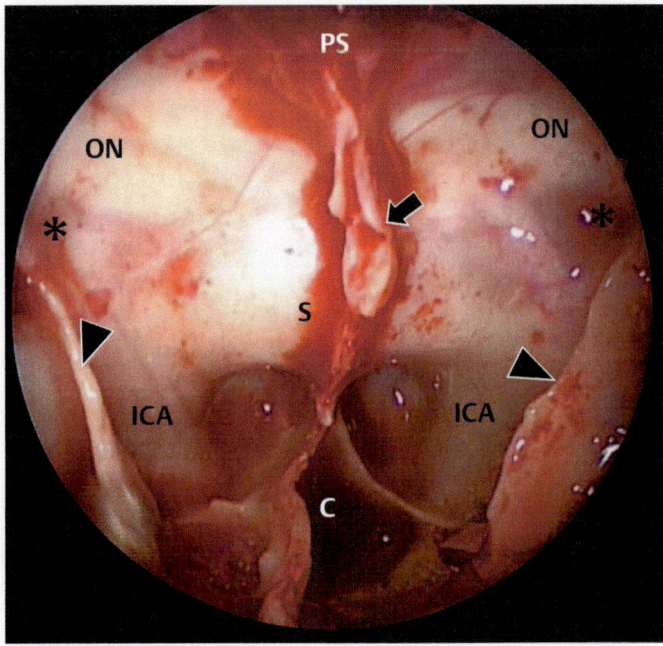

Fig. 1-3. Abertura ampla dos seios esfenoidais mostrando a impressão das estruturas na parede posterior dos mesmos. Sela (S), plano esfenoidal (PS), clivo (C), recesso óptico carotídeo (*), nervo óptico (ON), artéria carótida interna (ICA), septo intersinusal (seta) e septo intrasinusal (cabeça de seta).

e sistema de navegação por imagem) é colocado atrás da cabeça do paciente, de modo que tanto o neurocirurgião quanto o otorrinolaringologista possam visualizar o monitor de modo confortável. São utilizados endoscópios rígidos de 0 e 45 graus, e 4 mm de diâmetro.

Vasoconstrição e Controle de Sangramento

São colocados cotonoides ancorados embebidos em solução de adrenalina 1:1.000 nas cavidades nasais, por 5 a 10 minutos. A anestesia intravenosa total também favorece o controle de sangramento, que é essencial para uma boa visualização do campo cirúrgico e prevenção de complicações intraoperatórias. A hemostasia intraoperatória da mucosa nasal também é realizada com cotonoides com adrenalina e com uso de aspirador cautério mono e/ou bipolar.

No início do procedimento, um exame endoscópico sistemático com a ótica de 4 mm e 0° é realizado na cavidade nasal. Diferentes acessos endoscópicos ao seio esfenoidal já foram descritos, como: transnasal direto, transeptal direto, transnasal combinado com transetmoidal e remoção da concha média e o acesso transeptal/transnasal. Cada um desses acessos tem suas vantagens e desvantagens.

Vamos abordar nesse capítulo os acessos transnasal direto e transnasal-transeptal.

ACESSO TRANSNASAL DIRETO

Identificação e Abertura dos Óstios dos Seios Esfenoidais

Identifica-se com o endoscópio de 0 grau os óstios dos seios esfenoidais, usando como parâmetro o arco coanal (limite superior da coana), e a margem posterior do septo nasal (vômer). Superiormente, no recesso esfenoetmoidal, na altura da cauda da concha superior, encontra-se o óstio do seio esfenoidal. Amplia-se o óstio com uso de pinça tipo Kerrisson ou pinça cogumelo reta, tomando-se o cuidado de manter intacta a mucosa das paredes anteriores dos seios esfenoidais, a fim evitar sangramento das artérias septais e preservar o pedículo para a confecção, se necessário, de um *flap* vascularizado de mucopericôndrio e mucoperiósteo do septo nasal (*flap* nasosseptal), o chamado, *flap* de resgate (Fig. 1-5).

> **Dica**
>
> Quando o corneto médio obstrui o acesso ao recesso esfenoetmoidal, este pode ser delicadamente deslocado em direção à parede nasal lateral para permitir melhor visualização deste estreito espaço. Em alguns casos a remoção parcial da concha superior facilita a identificação do óstio do seio esfenoidal.

Septotomia Posterior e Abertura do Seio Esfenoidal

Após o descolamento e a elevação do mucoperiósteo das regiões posterior e superior do septo nasal, o septo ósseo (vômer e lâmina perpendicular do etmoide) é removido. A seguir, com uma broca diamantada, todo o rostro e paredes anteriores esfenoidais, além do septo intersinusal são removidos, de forma a criar uma só cavidade esfenoidal (Fig. 1-6).

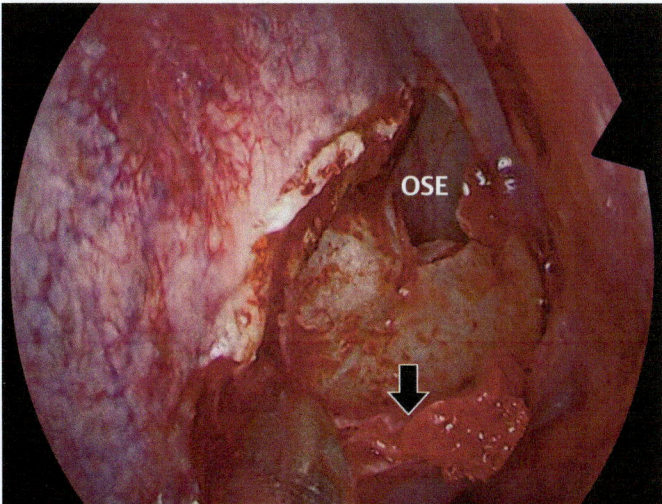

Fig. 1-5. Visão endoscópica do recesso esfenoetmoidal esquerdo mostrando o óstio do seio esfenoidal (OSE) e o instrumento isolando o pedículo do retalho nasosseptal (seta).

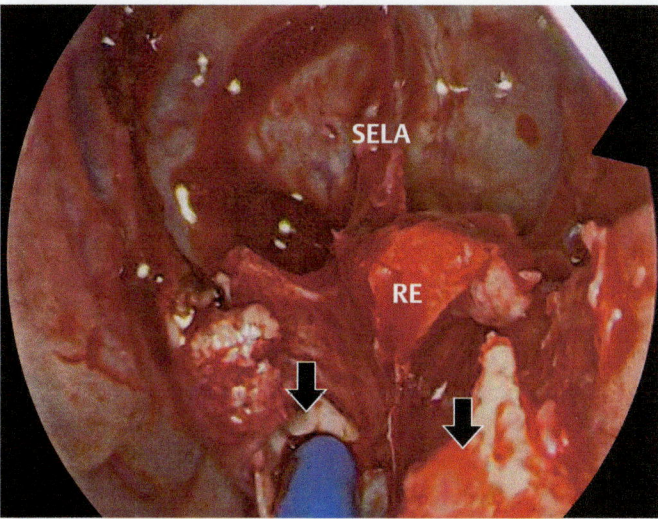

Fig. 1-6. Abertura ampla dos seios esfenoidais após septectomia posterior. Note a proeminência da sela túrcica na parede posterior dos seios esfenoidais. As setas mostram os dois pedículos isolados para um possível retalho de resgate. O rostro esfenoidal (RE) será ressecado com broca diamantada a fim de permitir abertura completa dos seios.

ACESSO TRANSNASAL-TRANSEPTAL

Descolamento do Septo Nasal e Confecção do Retalho Nasosseptal

Descrito por Stamm *et al.* em 2008, esse acesso inicia-se por meio de septoplastia convencional, com a incisão septal caudal geralmente na cavidade nasal direita, aproximadamente 2 mm posterior à borda livre da cartilagem septal.

Após o descolamento submucoperiosteal bilateral, procede-se à incisão osteocartilaginosa superior e inferior com o intuito de retirar o septo ósseo e cartilaginoso até o rostro do esfenoide. O mucoperiósteo da parede anterior do esfenoide é então elevado até a identificação dos óstios de ambos os seios esfenoidais.

Nesse momento, procede-se à confecção do retalho septal pediculado no forame esfenopalatino, do mucopericôndrio e mucoperiósteo do septo nasal de apenas um dos lados, para posterior uso no fechamento do defeito dural, se necessário. Inicia-se por uma incisão no arco coanal no sentido caudal do septo nasal. As dimensões do retalho nos sentidos anterior, superior e inferior dependem do tamanho e da localização do defeito dural. A confecção desse retalho deve ser antecipada pelo cirurgião no momento do planejamento cirúrgico. O retalho é mantido na rinofaringe, assim não interfere no campo operatório. Se não houver a necessidade do uso do retalho, este é suturado novamente em sua posição de origem (Fig. 1-7).

Abertura do Seio Esfenoidal

A parede anterior do esfenoide é, então, amplamente exposta e aberta a partir dos óstios com o uso de uma pinça tipo Kerrisson e/ou broca diamantada. Deve-se evitar uma abertura muito superior pelo risco de fístula liquórica na lâmina cribriforme.

Uma vez que o seio esfenoidal foi completamente aberto, o próximo passo é a ressecção completa do septo intersinusal. Não se deve remover totalmente a mucosa do seio, deve-se deslocá-la lateralmente na região da abertura selar, evitando-se sangramentos indesejáveis e perda da função mucociliar do seio. Por outro lado, se o retalho vascularizado for utilizado, a mucosa do seio deverá ser completamente removida para que ocorra o contato direto do retalho com a superfície óssea e sua adequada integração.

Dica

O septo intersinusal e as septações intrassinusais esfenoidais devem ser removidos com extrema cautela, e sempre com pinças cortantes e/ou brocas diamantadas. Movimentos de báscula ou intempestivos devem ser evitados, pois as septações estão frequentemente inseridas no canal carotídeo, podendo ocorrer uma lesão catastrófica da artéria carótida interna.[7]

COMPLICAÇÕES

Podemos dividir as complicações do acesso binarinário ao seio esfenoidal em complicações nasais:

- Sinéquias.
- Perfuração septal.
- Sangramento venoso exagerado da mucosa nasal.
- Sangramentos arteriais das artérias septais, etmoidais e esfenopalatinas, rinussinusites, mucocele esfenoidal, entre outras.

Complicações intracranianas: meningites, abscessos intracranianos, lesões vasculares das artérias carótidas internas, complexo das artérias cerebrais anteriores, artéria basilar e seus ramos, diminuição da acuidade visual por lesão direta ou da vascularização do quiasma óptico, além de fístulas liquóricas. Além disso, existe o risco de importantes complicações endocrinológicas com a manipulação da glândula hipófise, haste hipofisária e hipotálamo, como o diabetes insípido, que pode ser transitório ou permanente, e perda completa e definitiva da função adeno-hipofisária (pan-hipopituitarismo).

Dica

Como em qualquer cirurgia endonasal, o controle do sangramento da mucosa nasal e um campo operatório limpo são essenciais para a orientação anatômica dos cirurgiões e consequente prevenção de complicações. A preservação da haste hipofisária e sua vascularização através de dissecção meticulosa é um determinante fundamental na prevenção do diabetes insípido e das funções adeno-hipofisárias.

REFERÊNCIAS BIBLIOGRÁFICAS

1. Schloffer H. Zur frage der operation an der hipophyse. Bruns' Beitr Klin Chir. 1906;50:767-817.
2. Cushing H. The pituitary body and its disorders, clinical states produced by disorders of the hypophysys cerebri. Philadelphia: JB Lippincott; 1912. p. 296-305.
3. Jankowski R, Auque J, Simon C, et al. Endoscopic pituitary tumor surgery. Laryngoscope. 1992;102:198-202.
4. Sethi DS, Pillay PK. Endoscopic management of lesions of the sella turcica. J Laryngol Otol. 1995;109:956-62.
5. Jho HD, Carrau RL. Endoscopic endonasal transsphenoidal surgery: experience with 50 patients. Neurosurg Focus. 1996;1:1-6.
6. Santos RP. Acesso transnasal endoscópico aos tumores selares. Rev Bras Otorrinolaringol. 2007;73(4):463-75.
7. Ramalho CO, et al. Intrasphenoid septations inserted into the internal carotid arteries: a frequent and risky relationship intranssphenoidal surgeries. Braz J Otorhinolaryngol. 2017;83(2):162-7.

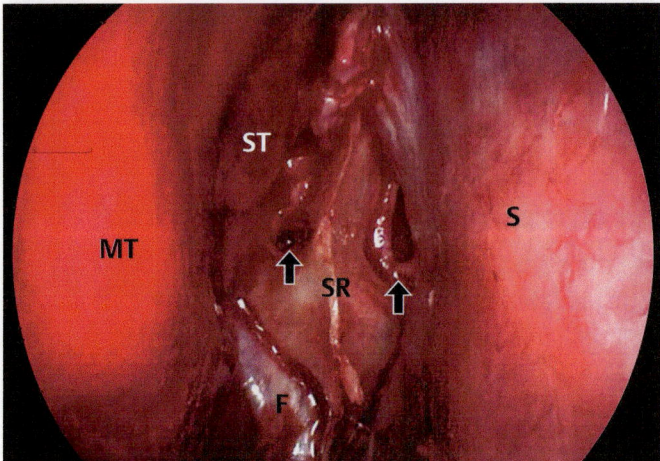

Fig. 1-7. Visão endoscópica do acesso transnasal transeptal combinado. Antes da abertura dos seios esfenoidais, note o retalho que foi confeccionado à direita e está colocado na nasofaringe (F). Mucosa do septo nasal esquerdo preservado (S), rostro esfenoidal (SR), concha média (MT) e superior (ST), óstios esfenoidais (setas).

ACESSO COM *FLAP* DE RESGATE E PRESERVAÇÃO FUNCIONAL TOTAL

Rafael Aydar Nogueira ▪ Fabrízio Ricci Romano ▪ Pedro Paulo Mariani

JUSTIFICATIVA

Na cirurgia de lesões selares e parasselares, além de complicações maiores, como fístulas liquóricas e meningites, existem outras menores, mas que impactam fortemente a qualidade de vida dos pacientes submetidos a cirurgias por via transnasal. Formação de crostas, sinéquias, sinusites, mucoceles, perfurações septais e alterações olfatórias. Temos utilizado ao longo dos últimos anos uma forma de acesso que expõe amplamente o seio esfenoidal, mas que também preserva ao máximo as estruturas e a fisiologia nasal, melhorando a recuperação pós-operatória.

INDICAÇÃO

Tumores de linha média, sem fístula liquórica. Exemplos: macroadenomas Knosp 0 ou 1, cistos da bolsa de Rathke, craniofaringiomas selares, cordomas de clivo sem extensão lateral às artérias carótidas ou seio cavernoso. Na ocorrência de fístula transoperatória, o retalho nasosseptal pode ser confeccionado após a ressecção tumoral, sem qualquer prejuízo para a reconstrução.

Anatomia e Técnica Cirúrgica

Passo 1. Posicionamento e Disposição da Equipe Cirúrgica

O paciente fica em decúbito dorsal com a elevação do dorso para facilitar o retorno venoso e diminuir o sangramento intraoperatório. O braço direito do paciente é colocado semifletido sobre a transição toracoabdominal para permitir um posicionamento mais ergonômico do cirurgião. A cabeça é levemente fletida lateralmente para a esquerda e rodada para a direita, posicionada sobre um suporte de crânio. Utilizamos um suporte craniano tipo ferradura e neuronavegador eletromagnético. A assepsia é preferencialmente realizada com antisséptico à base de iodo em decorrência da coloração e da baixa morbidade do mesmo para a região ocular. Ficam expostas apenas a região nasal e parte da face lateral da coxa direita, para eventual necessidade de retirada de enxerto de fáscia lata e de gordura. Utilizamos um sistema de vídeo de alta definição, inicialmente com endoscópio rígido de 0 grau, porém, devemos ter à disposição óptica angulada de 45 graus. Um cirurgião ficará do lado direito, na região do ombro, de frente para a face do paciente e o outro ao lado da cabeça. O instrumentador do mesmo lado, próximo aos membros inferiores do paciente. Note que dispomos de duas telas para melhor ergonomia no intraoperatório. Os exames de imagem devem estar sempre à disposição: ressonância magnética e tomografia de seios paranasais (Fig. 2-1).

Passo 2. Encontrando o Óstio Natural do Esfenoide

Começamos a cirurgia ganhando espaço lateral e minimizando possíveis sangramentos. Realizamos vasoconstrição tópica com solução de adrenalina 1:2.000 diluída com ácido tranexâmico.

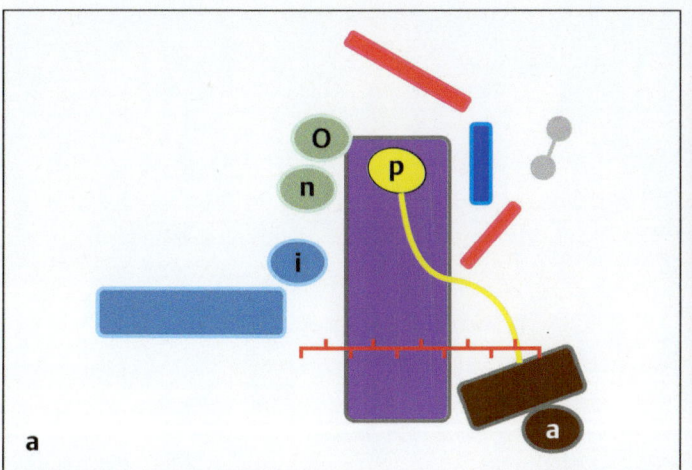
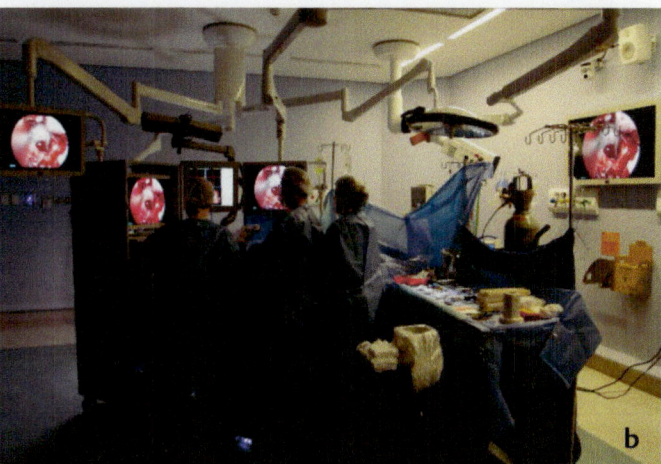

Fig. 2-1. (**a**) Disposição da equipe. Verde: cirurgiões, azul-claro: instrumentador, marrom: anestesista, amarelo: região cefálica do paciente. Materiais: vermelho. Tela azul: neuronavegador. (**b**) Foto real do ato intraoperatório/disposição da equipe.

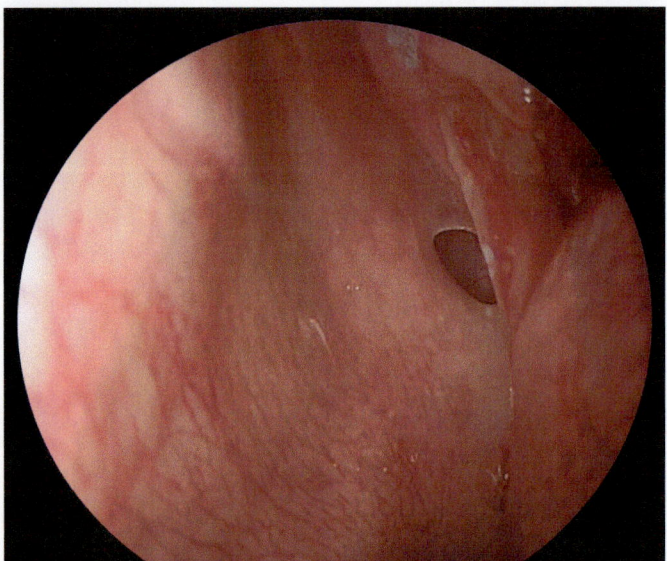

Fig. 2-2. Óstio esfenoidal.

Após este passo, prosseguimos com a lateralização das conchas médias e superiores, até a exposição do óstio do seio esfenoidal (Fig. 2-2).

Passo 3. Preservação da Mucosa Olfatória Septal e Manutenção do Pedículo Arterial

Após exposição do óstio do seio esfenoidal, uma incisão é realizada com cautério monopolar tipo ponta-agulha iniciando na região do óstio e continuando anteriormente pelo septo nasal, cerca de 1,5 a 2 cm abaixo da fossa olfatória. A incisão se estende anteriormente, aproximadamente até a borda anterior da concha média, em direção ao dorso nasal. Um retalho de mucosa é criado descolando a mucosa imediatamente acima (retalho olfatório) e imediatamente abaixo (retalho de resgate) da incisão, de maneira subperiosteal. Isso garante a manutenção das fibras olfatórias superior e inferiormente à preservação do pedículo de resgate, com base na artéria septal posterior.

Os passos 2 e 3 devem ser realizados da mesma maneira no lado contralateral (Fig. 2-3).

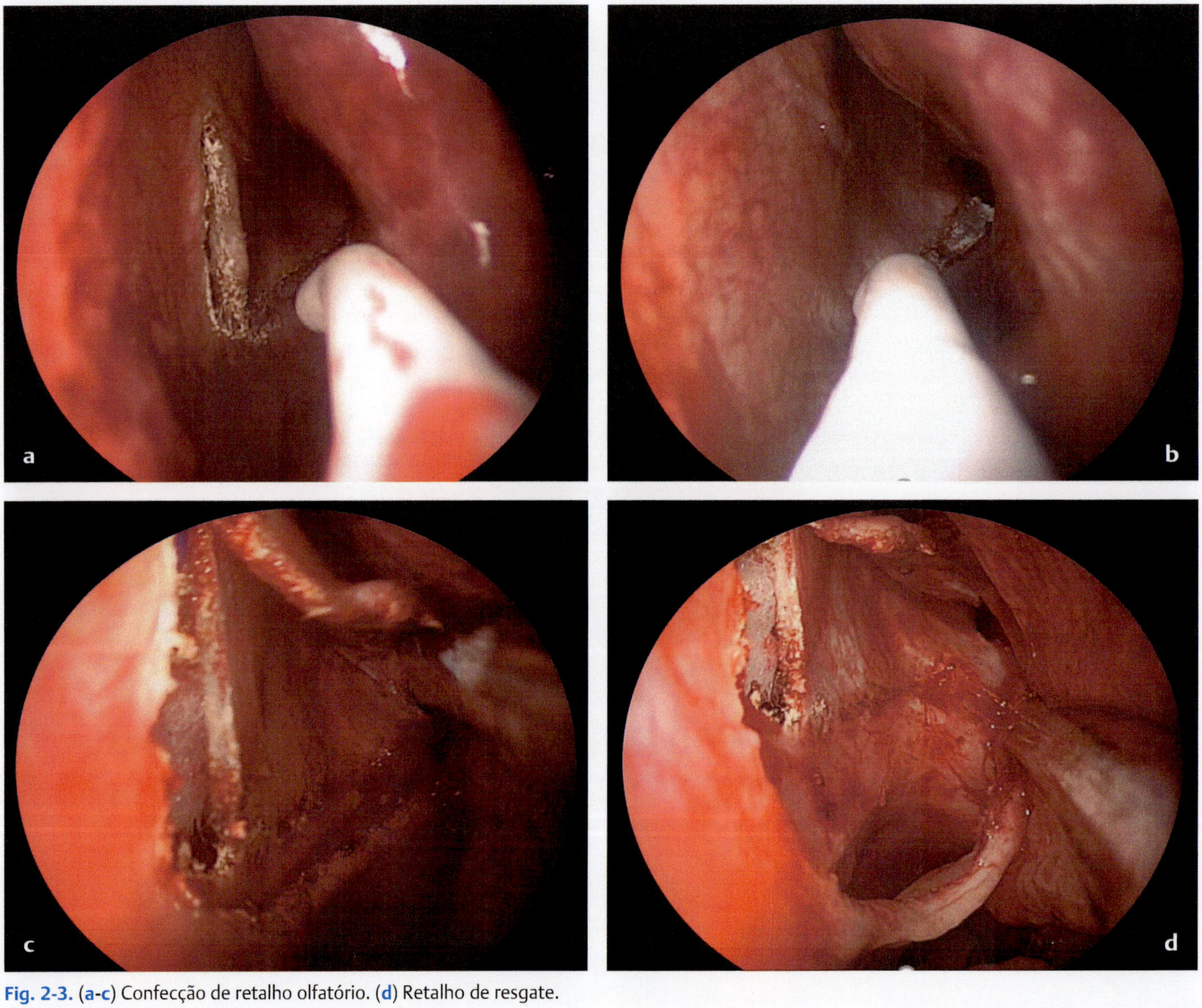

Fig. 2-3. (a-c) Confecção de retalho olfatório. (d) Retalho de resgate.

Passo 4. Esfenotomia Ampla

Após exposição óssea ampla do rostro esfenoidal e septo posterior, realizamos a remoção destas estruturas com pinça Kerrisson e brocas diamantada de 4 mm, específicas para o uso transnasal. A partir deste momento a cirurgia é realizada a quatro mãos. O endoscópio é introduzido pela narina direita. É ideal a exposição até a identificação dos seguintes parâmetros: clivo, protuberâncias carotídeas parasselares e paraclivais, nervos ópticos, recessos opticocarotídeos, sela túrcica e plano esfenoidal, a depender da pneumatização do esfenoide.

> **Dica**
>
> Brocar a borda inferior da parede anterior do seio esfenoidal até o aspirador conseguir sugar todo o soro do recesso clival sem dificuldade. Não deixar espículas ósseas e remover cuidadosamente os septos interesfenoidais. Se houver necessidade de reconstrução com enxerto ou retalho nasosseptal, remover toda a mucosa do local a ser reconstruído (Figs. 2-4 e 2-5).

Passo 5. Craniectomia

O tamanho e o formato da craniectomia dependem da localização e da extensão tumoral. A craniectomia selar deve ser ampla, realizada com broca diamantada de 4 ou 3 mm e pinça Kerrisson, identificando-se os seguintes parâmetros: as bordas mediais dos seios cavernosos bilateralmente e os seios intercavernosos superior e inferior. A incisão dural é realizada em formato de **U**, medialmente aos seios cavernosos e superiormente ao seio intercavernoso inferior. A incisão da dura-máter deve ser realizada de forma cuidadosa e precisa, preservando o tecido adeno-hipofisário residual subjacente, frequentemente localizado sob a dura-máter da parede anterior da sela turca. Nesta fase, após rebater a dura-máter superiormente, podemos facilmente identificar o tecido hipofisário residual, que apresenta um tipo de vascularização e coloração características, possibilitando diferenciá-lo do tumor, que apresenta aspecto mais pálido. Identificando a interface entre o tumor e a glândula, podemos iniciar a dissecção preservando o tecido glandular normal. Quando há sinais de

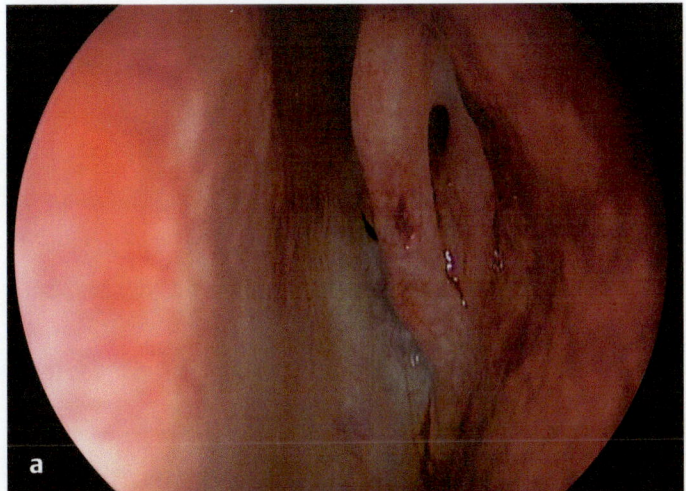
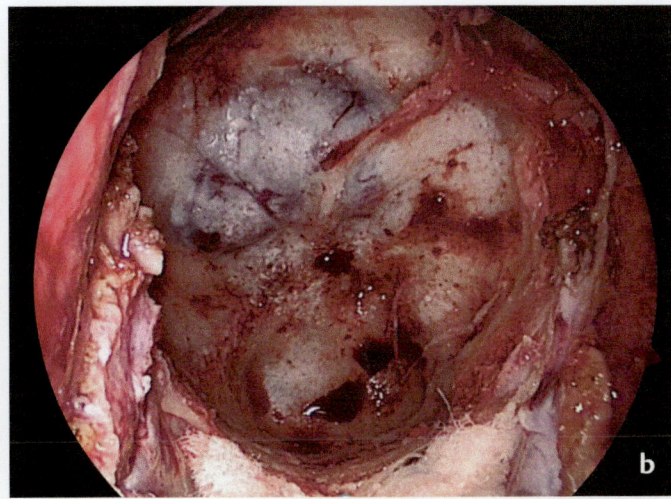

Fig. 2-4. Esfenoidotomia: (**a**) Antes. (**b**) Após.

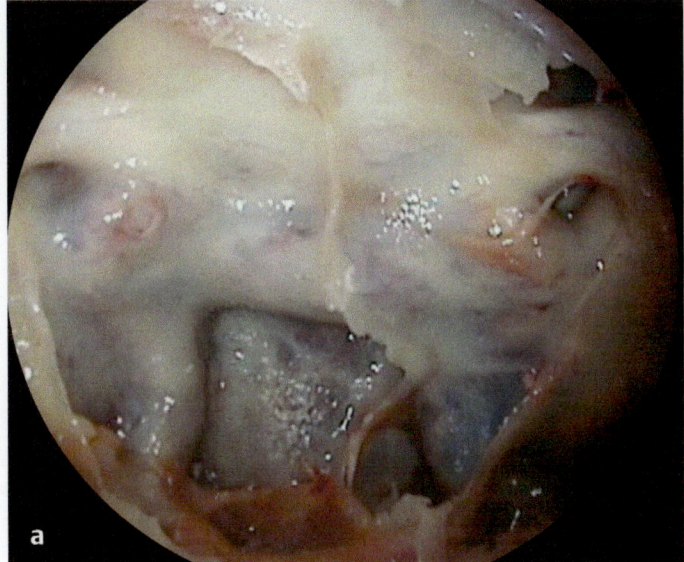
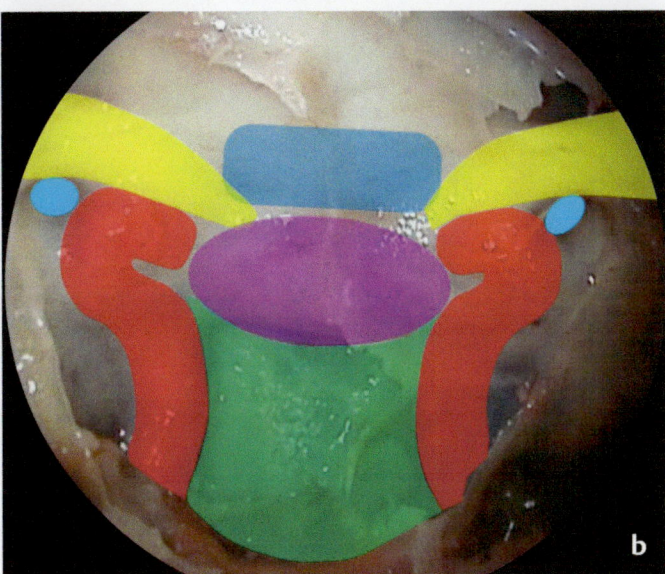

Fig. 2-5. Projeções ósseas identificáveis: verde: clivo, vermelho: art. carótidas, roxo: sela túrcica, amarelo: nervos ópticos, azul-claro: recessos opticocarotídeos, azul-escuro: plano esfenoidal.

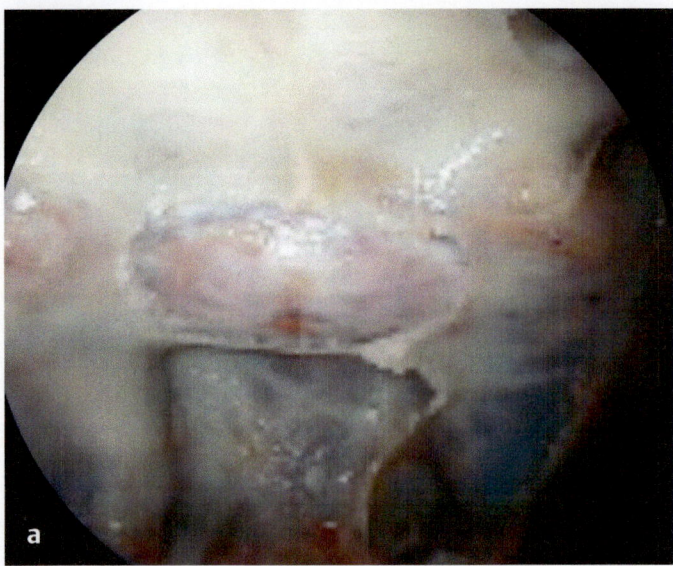 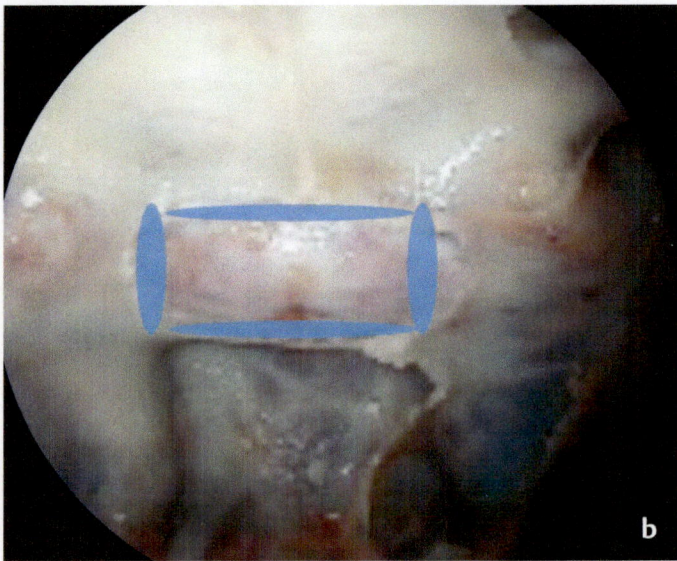

Fig. 2-6. (a) Limites de craniectomia selar. **(b)** Em azul, os seios cavernosos direito e esquerdo e os seios intercavernosos superior e inferior.

invasão da dura-máter da parede anterior da sela pelo tumor, optamos por uma incisão quadrangular para a remoção da dura-máter infiltrada pelo tumor (Fig. 2-6).

Passo 6. Fechamento
Em pacientes sem fístula ou herniação de diafragma, realizamos apenas a cobertura da glândula com substituto dural. Se ocorrer transudação liquórica na interface entre a glândula residual e a dura-máter na região do tubérculo selar, optamos por fechamento com enxerto livre (concha inferior ou assoalho nasal). Se ocorrer uma fístula de alto débito, com ruptura da aracnoide suprasselar ou exposição da cisterna suprasselar, optamos por reconstrução com o retalho nasosseptal, podendo associar substituto dural, gordura e fáscia lata.

Passo 7. Orientações de Pós-Operatório
O paciente dever ser mantido em unidade de terapia intensiva neurológica no primeiro dia pós-operatório com controle de diurese e sódio pelo risco de diabetes insípido. Em pacientes sem fístula, mantemos cefuroxima nas primeiras 24 horas de cirurgia, sem necessidade de repouso. O uso de clexane é liberado também no dia seguinte ao procedimento, assim como lavagem nasal.

Os retornos ambulatoriais ocorrem após a alta, semanalmente, até melhora sintomática, para remoção de crostas nasais. Quando não é necessária a confecção de retalho nasosseptal fica evidente a diminuição da formação de crostas e da rinorreia pós-operatória, tanto em tempo quanto em quantidade. É habitual a melhora importante da obstrução nasal com uma semana de cirurgia. Cefaleia frontal e maxilar podem ocorrer até um mês após o procedimento, mas que melhora com analgésicos simples. O olfato também retorna em até aproximadamente 30 dias.

BIBLIOGRAFIA
Awad AJ, Mohyeldin A, El-Sayed IH, et al. Sinonasal morbidity following endoscopic endonasal skull base surgery. Clin Neurol Neurosurg. 2015;130:162-7.

De Almeida JR, Snyderman CH, Gardner PA, et al. Nasal morbidity following endoscopic skull base surgery: a prospective co-hort study. Head Neck. 2011;33(4):547-51.

Hadad GL, Bassagasteguy L, Carrau RL, et al. A novel reconstructive technique after endoscopic expanded endonasal approaches: vascular pedicle nasoseptal flap. Laryngoscope. 2006;116(10):1882-6.

Harvey RJ, Winder M, Davidson A, et al. The olfactory strip and its preservation in endoscopic pituitary surgery maintains smell and sinonasal function. Neurol Surg B. 2015;76:464-70.

Kassam AB, Prevedello DM, Carrau RL, et al. Endoscopic endonasal skull base surgery: analysis of complications in the authors' initial 800 patients. J Neurosurg. 2011;114(6):1544-68.

Knosp E, Steiner E, Kitz K, Matula C. Pituitary adenomas with invasion of the cavernous sinus space: a magnetic resonance imaging classification compared with surgical findings. Neurosurgery. 1993 Oct;33(4):610-7.

Little AS, Kelly D, Milligan J, et al. Predictors of sinonasal quality of life and nasal morbidity after fully endoscopic transsphenoidal surgery. J Neurosurg. 2015;122:1458-65.

Nyquist GG, Rosen MR, Friedel ME, et al. Comprehensive management of the paranasal sinuses in patients undergoing endoscopic endonasal skull base surgery. World Neurosurg. 2014;82(6):S54-8.

Rivera-Serrano CM, Snyderman CH, Gardner P, et al. Nasoseptal rescue flap: a novel modification of the nasoseptal flap technique for pituitary surgery. Laryngoscope. 2011;121(5):990-3.

Tien DA, Stokken JK, Recinos PF, et al. Comprehensive postoperative management after endoscopic skull base surgery. Otolaryngol Clin North Am. 2016 Feb;49(1):253-63.

RETALHO NASOSSEPTAL

Ricardo Landini Lutaif Dolci ▪ Marcus Miranda Lessa ▪ Geraldo Druck Sant'Anna

JUSTIFICATIVA

A cirurgia endonasal da base do crânio por via endoscópica apresentou enorme avanço nas últimas décadas e isso se deve a maior conhecimento anatômico da região, desenvolvimento específico dos equipamentos utilizados durante esse procedimento cirúrgico e,[1] principalmente, à criação de um retalho vascularizado na fossa nasal, conhecido como retalho nasosseptal. Atualmente, essa técnica cirúrgica é considerada padrão ouro para ressecção de tumores em regiões específicas da fossa craniana anterior, média ou posterior.[2-5]

Porém, no início do desenvolvimento da cirurgia endoscópica da base do crânio, a principal crítica estava relacionada com a elevada taxa de fístula liquórica, 40 a 50%, que ocasionava morbimortalidade muito alta comparada com a técnica até então preconizada, e proporcionava limitação no desenvolvimento dessa técnica cirúrgica. A grande dificuldade era realizar uma barreira efetiva entre o trato nasossinusal e o espaço subaracnoide, evitando contato entre uma área contaminada e outra estéril que ocasionava alta taxa de infecção.[2,6-9]

Em 2006, Haddad *et al.* descreveram o retalho nasosseptal que revolucionou a cirurgia endoscópica da base do crânio e é considerado padrão ouro na reconstrução dos defeitos da base do crânio, pois apresenta ampla área de cobertura da região clival até a frontal, com excelente arco de rotação e bom suprimento sanguíneo e fácil confecção.[2,6-9]

Esse retalho vascularizado respondeu os principais criticismos da época, pois realizava um fechamento adequado do defeito da base do crânio e diminuição da morbidade, atualmente, as taxas de fístula liquórica reduziram para menos de 3%.[2,9-12] Harvey *et al.* realizaram uma metanálise que foi estatisticamente significante a menor taxa de fístula liquórica em pacientes submetidos a fechamento extenso da base do crânio com retalho vascularizado em comparação ao enxerto livre.[13]

INDICAÇÃO

O uso do retalho nasosseptal pode ser realizado em diversas situações:

- Fechamento de defeitos da base do crânio > 1 cm² ou fístula liquórica de alto débito no intraoperatório.[11,14-16]
- Quando realizada a esqueletização da artéria carótida interna, para evitar um *blow-out*, recobre-se a artéria com o retalho.[17]
- Fechamento de perfurações septais extensas.[18]
- Reconstrução do palato realizando um fechamento entre a cavidade nasal e oral.[19]

ANATOMIA DO RETALHO NASOSSEPTAL

O suprimento arterial da cavidade nasal apresenta uma relação muito importante com a artéria esfenopalatina, que é ramo terminal da artéria maxilar. Na região da fossa pterigopalatina, a artéria maxilar ramifica em artéria esfenopalatina e artéria palatina descendente e artéria alveolar posterior superior (Fig. 3-1).[20,21]

A artéria esfenopalatina divide-se em dois ramos dentro da fossa pterigopalatina: artéria nasal lateral posterior e artéria septal posterior, que suprirão a cavidade nasal após passarem o forame esfenopalatino (Fig. 3-1).[20,21]

O retalho nasosseptal é pediculado na artéria septal posterior que irriga a porção posterior do septo nasal, após cruzar o rostro do esfenoide e o arco da coana. Essa artéria apresenta três segmentos: petrigopalatino, esfenoidal e septal.[20,21]

O primeiro segmento é dentro da fossa pterigopalatina até a região do forame esfenopalatino, já o segmento esfenoidal é iniciado quando a artéria cruza o forame e percorre a parede anterior do esfenoide entre o óstio esfenoidal e o arco inferior da coana, e apresentam uma bifurcação em dois ramos, superior e inferior.

Esses dois ramos seguem em direção ao septo nasal, sendo considerados como segmento septal, e então se dividem ou anastomosam na porção posterior do septo nasal com dois ou três ramos septais em direção anterior (Fig. 3-1).[20,21]

No segmento septal os ramos mediais se anastomosam com os ramos septais da artéria etmoidal anterior (AEA) e artéria labial superior do plexo de Kisselbach, enquanto o ramo superior (não está sempre presente) anastomosa com a artéria etmoidal posterior, e os ramos inferiores anastomosam com a artéria palatina maior.[20]

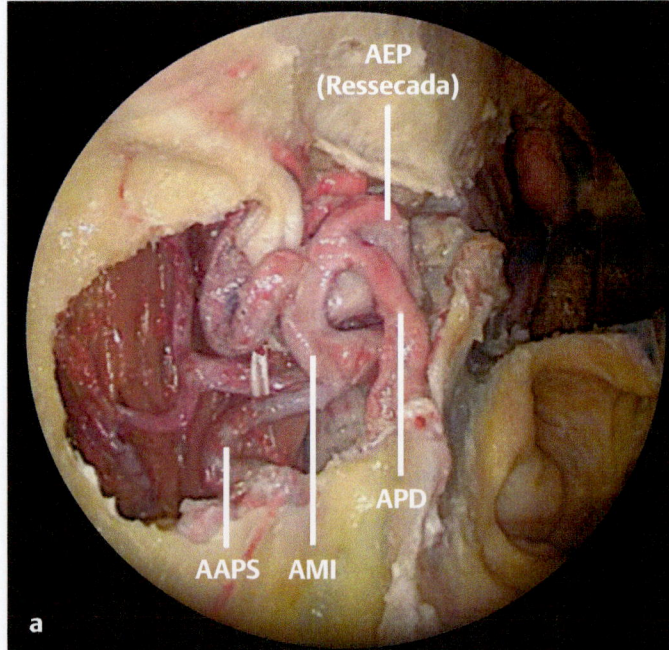
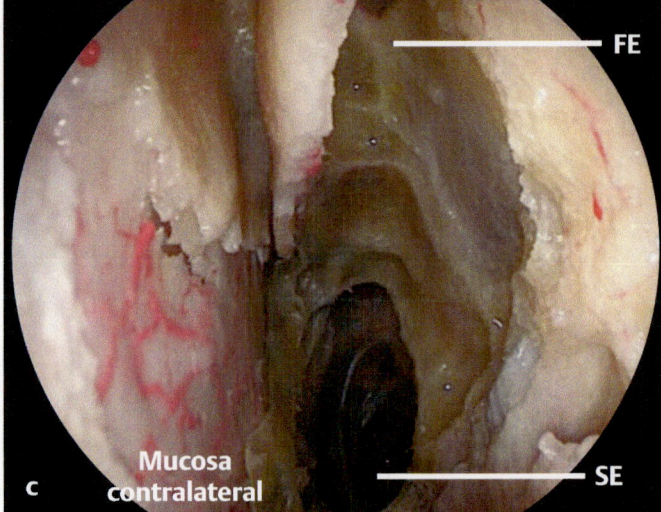
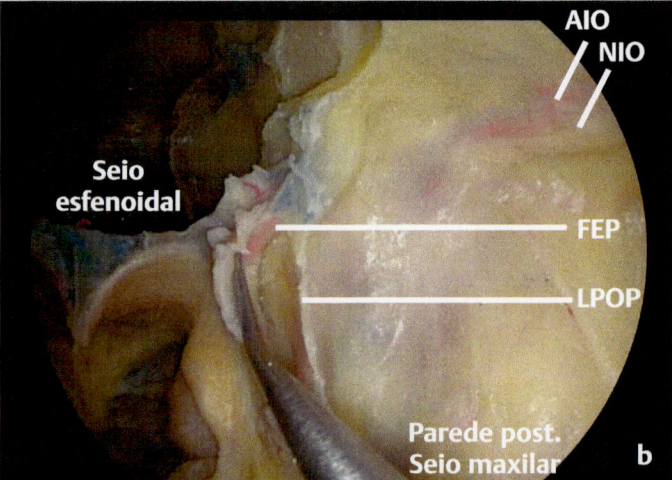
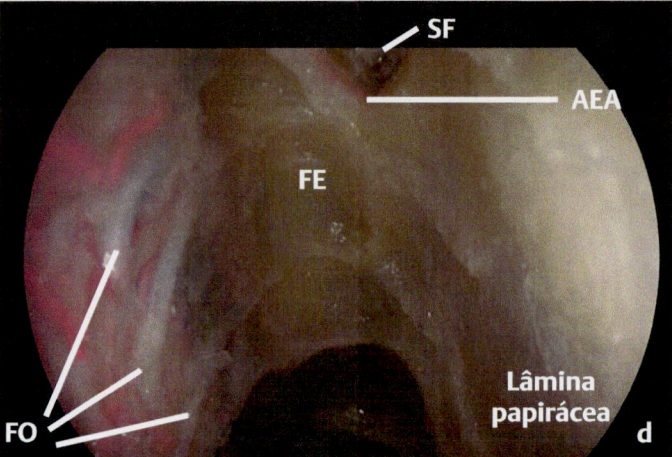

Fig. 3-1. Imagem de dissecção em cadáver usando ótica de 0°.
(**a**) Na fossa nasal direita com exposição da fossa pterigopalatina, após remoção da parede posterior do seio maxilar e gordura, é possível a identificação do terceiro segmento da artéria maxilar e seus ramos arteriais, esfenopalatina (ressecada parcialmente), palatina descendente e alveolar posterior superior. (**b**) Exposição do forame esfenopalatino, após antrostomia ampliada. (**c**) Fossa nasal esquerda com o seio esfenoidal ampliado e mucosa contralateral preservada, sendo possível identificar os ramos da artéria septal posterior e etmoidais. (**d**) Nessa imagem são observados filamentos olfatórios no terço superior da mucosa septal, assim como a fóvea etmoidal, artéria etmoidal anterior e o seio frontal. AAPS: artéria alveolar posterior superior; AEP: artéria esfenopalatina; AIO: artéria infraorbitária; AMI: artéria maxilar; APD: artéria palatina descendente; FE: fóvea etmoidal; FEP: forame esfenopalatino; LPOP: lâmina perpendicular do osso palatino; NIO: nervo infraorbitário; Post: posterior; SE: seio esfenoidal.

TÉCNICA CIRÚRGICA
Incisão

A confecção do retalho nasosseptal é iniciada com a realização de duas incisões paralelas seguindo o plano sagital do septo nasal, inferior e superiormente. A incisão inferior começa na porção mais lateral do arco da coana; margeando o bordo inferior, essa incisão continua na região da crista da maxila, paralela ao assoalho da fossa nasal, até a transição mucosa e pele, na região da columela (Figs. 3-2 e 3-3).

A incisão superior também é iniciada lateralmente na região do arco da coana, o mais próximo possível do forame esfenopalatino, e para preservar o pedículo nutridor desse retalho, essa incisão é realizada imediatamente abaixo do óstio esfenoidal. Ao chegar à região do septo ósseo é direcionada superiormente, preservando 1,5 a 2 cm do terço superior do septo nasal até a região da axila da concha média, em razão da presença de filamentos olfatórios, conhecida como *olfactoty strip*, que deve ser preservada para não ocasionar um distúrbio olfatório ao paciente.[22] Depois de passar o corneto médio, a incisão pode ir superiormente até a região mais alta do septo nasal, em direção à transição mucosa e pele, na columela. Por fim, é realizada uma incisão vertical comunicando a incisão superior e inferior (Figs. 3-2 e 3-3).

> **Dica**
>
> O retalho é confeccionado de acordo com o tamanho do defeito da base do crânio esperado, ou seja, em tumores de região suprasselar pode-se estender a incisão inferior em direção ao meato inferior, o que proporciona um retalho mais largo, assim como a extensão anterior do retalho até a transição mucosa/pele, permite ao retalho que ele fique mais longo (Fig. 3-3).

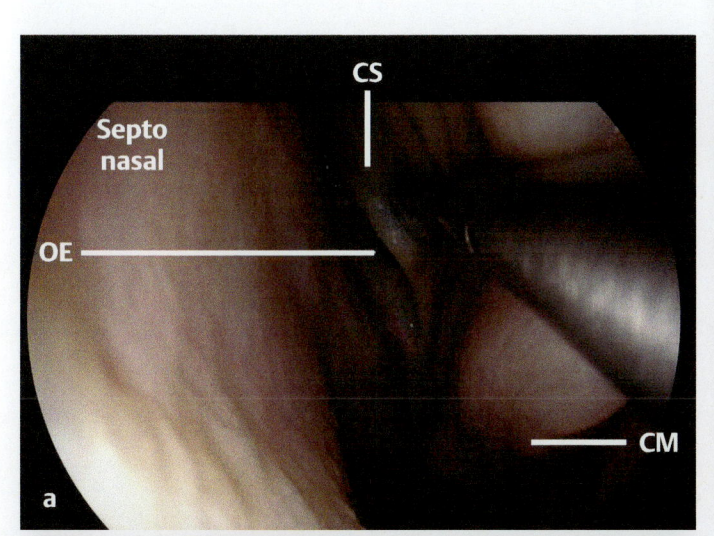

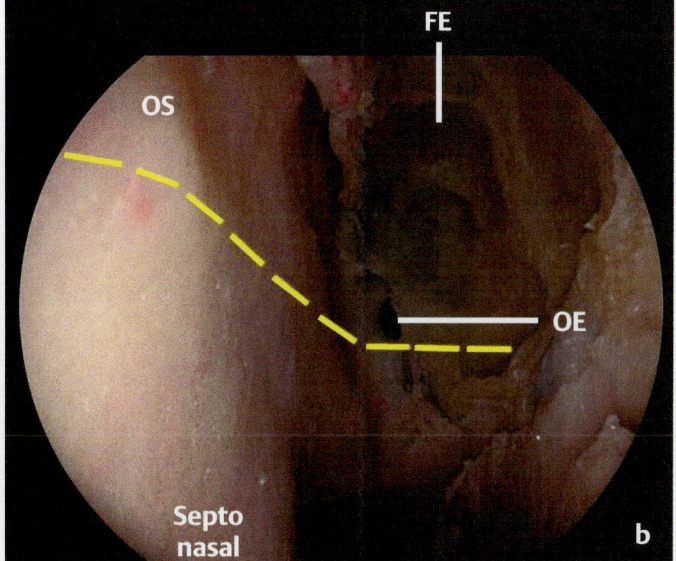

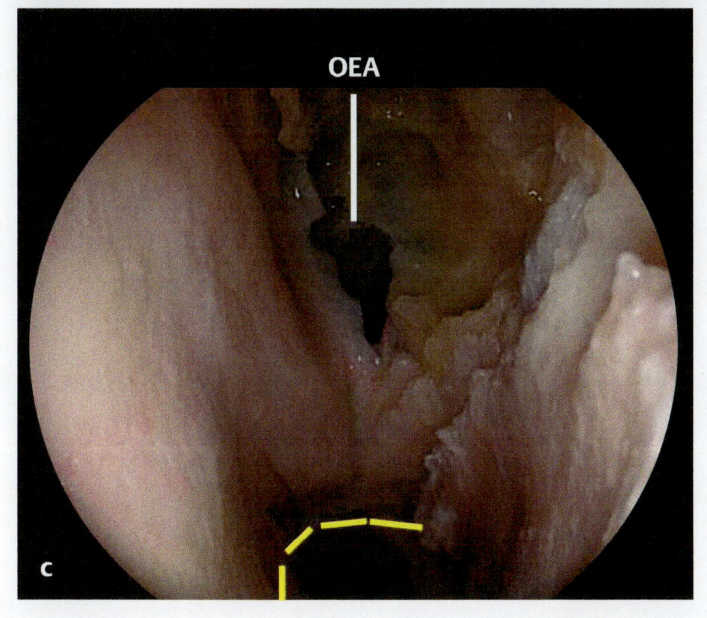

Fig. 3-2. Imagem de dissecção em cadáver com ótica de 0°. (**a**) Sendo realizada lateralização da concha média e superior com identificação do óstio esfenoidal. (**b**) Após a realização da remoção dessas estruturas é possível visualizar em detalhes o local abaixo em que a incisão superior do retalho nasosseptal é realizada, preservando a área olfatória, (**c**) assim como a incisão inferior margeando o arco inferior da coana (tracejado em amarelo). CM: concha média; CS: concha superior; FE: fóvea etmoidal; OE: óstio esfenoidal; OEA: óstio esfenoidal ampliado; OS: *olfactory strip*.

Dica

Para obter melhor resultado, as incisões devem ser realizadas com um eletrocautério monopolar, com ponteira fina. Atentar para não colocar muito alto o corte, pois pode causar dano na mucosa ao redor da região que está sendo incisada, podendo comprometer o olfato. A adequada utilização do eletrocautério monopolar para realizar as incisões também ajuda a evitar o sangramento pós-operatório pelas margens do retalho (Fig. 3-3).

Dica

O pedículo nutridor do retalho deve ser o mais largo possível para evitar lesão na artéria septal posterior e, consequentemente, necrose do retalho.

Descolamento

Nessa etapa é realizada uma técnica cirúrgica muito semelhante à septoplastia que consiste no descolamento mucopericondral e mucoperiosteal de anterior para posterior. Esse descolamento é iniciado anteriormente pela incisão vertical e é realizada em toda a extensão do septo nasal, posteriormente, até a região da coana; superior e inferiormente é realizada até as incisões.

Dica

Deve-se estar atento para não causar uma laceração no retalho ao fazer o descolamento e, principalmente, realizar essa técnica de forma uniforme, ou seja, iniciar descolando anteriormente em toda a extensão superior e inferior, para depois realizar o descolamento em direção posterior, pois caso não realize desse modo aumentará a chance de laceração do retalho.

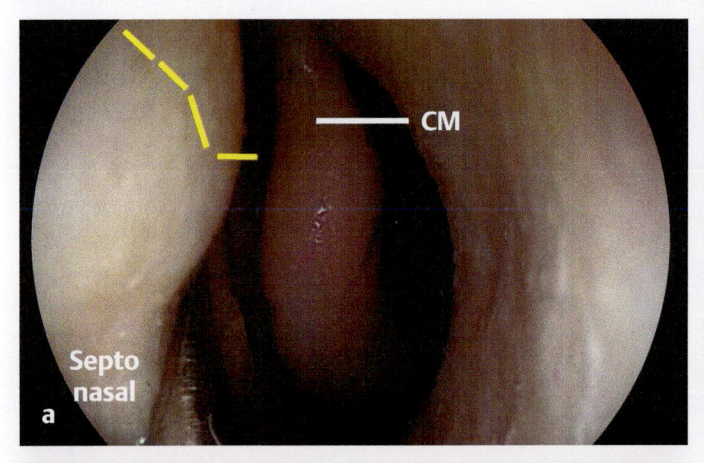

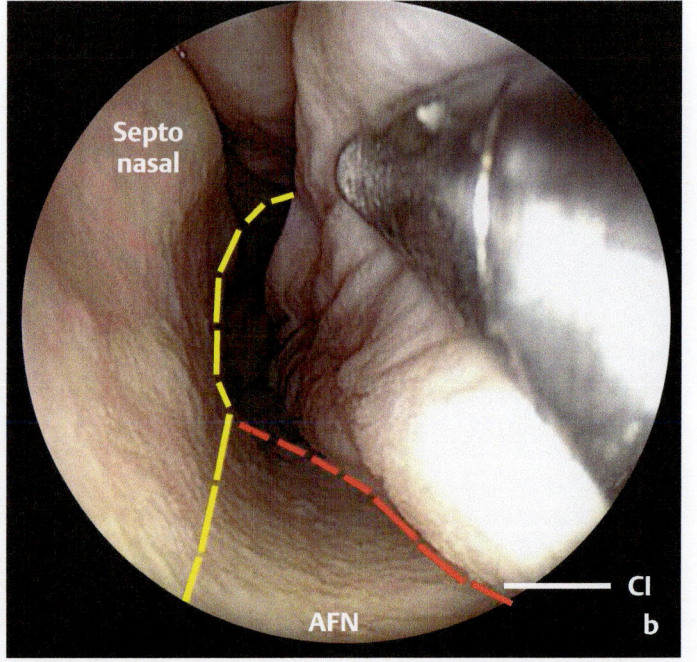

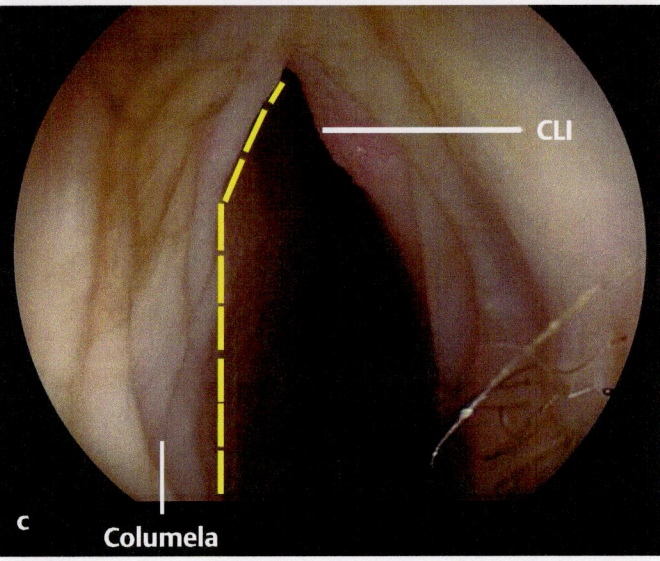

Fig. 3-3. Imagem de dissecção em cadáver utilizando ótica de 0°. (**a**) Na fossa nasal esquerda o tracejado em amarelo mostra o local da incisão superior após a identificação da concha média, que pode ir na direção superior, pois não há mais células olfatórias. (**b**) Inferiormente identifica-se em amarelo o local padrão para realização da incisão inferior, e em vermelho o local que pode ser feita a incisão para deixar o retalho maior (estendendo-o para meato inferior), e assim cobrir defeitos mais extensos da base do crânio, quando necessário. (**c**) Por fim, visualiza-se a incisão vertical que comunica a incisão superior e inferior. AFN: assoalho de fossa nasal; CI: concha inferior; CLI: cartilagem lateral inferior; CM: concha média.

Armazenamento

Quando realizada a remoção de tumores suprasselares e se sabe que ocasionará uma fístula liquórica no intraoperatório de alto débito, como meningiomas (tubérculo selar e plano esfenoidal) ou craniofaringiomas, o retalho nasosseptal é realizado no início do procedimento cirúrgico e, durante toda a remoção tumoral, o mesmo é armazenado na região da nasofaringe, ao final do procedimento cirúrgico, posicionado para o fechamento do defeito da base do crânio, pois, desse modo, acaba não atrapalhando o manuseio dos instrumentais ou a visualização do campo cirúrgico (Fig. 3-4).[2,8]

Já nos acessos transclivais, não é possível armazená-lo na região da nasofaringe, pois atrapalha o procedimento cirúrgico, então, pode-se fazer uma antrostomia ipsilateral à confecção do retalho e armazená-lo dentro do seio maxilar.[2,8]

Atualmente, em cirurgias de longa duração, é preconizado não deixar o retalho aglomerado em uma região, mas mantê-lo esticado ipsilateralmente ao pedículo. Deve ocupar toda a parede lateral da fossa nasal e suturá-la anteriormente, ou ficar a todo momento mudando-o de posição e deixando-o esticado. Já que o retalho, ao ficar aglomerado, vai ocasionando uma congestão arterial e pode comprometer o pedículo e acabar tendo um sofrimento vascular indesejado, levando-o à necrose (Fig. 3-5).[23]

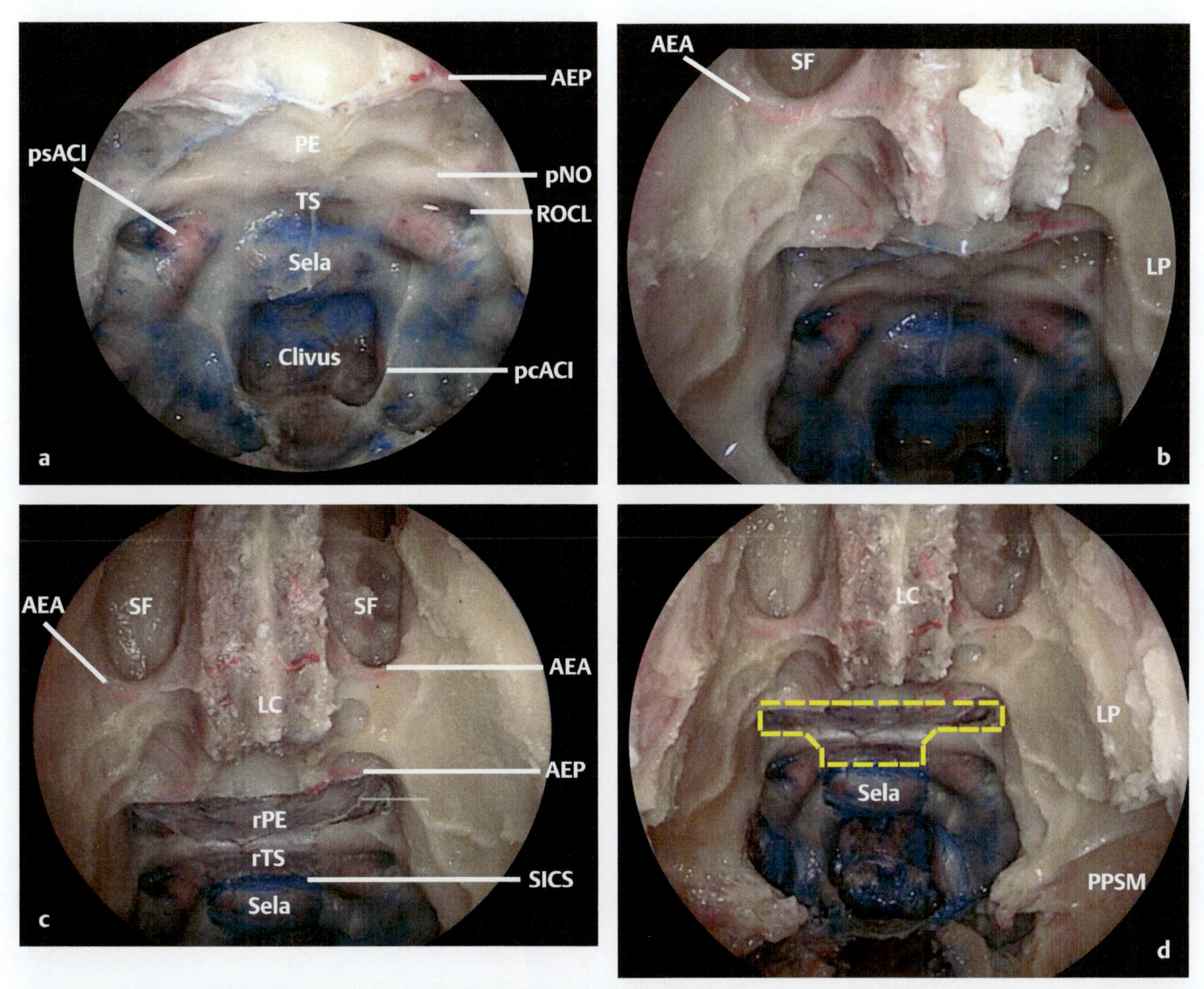

Fig. 3-4. Dissecção em cadáver utilizando ótica de 0° e 30° para obtenção das imagens. (**a**) É identificada a parede posterior do seio esfenoidal com as estruturas e reparos anatômicos importantes a serem reconhecidos durante o procedimento cirúrgico. (**b**) Com uma visualização mais anterossuperior da fossa nasal, identificam-se o seio frontal e a artéria etmoidal anterior. (**c**) Nessa imagem é identificada uma ampliação do seio frontal (Draf 2B) e abertura suprasselar com a remoção do tubérculo selar e plano esfenoidal, (**d**) identificado em amarelo, sendo a artéria etmoidal posterior o reparo anatômico de transição entre a lâmina cribriforme e o plano esfenoidal. AEA: artéria etmoidal anterior; AEP: artéria etmoidal posterior; LC: lâmina cribriforme; LP: lâmina papirácea; pcACI: segmento paraclival da artéria carótida interna; PE: plano esfenoidal; pNO: protuberância do nervo óptico; PPSM: parede posterior do seio maxilar; psACI: segmento parasselar da artéria carótida interna; ROCL: recesso óptico carotidolateral; rPE: removido plano esfenoidal; rTS: removido tubérculo selar; SF: seio esfenoidal; SICS: seio intercavernoso superior; TS: tubérculo selar.

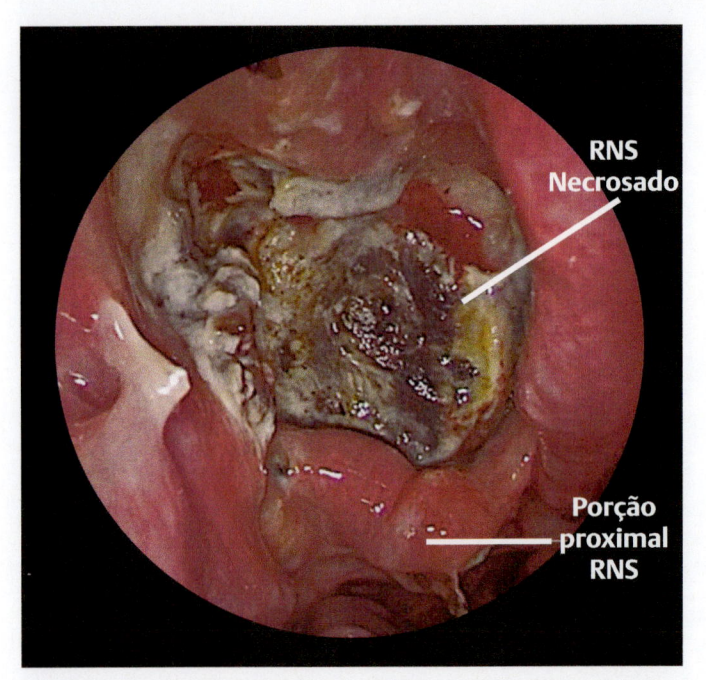

Fig. 3-5. Imagem intraoperatória do retalho nasosseptal necrosado, porém, com a porção proximal do pedículo ainda viável. Isso ocorre porque a região de menor suprimento arterial é a região distal ao pedículo, com isso, a necrose vai ocorrendo com o transcorrer da hora de distal para proximal.

Posicionamento Final

Essa etapa é a mais importante, exige muita atenção do otorrinolaringologista para ter sucesso no fechamento do defeito da base do crânio e evitar as principais morbidades, fístula liquórica e meningite.

O primeiro cuidado se relaciona com o preparo da região em que o retalho ficará posicionado, no caso de lesões de linha média (clivo, sela, tubérculo e plano esfenoidal) essa região é a parede posterior do seio esfenoidal (Fig. 3-4). Essa mesma região deve ter os septos intersinusais drilados, deixando-a lisa e regular, para que o retalho esteja em contato direto com o osso e não fique um espaço entre essas estruturas, chamado de espaço morto, o que favorece a formação de fístula liquórica (Fig. 3-6).[2,6]

É importante que antes de posicionar o retalho seja removida a mucosa da região do osso, pois diminuirá a chance de formação da mucocele e, principalmente, facilitará a fixação e a aderência do retalho ao osso, diminuindo assim, também, a chance de fístula liquórica.[24,25]

Outra questão importante é que a face do retalho que deve estar em contato direto com o osso do defeito da base do crânio é a mucopericondral/mucoperiosteal, pois o lado contralateral desse retalho poderá produzir secreção em decorrência das glândulas existentes, dificultando essa aderência e potencializando as chances de um insucesso cirúrgico, assim como a predisposição na formação de mucocele (Fig. 3-6).[2,26]

Dica

Para que o retalho apresente uma boa rotação, é importante iniciar a incisão superior e inferior mais lateralmente no arco da coana, ou seja, o mais próximo possível do forame esfenoplatino (Fig. 3-4), caso contrário o retalho não apresentará boa rotação e não alcançará uma região mais anterior da base do crânio como plano esfenoidal e lâmina cribriforme (Fig. 3-6).

Dica

Para que o retalho nasosseptal consiga alcançar a região mais anterior da base do crânio é necessária a remoção parcial do assoalho do seio esfenoidal.

Nuances e Complicações

Nas cirurgias que se faz necessário realizar o acesso trasnpterigóideo é aconselhável realizar o retalho nasosseptal do lado contralateral, devido as estruturas a serem removidas pois, pode ser necessário sacrificar o pedículo do retalho, ou ao evitá-lo, prejudicar o procedimento cirúrgico.[23]

No acesso transcribriforme, quando o defeito é limitado à região da lâmina cribriforme e plano esfenoidal, não se faz necessário que o retalho seja rodado, recobrindo desde a região do assoalho do seio esfenoidal, clivo, sela e tubérculo selar, pois isso irá impedi-lo de chegar mais anteriormente; nessa situação deve ser rodado o retalho a partir da parede lateral da fossa nasal, possibilitando maior anteriorização do retalho, em algumas situações até a região do frontal.

A avaliação do olfato em pacientes submetidos à cirurgia endoscópica da base do crânio e realizado o retalho nasosseptal ainda é conflitante,[27] porém, estudos mais recentes demonstraram que nos testes objetivos não ocorreu alteração estatisticamente significativa entre a função olfatória pré- e pós-operatória a longo prazo. Concluíram que há alteração transitória do olfato no primeiro mês pós-operatório, que se normaliza entre o 3º e o 6º mês.[22,28]

A principal e mais temida complicação relacionada com o retalho nasosseptal é a necrose, e pacientes que apresentam vasculopatias ou má cicatrização como diabetes, idade elevada e tabagismo não estão associados a essa complicação, mas a cirurgia intranasal prévia apresenta uma relação de maior risco de necrose do retalho nasosseptal e a explicação mais provável para essa associação é o comprometimento do pedículo vascular.[23] Porém, o reuso do retalho nasosseptal pela mesma equipe cirúrgica não mostrou aumento do risco de necrose, sugerindo ser seguro e efetivo, quando houver indicação.[29]

No exame de ressonância magnética o retalho nasosseptal é identificado como uma camada de tecido em forma de C em conformidade com o defeito apresentando um hipersinal,[30] sendo esse achado usado para avaliar sua viabilidade, com isso, em caso de necrose, o hipersinal não fica evidente e torna-se sugestiva essa hipótese.

CAPÍTULO 3 ▪ RETALHO NASOSSEPTAL

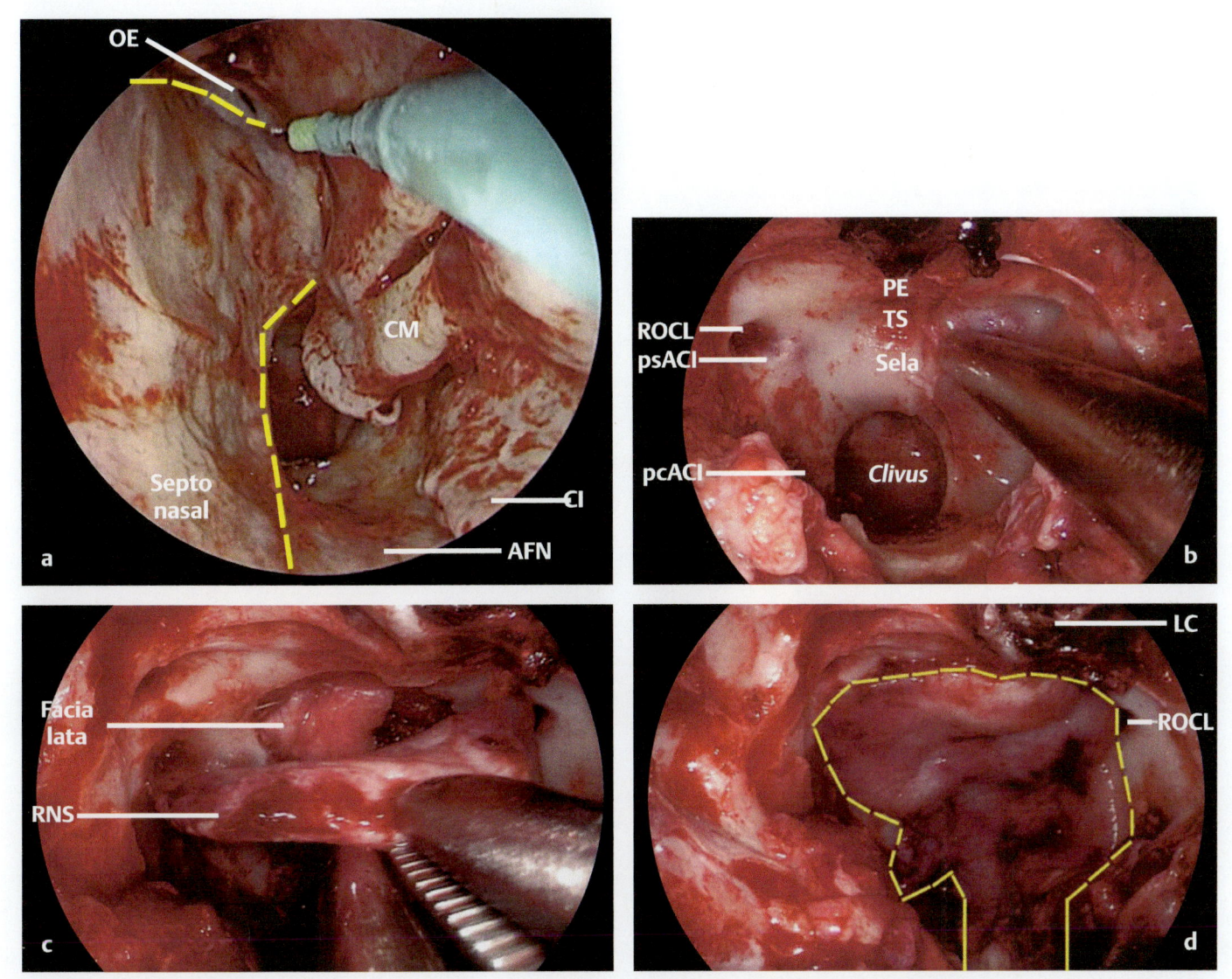

Fig. 3-6. Imagens intraoperatórias. (**a**) Linha tracejada em amarelo mostrando o local a ser realizada a incisão superior e inferior para a confecção do retalho nasosseptal, sem a remoção da concha média (CM). (**b**) Visualização cirúrgica da parede posterior do esfenoide e os reparos anatômicos, antes da abertura da base do crânio para a remoção tumoral. (**c**) Nessa imagem visualiza-se o retalho parcialmente posicionado na parede posterior do esfenoide, mas sendo visível o defeito da base do crânio com fáscia lata fazendo uma camada de fechamento. (**d**) Já nessa imagem o retalho todo posicionado em contato direto com o osso, e em amarelo toda a extensão do retalho realizando o fechamento do defeito. AFN: assoalho de fossa nasal; CI: concha inferior; LC: lâmina cribriforme; OE: óstio esfenoidal; pcACI: segmento paraclival da artéria carótida interna; PE: plano esfenoidal; psACI: segmento parasselar da artéria carótida interna; RNS: retalho nasosseptal; ROCL: recesso óptico carotídeo lateral; TS: tubérculo selar.

REFERÊNCIAS BIBLIOGRÁFICAS

1. Snyderman CH, Pant H, Carrau RL, et al. What are the limits of endoscopic sinus surgery? The expanded endonasal approach to the skull base. Keio J Med. 2009;58(3):152-60.
2. Hadad G, Bassagasteguy L, Carrau RL, et al. A novel reconstructive technique after endoscopic expanded endonasal approaches: Vascular pedicle nasoseptal flap. Laryngoscope. 2006;116(10):1882-6.
3. Kassam AB, Gardner P, Snyderman C, et al. Expanded endonasal approach: fully endoscopic, completely transnasal approach to the middle third of the clivus, petrous bone, middle cranial fossa, and infratemporal fossa. Neurosurg Focus. 2005;19(1).
4. Kassam A, Snyderman CH, Mintz A, et al. Expanded endonasal approach: the rostrocaudal axis. Part II. Posterior clinoids to the foramen magnum. Neurosurg Focus. 2005;19(1):1-7.
5. Kassam A, Snyderman CH, Mintz A, et al. Expanded endonasal approach: the rostrocaudal axis. Part I. Crista galli to the sella turcica. Neurosurg Focus. 2005;19(1):1-12.
6. Kassam AB, Thomas A, Carrau RL, et al. Endoscopic reconstruction of the cranial base using a pedicled nasoseptal flap. Neurosurgery. 2008;63(1 SUPPL.):44-53.
7. Pinheiro-Neto CD, Snyderman CH. Nasoseptal flap. Adv Otorhinolaryngol. 2013;74:42-55.
8. Soudry E, Psaltis AJ, Lee KH, et al. Complications associated with the pedicled nasoseptal flap for skull base reconstruction. Laryngoscope. 2015;125(1):80-5.
9. Liu JK, Schmidt RF, Choudhry OJ, et al. Surgical nuances for nasoseptal flap reconstruction of cranial base defects with high-flow cerebrospinal fluid leaks after endoscopic skull base surgery. Neurosurg Focus. 2012;32(6):1-3.

10. Gardner PA, Kassam AB, Thomas A, et al. Endoscopic endonasal resection of anterior cranial base meningiomas. Neurosurgery. 2008;63(1):36-52.
11. Patel MR, Stadler ME, Snyderman CH, et al. How to choose? Endoscopic skull base reconstructive options and limitations. Skull Base. 2010;20(6):397-403.
12. Thorp BD, Sreenath SB, Ebert CS, Zanation AM. Endoscopic skull base reconstruction: A review and clinical case series of 152 vascularized flaps used for surgical skull base defects in the setting of intraoperative cerebrospinal fluid leak. Neurosurg Focus. 2014;37(4):1-7.
13. Harvey RJ, Parmar P, Sacks R, Zanation AM. Endoscopic skull base reconstruction of large dural defects: A Systematic Review of Published Evidence. Laryngoscope. 2012;122(2):452-9.
14. Brunworth J, Lin T, Keschner DB, et al. Use of the Hadad-Bassagasteguy flap for repair of recurrent cerebrospinal fluid leak after prior transsphenoidal surgery. Allergy Rhinol. 2013;4(3):155-61.
15. Rawal RB, Ambrose EC, Patel MR, Zanation AM. Advances in reconstruction of the skull base. Curr Otorhinolaryngol Rep. 2013;1(4):191-6.
16. Esposito F, Dusick JR, Fatemi N, Kelly DF. Graded repair of cranial base defects and cerebrospinal fluid leaks in transsphenoidal surgery. Neurosurgery. 2007;60(4 SUPPL. 2):295-304.
17. Ryu G, So YK, Seo MY, et al. Using the nasoseptal flap for reconstruction after endoscopic debridement of radionecrosis in nasopharyngeal carcinoma. Am J Rhinol Allergy. 2018;32(1):61-5.
18. Morera SE, Ferrán de la Cierva L, Fernández MT, et al. Endoscopic closure of large septal perforations with bilateral Hadad–Bassagasteguy flaps. Eur Arch Oto-Rhino-Laryngology. 2017;274(3):1521-5.
19. Alwashahi MK, Battaglia P, Turri-Zanoni M, Castelnuovo P. Nasoseptal flap for palatal reconstruction after hemimaxillectomy: Case report. J Laryngol Otol. 2018;132(1):83-7.
20. MacArthur FJD, McGarry GW. The arterial supply of the nasal cavity. Eur Arch Oto-Rhino-Laryngology. 2017;274(2):809-15.
21. Zhang X, Wang EW, Wei H, et al. Gardner M. Anatomy of the posterior septal artery with surgical implications on the vascularized pedicled nasoseptal flap. Head Neck. 2015;37(10):1470-6.
22. Upadhyay S, Buohliqah L, Dolci RLL, et al. Periodic olfactory assessment in patients undergoing skull base surgery with preservation of the olfactory strip. Laryngoscope. 2017;127(9):1970-5.
23. Chabot JD, Patel CR, Hughes MA, et al. Nasoseptal flap necrosis: A rare complication of endoscopic endonasal surgery. J Neurosurg. 2018;128(5):1463-72.
24. Bleier BS, Wang EW, Vandergrift WA, Schlosser RJ. Mucocele rate after endoscopic skull base reconstruction using vascularized pedicled flaps. Am J Rhinol Allergy. 2011;25(3):186-7.
25. Vaezeafshar R, Hwang PH, Harsh G, Turner JH. Mucocele formation under pedicled nasoseptal flap. Am J Otolaryngol - Head Neck Med Surg [Internet]. 2012;33(5):634-6.
26. McCoul ED, Anand VK, Singh A, et al. Long-term effectiveness of a reconstructive protocol using the nasoseptal flap after endoscopic skull base surgery. World Neurosurg [Internet]. 2014;81(1):136-43.
27. Yin LX, Low CM, Puccinelli CL, et al. Olfactory outcomes after endoscopic skull base surgery: A systematic review and meta-analysis. Laryngoscope. 2019;129(9):1998-2007.
28. Carvalho ACM de, Dolci RLL, Rickli JCK, et al. Evaluation of olfactory function in patients undergoing endoscopic skull base surgery with nasoseptal flap. Braz J Otorhinolaryngol. 2020;(xx).
29. Zanation AM, Carrau RL, Snyderman CH, et al. Nasoseptal flap takedown and reuse in revision endoscopic skull base reconstruction. Laryngoscope. 2011;121(1):42-6.
30. Kang MD, Escott E, Thomas AJ, et al. The MR imaging appearance of the vascular pedicle nasoseptal flap. Am J Neuroradiol. 2009;30(4):781-6.

RECONSTRUÇÃO EM MULTICAMADAS DA BASE DO CRÂNIO

CAPÍTULO 4

Maria Júlia Abrão Issa ▪ Henrique Faria Ramos ▪ Carlos Diógenes Pinheiro Neto

JUSTIFICATIVA

Os avanços nas técnicas e instrumentos cirúrgicos endonasais têm levado à grande evolução em relação ao tamanho e diversidade de lesões removíveis por uma abordagem totalmente endoscópica endonasal. No entanto, um dos requisitos para a remoção bem-sucedida de lesões da base do crânio é a possibilidade de se reparar, de forma segura e efetiva, o defeito causado.[1] No passado isso era visto como um fator limitante para as cirurgias endoscópicas endonasais da base do crânio, mas, com o avanço das técnicas de reconstrução, a possibilidade de ressecção de lesões cada vez mais complexas têm sido feita com segurança, taxa de sucesso superior a 90%, e baixas taxas de complicação, recorrência e morbidade.[2,3]

INTRODUÇÃO

A base do crânio é a barreira que separa o espaço subaracnoide e o trato nasossinusal, sendo composta por múltiplas camadas (aracnoide, dura-máter, osso e mucosa). O objetivo da reconstrução da base do crânio é restabelecer essa barreira de separação entre a cavidade craniana e a cavidade nasal por meio de um fechamento dural impermeável[4] recompondo, mesmo que parcialmente, estas barreiras teciduais.[5]

Alguns fatores devem ser considerados na programação pré-operatória e no intraoperatório para a escolha do método de reconstrução e avaliação do risco de fístula pós-operatória como: anatomia dos seios paranasais do paciente, região anatômica da lesão a ser ressecada e do defeito dural provocado, grau de comunicação com o espaço subaracnoide, área e volume estimados da ressecção, presença e formato das bordas durais e ósseas remanescentes, estado geral do paciente, cirurgia nasal ou maxilofacial prévia, possibilidade de aumento da pressão intracraniana no pós-operatório, necessidade de terapias adjuvantes, como quimioterapia e radioterapia,[6] e presença de comorbidades como obesidade, síndrome da apneia obstrutiva do sono e diabetes.

PRINCÍPIOS DA RECONSTRUÇÃO

Para o planejamento de uma reconstrução adequada, é essencial a avaliação pré-operatória da localização da lesão, a fim de se definir a região e a extensão da base do crânio que precisa ser removida para se ter acesso completo à lesão. Cirurgias nasais prévias e história de embolização podem afetar as opções de reconstrução a serem utilizadas. Portanto, é muito importante elucidar qualquer história de procedimentos prévios como parte do planejamento cirúrgico.

Na reconstrução podem ser utilizados diversos materiais e sua escolha será baseada no local do defeito, grau de comunicação com o espaço subaracnoide, exposição prévia ou posterior à radiação e preferência do cirurgião.

Materiais para Reconstrução

Existem numerosos materiais e fontes de enxertos e tecidos selantes:

- Substitutos sintéticos de dura-máter.
- Fáscia (lata, temporal, reto abdominal): podem ser retiradas de várias regiões, dependendo do tamanho necessário para o fechamento do defeito, e se constitui excelente material para reconstrução.
- Enxerto de mucosa (septo, concha média, concha inferior, assoalho nasal): o enxerto deve ter uma dimensão suficiente para cobrir a totalidade do defeito, assim como as áreas circunvizinhas. Deve sempre se ter o cuidado de colocar e orientar o enxerto com a superfície da mucosa voltada para a cavidade nasal, para prevenir a formação de uma mucocele. A superfície mucosa do enxerto pode ser marcada com azul de metileno ou com caneta marcadora cirúrgica para facilitar sua identificação no momento da colocação do enxerto.
- Retalhos nasosseptal ou de pericrânio: preferível para defeitos grandes ou para pacientes que precisarão se submeter à radioterapia após a cirurgia. Em decorrência da fase de contração do processo cicatricial, o retalho deve ser previamente projetado contando com essa redução posterior.
- Gordura (abdome, coxa): utilizada para preencher o espaço morto deixado em grandes ressecções.
- Osso/cartilagem do septo nasal: usado como enxerto subjacente (*underlay*) rígido, tem a função de estabilizar a reconstrução nos casos de herniação do conteúdo craniano para a cavidade nasal e conter os efeitos da pressão intracraniana elevada.

Após a reconstrução, os materiais utilizados podem ser estabilizados com cola de fibrina, mas essa substância nunca deve se interpor entre as camadas da reconstrução. Esponja hemostática deve ser colocada ao final para estabilizar e recobrir toda a área a fim de evitar o contato do ar com a região operada.

Ao final da reconstrução, não deve ser visível a drenagem de liquor a partir do defeito. Use a manobra de Valsalva para verificar um fechamento hermético. O uso da fluoresceína intratecal ajuda muito na confirmação de que o fechamento foi eficiente.

Tamponamento nasal com material absorvível é preferível. No entanto, se este não estiver disponível, o tamponamento nasal com material não absorvível não deve ser colocado em contato direto com a última camada da reconstrução sob o risco de deslocamento no momento da remoção do tampão, que pode ser feita entre o 3º e 5º dias de pós-operatório. Deve-se sempre interpor esponja hemostática entre a reconstrução e o tampão nasal.

A extubação deve ser profunda para evitar o aumento da pressão intracraniana relacionada com a agitação do paciente e tosse, e ventilação com balão e máscara deve ser evitada, pois pode resultar em pneumoencéfalo pós-operatório.

Crostas nasais se mantêm em média por 3 a 4 meses, período em que a cicatrização da mucosa das áreas doadoras de enxerto acontece. O desbridamento pós-operatório deve ser evitado nas primeiras duas semanas e, depois, deve ser feito cuidadosa e frequentemente até a cicatrização completa.

O paciente deve evitar assoar o nariz e realizar atividade física intensa nos primeiros 30 dias de pós-operatório e deve ser orientado a espirrar com a boca aberta, caso necessário.

Derivação lombar raramente é necessária, com exceção dos defeitos da fossa posterior. Diversos estudos mostram consideráveis riscos associados à derivação lombar: infecção (meningite), pneumoencéfalo, herniação cerebral, hemorragia intracraniana/subdural e complicações relacionadas com a imobilização do paciente (trombose venosa profunda, íleo paralítico e retenção urinária).

A presença de fatores de risco como obesidade, diabetes, radiação prévia ou necessidade de radiação pós-operatória, apneia obstrutiva do sono e uso de CPAP devem ser considerados no planejamento cirúrgico. Nesses casos existe uma preferência por reconstrução com retalhos em detrimento de enxertos.

Tipos de Reconstrução
A reconstrução deve ser programada de acordo com o grau de comunicação da cavidade nasal com o espaço subaracnoide:

Ausência de Fístula Liquórica Intraoperatória
Quando não há o rompimento de todas as camadas da base do crânio, ou seja, não existe uma comunicação efetiva do espaço subaracnoide com a cavidade nasal (ausência de fístula liquórica), geralmente nenhuma reconstrução formal é necessária. A exposição de dura-máter para a cavidade nasal na ausência de fístula liquórica não requer, necessariamente, cirurgia reconstrutiva (Fig. 4-1). A mucosa nasal granula e cicatriza por segunda intenção cobrindo o defeito ósseo. Em casos de exposição dural extensa, pode-se colocar uma camada de cobertura sobre o defeito, podendo-se optar por enxerto ou retalho para ajudar na epitelização da região. Em casos onde haja exposição da artéria carótida interna, mesmo na ausência de fístula liquórica, é recomendado o uso de retalho para proteção e prevenção de complicações. Exposições ósseas extensas, mesmo sem presença de fístula, como em nasofaringectomias, também é recomendável o uso de retalho para prevenir osteorradionecrose em pacientes que serão submetidos à radioterapia.

Fístula Liquórica de Baixo Débito
Quando existe uma comunicação completa do espaço subaracnoide com a cavidade nasal é de extrema importância que a reconstrução seja realizada de forma hermética, evitando-se a persistência da fístula no pós-operatório. Se a fístula intraoperatória for de baixo débito e muito pequena, uma única camada é suficiente para a reconstrução. Em fístulas de baixo débito, mas um pouco maiores, é interessante a reconstrução multicamadas utilizando-se um substituto de dura-máter ou fáscia como primeira camada, recoberta por um enxerto ou retalho de mucosa. Pode-se estabilizar a reconstrução com hemostático de celulose oxidada e/ou cola de fibrina e realizar o tamponamento nasal com material absorvível.

Fístula Liquórica de Alto Débito com Abertura de Cisternas ou Comunicação com o Sistema Ventricular
Quando a fístula é de alto débito em decorrência da abertura das cisternas, a reconstrução deve ser ainda mais cautelosa. É essencial que essa reconstrução seja realizada em multicamadas. Pode-se utilizar gordura para preencher o espaço morto. Em seguida é colocado um enxerto de fáscia ou substituto dural subjacente recoberto por um retalho mucoso. Entre a fáscia e o retalho pode ser colocado um pedaço de osso ou cartilagem para aumentar a sustentação e evitar herniação do conteúdo craniano em alguns casos. É importante a utilização de tamponamento nasal para estabilização da reconstrução. O paciente deve manter um repouso relativo na primeira semana e a derivação lombar pode ser avaliada.

PECULIARIDADES DE CADA REGIÃO
Os acessos à base do crânio podem ser divididos de acordo com as regiões anatômicas, e a reconstrução de cada região apresenta algumas peculiaridades (Fig. 4-2).

Acesso Transcribriforme
Em geral, defeitos na base de crânio após acessos endoscópicos transcribriformes resultam em fístula de baixo débito, já que não há comunicação com cisternas ou ventrículos cerebrais. A reconstrução intradural deve ser realizada com enxerto sintético ou fáscia. Lembrando que em casos de defeitos durais puntiformes essa reconstrução intradural pode ser feita com "*plugs*" de gordura ou material sintético. Outro fator além da fístula de baixo débito, que torna defeitos nessa região favoráveis, é a presença dos lobos frontais próximos ao defeito. Muitas vezes isso facilita o posicionamento e a manutenção do enxerto intradural.

Já a reconstrução extradural deve ser feita, preferencialmente, com enxerto ou retalho de mucosa e com base no tamanho do defeito. Defeitos com menos de 1,5 a 2 cm² podem ser reconstruídos com sucesso com enxertos de mucosa nasal. Já para defeitos mais extensos, o uso de retalhos é preferível.[7] Em casos de defeitos extensos, não é recomendada a utilização de grandes enxertos, já que o risco de necrose é maior em se tratando de mucosa desvascularizada. Em casos em que retalhos de mucosa nasal não estejam disponíveis, o retalho regional padrão para a reconstrução da base de crânio anterior/placa cribriforme é o pericrânio.

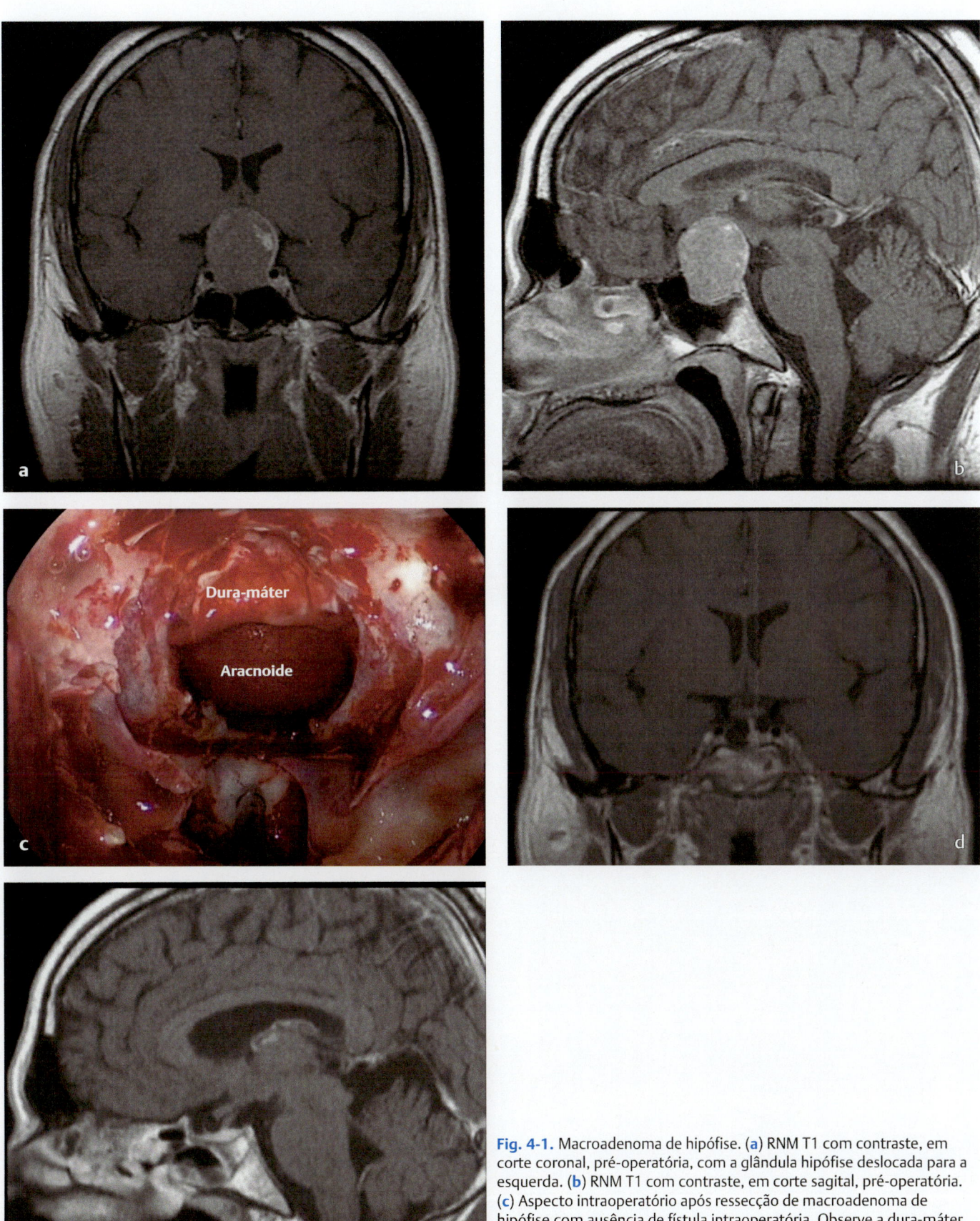

CAPÍTULO 4 ▪ RECONSTRUÇÃO EM MULTICAMADAS DA BASE DO CRÂNIO

Fig. 4-1. Macroadenoma de hipófise. (**a**) RNM T1 com contraste, em corte coronal, pré-operatória, com a glândula hipófise deslocada para a esquerda. (**b**) RNM T1 com contraste, em corte sagital, pré-operatória. (**c**) Aspecto intraoperatório após ressecção de macroadenoma de hipófise com ausência de fístula intraoperatória. Observe a dura-máter rebatida superiormente e a aracnoide da cisterna suprasselar íntegra. (**d**) RNM T1 com contraste, em corte coronal, pós-operatória, com ressecção tumoral completa e preservação da glândula hipófise. (**e**) RNM T1 com contraste, em corte sagital, pós-operatória.

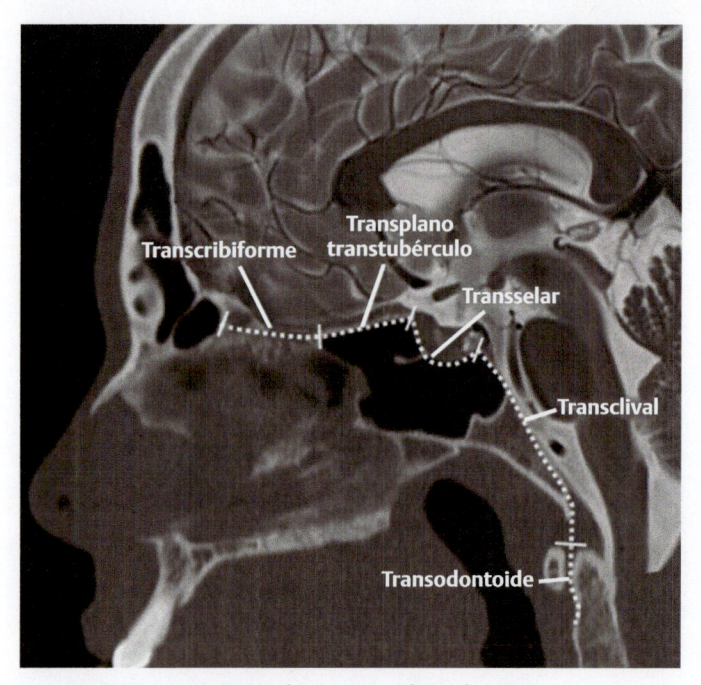

Fig. 4-2. Divisão anatômica dos acessos à base do crânio.

Existem situações em que defeitos da base de crânio anterior/placa cribriforme se comportam como fístula de alto débito mesmo sem comunicação direta com cisternas e ventrículos. Isso acontece, principalmente, em duas situações: após ressecção de tumores intracranianos extensos e em casos de necessidade de cranialização do seio frontal. Em ambos os casos o amplo espaço final entre o cérebro e a reconstrução é preenchido por liquor. Essa coluna liquórica aumenta a pressão hidrostática sobre a reconstrução de modo similar ao sistema ventricular. Nesses casos, a reconstrução do defeito é mais complexa, particularmente a reconstrução intradural. Em casos de cranialização do seio frontal, a alta pressão liquórica na extremidade anterior da reconstrução torna essa área vulnerável. A utilização de retalhos com pedículos anteriores, como pericrânio, gálea/músculo frontal ou parede nasal lateral se tornam opções interessantes para serem associadas ao retalho nasosseptal (Fig. 4-3).

Acesso Transplano/Transtubérculo

As abordagens transplano e transtubérculo sempre acarretam fístulas liquóricas de alto débito em virtude da abertura da cisterna suprasselar e, ocasionalmente, do assoalho do terceiro ventrículo nos craniofaringiomas trans e retroinfundibulares.[8] Nesse caso é mandatória a reconstrução multicamadas (Fig. 4-4). Deve-se certificar que camadas intradurais da reconstrução não estejam comprimindo as vias ópticas.

Acesso à Região Selar

A principal abordagem da região selar é para a ressecção de adenomas hipofisários. Em razão de esse tumor não manter contato com o espaço subaracnoide, em grande parte das vezes sua ressecção não promove uma fístula liquórica. Sendo assim, basta colocar hemostático de celulose oxidada e cola biológica (se desejar) no interior da sela e cobrir o defeito com esponja hemostática. Se a preferência do cirurgião for por reconstruir o assoalho da sela, ela pode ser feita com um enxerto de osso ou cartilagem extraídos do septo nasal, posicionado entre a dura-máter e o rebordo ósseo do defeito. Essa reconstrução evita a herniação do conteúdo da sela para dentro do seio esfenoidal. Se houver exposição da aracnoide da cisterna suprasselar restrita aos limites da sela, recomenda-se que se utilize um enxerto ou se reconstrua o assoalho da sela com osso/cartilagem (Fig. 4-5).

Caso haja exposição da adventícia da artéria carótida interna ou herniação da aracnoide da cisterna suprasselar para além dos limites da sela, está indicado o uso do retalho nasosseptal.

Em casos de tumores hipofisários com fístula liquórica intraoperatória de baixo débito, o uso de enxerto de mucosa do assoalho nasal tem excelente resultado. Em geral, uma camada intradural de substituto sintético de dura-máter é colocada, seguida do enxerto mucoso extradural.[9]

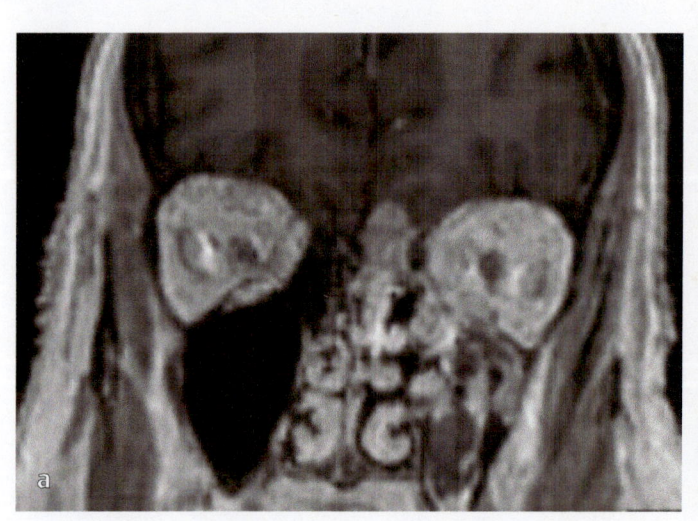

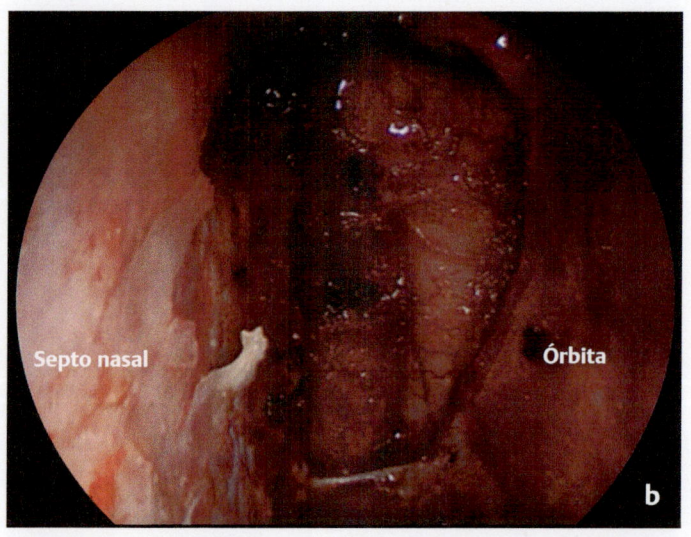

Fig. 4-3. Ressecção endoscópica endonasal unilateral esquerda da base de crânio anterior para tratamento de estesioneuroblastoma. (a) RNM T1 com contraste, em corte coronal, pré-operatória, demonstrando a invasão intracraniana do tumor. (b) Defeito da base do crânio. *(Continua.)*

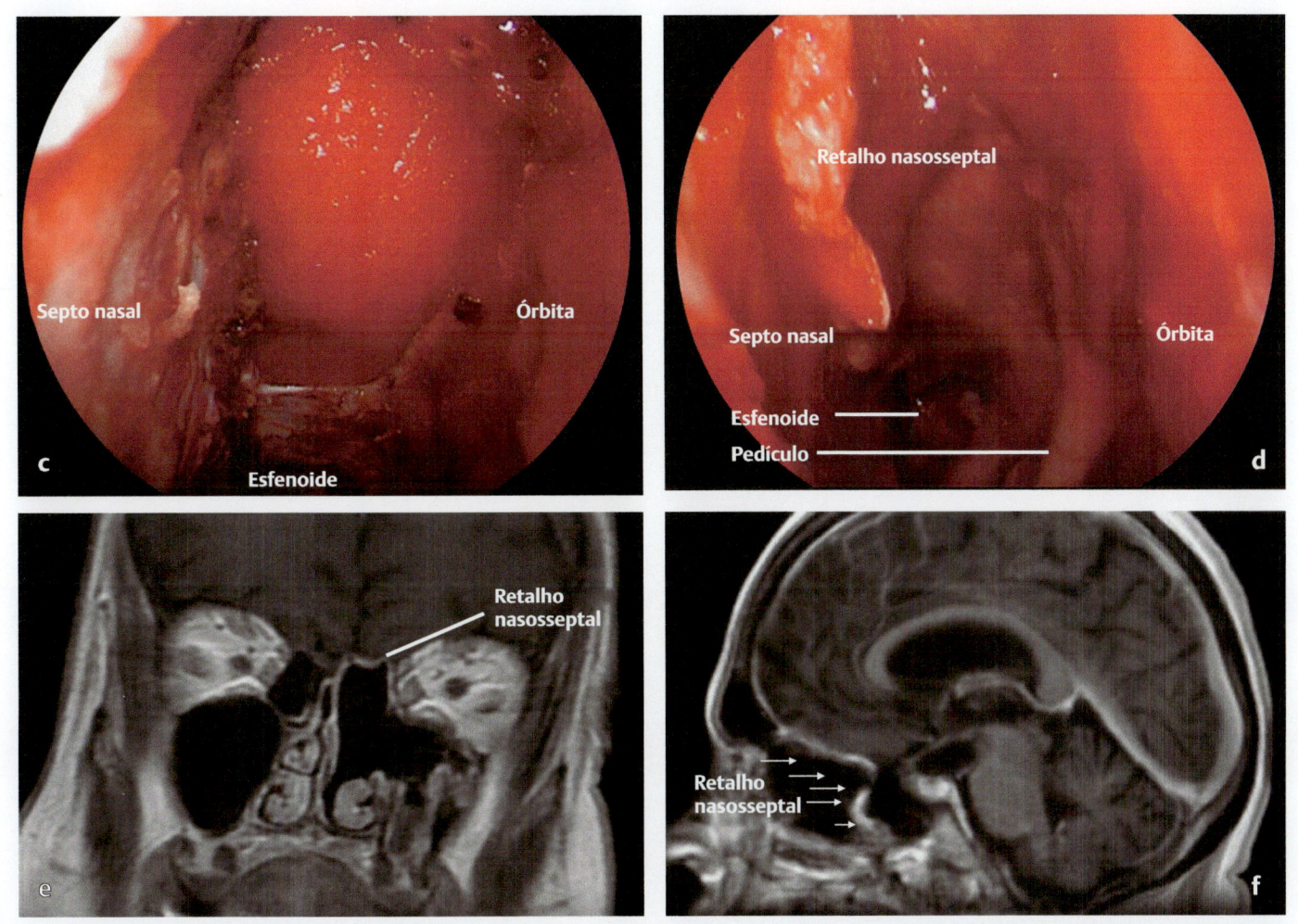

Fig. 4-3. *(Cont.)* (**c**) Reconstrução com substituto dural sintético em posição subjacente. (**d**) Posicionamento sobrejacente do retalho nasosseptal. (**e**) RNM T1 com contraste coronal em 12 meses de pós-operatório, em corte coronal. (**f**) Corte sagital. Note o retalho nasosseptal captando contraste, com o pedículo apoiado ao longo da órbita.

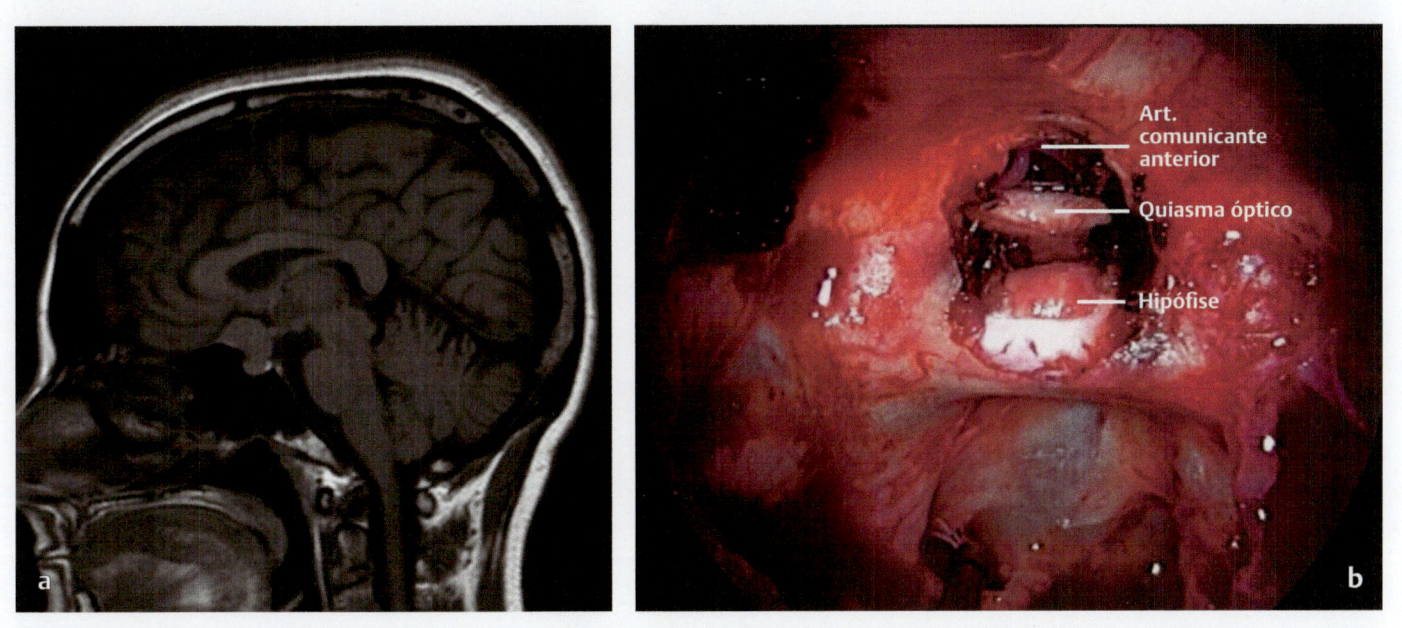

Fig. 4-4. Meningioma de tubérculo selar. (**a**) RNM T1 com contraste sagital, pré-operatória. (**b**) Defeito da base do crânio. *(Continua.)*

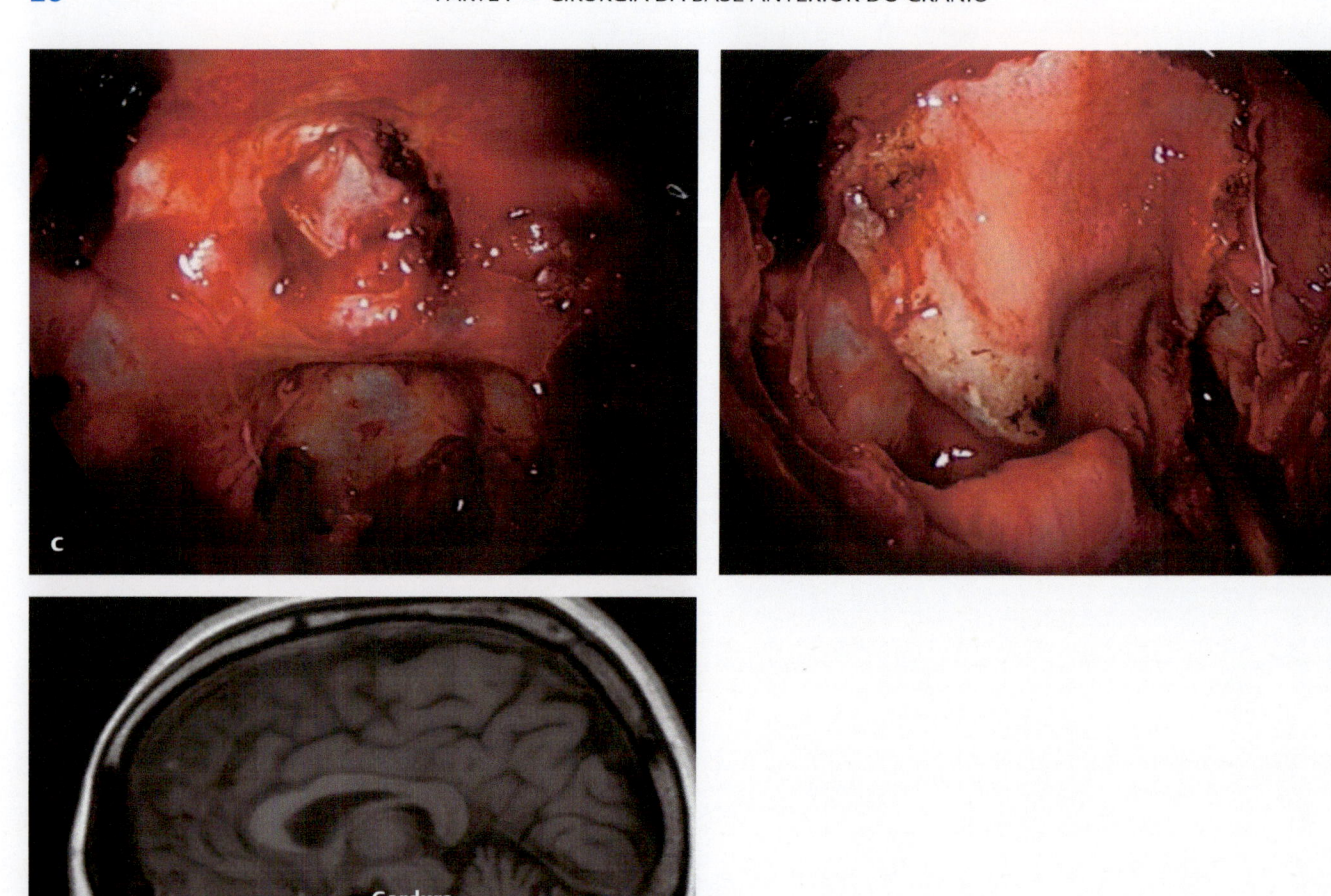

Fig. 4-4. *(Cont.)* (**c**) Reconstrução com fáscia lata em posição subjacente. (**d**) Retalho nasosseptal cobrindo toda a extensão do defeito dural. (**e**) RNM T1 com contraste sagital pós-operatório.

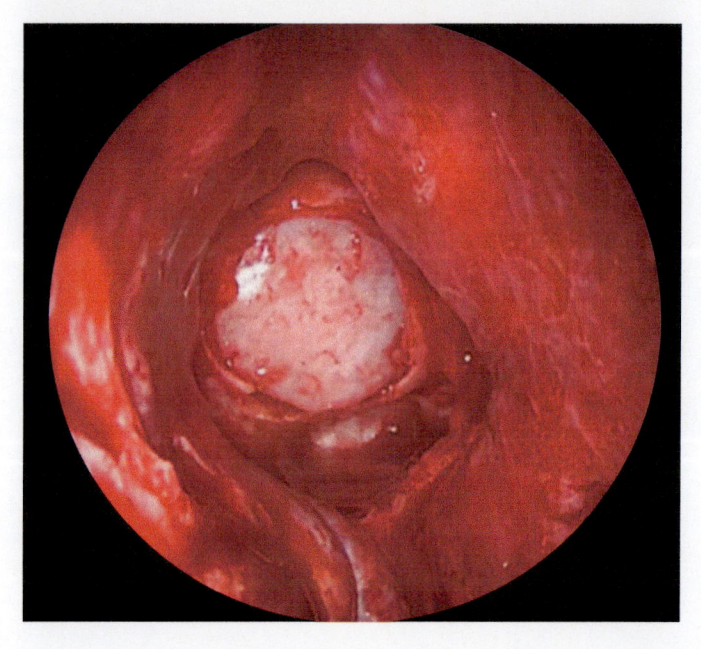

Fig. 4-5. Reconstrução do assoalho da sela com cartilagem do septo nasal em paciente submetido à ressecção de tumor de hipófise.

Na presença de fístula liquórica de alto débito, pode-se usar gordura abdominal ou da coxa para preencher o espaço morto, recobrindo-o com enxerto de matriz dural ou fáscia. Em todos os casos está indicado o retalho nasosseptal para dar suporte à reconstrução. O retalho deve cobrir completamente a falha óssea para maior adesão.

Acesso Transclival

A complexidade da reconstrução dos defeitos após abordagens transclivais decorre da abertura ampla da dura-máter, dificuldade de posicionamento de enxertos subjacentes em razão de ampla ressecção óssea da região,[10] exposição dos nervos abducentes e do segmento paraclival da artéria carótida interna,[11] chance de deslocamento inferior da camada subjacente da reconstrução[12] e risco de herniação pontina.[13] Sempre que possível, uma camada de fáscia lata ou substituto dural deve ser posicionada subjacentemente às bordas da falha dural. Em seguida, o recesso clival deve ser preenchido por enxerto de gordura e coberto pelo retalho nasosseptal (Fig. 4-6). A reconstrução é mantida no lugar pelo tampão nasal. O uso da derivação lombar externa reduz a taxa de fístula liquórica pós-operatória nas lesões da fossa posterior.[14]

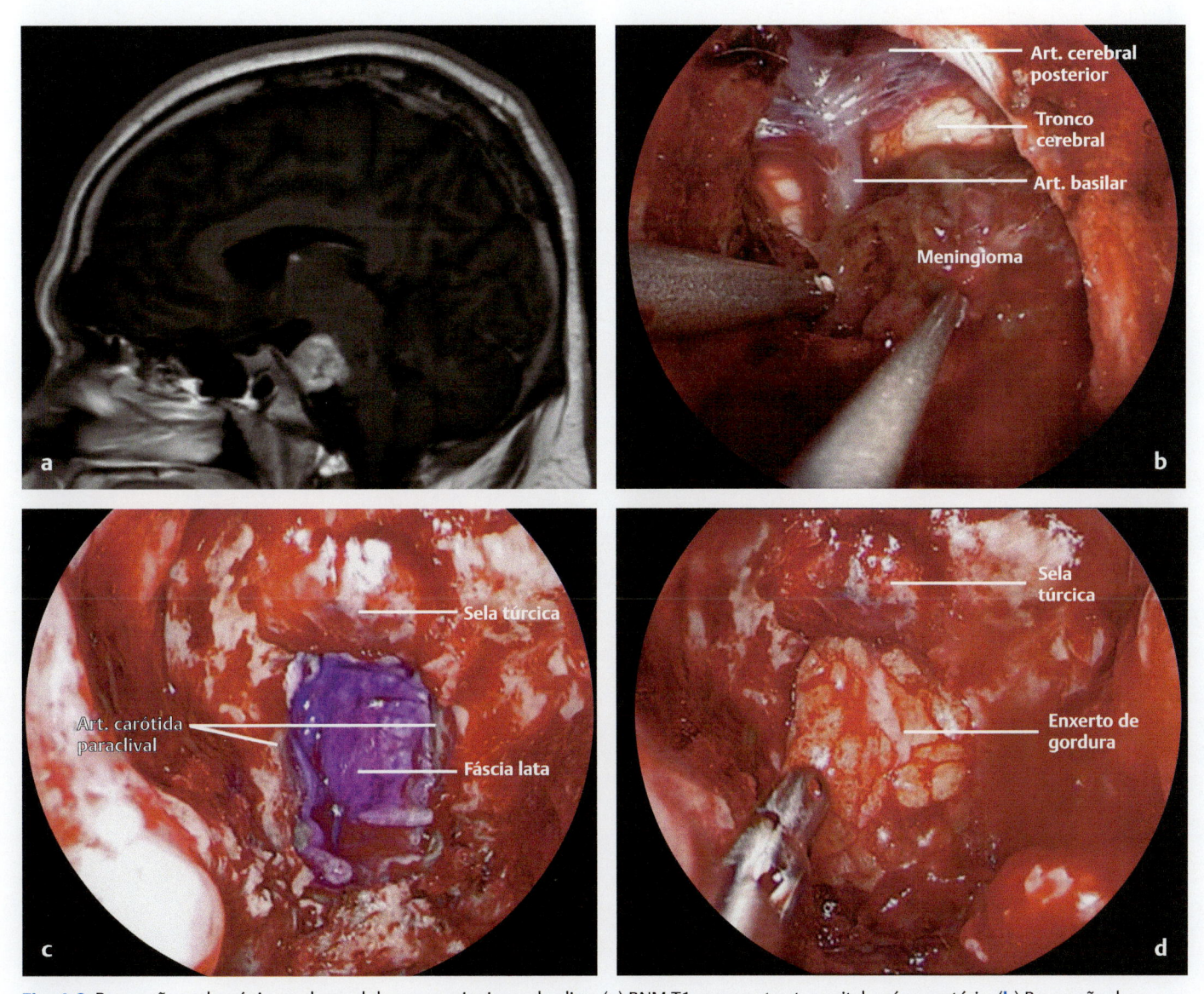

Fig. 4-6. Ressecção endoscópica endonasal de um meningioma do clivo. (**a**) RNM T1 com contraste sagital, pré-operatória. (**b**) Ressecção do tumor da fossa posterior. (**c**) Reconstrução com enxerto em camada dupla de fáscia lata. As duas camadas de fáscia são suturadas no centro. Uma camada é colocada intradural e a outra extraduralmente. A camada extradural é marcada com caneta cirúrgica para orientar a colocação do enxerto duplo de fáscia lata. (**d**) Preenchimento do defeito clival com enxerto de gordura. *(Continua.)*

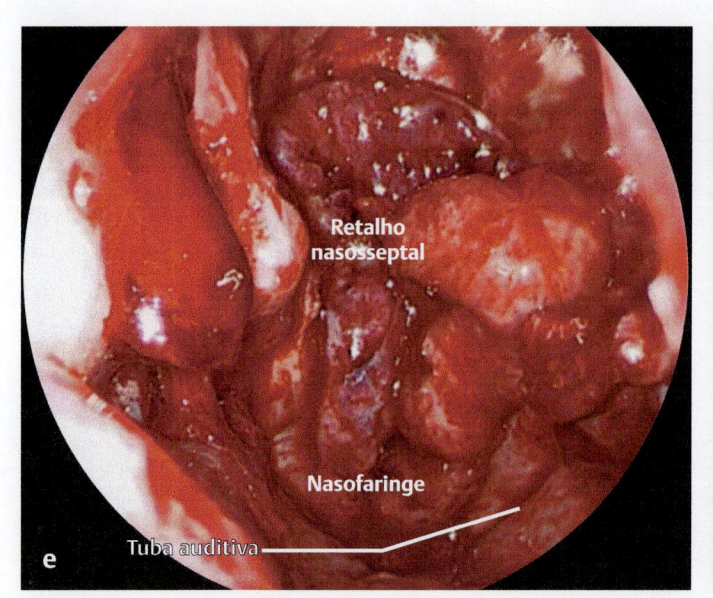

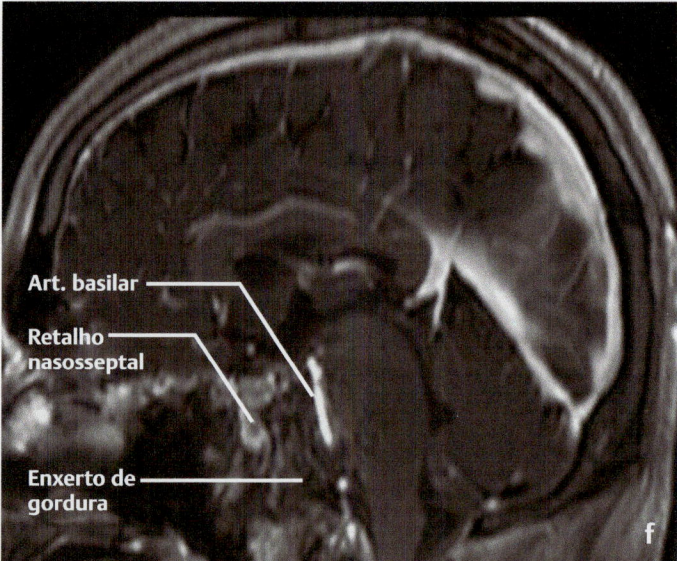

Fig. 4-6. *(Cont.)* (**e**) Reconstrução com retalho nasosseptal. Observe o pedículo do lado esquerdo. (**f**) RNM T1 com contraste sagital, pós-operatória. Note o retalho nasosseptal captando contraste.

REFERÊNCIAS BIBLIOGRÁFICAS

1. Laws ER, Kanter AS, Jane JA Jr, et al. Extended transsphenoidal approach. J Neurosurg. 2005;102:825-27.
2. Banks CA, Palmer JN, Chiu AG, et al. Endoscopic closure of CSF rhinorrhea:193 cases over 21 years. Otolaryngol Head Neck Surg. 2009;140:826-33.
3. Martin TJ, Loehrl TA. Endoscopic CSF leak repair. Curr Opin Otolaryngol Head Neck Surg. 2007;15:35-9.
4. Snyderman CH, Janecka IP, Sekhar LN, et al. Anterior cranial base reconstruction: role of galeal and pericranial flaps. Laryngoscope. 1990;100:607-14.
5. Raza SM, Schwartz TH. Multi-layer reconstruction during endoscopic endonasal surgery: how much is necessary? World Neurosurg. 2015;83(2):138-9.
6. Kassam AB, Thomas A, Carrau RL, et al. Endoscopic reconstruction of the cranial base using a pedicled nasoseptal flap. Neurosurgery. 2008;63(1):ONS44-52.
7. Pinheiro-Neto CD, Ramos HF, Peris-Celda M, et al. Study of the nasoseptal flap for endoscopic anterior cranial base reconstruction. Laryngoscope. 2011;121(12):2514-20.
8. Eloy JA, Shukla PA, Choudhry OJ, et al. Challenges and surgical nuances in reconstruction of large planum sphenoidale tuberculum sellae defects after endoscopic endonasal resection of parasellar skull base tumors. Laryngoscope. 2013;123(6):1353-60.
9. Scagnelli RJ, Patel V, Peris-Celda M, et al. Implementation of free mucosal graft technique for sellar reconstruction after pituitary surgery: outcomes of 158 consecutive patients. World Neurosurg. 2019;122:e506-e511.
10. Kamat A, Lee JY, Goldstein GH, et al. Reconstructive challenges in the estended endoscopic transclival approach. J Laryngol Otol. 2015;129(5):468-72.
11. Wong AK, Raviv J, Wong RH. Sellar trough technique for endoscopic endonasal transclival repair. Surg Neurol Int. 2020;11:99.
12. Ramos HF, Pinheiro-Neto CD, Mariani PP, et al. Anchored fat-fascia graft for clival skull base reconstruction. Arq Neuropsiquiatr. 2011;69(5):849-50.
13. Koutourousiou M, Filho FV, Costacou T, et al. Pontine encephalocele and abnormalities of the posterior fossa following transclival endoscopic endonasal surgery. J Neurosurg. 2014;121(2):359-66.
14. Zwagerman NT, Wang EW, Shin SS, et al. Does lumbar drainage reduce postoperative cerebrospinal fluid leak after endoscopic endonasal skull base surgery? A prospective, randomized controlled trial. J Neurosurg. 2018;1-7.

ABORDAGEM TRANSNASAL ENDOSCÓPICA DAS LESÕES SELARES (ADENOMA/CISTO RATHKE)

CAPÍTULO 5

Marcio Nakanishi ▪ Luis Augusto Dias ▪ Edwin Tamashiro

JUSTIFICATIVA

Os adenomas da hipófise constituem a indicação mais comum da cirurgia endoscópica da base do crânio.[1] São tumores benignos de crescimento lento, podendo ser classificado de acordo com a produção hormonal (funcionantes *vs.* não funcionantes) ou pelo tamanho (microadenoma quando < 1 cm, microadenoma quando > 1 cm, macroadenoma gigante quando > 4 cm). Embora tenha crescimento lento, podem invadir estruturas adjacentes, mais comumente os seios cavernosos.[2] Possuem consistência variada, desde a degeneração cística aos fibrosos, estes últimos de ressecção mais trabalhosa (Fig. 5-1).

Os cistos da fenda de Rathke se formam na porção intermédia da hipófise, entre a adeno e neuro-hipófise, sendo revestidos por epitélio colunar ou cuboidal. Quando apresentam metaplasia, podem ser confundidos na histopatologia com os craniofaringiomas adantinomatosos. Apresentam conteúdo cístico que varia de consistência liquefeita até mucinosa. A presença de um nódulo intramural hipointenso em T2 facilita sua diferenciação com os adenomas císticos (Fig. 5-2).[3]

Em virtude do comportamento benigno e do envolvimento glandular, a cirurgia das lesões selares tem o objetivo de descomprimir o aparato óptico, mantendo ou mesmo restabelecendo as funções endócrinas.[4]

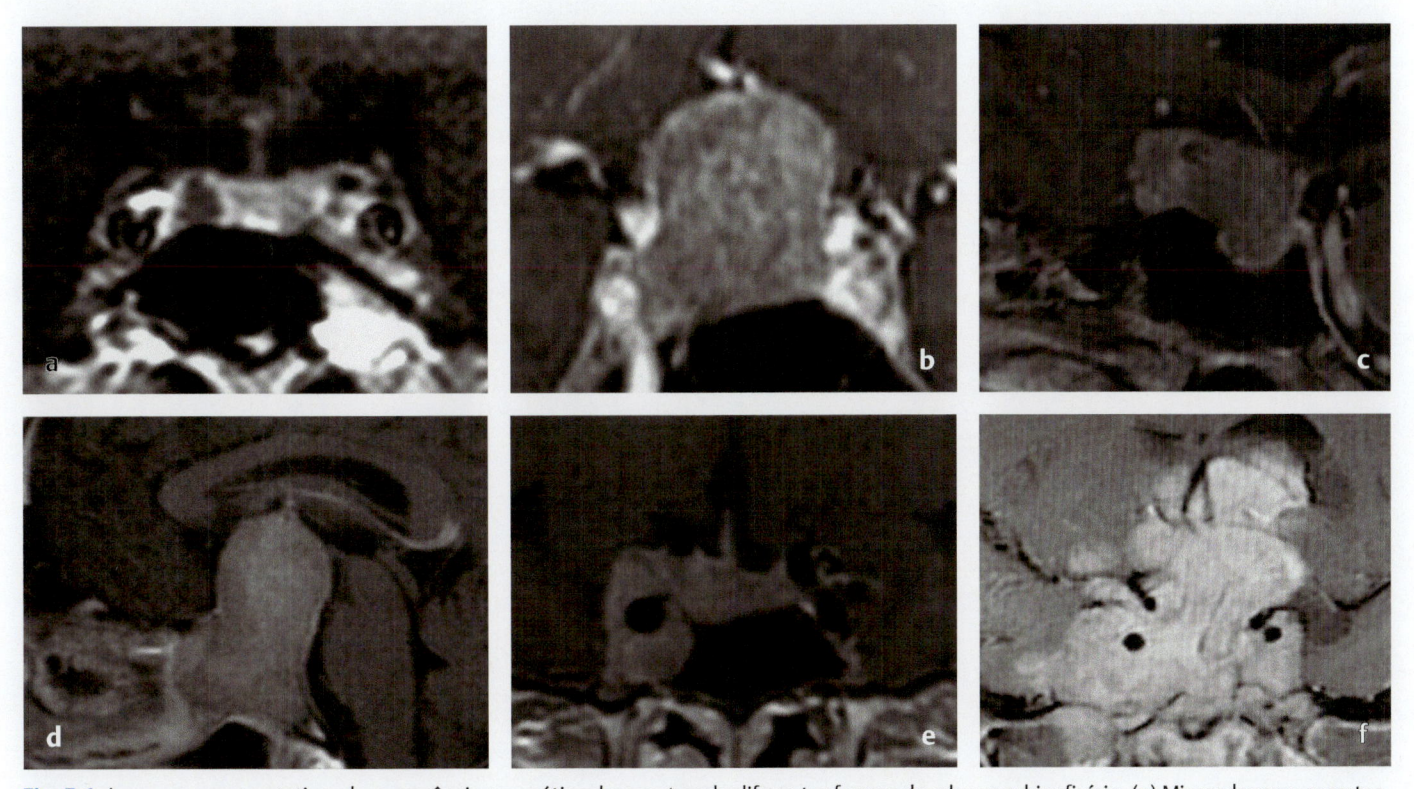

Fig. 5-1. Imagens representativas de ressonância magnética demonstrando diferentes formas de adenoma hipofisário. (**a**) Microadenoma secretor causando doença de Cushing. (**b**) Macroadenoma não secretor com perda visual. (**c**) Macroadenoma no plano esfenoidal. (**d**) Macroadenoma gigante. (**e**) Macroadenoma com invasão do seio cavernoso direito. (**f**) Macroadenoma gigante e invasivo.

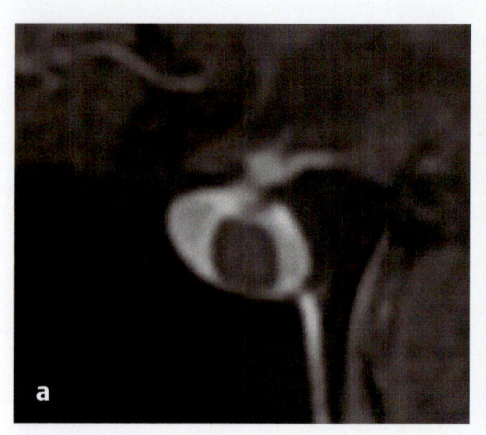

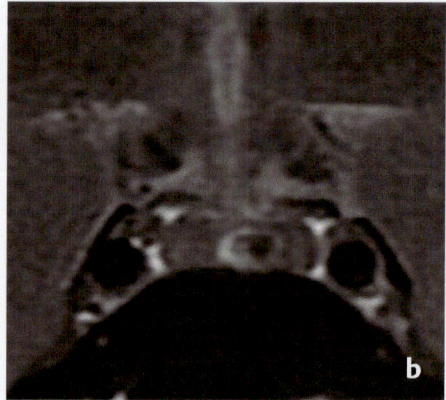

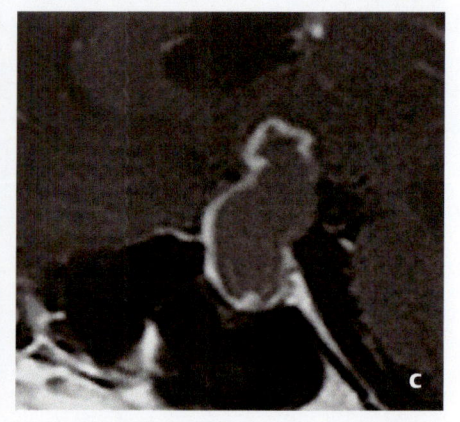

Fig. 5-2. (a) Cisto de Rathke na *pars intermedia*. (b) Nódulo hipointenso em T2. (c) Cisto de Rathke com metaplasia escamosa.

INDICAÇÕES CIRÚRGICAS

O acesso transnasal endoscópico das lesões selares é indicado nos seguintes casos:

- Crescimento ou compressão do quiasma óptico.
- Secretores de GH, ACTH, FSH/LH ou TSH.
- Prolactinoma resistente ao tratamento clínico com cabergolina.
- Presença de cefaleia intensa crônica resistente ao tratamento clínico.
- Apoplexia tumoral (casos urgentes).
- Acesso combinado para tumores gigantes.

ACESSOS CIRÚRGICOS

O acesso transesfenoidal para a sela túrcica, popularizado por Hardy ao introduzir o microscópio cirúrgico, adentrou numa nova fase de desenvolvimento com o emprego da endoscopia na década de 1990.[5] Inicialmente, utilizou-se o acesso transeptal[6] ou por apenas uma das narinas.[7] Entretanto, o espaço ocupado pelo endoscópio e a vantagem da dissecção bimanual impôs a utilização das duas narinas para um acesso mais amplo e facilitado. Os diferentes "corredores" descritos visaram eliminar os obstáculos naturais, combinando diferentes estratégias de ressecção da concha média,[8] concha superior,[9] septo nasal posterior[10,11] ou etmoide.[12]

Todavia, o emprego de um único acesso pode levar a maior índice de complicações nasais ou à inadequação do acesso para um tumor específico. A escolha do acesso cirúrgico deve levar em consideração as diversas variações anatômicas nasais (Fig. 5-3),[13] assim como as características de volume, consistência, vetor de crescimento, grau de invasão tumoral, e tipo de reconstrução da base do crânio necessária.

Portanto, o planejamento cirúrgico tem como objetivo criar a melhor rota operatória, que permitirá a mais ampla e completa ressecção tumoral, bem como minimizar o impacto sobre a anatomia e fisiologia nasossinusal, evitando complicações como sangramento, formação de crostas, sinéquias nasais, hiposmia, mucocele e sinusites. Ajustamos o acesso de forma individualizada, levando em consideração os 3T, que são:

1. Tipo de tumor.
2. Tipo de nariz/seios paranasais.
3. Tipo de reconstrução (Fig. 5-4).

Acesso Transeptal

Considerado o acesso de menor morbidade,[14] empregamos este acesso para pequenos tumores centrais não funcionantes ou para a marsupialização dos cistos de Rathke. Este pode ser facilmente ampliado com a lateralização das conchas médias[15] e a utilização do óstio esfenoidal para o acesso transnasal do endoscópio.

Acesso Binarinário

Utilizamos para microadenomas funcionantes ou macroadenomas com invasão unilateral[10], protegendo o olfato e a função de pelo menos uma narina.

Acesso Transnasal com Aumento da Septectomia Posterior

Reservamos este acesso para os tumores que necessitem da abertura do plano esfenoidal ou com grande expansão lateral,[11] quando há necessidade de maiores manobras intraoperatórias.[16]

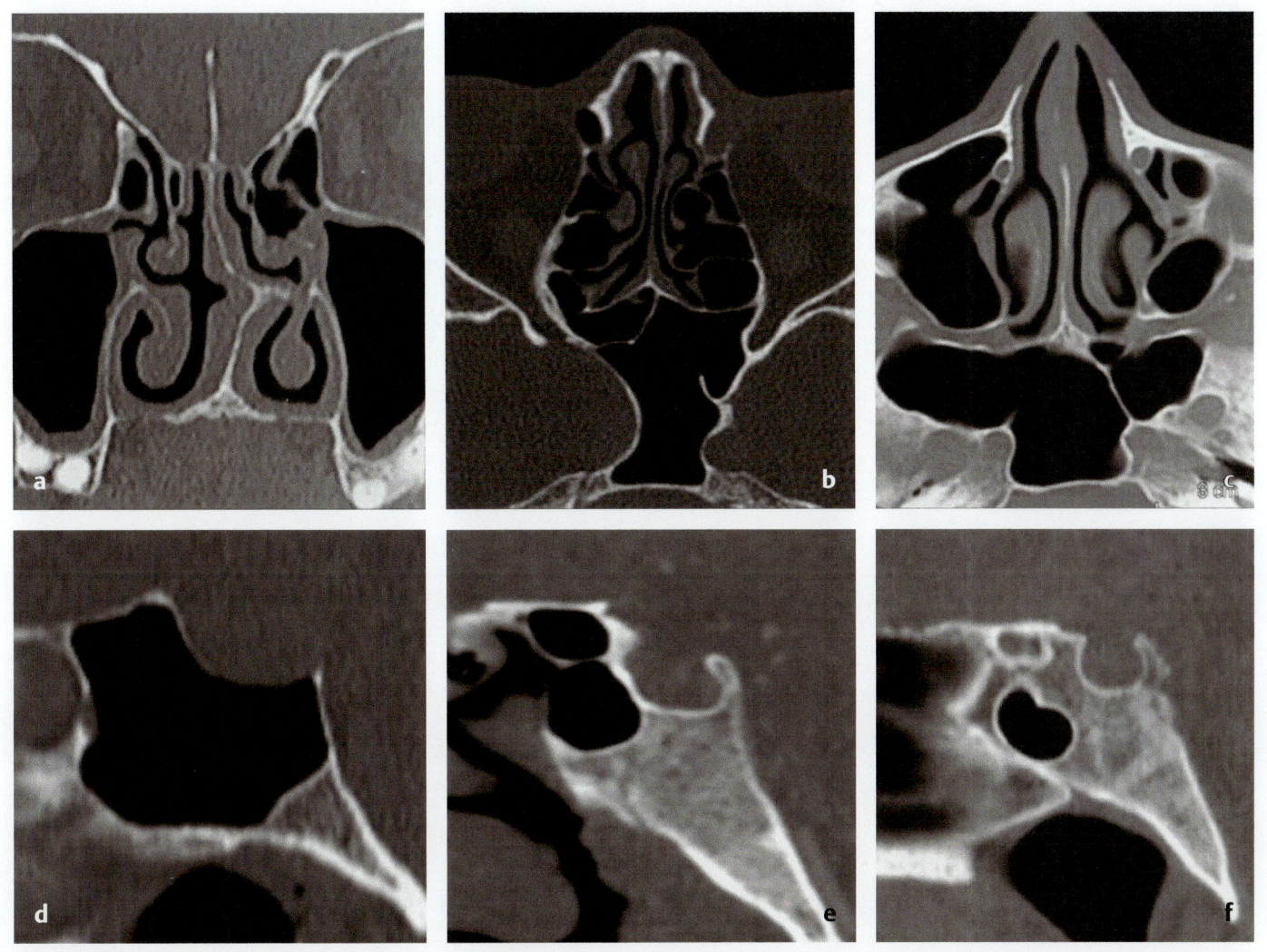

CAPÍTULO 5 ▪ ABORDAGEM TRANSNASAL ENDOSCÓPICA DAS LESÕES SELARES (ADENOMA/CISTO RATHKE)

Fig. 5-3. Exemplos de diferentes variações anatômicas nasossinusais que podem ser encontradas no acesso endoscópico transnasal. (**a**) Esporão septal. (**b**) Esfenoide estreito. (**c**) Esfenoide com amplos recessos laterais. (**d**) Esfenoide selar. (**e**) Esfenoide pré-selar. (**f**) Esfenoide conchal.

Planejamento pré-operatório

Tipo de tumor	→	Transeptal
Tipo de nariz		Binário
Tipo de reconstrução		Septectomia posterior

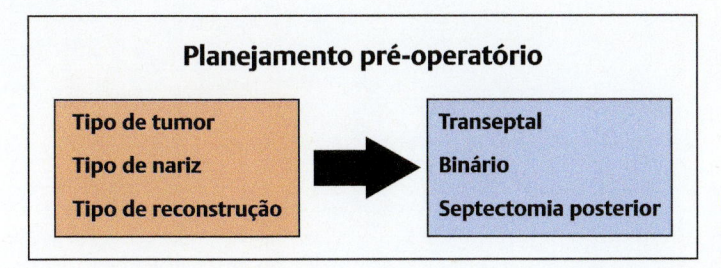

Fig. 5-4. Fatores que determinam o tipo de acesso nas abordagens endoscópicas transnasais a tumores selares.

TÉCNICA CIRÚRGICA

Passo 1. Posicionamento do Paciente
O paciente é posicionado em decúbito dorsal, elevando o dorso em 20 graus para promover o retorno venoso, mas a cabeceira é mantida reta (posição neutra), com leve rotação da cabeça. Em macroadenomas que necessitam de acesso transtubérculo ou transplano, a cabeça é estendida em cerca de 15 graus, o que facilita a brocagem e a dissecção tumoral (Fig. 5-5).

Passo 2. Septoplastia
Infiltração da mucosa septal com lidocaína a 2% com vasoconstritor 1:200.000. Incisão arciforme hemitransfixante, na transição entre o septo cartilaginoso e o septo membranoso, na altura da face caudal da cartilagem quadrangular.

Dissecção submucosa do septo cartilaginoso e ósseo (lâmina perpendicular do etmoide e vômer), ressecção da lâmina perpendicular do etmoide, seguida de exposição do rostro do seio esfenoidal até o limite medial do canal do nervo vidiano (Fig. 5-6).

> **Dica**
> Removemos o vômer e sua articulação com o osso esfenoidal com broca fresada 4 mm. Procure preservar o maior fragmento possível da lâmina perpendicular do etmoide para possível enxerto ósseo a ser usado na reconstrução.

Passo 3. Abertura da Parede Anterior do Seio Esfenoide
Após ampla exposição da parede anterior do seio esfenoidal, ampliamos o óstio natural do seio esfenoidal, por via transnasal, para inserção do endoscópio e prevenção de estenose pós-operatória (Fig. 5-7).

> **Dica**
> A óptica longa (30 cm) com bainha de irrigação elimina a necessidade de limpeza da lente. Pode ser posicionada transnasal, reservando a via transeptal para os instrumentos de dissecção.

Passo 4. Confecção do Retalho Nasosseptal (para Acesso Binarinário e Septectomia Posterior Ampliada)
Utilizando um cotonoide, mensuramos o comprimento do retalho nasosseptal a partir do seu pedículo na emergência da artéria esfenopalatina (Fig. 5-8). Com dissector monopolar de tungstênio (angulação de 45°) confeccionamos o retalho.

> **Dica**
> Preservar pelo menos 1 cm do septo superior. Quando necessário, optar por estendê-lo até o assoalho nasal.

Passo 5: Identificação da Anatomia do Esfenoide e seus Limites
Esta etapa deve ser minuciosamente estudada no planejamento pré-operatório para ser transposta para o intraoperatório (Fig. 5-9).

O seio esfenoide é dividido por um septo interesfenoidal paramediano em duas cavidades assimétricas. Estas ainda são cruzadas por septos intraesfenoidais muito variáveis e geralmente incompletos (Fig. 5-10a). A sela túrcica é ladeada pela parede medial do seio cavernoso, pelo sifão/segmento horizontal da artéria carótida cavernosa e, superolateralmente, pelos canais ópticos. Entre os canais ópticos podemos visualizar (quando o pilar óptico é aerado) o recesso óptico-carotídeo lateral e, superomedialmente ao sifão, o recesso óptico-carotídeo medial, onde frequentemente encontramos a origem da artéria oftálmica (Fig. 5-10b). O limite superior da sela é a impressão óptica, correspondente extracraniano ao sulco óptico e ao tubérculo da sela. Já em seu limite inferior está o recesso do clivo. Este é ladeado pelo segmento vertical das artérias carótidas cavernosas.

> **Dica**
> Atenção com **células de Onodi** e os septos intra e intersinusal que, frequentemente, se dirigem às carótidas. Mantendo a linha mediana entre a quilha do rostro esfenoidal e a base do crânio, é possível "esculpir" a sela túrcica mesmo nos seios conchais (Fig. 5-11).

Passo 6: Abertura Selar
Brocamos o assoalho ósseo anterior da sela (broca diamantada 2 mm), primeiramente nivelando-o e retirando proeminências ósseas. Abrimos na sua porção central, descolamos a dura com dissector semicurvo e, com a pinça Kerrisson (3 mm, 45°), ampliamos radialmente até os limites mediais das carótidas, o tubérculo da sela e o assoalho (Fig. 5-12).

> **Dica**
> A exposição da dura-máter sobre os seios cavernosos facilita sua tração lateral. A exposição superior permite a identificação do diafragma selar. O Doppler intraoperatório com transdutor de 10 MHz é muito útil para verificar a posição dos seios cavernosos, carótidas e a origem das artérias oftálmicas.

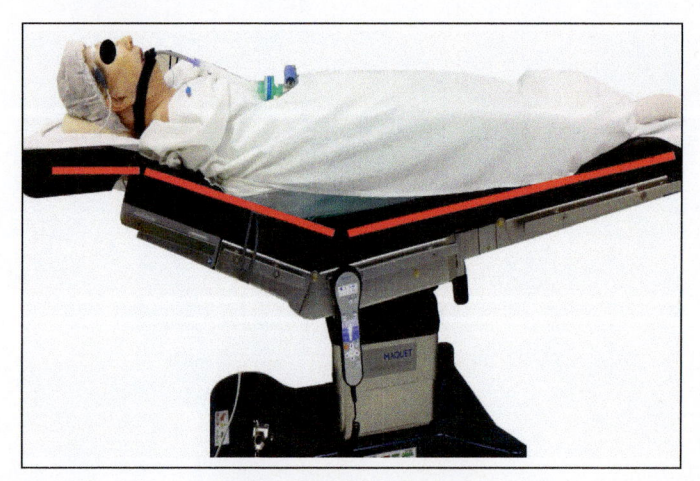

Fig. 5-5. Posicionamento do paciente.

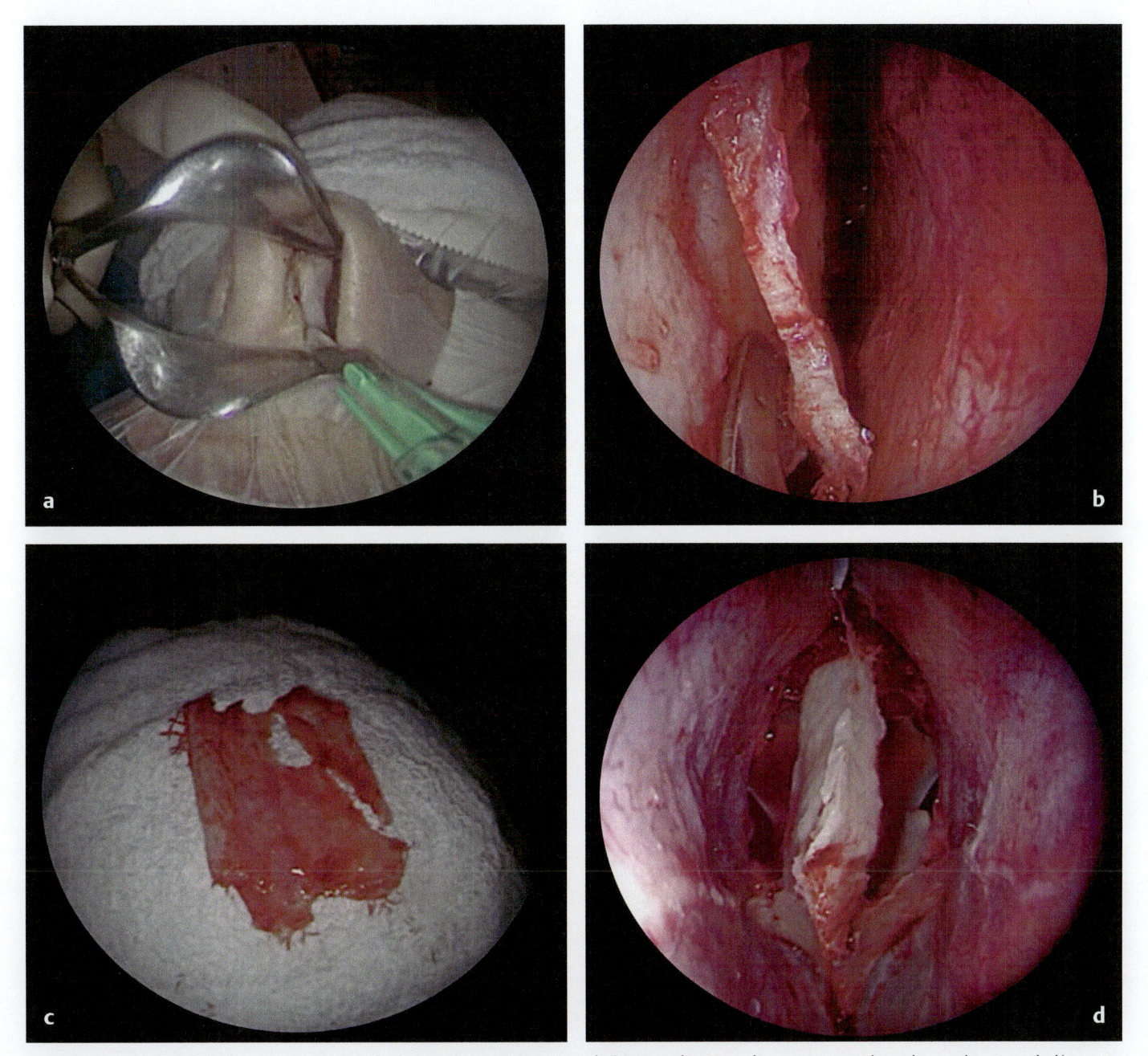

CAPÍTULO 5 ▪ ABORDAGEM TRANSNASAL ENDOSCÓPICA DAS LESÕES SELARES (ADENOMA/CISTO RATHKE) 33

Fig. 5-6. Passos cirúrgicos do acesso transeptal. (a) Incisão na mucosa septal. (b) Descolamento da mucosa septal no plano subpericondral/subperiosteal. (c) Remoção e preservação da lâmina perpendicular do etmoide. (d) Exposição do rostro do esfenoide.

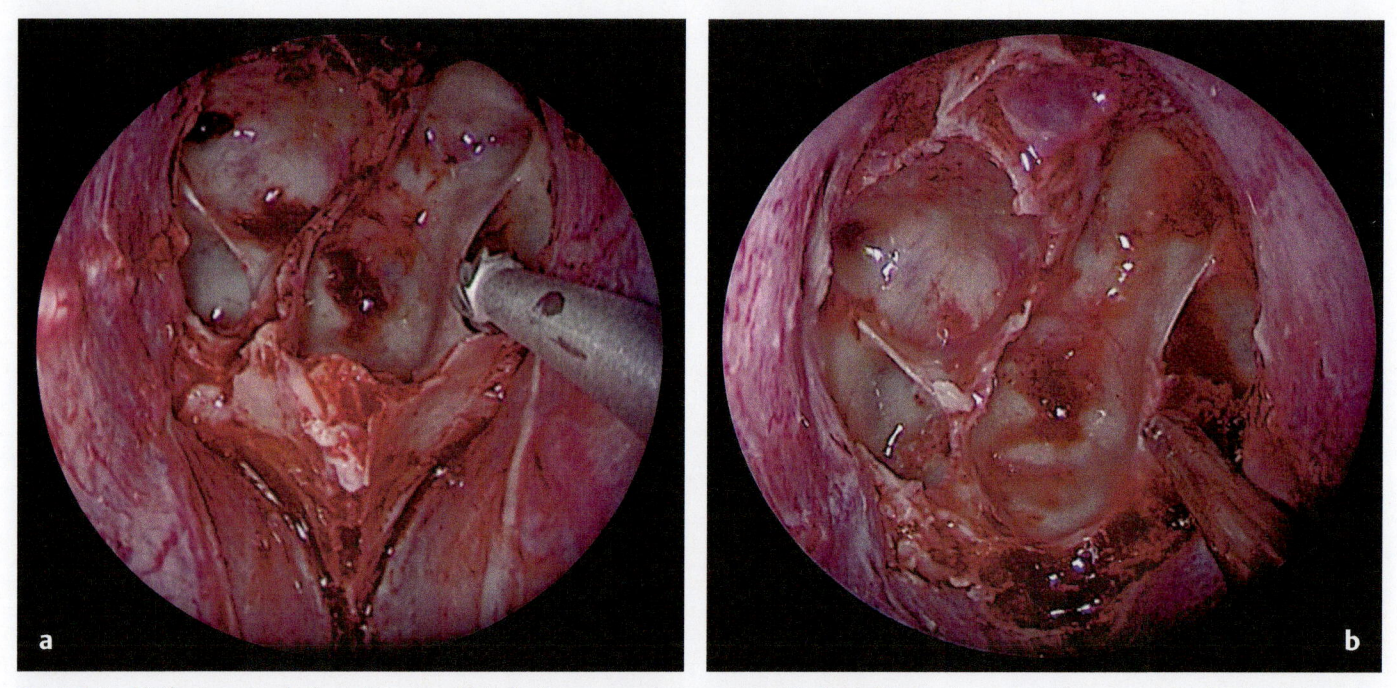

Fig. 5-7. (**a, b**) Abertura ampla dos seios esfenoidais direito e esquerdo, com remoção das saliências ósseas e melhor exposição da sela túrcica.

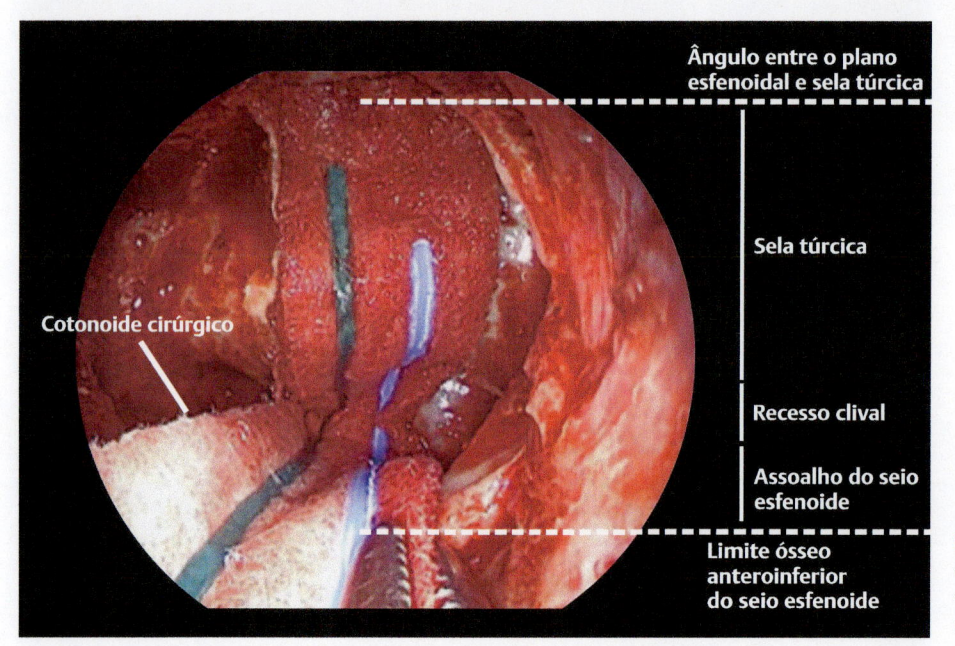

Fig. 5-8. Representação da mensuração do tamanho do retalho nasosseptal a ser confeccionado utilizando um cotonoide neurocirúrgico.

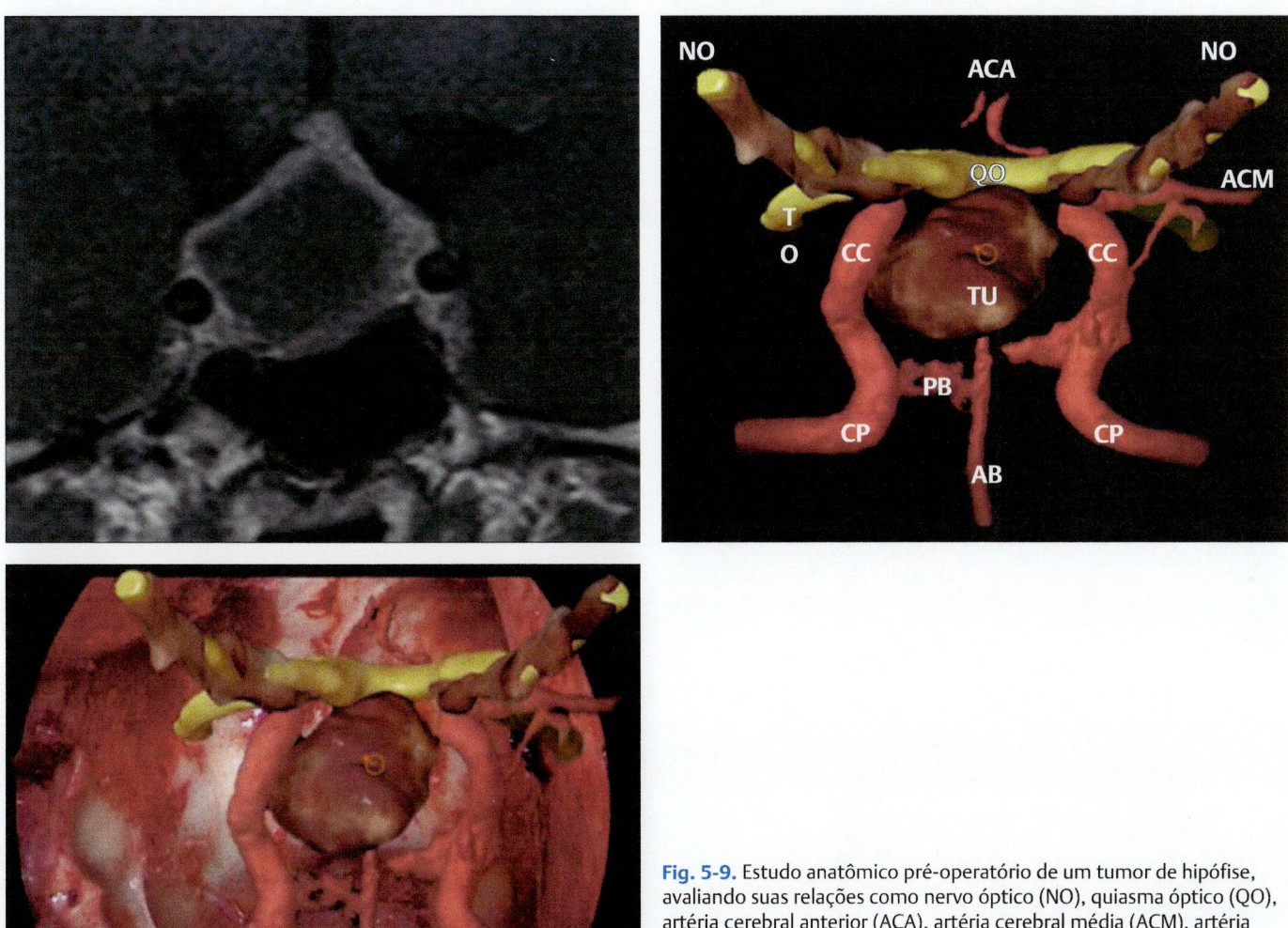

CAPÍTULO 5 ▪ ABORDAGEM TRANSNASAL ENDOSCÓPICA DAS LESÕES SELARES (ADENOMA/CISTO RATHKE) 35

Fig. 5-9. Estudo anatômico pré-operatório de um tumor de hipófise, avaliando suas relações como nervo óptico (NO), quiasma óptico (QO), artéria cerebral anterior (ACA), artéria cerebral média (ACM), artéria carótida cavernosa (CC), artéria carótida petrosa (CP), artéria basilar (AB) e plexo basilar (PB).

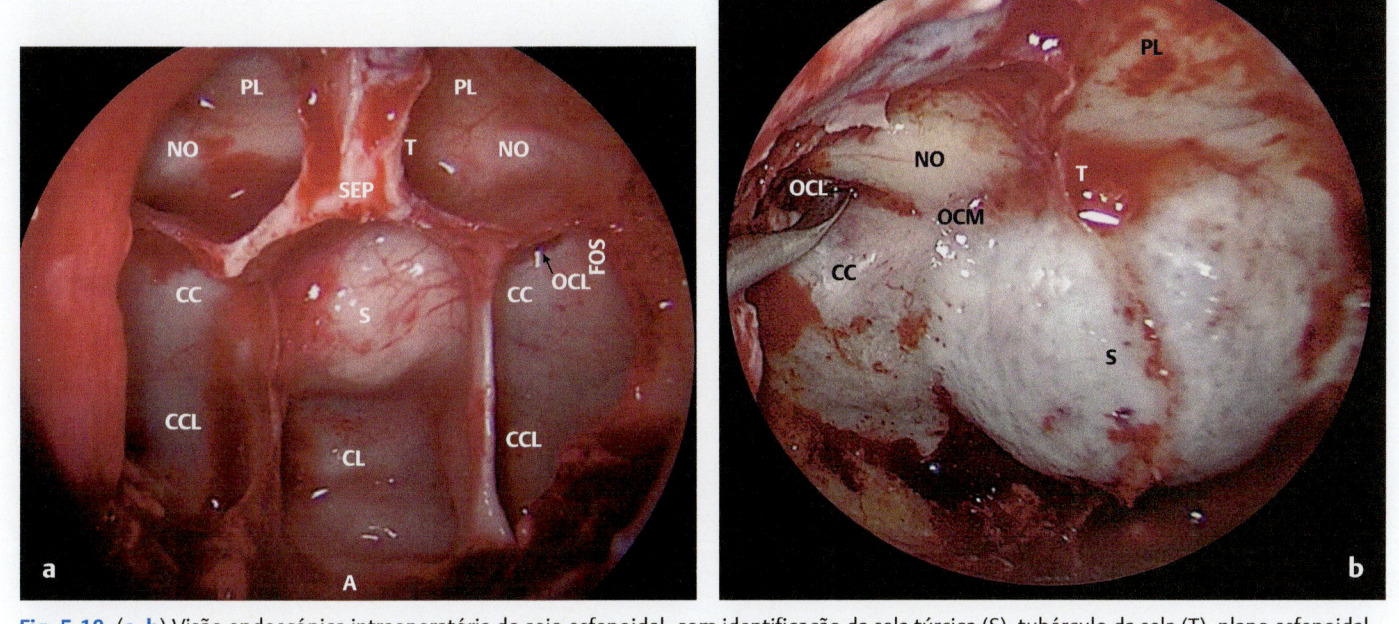

Fig. 5-10. (a, b) Visão endoscópica intraoperatória do seio esfenoidal, com identificação da sela túrcica (S), tubérculo da sela (T), plano esfenoidal (PL), clivo (CL), assoalho do esfenoide, artéria carótida cavernosa (CC), artéria carótida paraclival (CCL), nervo óptico (NO), septo interesfenoidal (SEP), fissura orbitária superior (FOS), recesso óptico carotídeo lateral (OCL) e recesso óptico carotídeo medial (OCM).

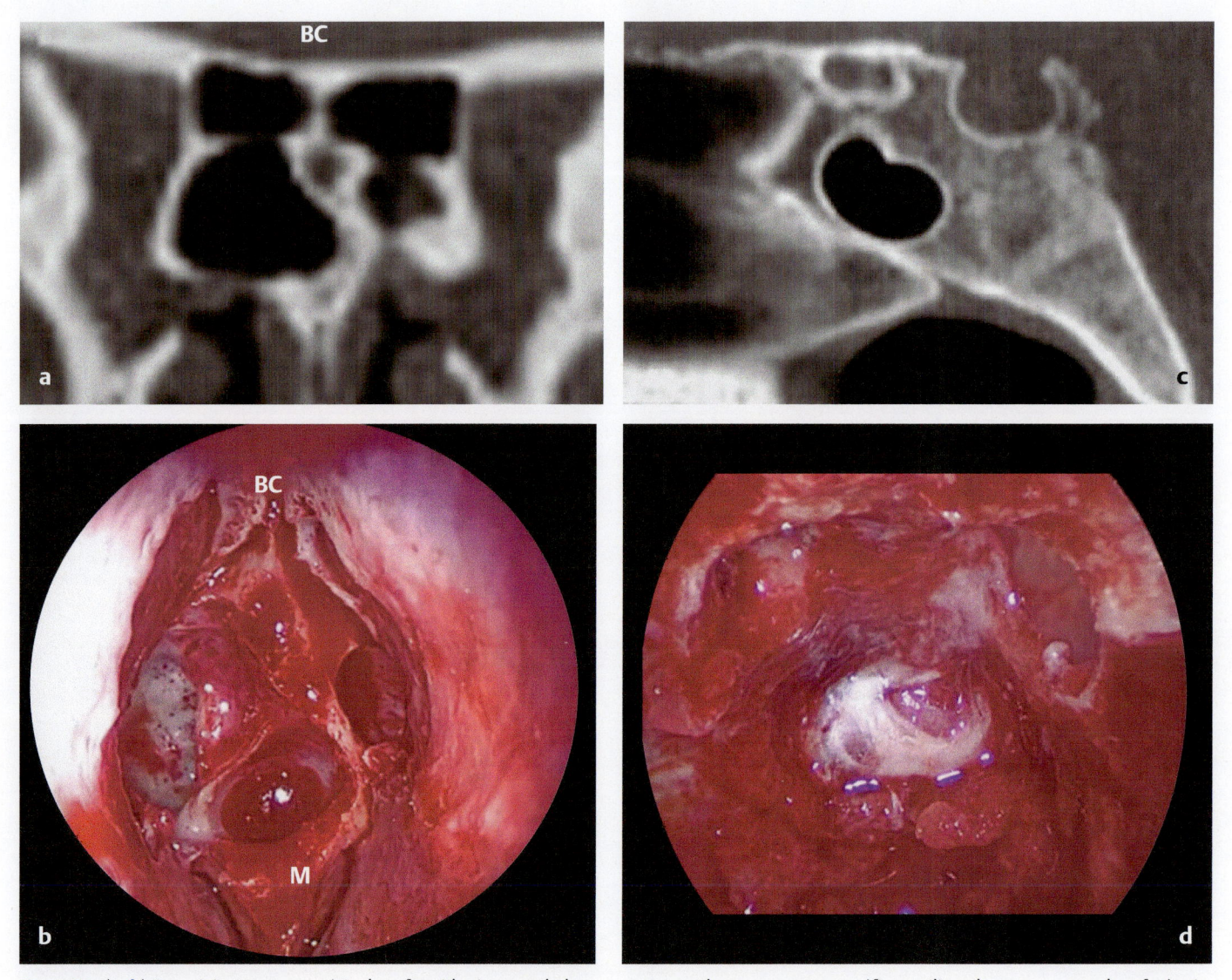

Fig. 5-11. (**a, b**) Exposição intraoperatória do esfenoide tipo conchal, com correspondente corte tomográfico, utilizando como ponto de referência a quilha do seio esfenoide, que demarca a linha média (M) anteriormente, tendo como limite superior a base do crânio (BC). (**c, d**) Sela túrcica esculpida em um seio esfenoidal conchal, com respectiva imagem tomográfica em corte sagital.

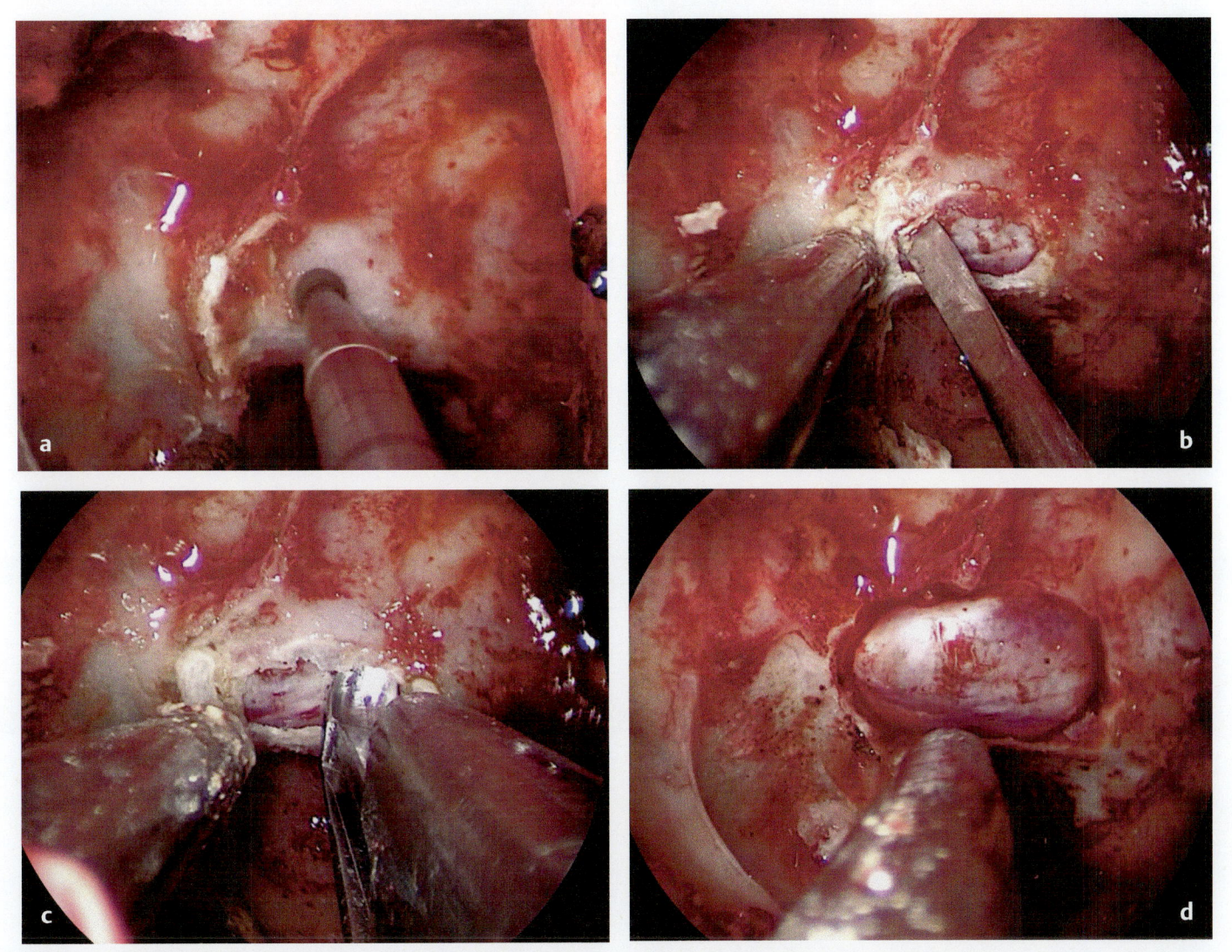

CAPÍTULO 5 ▪ ABORDAGEM TRANSNASAL ENDOSCÓPICA DAS LESÕES SELARES (ADENOMA/CISTO RATHKE) 37

Fig. 5-12. (a) Brocagem da sela. (b) Descolamento extradural. (c) Ampliação radial com Kerrisson. (d) Sela túrcica exposta.

Passo 7: Abertura da Dura

Realizamos a abertura retangular entre os seios cavernosos e os seios intercavernosos superior e inferior com lâmina de bisturi após rechecagem com o Doppler. Nos microadenomas, a abertura em "U" com a base no seio intercavernoso superior geralmente é suficiente, protege o diafragma e facilita a reconstrução.

> **Dica**
>
> Para os microadenomas, a lâmina 11 é inadequada e utilizamos minilâminas de bisturi (Fig. 5-13). É aconselhável "palpar" o espaço intradural com dissector caso seja necessário maximizar a abertura com microtesoura angulada.

O sangramento proveniente do seio cavernoso é efetivamente controlado com a injeção de hemostático de contato comprimido sob cotonoide. Não indicamos a coagulação pré-incisional da dura, pois acarreta sua retração. Preferimos controlar pontualmente o eventual sangramento dural por pequenas artérias capsulares de McConnell.

Passo 8: Ressecção Tumoral

Para microadenomas, realizamos a ressecção *en bloc* extracapsular. Dissecamos a interface de sua pseudocápsula com a hipófise anterior. Preservamos também a neuro-hipófise que, nesses tumores, permanece em sua posição posterior e tem uma coloração mais amarelada, gomosa e firme. Ao final reposicionamos a dura-máter (Fig. 5-14).

> **Dica**
>
> Nos tumores funcionantes, especialmente na doença de Cushing, podemos optar pela hemi-hipofisectomia.

Para macroadenomas utilizamos a incisão dural quadrangular (Fig. 5-15). Iniciamos a ressecção do tumor pela citorredução da sua porção central inferior, estendendo-a posteriormente até encontrar a neuro-hipófise, ou a dura do dorso da sela. Procedemos, então, à dissecção intradural lateral tendo como limite o anel carotídeo e ressecando o tumor em contato ou invadindo o seio cavernoso. A partir do limite posterior já identificado, procedemos superoposteriormente, protegendo a neuro-hipófise em manobra retrógrada posteroanterior. Deixamos por último a ressecção da porção mais anterossuperior para evitar o descenso e a extrusão precoce do diafragma da sela que pode obstruir toda a visão posterior (Fig. 5-16). Se eles não ocorrerem é necessário inspecionar as bordas da ressecção e recessos próximos à haste hipofisária que, por vezes, se formam no meio de um diafragma redundante.

> **Dica**
>
> A manobra de Valsalva é útil na extrusão dos bolsões tumorais mais longínquos.[17]

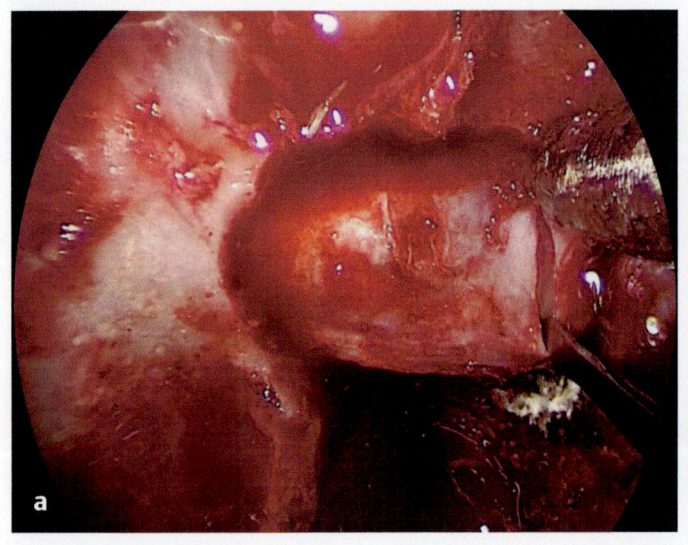

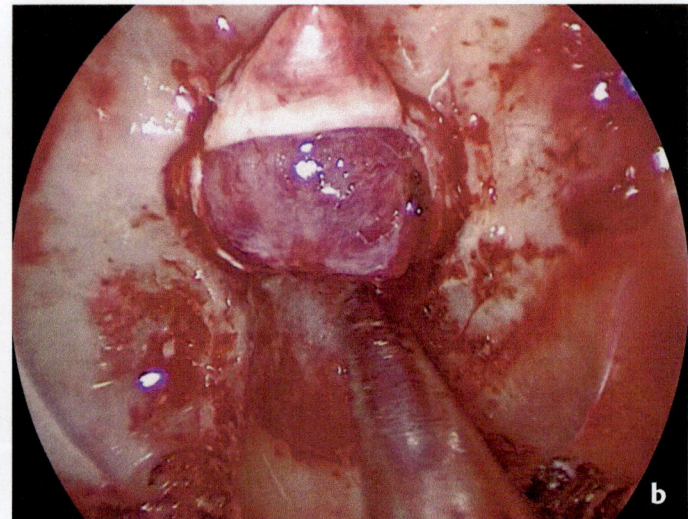

Fig. 5-13. (a) Incisão da dura-máter em "U". (b) Retalho dural levantado superiormente.

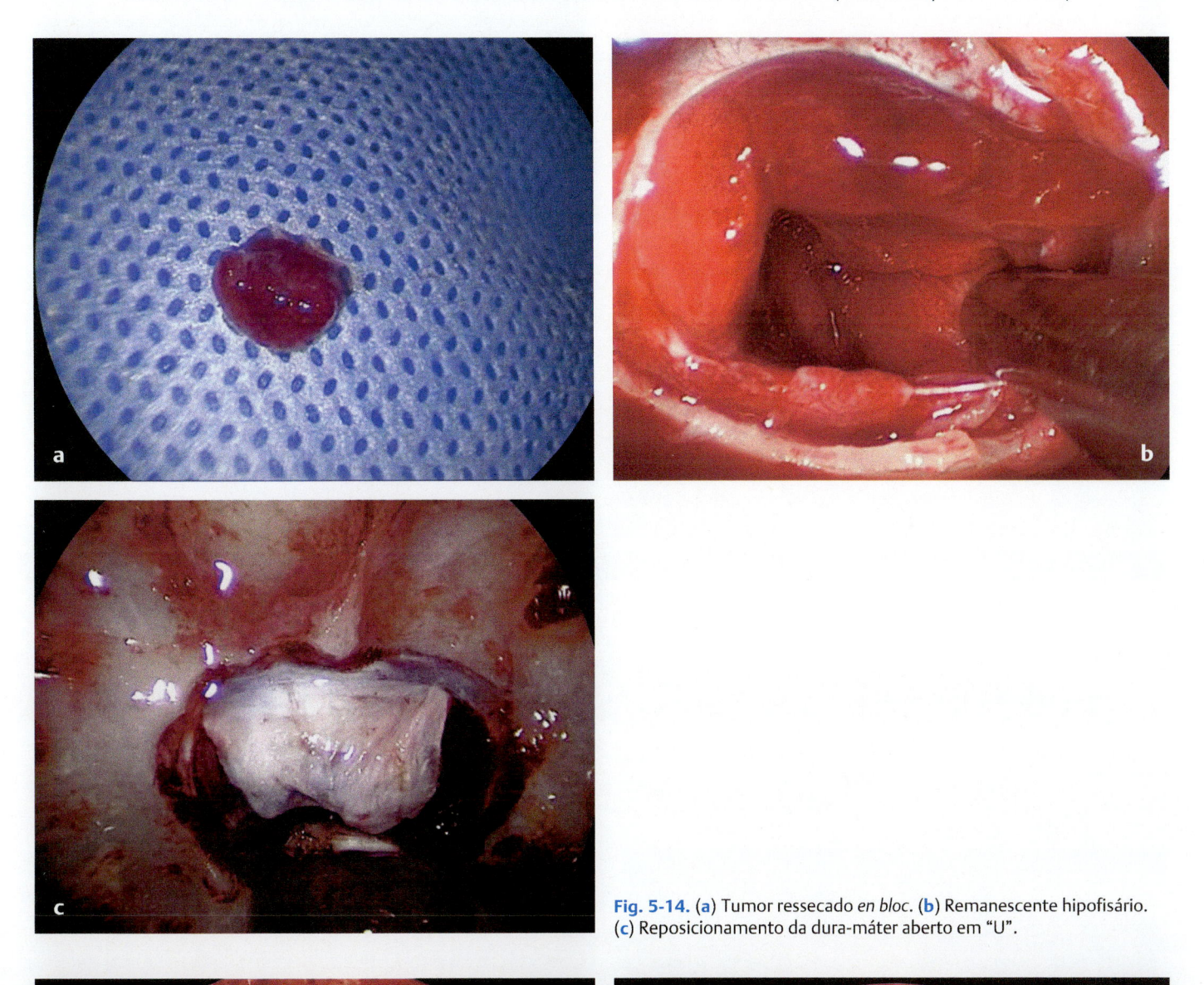

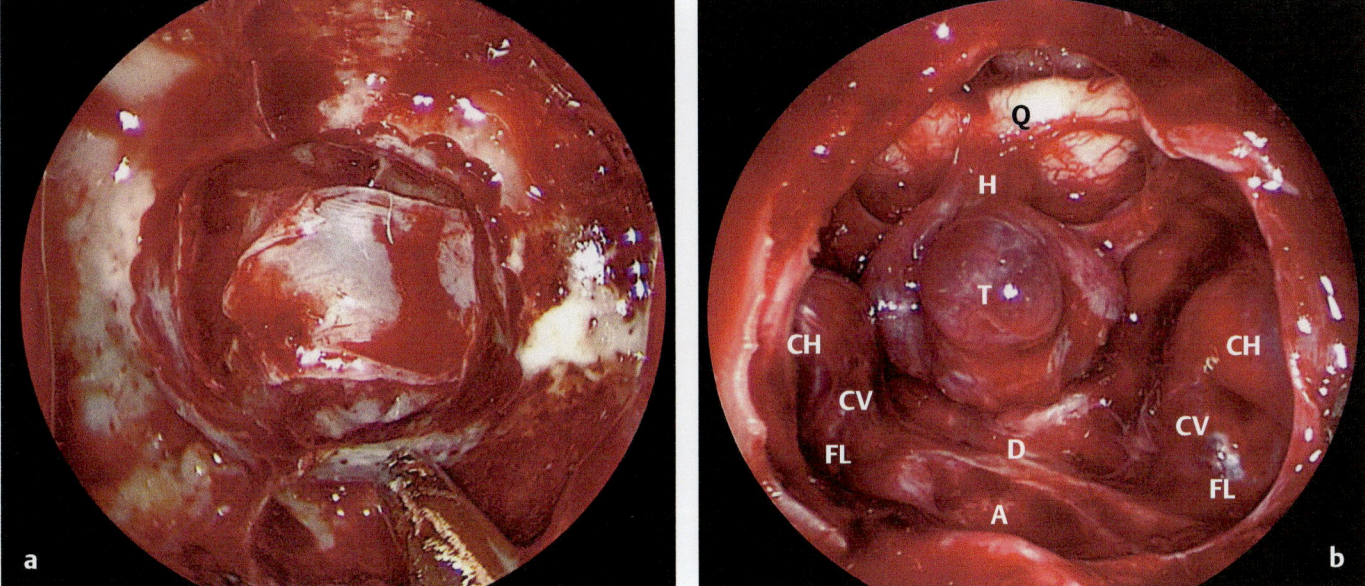

Fig. 5-14. (a) Tumor ressecado *en bloc*. (b) Remanescente hipofisário. (c) Reposicionamento da dura-máter aberto em "U".

Fig. 5-15. (a) Abertura quadrangular da dura-máter. (b) Estágio final da ressecção. A: assoalho da sela; D: dorso da sela; T: tumor a ser removido; H: haste hipofisária; Q: quiasma óptico; CV: carótida cavernosa vertical; CH: carótida cavernosa horizontal; FL: forame lácero.

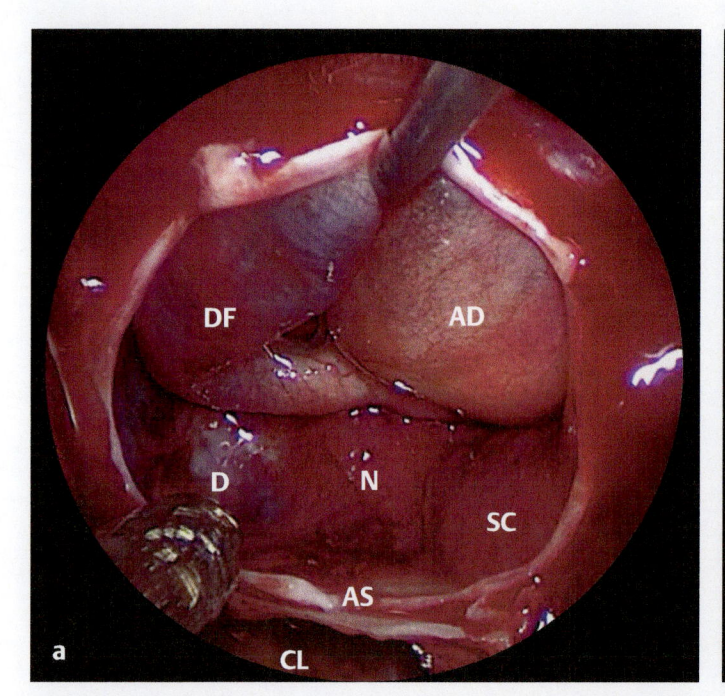

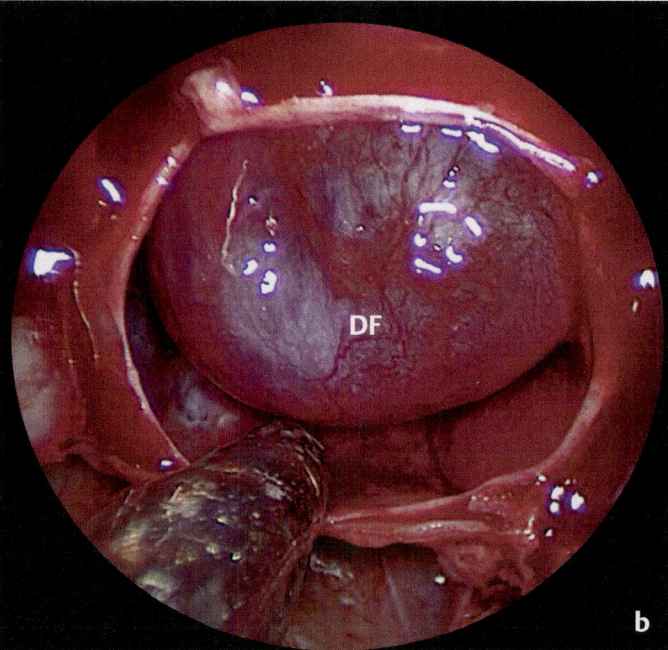

Fig. 5-16. (**a**) Visualização da adeno-hipófise (AD), diafragma da sela (DF), neuro-hipófise (N), dorso da sela (D), parede medial do seio cavernoso (SC), assoalho selar (AS), clivo (CL). (**b**) Descenso completo do diafragma selar.

Passo 9: Acesso ao Quiasma

Se necessário, procedemos à coagulação e secção mediana do seio intercavernoso superior, utilizando-se o dissector de tungstênio angulado 45° em baixa energia (4 a 6 Watts) ou, com maior adequação, a coagulação bipolar (Fig. 5-17).

> **Dica**
>
> A coagulação lateral pode provocar dano térmico ao nervo óptico.

Passo 10: Abertura do Tubérculo da Sela e do Plano Esfenoidal

Este passo pode ser necessário nos tumores com crescimento sobre a base anterior do crânio. Dissecamos o tumor das estruturas subaracnoides como artérias hipofisárias superiores, cerebrais anteriores, orbitofrontais, nervos olfatório, óptico e seu quiasma, ou mesmo o hipotálamo e o terceiro ventrículo. Nesses acessos estendidos, a reconstrução com múltiplas camadas é mandatória.

> **Dica**
>
> Inserimos a derivação lombar externa logo após a indução da anestesia.[18] Mantemos fechada até o final da cirurgia, quando é aberta logo antes das manobras de Valsalva que podem ocorrer na extubação. Ela é mantida por cerca de 48 horas com drenagem diária de aproximadamente 1 mL/kg.

Passo 11: Tumores com Invasão do Compartimento Lateral do Seio Cavernoso

Adentramos o seio cavernoso seguindo o tumor após a ressecção de sua porção selar, quando já identificamos sua consistência em uma estratégia de ressecção de medial para lateral.[19]

> **Dica**
>
> Em tumores fibrosos, os riscos de diplopia, dor neuropática e mesmo lesão vascular dificilmente justificam uma cirurgia agressiva, visto que o tratamento pode ser complementado pela radiocirurgia.

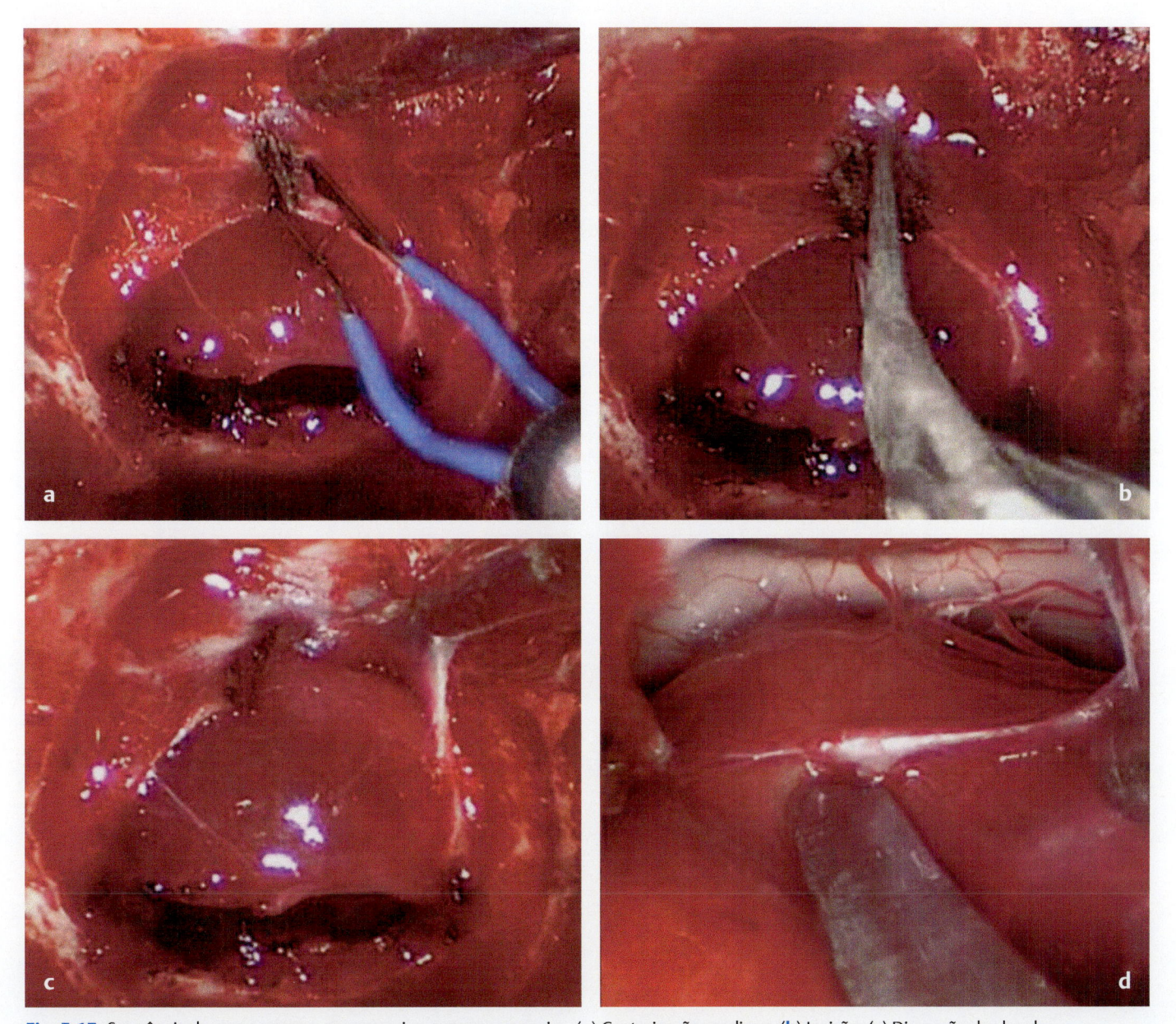

Fig. 5-17. Sequência de passos para acesso ao seio cavernoso superior. (**a**) Cauterização mediana. (**b**) Incisão. (**c**) Dissecção dos bordos. (**d**) Exposição do quiasma e artérias hipofisárias superiores.

Passo 12: Tipo de Reconstrução da Base do Crânio

Deve ser individualizada, dependendo do grau de fístula liquórica,[20] abertura da aracnoide, extensão da craniectomia, índice de massa corporal e potencial de cicatrização (reoperação, doença de Cushing). Portanto, o planejamento da reconstrução envolve:

- Reposicionamento da dura-máter.
- Substituto dural.
- Enxerto de gordura.
- Fáscia lata.
- Enxerto mucoso e/ou ósseo do septo nasal.
- Retalho nasosseptal.
- Enxerto sintético.
- Cola de fibrina ou selante dural.

Estes são utilizados em diferentes combinações de acordo com cada caso (Fig. 5-18).

Após a finalização da reconstrução, fixamos o *splint* sobre o septo nasal e tamponamos as cavidades nasais com dedo de luva.

> **Dica**
> Fixar o tampão anteriormente para evitar seu deslocamento para região posterior.

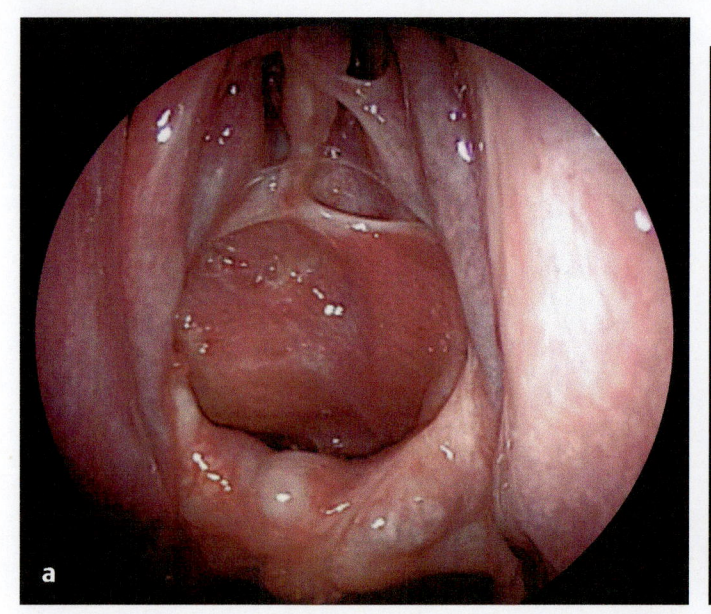

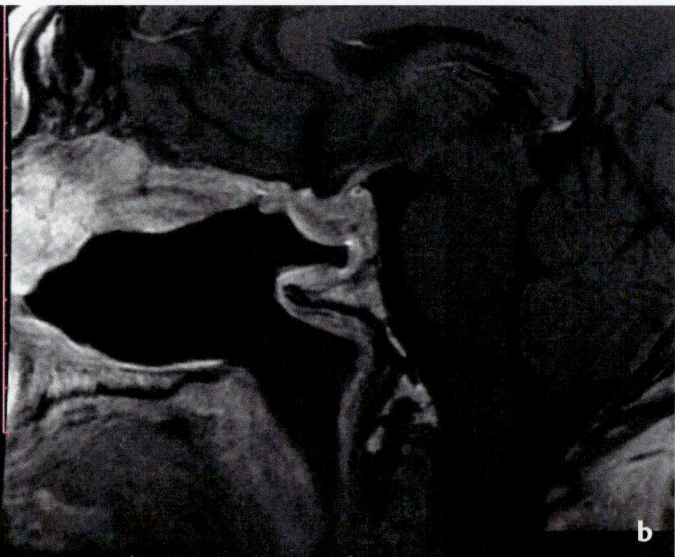

Fig. 5-18. Imagens da reconstrução da base do crânio em 6 meses pós-cirúrgico. (a) Imagem endoscópica. (b) Ressonância magnética com contraste evidenciando retalho nasosseptal.

Passo 13: Cistos de Rathke

Optamos pela simples marsupialização do cisto em decorrência da morbidade consequente à ressecção de sua parede na *pars intermedia* (Fig. 5-19).[21] Consideramos a possibilidade de sua ressecção nos casos de metaplasia escamosa pela dificuldade diagnóstica e maior índice de recidivas.[22]

Passo 14: Pós-Operatório

Entre 24 e 48 horas retiramos o tamponamento nasal, enquanto o *splint* é removido entre 7 e 10 dias após a cirurgia. Iniciamos a lavagem nasal com soro fisiológico a partir da primeira semana de pós-operatório. Os retornos ambulatoriais no consultório otorrinolaringológico são semanais no primeiro mês de cirurgia, tendo por objetivo remover crostas e sinéquias nasais, monitorar sangramento, infecções nasossinusais e formação de mucocele.

Em adição aos cuidados com a via aérea e a observação quanto à presença de fístula liquórica, o conhecimento sobre a fisiologia do eixo hipotálamo-hipofisário e seus distúrbios hidreletrolíticos por parte da equipe, que inclui o neuroendocrinologista, é fundamental para o sucesso da cirurgia. Mesmo nos adenomas não funcionantes, os pacientes podem cursar com uma fase poliúrica nas 48 horas iniciais que, quando acompanhada pelo aumento do sódio sérico, configura o diabetes insípido. Já a poliúria com normonatremia é comum nos pacientes acromegálicos, na doença de Cushing ou nos prolactinomas, simplesmente pela reversão da sua retenção hídrica crônica. Nesse período mantemos o paciente com controle intensivo da diurese (2/2 horas) e do sódio (4/4 ou 6/6 horas colhido pelo cateter de pressão arterial invasiva). O paciente é então observado por mais 24 horas na enfermaria, quando, não havendo sinais de complicações pós-operatórias, recebe alta hospitalar. Entretanto, pode ocorrer, ainda, uma segunda fase com oligúria e hiponatremia relacionadas com a síndrome da secreção inapropriada do hormônio antidiurético (SIADH). Orientamos, preventivamente, a restrição hídrica na primeira semana (1 Litro/dia) e o controle ambulatorial diário do sódio do 5º ao 8º PO. Uma rara terceira fase, poliúrica, denuncia provável diabetes insípido permanente.

A atenção ao possível hipocortisolismo agudo (*Cushing*), a apneia do sono nos acromegálicos e, ainda, o hipotireoidismo, fazem parte desse cenário multidisciplinar.

Dica
Monitore rigorosamente o sódio para prevenir mielinólise.

A utilização da desmopressina em intervalos regulares nos primeiros dias pode acarretar a hiponatremia iatrogênica em decorrência da frequente reversão espontânea. Utilizamos, após reavaliação médica, quando sede anormal, poliúria acima de 250 mL/hora e sódio acima de 145 mEq/L.

CONCLUSÃO

O tratamento cirúrgico endoscópico das lesões selares requer treinamento e trabalho em equipe. A constante curva de aprendizado e a aquisição de habilidades e competências são sinérgicas quando ocorre a fusão dos conhecimentos da otorrinolaringologia, neurocirurgia, endocrinologia e radiologia.

O tratamento de pacientes com tumores selares deve ser individualizado, levando em consideração a experiência da equipe envolvida e a tecnologia disponível em cada serviço, sempre buscando técnicas mais efetivas e com menor morbidade.

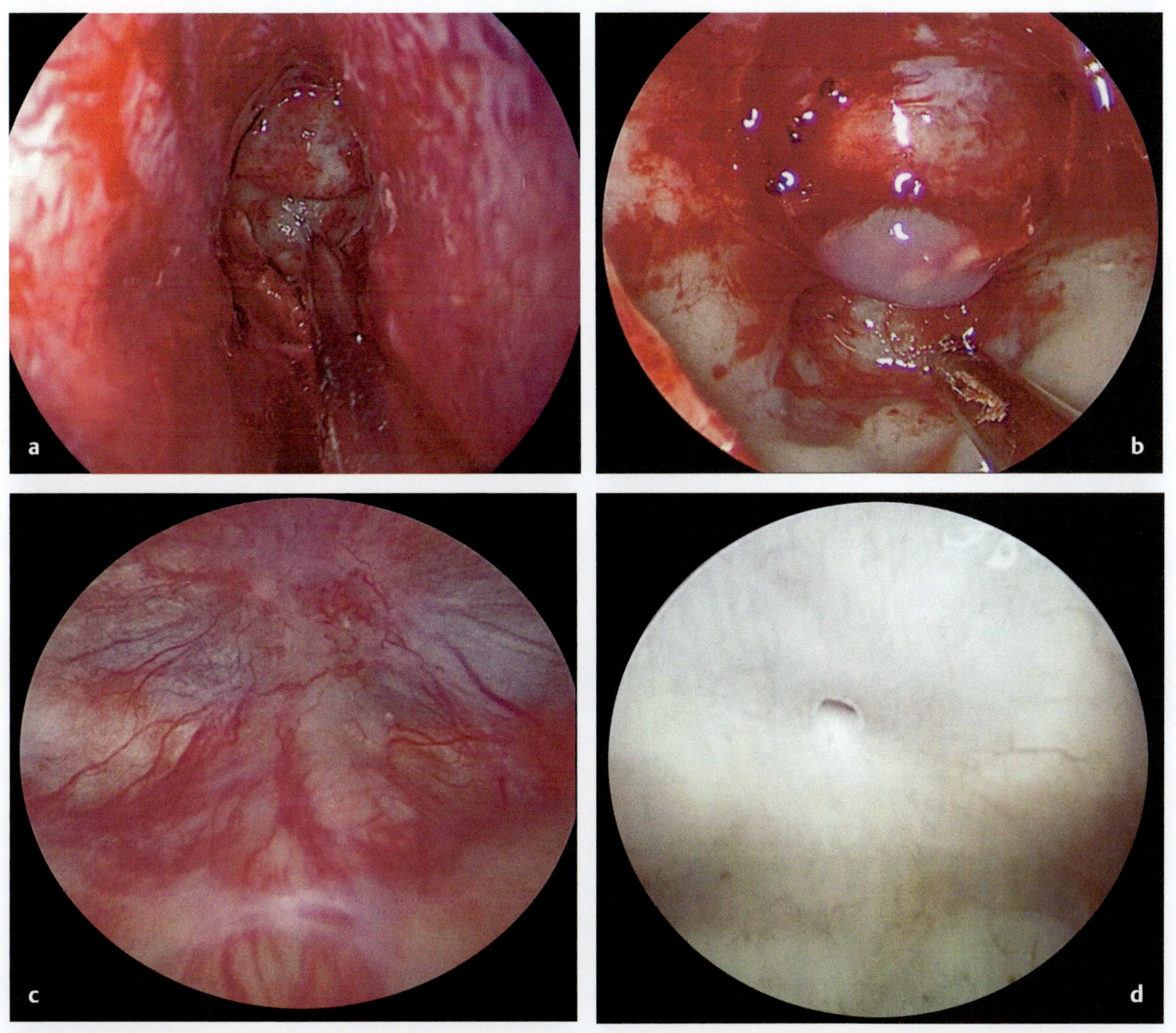

CAPÍTULO 5 ■ ABORDAGEM TRANSNASAL ENDOSCÓPICA DAS LESÕES SELARES (ADENOMA/CISTO RATHKE) 43

Fig. 5-19. Cisto de Rathke. (**a**) Acesso transeptal. (**b**) Fenestração do cisto. (**c**) Visualização do seu interior. (**d**) Pós-operatório (6 meses) com persistência do óstio.

REFERÊNCIAS BIBLIOGRÁFICAS

1. Batra PS, Lee J, Barnett SL, et al. Endoscopic skull base surgery practice patterns: Survey of the North American skull base society. Int Forum Allergy Rhinol. 2013;3(8):659-63.
2. Micko ASG, Wöhrer A, Wolfsberger S, Knosp E. Pituitary Macroadenoma. 2015;122:803-11.
3. Binning MJ, Gottfried ON, Osborn AG, Couldwell WT. Rathke cleft cyst intracystic nodule: A characteristic magnetic resonance imaging finding. J Neurosurg. 2005;103(5):837-40.
4. Harary M, Dirisio AC, Dawood HY, et al. J Neurosurg. 2019;131:1142-51.
5. Jankowski R, Auque J, Simon C, et al. Endoscopic pituitary tumor surgery. Laryngoscope. 1992;102(2):198-202.
6. Sethi DS, Pillay PK. Endoscopic management of lesions of the sella turcica. J Laryngol Otol. 1995;109(10):956-62.
7. Jho HD, Carrau RL. Endoscopy assisted transsphenoidal surgery for pituitary adenoma: technical note. Acta Neurochir (Wien). 1996;138(12):1416-25.
8. Kassam A, Snyderman CH, Mintz A, et al. Expanded endonasal approach: the rostrocaudal axis. Part I. Crista galli to the sella turcica. Neurosurg Focus. 2005;19(1):1-12.
9. Fujimoto Y, Ramos HF, Mariani PP, et al. Superior turbinectomy: Role for a two-surgeon technique in endoscopic endonasal transsphenoidal surgery — Technical note. Neurol Med Chir (Tokyo). 2015;55(4):345-50.
10. Stamm AC, Pignatari S, Vellutini E, et al. A novel approach allowing binostril work to the sphenoid sinus. Otolaryngol - Head Neck Surg. 2008;138(4):531-2.
11. Nyquist GG, Anand VK, Brown S, et al. Middle turbinate preservation in endoscopic transsphenoidal surgery of the anterior skull base. Skull Base. 2010;20(5):343-7.
12. Reisch R, Briner HR, Hickmann AK. How I do it: the mononostril endonasal transethmoidal-paraseptal approach. Acta Neurochir (Wien) [Internet]. 2017;159(3):453-7.
13. Van Lindert EJ, Ingels K, Mylanus E, Grotenhuis JAE. Variations of endonasal anatomy: Relevance for the endoscopic

endonasal transsphenoidal approach. Acta Neurochir (Wien). 2010;152(6):1015-20.
14. Hong SD, Nam DH, Kong DS, et al. Endoscopic modified transseptal transsphenoidal approach for maximal preservation of sinonasal quality of life and olfaction. World Neurosurg. 2016;87:162-9.
15. De Notaris M, Prats-Galino A, Enseñat J, et al. Quantitative analysis of progressive removal of nasal structures during endoscopic suprasellar approach. Laryngoscope. 2014;124(10):2231-7.
16. Garcia H G, Otten M, Pyfer M, et al. Minimizing septectomy for endoscopic transphenoidal approaches to the sellar and suprasellar regions: a cadaveric morphometric study. J Neurol Surgery, Part B Skull Base. 2016;77(6):479-84.
17. Baker C, Karsy M, Couldwell WT. Resection of pituitary tumor with lateral extension to the temporal fossa: the toothpaste extrusion technique. Cureus. 2019;11(10).
18. Xiaoming X, Zhu Y, Hong Y. Efficacy and safety of intraoperative lumbar drain in endoscopic skull base tumor resection: A meta-analysis. Front Oncol. 2020:1-8.
19. Woodworth GF, Patel KS, Shin B, et al. Surgical outcomes using a medial-to-lateral endonasal endoscopic approach to pituitary adenomas invading the cavernous sinus: Clinical article. J Neurosurg. 2014;120(5):1086-94.
20. Conger A, Zhao F, Wang X, et al. Evolution of the graded repair of CSF leaks and skull base defects in endonasal endoscopic tumor surgery: Trends in repair failure and meningitis rates in 509 patients. J Neurosurg. 2019;130(3):861-75.
21. Kuan EC, Yoo F, Chyu J, et al. Treatment outcomes of Rathke's cleft cysts managed with marsupialization. J Neurol Surgery, Part B Skull Base. 2017;78(2):112-5.
22. Beneveniste RJ, King WA, Walsh J, Lee JS, Naidich TP, Post KD. Surgery for Rathke cleft cysts: Technical considerations and outcomes. J Neurosurg. 2004;101(4):577-84.

ABORDAGEM TRANSNASAL ENDOSCÓPICA DAS LESÕES SUPRASSELARES

CAPÍTULO 6

Fabrício Scapini ▪ Camila Degen Meotti

JUSTIFICATIVA

A abordagem transnasal endoscópica (ATE) para ressecção de lesões suprasselares vem-se tornando cada vez mais comum entre os cirurgiões de base de crânio.[1] Em relação ao acesso externo, o acesso transplano/transtubérculo endoscópico apresenta como principais vantagens, assim como outros acessos do plano sagital (transcribriformes, transelares e transclivais), ausência de cicatrizes externas e menor manipulação cerebral (levando a menor morbidade e menor tempo de recuperação pós-operatória). Comparado ao uso de microscópio nos acessos transesfenoidais, a principal vantagem é a visualização mais ampla dos pontos de referência anatômicos na parede posterior do esfenoide.

O aumento da popularidade da cirurgia endoscópica nas últimas décadas foi possível em decorrência da evolução do material cirúrgico (pinças, cautérios, endoscópios, sistemas de neuronavegação, entre outros) e do avanço das técnicas de reconstrução, que possibilitam ressecção de áreas mais extensas, com diminuição importante das taxas de fístulas liquóricas pós operatórias.

INDICAÇÕES

Diversos estudos demonstraram a efetividade e segurança deste tipo de acesso, que pode ser utilizado para a ressecção de lesões puramente suprasselares, como craniofaringiomas[2] e meningiomas,[3,4] além de adenomas hipofisários com extensão suprasselar, entre outras lesões.

Quando se opta por qualquer técnica, o primeiro critério é ter experiência, conhecimento anatômico e materiais adequados.

A análise detalhada dos exames de imagem pré-operatórios é essencial para avaliar a possibilidade do acesso endonasal. O grau de pneumatização do esfenoide tem grande importância nos acessos endoscópicos. Quanto mais pneumatizado for o seio, mais fácil será a identificação dos pontos de referência que norteiam a cirurgia, ou seja, as protuberâncias e recessos que marcam as estruturas neurovasculares. Desta forma, seios pré-selares ou conchais podem levar ao aumento de risco de lesão de estruturas como artéria carótida intracavernosa e nervos ópticos. Da mesma forma, a pneumatização implica na espessura do tubérculo e do plano esfenoidal, tornando mais fácil a dissecção nos seios mais pneumatizados, onde as paredes ósseas serão mais delgadas.

Outro ponto importante é o tamanho da sela túrcica. Selas muito pequenas e distâncias reduzidas entre as artérias carótidas internas e os nervos ópticos podem restringir o acesso seguro à região suprasselar.[5]

ANATOMIA CIRÚRGICA

A ATE para lesões suprasselares compreende uma série de etapas de dissecção nasossinusal que são preparatórias para adequada formação do campo cirúrgico, que pode ser chamado de *hall* de acesso, necessário para o tempo intracraniano. O tamanho desse *hall* depende, principalmente, do tamanho da lesão suprasselar a ser removida e da pneumatização do seio esfenoidal. Lesões restritas à cisterna suprasselar em pacientes com boa pneumatização do seio esfenoidal permitem abordagens através do plano esfenoidal e do tubérculo da sela sem necessidade de ampla dissecção nasossinusal. Entretanto, para lesões maiores, estabelecer um campo de trabalho mais amplo favorece a dissecção e ressecção a quatro mãos. As etapas descritas a seguir são voltadas, principalmente, para lesões suprasselares que demandam maior complexidade de dissecção intracraniana.

Os marcos anatômicos fundamentais para dissecção nasossinusal são:

A) Parede medial de ambas as órbitas, na porção do etmoide posterior/ápex orbitário.
B) Paredes laterais dos seios esfenoidais (em continuidade com o ápex orbitário), incluindo os recessos carótido-ópticos.
C) Base do crânio no etmoide posterior, em continuidade com o plano esfenoidal.
D) Assoalho da sela.

Com essa configuração definida, é possível iniciar com segurança a ressecção do plano esfenoidal e do tubérculo da sela para acesso à região suprasselar.

TÉCNICA CIRÚRGICA

É possível dividir, didaticamente, a ATE para lesões suprasselares em três tempos cirúrgicos:

1. Dissecção nasossinusal.
2. Intracraniano.
3. Fechamento.

A adequada dissecção nasossinusal é determinante para o bom andamento dos demais tempos cirúrgicos.

1º Tempo – Dissecção Nasossinusal
Passo 1: Retalhos e Enxertos

A cirurgia inicia-se com a preparação do retalho nasosseptal pediculado na artéria nasosseptal, que será usado no último tempo para fechamento.[6] O tamanho do mesmo deve levar em conta a expectativa de tamanho da craniotomia transnasal a ser produzida para o tempo intracraniano. Depois de descolado, o retalho pode ser deixado na rinofaringe até o tempo do fechamento ou, ainda, no interior do seio maxilar, quando aberto. Ainda nessa etapa, é possível remover uma porção osteocartilaginosa do septo nasal, também para reconstrução (Fig. 6-1). Em casos onde a craniotomia transnasal deverá ser ampla, é possível dissecar o retalho contralateral, preservando-se a porção média anterior do septo nasal. Tendo em vista que, com alguma frequência, é necessária a ressecção de ambas as conchas médias para essa abordagem, pode ser preferível iniciar a cirurgia ressecando as mesmas para depois confeccionar o retalho nasosseptal. Dessa forma, o campo para confecção do retalho fica maior. Entretanto, deve-se ter maior cuidado com a região olfatória quando a concha média já foi ressecada.

Pode fazer parte desse tempo, de forma simultânea ou ainda antes dele, a retirada de fáscia lata e gordura para uso no 3º tempo (fechamento). Quando de forma simultânea, a retirada da fáscia lata pode ser realizada na perna contralateral ao posicionamento do cirurgião que fará o 1º tempo. Aproximadamente 4 dedos acima do côndilo lateral do joelho, e 2 dedos acima da borda inferior do trato iliotibial. A incisão pode ser reta ou em forma de S, com cerca de 10 cm. A gordura, quando utilizada, também pode ser retirada dessa região. Sutura pode ser realizada em 2 ou 3 planos, sem necessidade de dreno (Fig. 6-2).

> **Dica**
>
> Em casos de desvio septal, o retalho principal pode ser mais facilmente dissecado no lado côncavo. A mucosa das conchas médias pode ser útil caso enxertos adicionais sejam necessários. A posição do paciente com dorso elevado em cerca de 15º e hipotensão arterial (entre 60-70 mmHg de média), quando as condições clínicas do paciente permitirem, podem reduzir sangramentos transoperatórios habituais. Antibioticoterapia profilática com cefalosporinas e ácido tranexâmico complementam as drogas usualmente utilizadas de rotina.

Passo 2: Dissecção Esfenoetmoidal Transetmoidal

Uma vez removidas as conchas médias e confeccionados os retalhos nasosseptais, remove-se a bulha etmoidal acompanhando a parede medial da órbita até a parede anterior do esfenoide, que é removida, estabelecendo-se assim os limites superolaterais do acesso transnasal. Essa dissecção pode ser considerada centrípeta, pois estabelece, inicialmente, os limites laterais (Fig. 6-3).

Obs.: Essa sequência de dissecção nasossinusal é opcional. Pode-se formar o *hall* de acesso de modo inverso, iniciando-se pelo rostro esfenoidal até atingir os limites laterais. A escolha da sequência de dissecção depende da preferência do cirurgião, visto que o aspecto final do *hall* deverá ser o mesmo.

> **Dica**
>
> A abertura dos seios maxilares antes da abertura da bulha favorece a melhor compreensão da anatomia nasossinusal, pois é mais fácil identificar o contorno da órbita. Mas essa abertura não é mandatória.

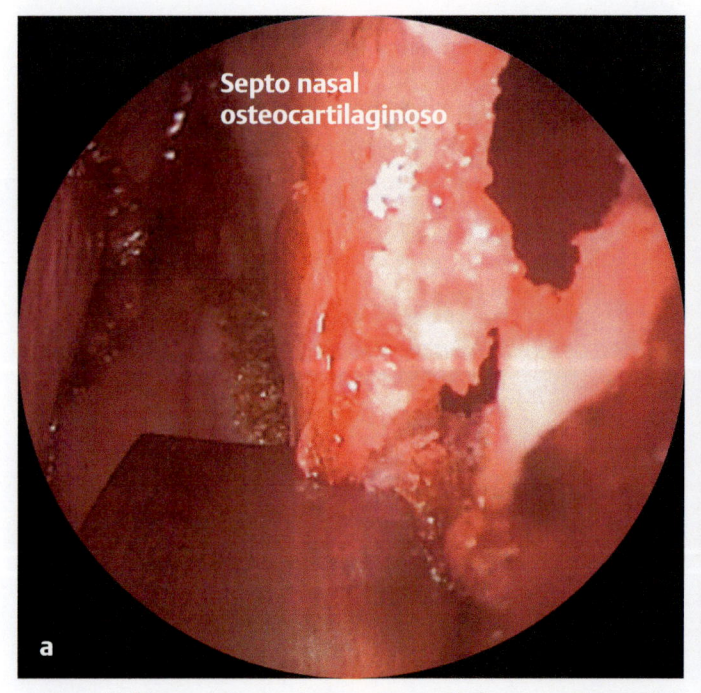

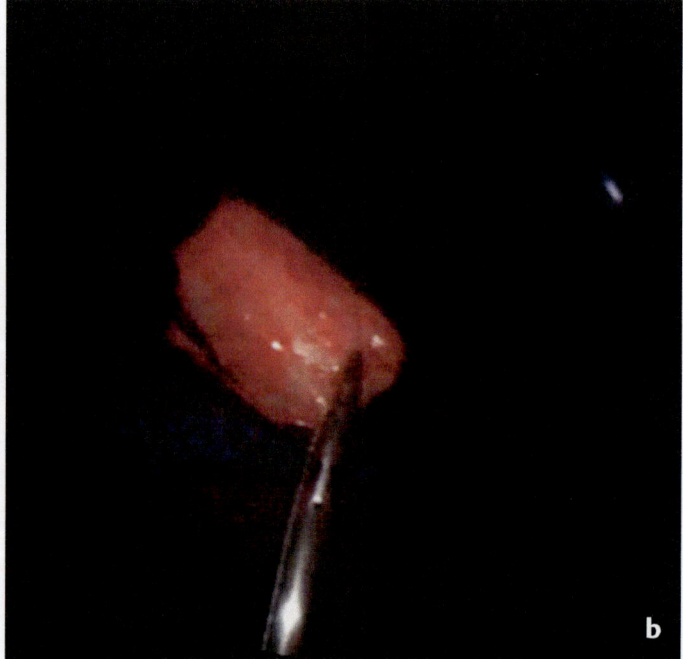

Fig. 6-1. (a, b) Ressecção de enxerto osteocartilaginoso septal para fechamento multicamadas da craniotomia transnasal.

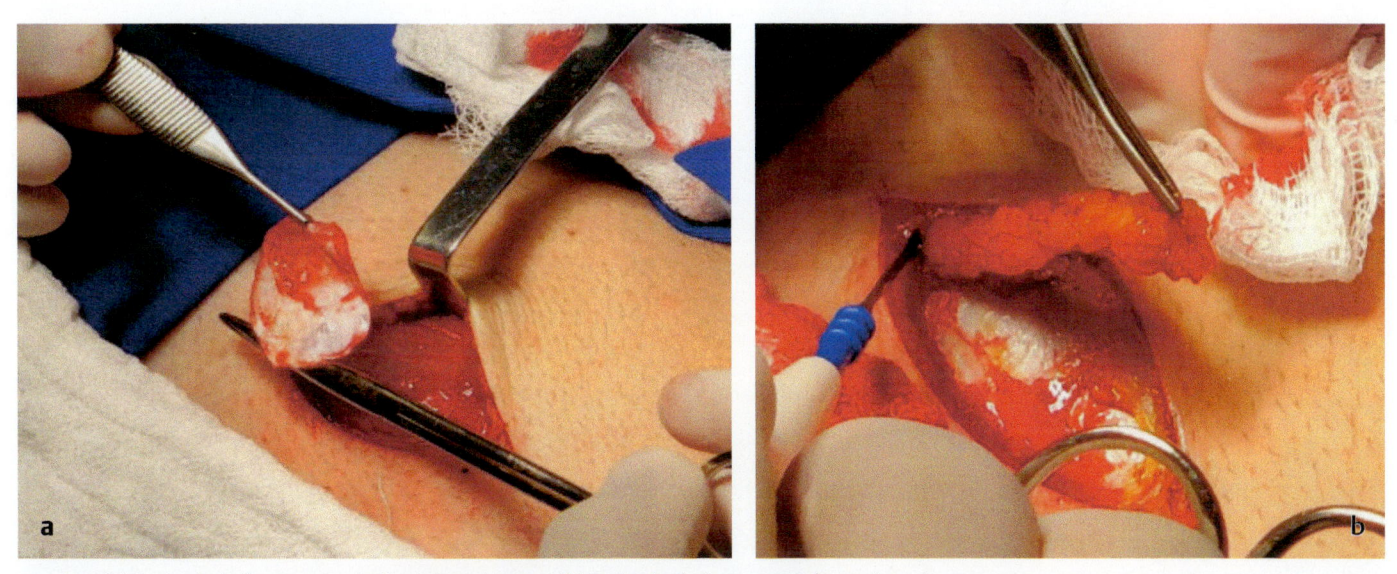

CAPÍTULO 6 ▪ ABORDAGEM TRANSNASAL ENDOSCÓPICA DAS LESÕES SUPRASSELARES

Fig. 6-2. (**a**) Retirada de fragmento de fáscia lata da coxa. (**b**) Retirada de fragmento de gordura da coxa.

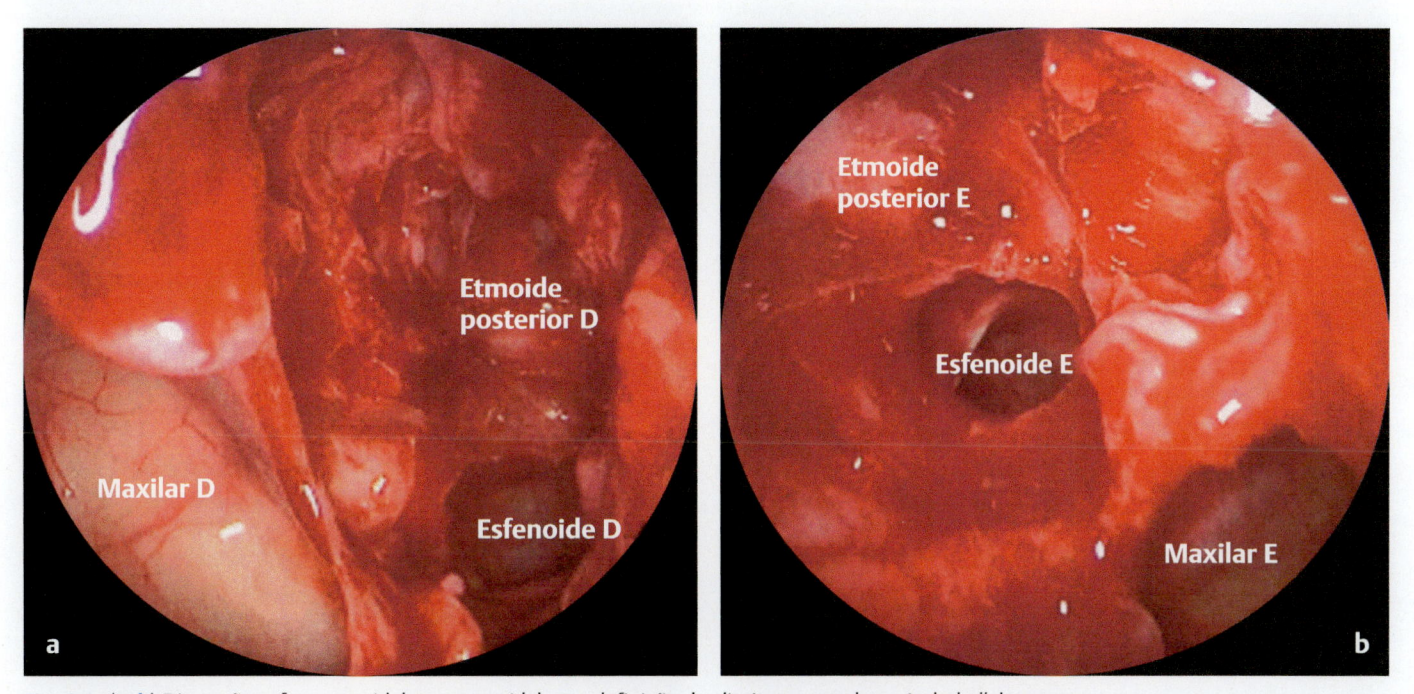

Fig. 6-3. (**a, b**) Dissecção esfenoetmoidal transetmoidal para definição dos limites superolaterais do *hall* de acesso.

Passo 3: Dissecção Esfenoidal Transnasal

Delimitados os ápices orbitários e a base do crânio na transição etmoidoesfenoidal, isto é, limites superolaterais, procede-se à remoção do rostro do esfenoide, do septo interesfenoidal e das conchas superiores, estabelecendo-se assim o limite superior e posterior do tempo nasossinusal (Fig. 6-4). Ao final dessa etapa tem-se então o *hall* de acesso finalizado, que permitirá o início do tempo intracraniano.

Dica

Algumas vezes existem septos incompletos no interior do seio esfenoidal. É importante removê-los para que o retalho nasosseptal possa manter contato com as paredes do seio, favorecendo sua aderência e nutrição. É importante, ainda, remover toda a mucosa do seio esfenoidal para posterior recebimento do retalho nasosseptal e, eventualmente, dos enxertos livres. A remoção da porção inferior da parede anterior do esfenoide, até o plano esfenoidal, incluindo ou não a base do vômer amplia o hall de acesso e facilita na rotação do retalho nasosseptal.

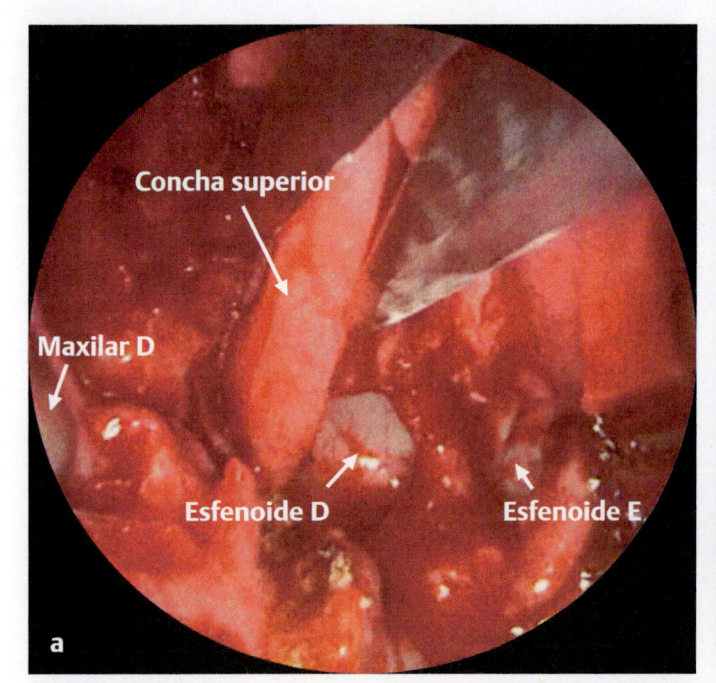

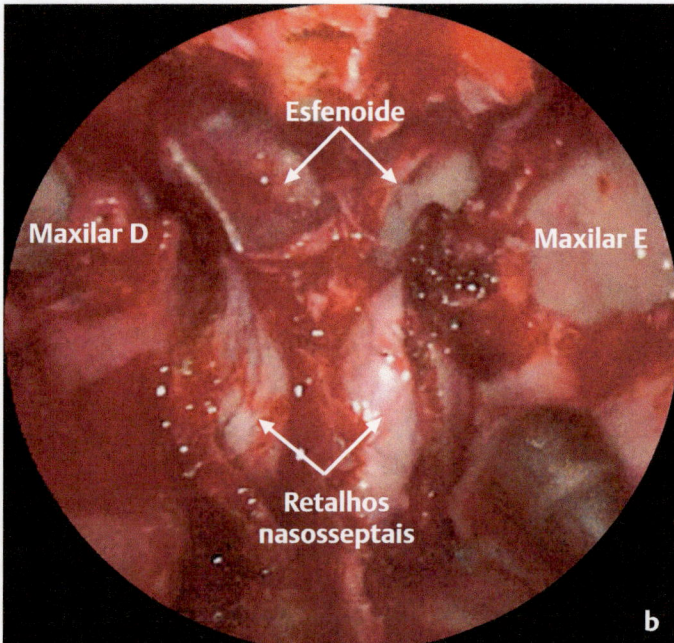

Fig. 6-4. Ressecção das conchas superiores, do rostro e do septo interesfenoidal para delimitação dos limites superior e posterior do *hall* de acesso.

Passo 4: Ressecção do Plano Esfenoidal/Tubérculo da Sela

Nessa fase, o uso de brocas facilita a remoção do osso do assoalho esfenoidal e do tubérculo. Lateralmente ao tubérculo encontram-se os recessos carótido-ópticos mediais, que podem ser expostos, dependendo da lesão em questão. Também dependendo da extensão da lesão a ser abordada, pode-se estender a drilagem do plano até o teto do etmoide posterior, tendo como limite lateral o ápex orbitário. Para melhor visualização da região suprasselar, bem como para garantir um campo mais amplo para manipulação dos instrumentos, a dissecção, em alguns casos, pode ser iniciada pela região selar (exposição da dura-máter da sela túrcica). Além disso, em casos pouco pneumatizados, onde os pontos anatômicos não são facilmente identificados, o início da dissecção pela sela, que é uma área mais evidente anatomicamente, pode ser útil. Procede-se, então, à drilagem do plano esfenoidal até que o osso atinja uma espessura suficiente para ser removido mais delicadamente com pinça Kerrinsson. Brocas diamantadas de 3 a 4 mm são preferíveis para drilagem dessa etapa. Em seios bastante pneumatizados, o plano esfenoidal e o tubérculo selar podem ser relativamente finos, dispensando o uso da broca nessa etapa, sendo realizada a ressecção com Kerrisson (exceto em meningiomas com hiperostoses). O limite anterior do plano esfenoidal é marcado pelas artérias etmoidais posteriores. Pelo fato de a área do tubérculo selar ser mais profunda em relação ao plano e à sela, bem como por sua posição entre os nervos ópticos e artérias carótidas, esta região geralmente é deixada para o final da dissecção óssea, ou seja, após exposição da dura-máter da sela e do plano esfenoidal. Nesta etapa, o recesso opticocarotídeo medial necessita ser removido para exposição da porção medial dos nervos ópticos.

O emprego de microdoppler para localização das artérias carótidas pode ser útil, especialmente, em casos de pouca pneumatização do esfenoide ou em lesões que envolvem a artéria carótida nessa localização. Da mesma forma, sistemas de neuronavegação podem ser úteis, mas não são imprescindíveis nestas cirurgias. Uma vez exposta a dura-máter do plano esfenoidal (com ou sem extensão para etmoide posterior) e a dura-máter da região do tubérculo da sela, é possível iniciar o tempo intracraniano.

> **Dica**
>
> Meningiomas de tubérculo da sela podem promover hiperostose do plano esfenoidal e do tubérculo, e sua drilagem pode ser mais trabalhosa e sangrante. Manter-se na linha média e observar os limites laterais auxilia nessa situação (Fig. 6-5). A hiperostose pode distorcer a anatomia e dificultar a identificação de pontos de referência importantes, como os recessos opticocarotídeos mediais e laterais, por exemplo. Nestes casos, o uso da neuronavegação é bastante útil.[7]

2º Tempo – Intracraniano
Passo 5: Acesso Suprasselar

Essa etapa compreende a abertura da dura-máter para acesso intracraniano. Nos casos de meningioma de tubérculo da sela, a abertura da dura-máter é realizada pela linha média, preferencialmente iniciando na topografia da porção mais anterior da lesão. Assim, o limite anterior do tumor pode ser acessado e a dissecção de estruturas neurovasculares dessa região (em geral, segmento A2) podem ser identificadas e dissecadas, após *debulking* inicial. A abertura da dura-máter prossegue até a topografia do seio intercavernoso anterior. Em alguns casos, esse seio pode ser mais desenvolvido e resultar em sangramento mais significativo nessa etapa. Cauterização bipolar antes de sua abertura ou uso de agentes hemostáticos em casos de ruptura podem auxiliar no controle desses sangramentos.

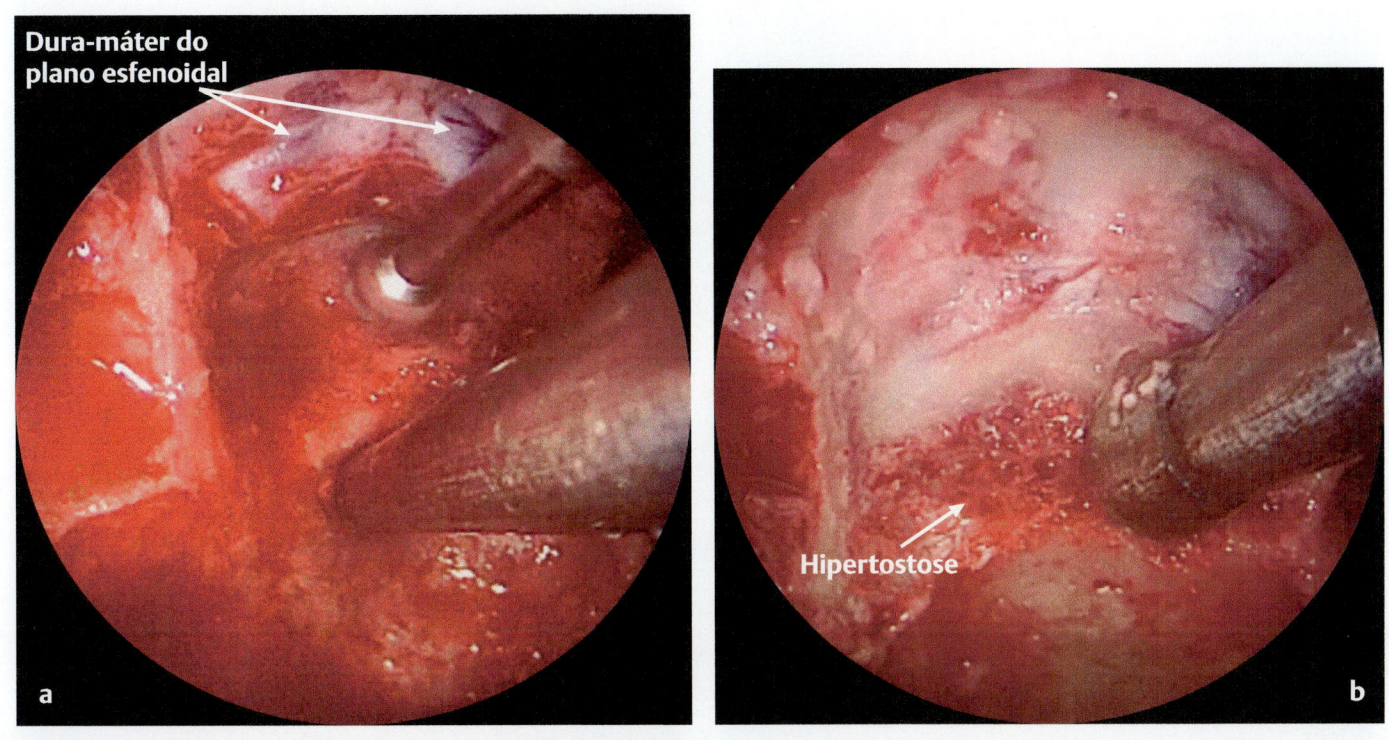

CAPÍTULO 6 ■ ABORDAGEM TRANSNASAL ENDOSCÓPICA DAS LESÕES SUPRASSELARES

Fig. 6-5. (a, b) Drilagem do teto do etmoide posterior e do plano esfenoidal.

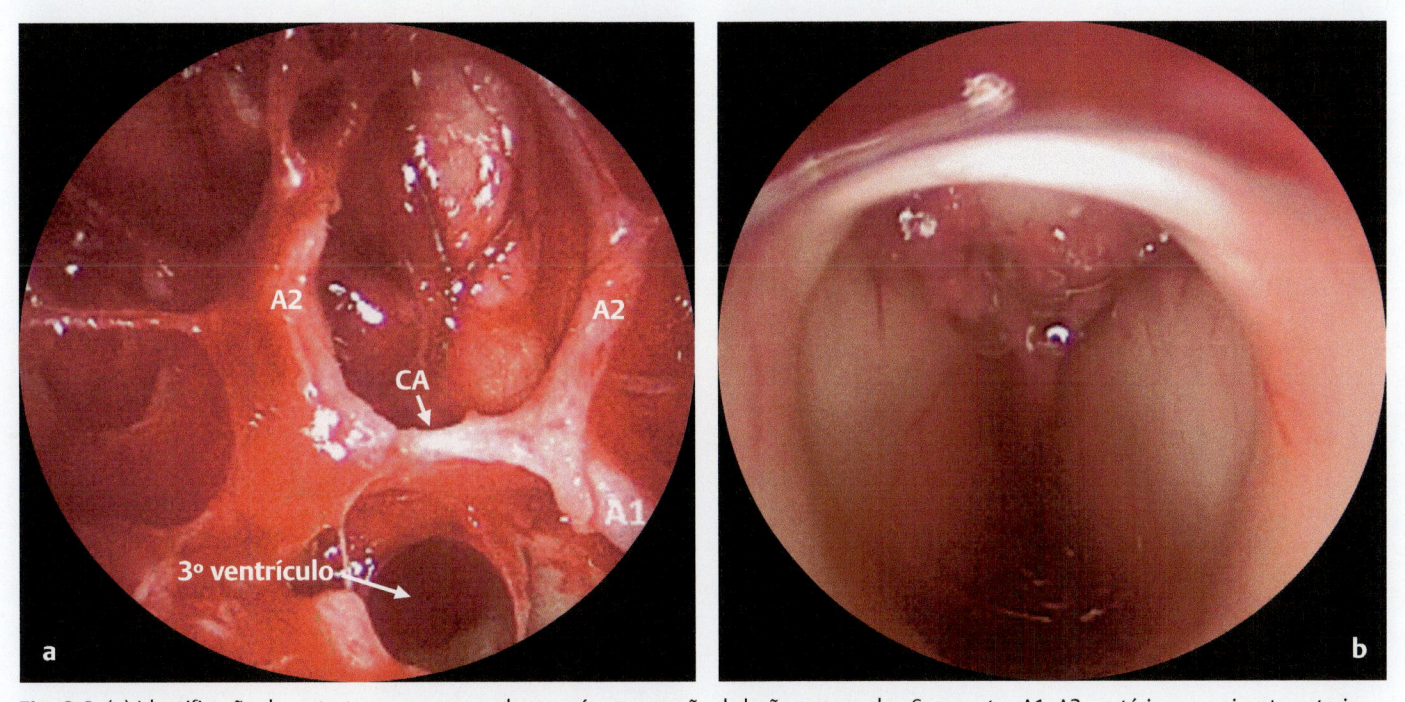

Fig. 6-6. (a) Identificação das estruturas neurovasculares após a ressecção da lesão suprasselar. Segmentos A1, A2 e artéria comunicante anterior (CA). **(b)** Assoalho do 3º ventrículo aberto com visualização do seu interior contendo o plexo coroide.

As lesões que ocupam a cisterna suprasselar podem envolver importantes estruturas neurovasculares. Os segmentos A1, A2, comunicante anterior, artéria recorrente de Heubner e artéria fronto-orbital, bem como as artérias hipofisárias superiores e a própria haste hipofisária podem estar envolvidas pelas lesões desta região, exigindo dissecção cautelosa. Eventualmente, o assoalho do terceiro ventrículo acaba abrindo-se durante a ressecção das lesões (Figs. 6-6 e 6-7).

Novamente, em casos de meningioma do tubérculo, pode ser necessária a drilagem do canal óptico para exposição da porção medial do nervo óptico e da artéria oftálmica, que atravessa o canal óptico em sua porção mais medial e inferior, devendo-se atentar para isso na abertura do canal.

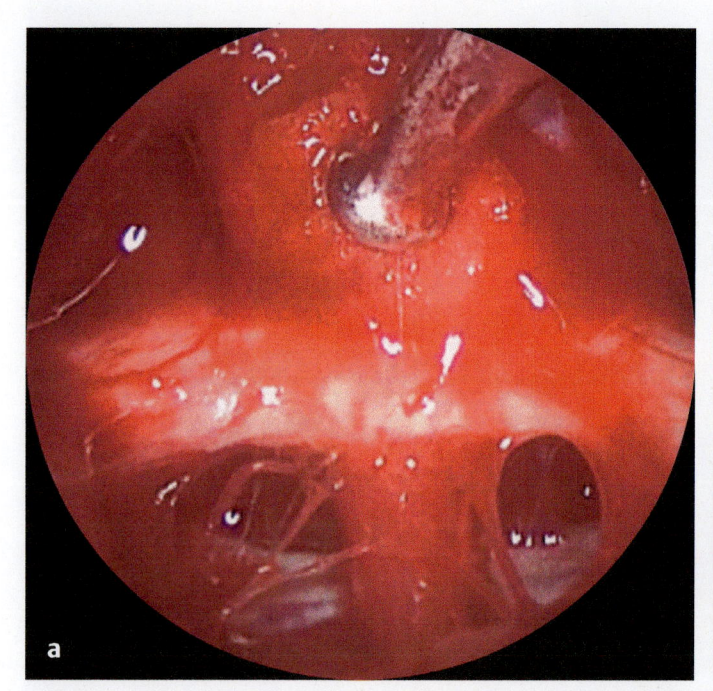

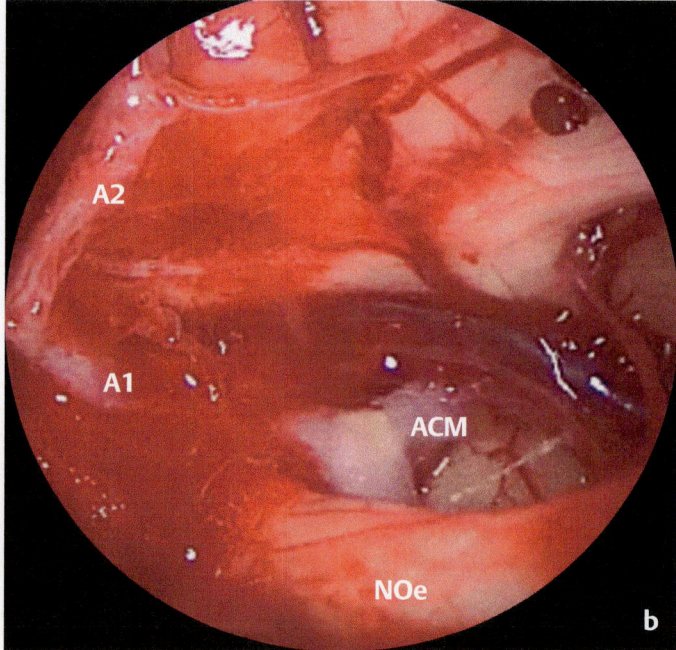

Fig. 6-7. (a) Cisterna suprasselar com haste hipofisária, artérias hipofisárias superiores e quiasma óptico. **(b)** Segmentos A1, A2 e artéria cerebral média (ACM) esquerdos e nervo óptico esquerdo (NOe).

> **Dica**
>
> Essa etapa é realizada, em geral, a quatro mãos, e o *hall* de acesso permite o trabalho por ambas as narinas. Podem ser empregados dois monitores: um para o neurocirurgião, que passa a fazer o tempo intracraniano; e outro para o otorrinolaringologista, que conduz as imagens endoscópicas para maior conforto.

Em relação ao seio intercavernoso, suas dimensões podem ser avaliadas no pré-operatório através da ressonância magnética, apresentando-se com hipersinal em T2 e realce homogêneo pós-contraste em T1. Essa análise prévia pode auxiliar no manejo do seu sangramento.

Para meningiomas, o aspirador ultrassônico pode ser uma boa ferramenta para acelerar o *debulking* e ressecção da lesão.

3º Tempo – Fechamento
Passo 6

O fechamento da base anterior do crânio, nos acessos transplano/transtubérculo, pode ser realizado de diversas formas. Mas, em geral, opta-se por técnica multicamadas. Os itens mais utilizados são fáscia lata, gordura, osso e cartilagem septal e materiais biocompatíveis (p. ex., polietileno poroso, substitutos de dura-máter). Além disso, colas biológicas, celulose oxidada e esponja hemostática absorvíveis são comumente empregadas para auxiliar na sustentação. Para craniotomias transnasais mais extensas, que avançam anteriormente para o teto do etmoide posterior, o emprego de enxertos rígidos pode auxiliar na reconstrução, resultando em boa sustentação e selamento da base do crânio. Essa técnica, usando uma placa de polietileno poroso, foi chamada de *gasket seal*.

Para o fechamento da base do crânio, em geral utiliza-se, inicialmente, uma camada *inlay* com substitutos de dura-máter ou fáscia lata (ou ambos). Os mesmos devem ser amplos o suficiente para ultrapassar com alguma folga os limites da craniotomia transnasal. Em seguida, o enxerto rígido dimensionado para a área da craniotomia pode ser acoplado (Fig. 6-8). Nesse caso, a fáscia lata pode ficar *inlay* ou restar alguma margem excedente para ficar entre as bordas da craniotomia e do enxerto rígido (técnica *gasket seal*). Em seguida, o retalho nasosseptal deve ser posicionado, preferencialmente, cobrindo com folga as bordas da craniotomia (Fig. 6-9). Enxertos livres das conchas médias previamente ressecadas podem ser usados adicionalmente, embora se deva evitar que suas bordas coincidam com as margens da craniotomia. Celulose oxidada e/ou esponja hemostática auxiliam no preenchimento do seio esfenoidal e sustentação das camadas do fechamento. Uma sonda de Foley ainda pode ser insuflada na esfenoidotomia bilateral para auxiliar nessa sustentação.

A prática comum atual inclui o uso de algum tipo de tamponamento após reconstrução da base do crânio em pacientes com fístula liquórica no intraoperatório. Entretanto, novas pesquisas são necessárias para determinar o papel dos tampões, o melhor material e o tamanho adequado dos mesmos no cenário das cirurgias endoscópicas da base do crânio.[8]

> **Dica**
>
> É sempre preferível que o tamanho da fáscia lata removida seja superestimado. Então, sua obtenção deve ser generosa, especialmente quando se prevê uma craniotomia endonasal ampla. Manobra de Valsalva após o fechamento auxilia na inspeção de possível área de fístula residual.
> Um dos retalhos nasosseptais (quando confeccionados os dois) poderá virar um enxerto livre, caso necessário.
> Deve-se, preferencialmente, remover toda a mucosa do seio esfenoidal para acomodar os retalhos/enxertos.

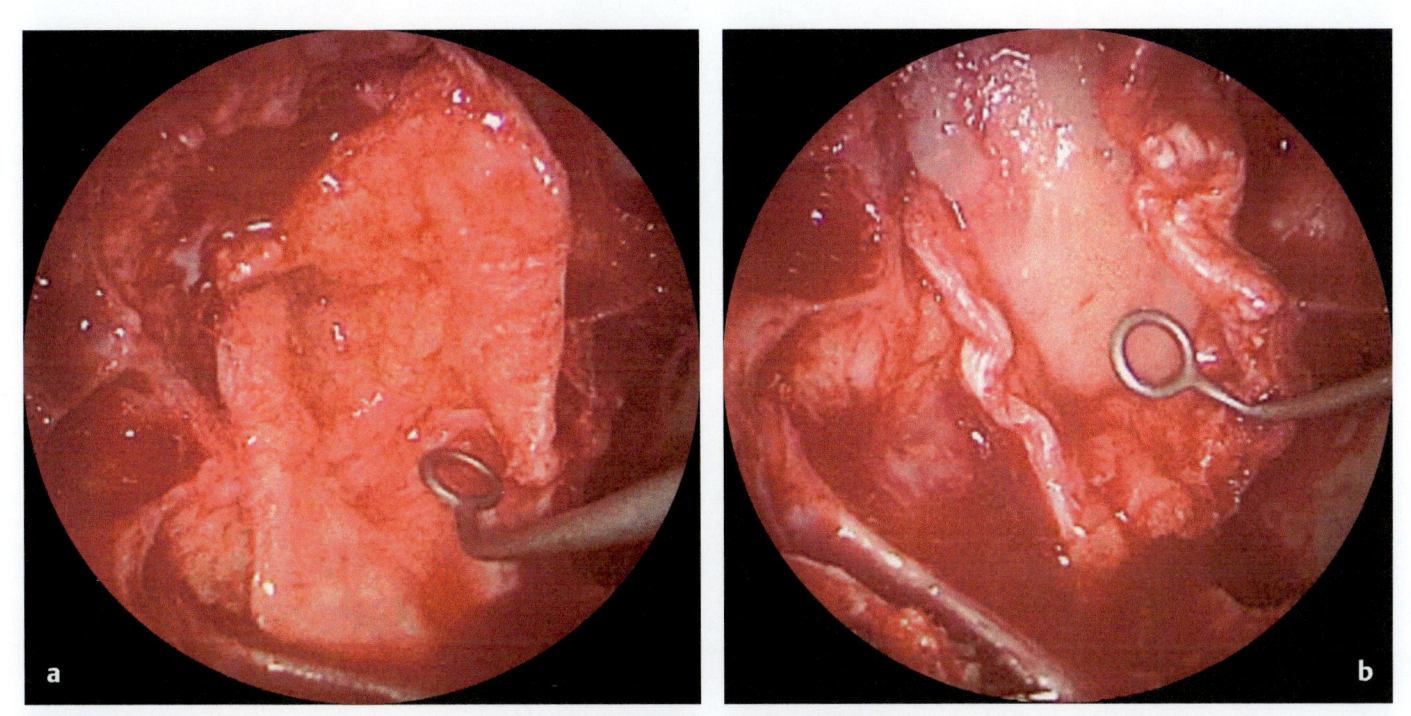

Fig. 6-8. (**a**) Fechamento da craniotomia transnasal com fragmento de fáscia lata *inlay*. (**b**) Enxerto osteocartilaginoso do septo nasal.

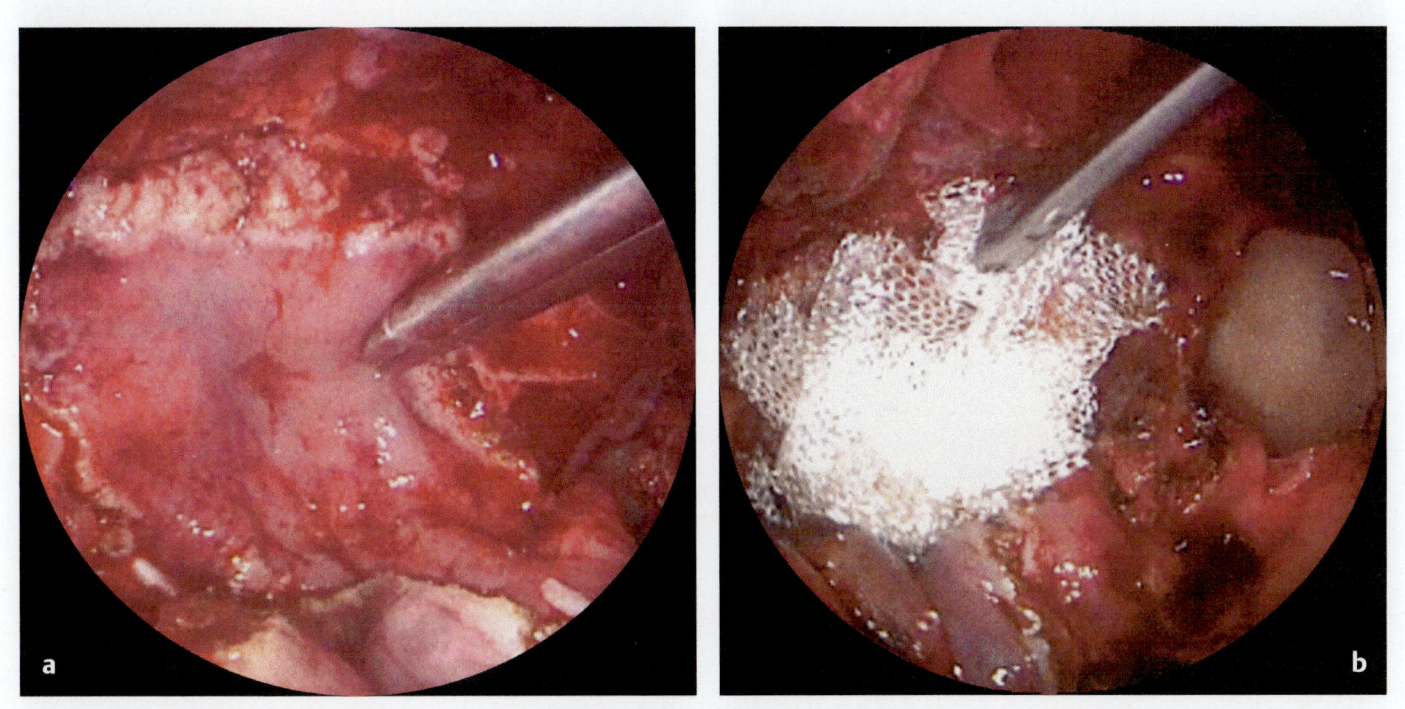

Fig. 6-9. (**a**) Retalho nasosseptal posicionado e (**b**) colocação de celulose oxidada para preenchimento do seio esfenoidal.

Obs.: Em caso de uso de enxerto rígido (autólogo ou heterólogo) para compor as múltiplas camadas, deve-se atentar para a possibilidade de compressão dos nervos ópticos nos casos onde o canal óptico precisou ser drilado.

O manejo no pós-operatório imediato pode variar conforme a extensão da ressecção, comorbidades associadas, distúrbios endocrinológicos secundários à manipulação eventual na sela (quando o acesso translar for associado) e rotina de cada equipe. Após o término da cirurgia, o paciente pode ser acordado, devendo, geralmente, permanecer em repouso absoluto no leito, pelo menos nas primeiras 24 horas.

Acessos endoscópicos nasais costumam gerar preocupação adicional em relação à infecção pós-operatória, visto que utilizam como corredor as cavidades nasais e paranasais, que não são estéreis. Entretanto, estudos mostram taxas de infecção semelhantes às craniotomias abertas, em torno de

1,8%.[9] Os protocolos de antibioticoterapia são muito variáveis. Diversos estudos demonstram a eficácia da antibioticoterapia profilática de curta duração, ou seja, realizada na indução anestésica e até 8 a 48 horas após o procedimento. Se houver necessidade de tampões nasais por um período maior, a antibioticoterapia pode ser prolongada. Em relação aos agentes antimicrobianos, os protocolos geralmente utilizam cefazolina ou ceftriaxona e, em casos de alergias, clindamicina ou claritromicina.[10-12] Já está bem estabelecido que a presença de fístula liquórica no pós-operatório é o principal fator de risco para meningite e outras infecções.[9] Assim, a reconstrução dural adequada e a máxima atenção à presença de fístula no pós-operatório, bem como sua correção imediata, são os principais fatores na prevenção das complicações infecciosas nas cirurgias de base de crânio.

Os tampões e sonda de Foley geralmente são removidos em 48 horas. Não há consenso sobre o uso profilático de rotina dos drenos lombares, devendo ser decidido caso a caso, dependendo da extensão tumoral e das características do paciente (prestar atenção nos fatores de risco para fístula liquórica, como índice de massa corporal, por exemplo).

Recomenda-se, ainda, a realização de tomografia computadorizada (TC) de crânio de controle nesse período (Fig. 6-10). A ressonância magnética (RM) de controle pode ser realizada mais tardiamente, entre 1 e 3 meses de pós-operatório (Fig. 6-11).

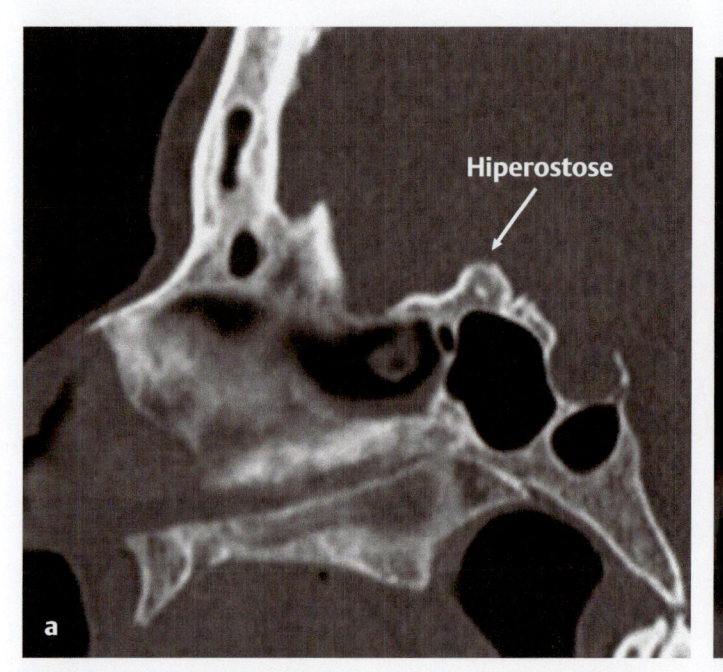

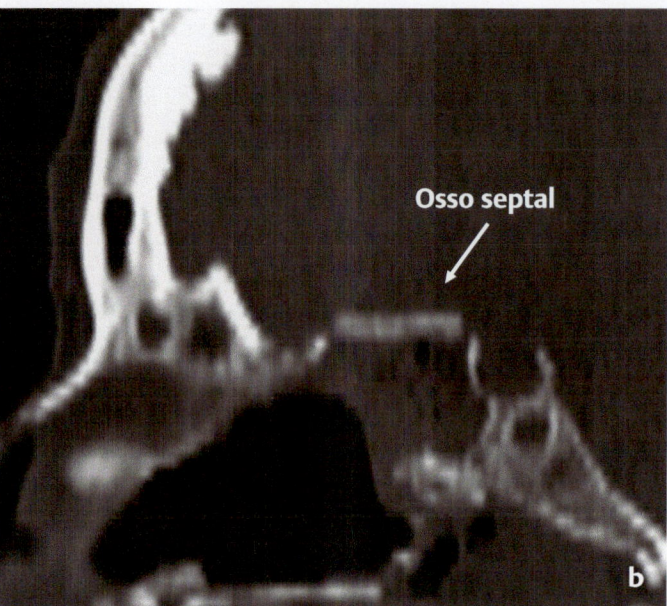

Fig. 6-10. (a) TC em plano sagital demostrando hiperostose do plano/tubérculo em caso de meningioma de tubérculo da sela. (b) Aspecto pós-operatório evidenciando enxerto osteocartilaginoso de septo nasal.

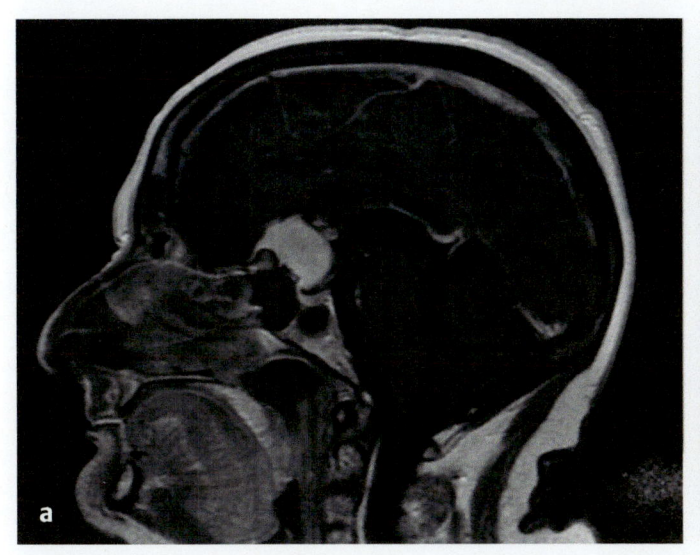

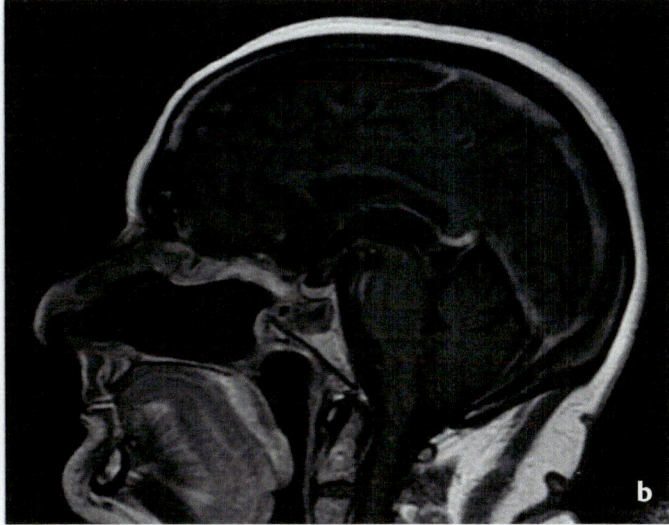

Fig. 6-11. (a) RM pré-operatória em caso de meningioma de tubérculo da sela. (b) RNM em 3 meses de pós-operatório.

REFERÊNCIAS BIBLIOGRÁFICAS

1. Moussazadeh N, Prabhu V, Bander ED, et al. Endoscopic endonasal versus open transcranial resection of craniopharyngiomas: a case-matched single-institution analysis [Internet]. Neurosurgical Focus. 2016;41:E7.
2. Dhandapani S, Singh H, Negm HM, et al. Endonasal endoscopic reoperation for residual or recurrent craniopharyngiomas. J Neurosurg. 2017;126(2):418-30.
3. Filho LFSD, Ditzel LF, Prevedello DM, et al. Endoscopic endonasal approach for removal of tuberculum sellae meningiomas [Internet]. Neurosurgery Clinics of North America. 2015;26:349-61.
4. Divitiis E de, de Divitiis E, Cavallo LM, et al. Estended endoscopic transsphenoidal approach for tuberculum sellae meningiomas [Internet]. Neurosurgery. 2008;62:ONS229-38.
5. Cavallo LM, de Divitiis O, Aydin S, et al. Estended endoscopic endonasal transsphenoidal approach to the suprasellar area: anatomic considerations — Part 1 [Internet]. Operative Neurosurgery. 2007;61:ONS24.
6. Hadad G, Bassagasteguy L, Carrau RL, et al. A novel reconstructive technique after endoscopic expanded endonasal approaches: vascular pedicle nasoseptal flap. Laryngoscope. 2006;116(10):1882-6.
7. Koutourousiou M, Fernandez-Miranda JC, Stefko ST, et al. Endoscopic endonasal surgery for suprasellar meningiomas: experience with 75 patients. J Neurosurg. 2014;120(6):1326-39.
8. Wang EW, Gardner PA, Zanation AM. International consensus statement on endoscopic skull-base surgery: executive summary. Int Forum Allergy Rhinol. 2019;9(S3):S127-44.
9. Kono Y, Prevedello DM, Snyderman CH, et al. One thousand endoscopic skull base surgical procedures demystifying the infection potential: incidence and description of postoperative meningitis and brain abscesses. Infect Control Hosp Epidemiol. 2011;32(1):77-83.
10. Somma T, Maraolo AE, Esposito F, et al. Efficacy of ultrasshort single agent regimen antibiotic chemo-prophylaxis in reducing the risk of meningitis in patients undergoing endoscopic endonasal transsphenoidal surgery. Clin Neurol Neurosurg. 2015;139:206-9.
11. Milanese L, Zoli M, Sollini G, Martone C, et al. Antibiotic prophylaxis in endoscopic endonasal pituitary and skull base surgery. World Neurosurg. 2017;106:912-8.
12. Johans SJ, Burkett DJ, Swong KN, et al. Antibiotic prophylaxis and infection prevention for endoscopic endonasal skull base surgery: Our protocol, results, and review of the literature. J Clin Neurosci. 201847:249-53.

ABORDAGEM TRANSNASAL ENDOSCÓPICA AO SEIO CAVERNOSO

CAPÍTULO 7

Gustavo Coy ▪ João Mangussi-Gomes
Eduardo de Arnaldo S. Vellutini ▪ Aldo Cassol Stamm

JUSTIFICATIVA

O seio cavernoso (SC) é uma importante e complexa região anatômica que contém estruturas neurovasculares críticas, como a artéria carótida interna (ACI) e os nervos cranianos (NC) III, IV, V1 e VI. Muitos tumores podem invadir ou se originar no SC e sua ressecção completa e segura é desafiadora, até mesmo para os mais experientes cirurgiões da base do crânio.

Desde o seu advento, o acesso endoscópico endonasal (AEE) se mostrou uma excelente opção para a abordagem de lesões que envolvem o SC.[1-5] Além de proporcionar uma exposição mais ampla e próxima do campo cirúrgico, o AEE pode evitar uma craniotomia externa e a consequente retração do parênquima cerebral. Além disso, para muitas lesões do SC o AEE evita que se cruze o plano de vasos e de nervos, impedindo assim a manipulação excessiva dessas estruturas.[6]

INDICAÇÕES

Múltiplas lesões podem afetar o seio cavernoso, sendo as mais comuns os adenomas de hipófise e os meningiomas. Outras lesões, como hemangiomas cavernosos, cordomas, condrossarcomas, hemangiopericitomas, schwannomas e metástases, são mais raramente encontradas.[7,8]

O AEE é mais bem indicado para tumores extradurais e de consistência macia, que não circunscrevem vasos ou nervos. Lesões laterais aos NCs ou com significativa extensão intradural frequentemente não são ressecáveis por um acesso puramente endoscópico.[9] Nestes casos, um acesso puramente externo ou assistido por endoscópio é mais indicado. Tumores de consistência dura que englobam a ACI e/ou NCs são considerados de difícil ressecção, independente do acesso cirúrgico (Fig. 7-1).

ANATOMIA CIRÚRGICA

O SC pode ser definido como um espaço venoso localizado bilateralmente na região parasselar. Medial a cada SC encontra-se a hipófise e, lateralmente, o lobo temporal. Recobrindo o SC temos quatro paredes de dura-máter que se aderem aos processos clinoides anterior e posterior e se estendem da fissura orbitária superior (FOS), anteriormente, à porção petrosa do osso temporal, posteriormente. A parede superior do SC é contínua com o diafragma selar. A parede posterior está voltada para a fossa posterior. As paredes lateral e medial juntam-se inferiormente, na região da divisão maxilar do nervo

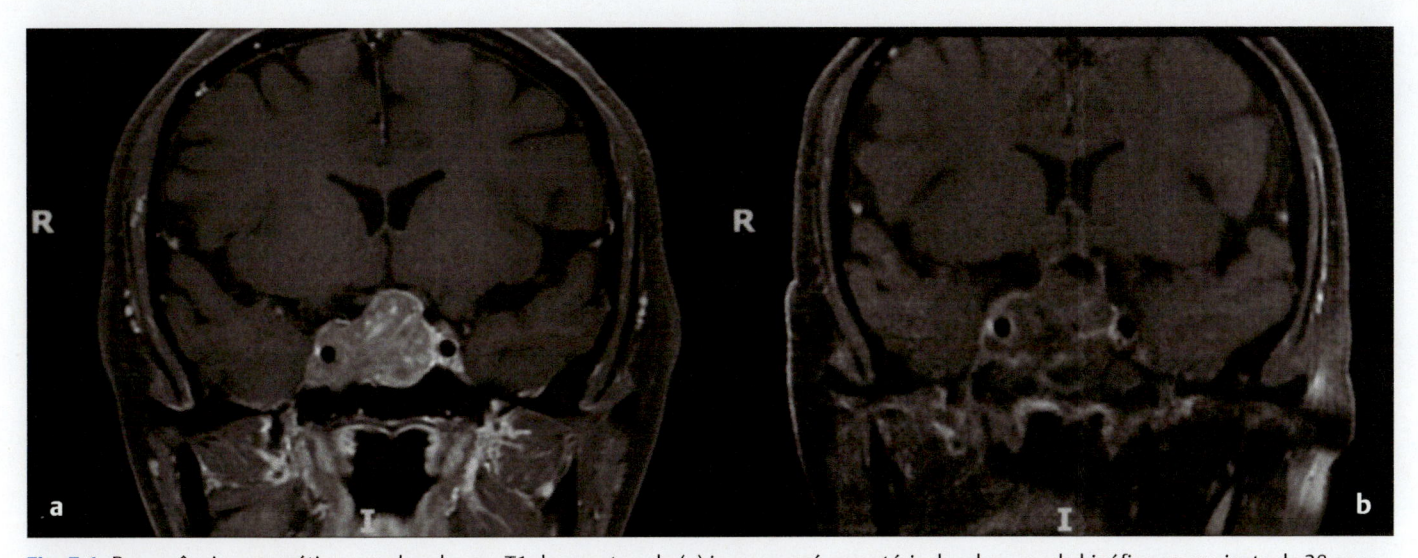

Fig. 7-1. Ressonâncias magnéticas ponderadas em T1 demonstrando (**a**) imagem pré-operatória de adenoma de hipófise em paciente de 38 anos do sexo feminino com clara invasão do seio cavernoso direito. (**b**) Imagem de pós-operatório precoce (24 horas) com ressecção completa da lesão. A paciente evoluiu sem déficits de nervos cranianos.

trigêmeo (V2), formando uma borda anterior em formato de quilha que anteriormente margeia a FOS.[10]

O SC contém a porção cavernosa da ACI com suas cinco subdivisões. De proximal para distal temos o segmento vertical posterior da ACI, o joelho (*genu*) posterior, o segmento horizontal, o joelho (*genu*) anterior e o segmento vertical anterior.[11] A carótida cavernosa emite dois troncos arteriais principais. O primeiro é o tronco meningo-hipofisário, que surge a partir do joelho posterior da ACI e originará a artéria hipofisária inferior. O segundo é o tronco inferolateral, que surge do segmento horizontal da ACI e que irrigará a parede lateral da dura-máter, assim como os NCs do SC.[10,12]

O SC contém os nervos oculomotor (III), troclear (IV), a divisão oftálmica do nervo trigêmeo (V1), abducente (VI), além do plexo simpático carotídeo. Destes, apenas o VI NC e o plexo simpático carotídeo têm um curso no interior do SC. Os demais nervos têm o seu curso na parede lateral do seio cavernoso, entre as duas camadas de dura-máter.

O III NC penetra o SC pelo trígono oculomotor. Esta região encontra-se no teto do seio cavernoso e é delimitada pelo ligamento interclinóideo entre os processos clinoides anterior e posterior. Inferiormente ao III NC, o IV NC entra no SC por sua parede posterolateral e percorre um trajeto inferior e paralelo ao III NC. Inferior ao III e IV NCs encontramos o V1 NC. Os nervos III, IV e V1 percorrem a parede lateral do SC, entre as duas camadas de dura-máter, em sentido posteroanterior em direção à FOS.[10,12]

A porção cavernosa da ACI divide o seio cavernoso em quatro compartimentos (superior, inferior, posterior e lateral). O compartimento superior é delimitado pelo acompanhamento horizontal da ACI, inferiormente, e pelo teto do seio cavernoso superiormente. O compartimento inferior está localizado abaixo do acompanhamento horizontal da ACI e é delimitado, anteriormente, pela parede medial do seio cavernoso. Neste compartimento podemos encontrar (em sentido medial para lateral) o plexo simpático carotídeo e o segmento cavernoso do VI NC. O VI NC apresenta uma trajetória oblíqua, paralela e medial ao V1 NC em direção ao compartimento lateral. O compartimento posterior está localizado posterior ao joelho posterior da ACI e também contém o VI NC enquanto ele penetra o SC logo após emergir do canal de Dorello. O compartimento lateral é o espaço lateral à porção cavernosa da ACI, onde todos os nervos cranianos convergem e entram na órbita por meio da FOS (Fig. 7-2).[10,12,13]

TÉCNICA CIRÚRGICA

Existem diversos AEEs ao seio esfenoide para expor a região do seio cavernoso. Os autores deste capítulo preferem o acesso combinado transnasal/transeptal (CTT), que será descrito a seguir. Nesse acesso, o retalho nasosseptal é confeccionado no início da cirurgia.[14,15] Na abordagem de tumores do SC, frequentemente a ACI e os NCs serão extensivamente manipulados e encontrar-se-ão expostos ao final do procedimento. Sendo assim, o retalho nasosseptal tem a função não apenas de prevenir fístulas liquóricas pós-operatórias, mas também de funcionar como uma barreira vascularizada de proteção às estruturas do SC e ao espaço intracraniano.

Um acesso puramente transesfenoidal é suficiente para lidar com a maioria das lesões que se localizam mais medialmente no SC. Para lesões com extensão lateral à ACI, um acesso transpterigóideo pode ser necessário.[9]

Passo 1. Preparação e Posicionamento

O paciente é posicionado em posição supina, com o dorso elevado em cerca de 20°. O pescoço deve estar levemente fletido e a cabeça estendida a 15° e virada em direção ao cirurgião. Deve ser realizada a antissepsia da face lateral da coxa e/ou da região periumbilical caso seja necessária a utilização de enxertos de gordura e/ou fáscia lata para a reconstrução da base do crânio (Fig. 7-3). O cirurgião se posiciona à direita do paciente e seu assistente à esquerda.

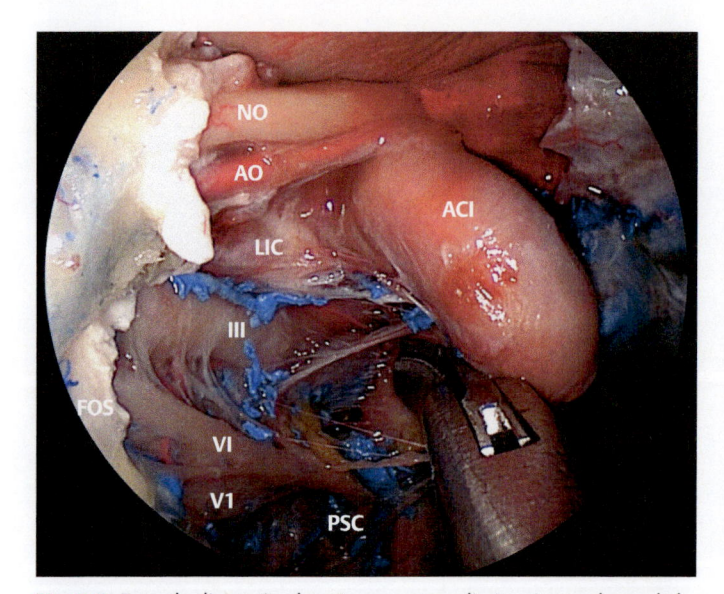

Fig. 7-2. Foto de dissecção do seio cavernoso direito. A parede medial do seio cavernoso foi ressecada e a artéria carótida interna está sendo rebatida medialmente. O nervo troclear (IV) não está visível nesta figura. ACI: artéria carótida interna. NO: nervo óptico; AO: artéria oftálmica; FOS: fissura orbitária superior; LIC: ligamento interclinóideo; III: nervo oculomotor; VI: nervo abducente; V1: divisão oftálmica do nervo trigêmio; PSC: plexo simpático carotídeo.

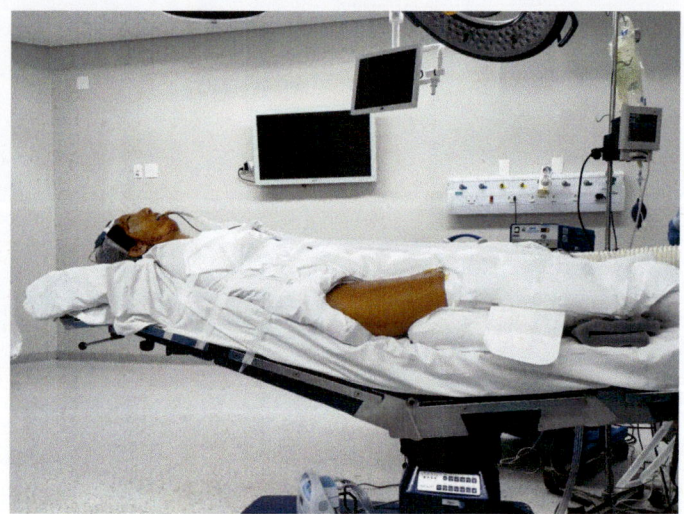

Fig. 7-3. Paciente posicionado com o dorso levantado e com a face lateral da coxa exposta para possível confecção de enxerto de gordura e/ou fáscia lata.

> **Dica**
>
> Geralmente, nos acessos ao SC, os NCs III, IV e VI devem ser monitorizados no intraoperatório.

Passo 2. Preparação da Cavidade Nasal

Cotonoides embebidos em solução de adrenalina (1:2.000) são colocados em ambas as fossas nasais, no espaço entre a concha média e o septo nasal. O septo nasal é infiltrado com uma solução de ropivacaína 0,3% com adrenalina 1:100.000. As conchas médias e superiores devem ser então lateralizadas para aumentar a exposição à parede anterior do seio esfenoide.

> **Dica**
>
> Os cotonoides embebidos em solução de adrenalina podem ser colocados na fossa nasal tão logo o paciente se encontre anestesiado. Assim, a vasoconstrição da mucosa nasal ocorrerá mais precocemente.

Passo 3. Septoplastia e Confecção do Retalho Nasosseptal

Uma incisão hemitransfixante é realizada na mucosa septal anterior e os retalhos de mucosa são elevados em um plano subpericondral e subperiosteal bilateralmente com exposição dos óstios naturais do seio esfenoidal. A cartilagem e osso septal são ressecados, com preservação do *L-strut*. O retalho nasosseptal é então confeccionado no lado contralateral à incisão da septoplastia, utilizando-se um cautério monopolar com ponta-agulha e instrumentos cortantes para fazer as incisões na mucosa (Figs. 7-4 e 7-5). O retalho fica armazenado na nasofaringe durante todo o procedimento (Fig. 7-6). O acesso endoscópico vai ser então realizado através da incisão septal de um lado (lado transeptal) e através da cavidade nasal de outro (lado transnasal).

> **Dica**
>
> - O retalho nasosseptal geralmente é confeccionado no lado contrário aos desvios septais, para evitar lacerações;
> - O tamanho do retalho vai depender do tamanho do defeito na base do crânio que teremos ao final da cirurgia. Assim, podemos estender o retalho anteriormente e/ou ao assoalho nasal para aumentar o seu comprimento e largura, respectivamente;
> - A mucosa septal do lado contralateral ao retalho é suturada ao vestíbulo nasal para facilitar a entrada e saída dos instrumentais cirúrgicos pela via transeptal.

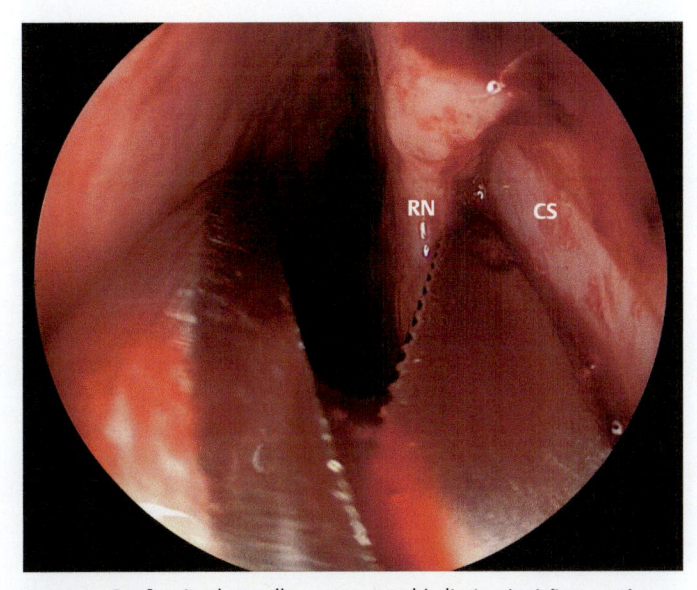

Fig. 7-5. Confecção de retalho nasosseptal à direita, incisão superior, anterior à concha média. RN: retalho nasosseptal; CS: cartilagem septal (*L-Strut*).

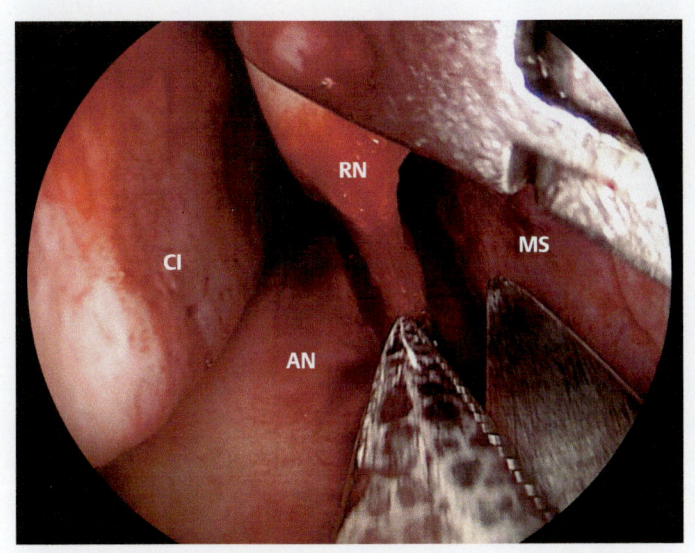

Fig. 7-4. Elevação do retalho nasosseptal à direita, incisão inferior. CI: concha nasal inferior direita; NA: assoalho nasal; MS: mucosa septal esquerda; RN: retalho nasosseptal.

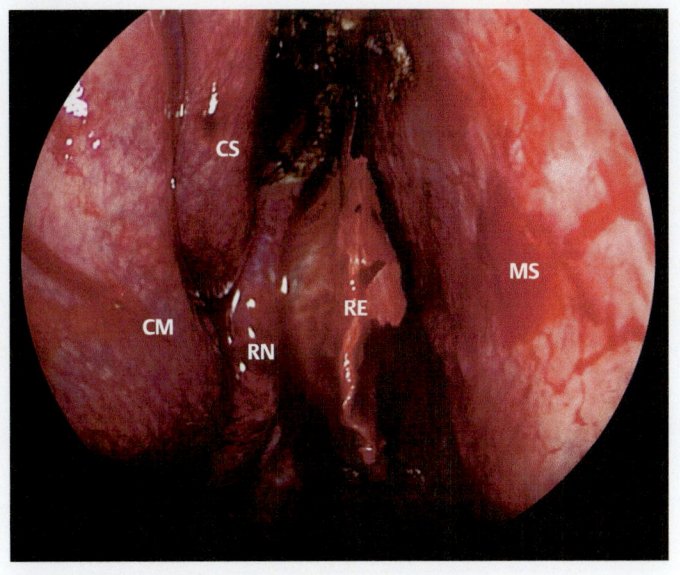

Fig. 7-6. Retalho nasosseptal direito já confeccionado e posicionado na nasofaringe. RN: retalho nasosseptal; CS: concha superior; CM: concha média; RE: rostro do esfenoide; MS: mucosa septal esquerda.

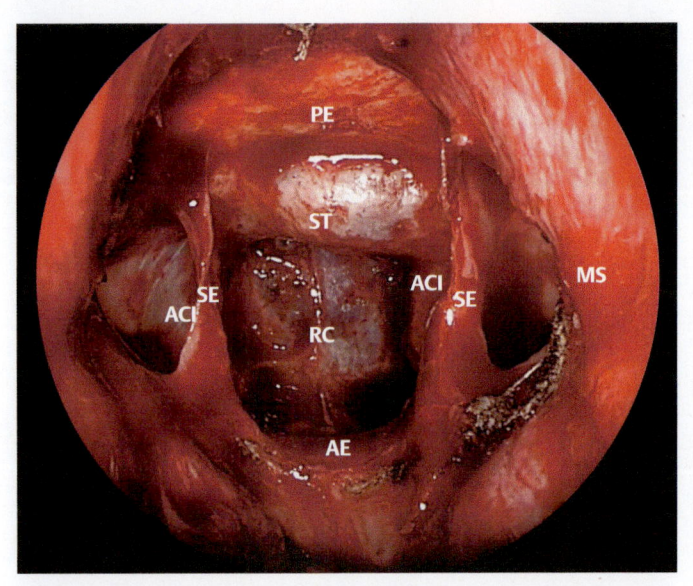

Fig. 7-7. Ressecção total da parede anterior do seio esfenoidal bilateralmente e do rostro do esfenoide. PE: plano esfenoidal. ST: sela túrcica; RC: recesso clival; AE: assoalho do seio esfenoidal após ressecção do rostro do esfenoide; SE: septação esfenoidal; ACI: artéria carótida interna paraclival; MS: mucosa septal esquerda.

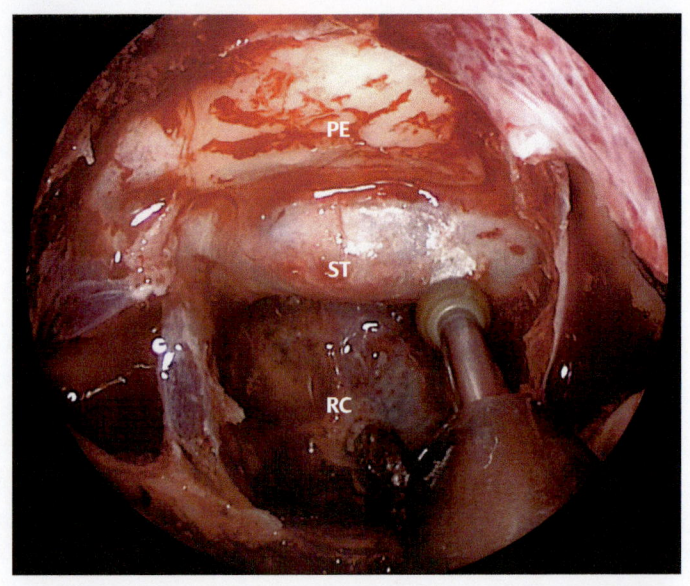

Fig. 7-8. Drilagem do seio esfenoidal com broca diamantada. PE: plano esfenoidal; ST: sela túrcica; RC: recesso clival.

Passo 4. Esfenoidectomia e Rostrectomia

Uma abertura ampla da parede anterior do seio esfenoidal é realizada com o uso de Kerrissons. O rostro do esfenoide é totalmente ressecado para aumentar a exposição ao seio esfenoidal. Utilizando-se brocas diamantadas e pinças cortantes delicadas, as septações esfenoidais são ressecadas. Neste momento teremos uma exposição ampla do plano esfenoidal, da sela túrcica e do recesso clival (Fig. 7-7).

> **Dica**
> - Pode-se aumentar a exposição ao seio esfenoidal ressecando o etmoide posterior em ambos os lados.
> - Com o acesso CTT, as conchas nasais médias raramente precisam ser ressecadas.

Passo 5. Exposição da Dura-Máter

Com o uso de brocas diamantadas, broca-se a sela túrcica, o osso que recobre a ACI e a região do SC (Fig. 7-8). Quando o osso estiver bem fino, este pode ser ressecado com auxílio de Kerrissons e curetas (Fig. 7-9).

> **Dica**
> Tumores que afetam o seio cavernoso podem deslocar a ACI e os NCs. A identificação dessas estruturas deve ser feita precocemente e, neste momento, o uso de Dopplers, neuronavegação e monitorização intraoperatória podem ser extremamente úteis.

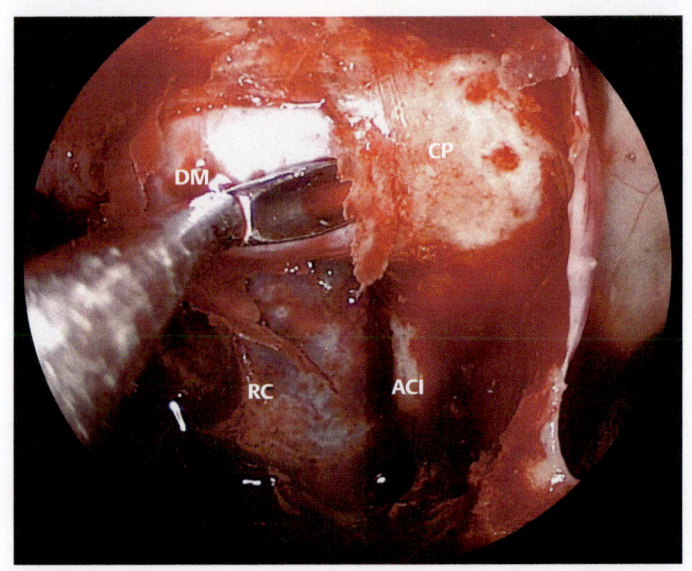

Fig. 7-9. Após o osso que recobre a sela túrcica, a artéria carótida interna e o seio cavernoso serem afinados com a broca diamantada, este pode ser ressecado com o auxílio de uma cureta para exposição da dura-máter. DM: dura-máter selar; CP: região do segmento parasselar da artéria carótida interna esquerda e do seio cavernoso esquerdo; ACI: artéria carótida interna paraclival; RC: recesso clival.

Passo 6. Acesso ao Seio Cavernoso

O SC pode ser acessado de quatro diferentes maneiras: medial, anteromedial, anterolateral e inferior.

Acesso Medial

A maioria das lesões do SC são adenomas de hipófise. Nestes casos, a cirurgia deve progredir em sentido medial para lateral (de um acesso transelar para um acesso transcavernoso).

A dura-máter selar é incisada e o tumor é cuidadosamente ressecado até que os limites da dissecção sejam expostos: hipófise livre de tumor, o diafragma selar, a ACI e a parede medial do SC. O tumor é então ressecado do SC e, se necessário, a parede medial do SC pode ser removida.

Acesso Anteromedial
Para outros tumores que não adenomas de hipófise e que afetam o SC em uma posição medial à ACI, o acesso pode ser feito diretamente pela sua parede medial. Nesta situação, a parede medial do SC é medializada, a ACI é lateralizada e a hipófise é mantida intacta.[16] Esta abordagem nos dá acesso ao compartimento medial do SC.

Acesso Anterolateral
Para tumores no compartimento lateral do SC, o acesso deve ser anterolateral. Nesta situação, ACI, V2 e o nervo óptico devem ser precocemente identificados e serão os limites da nossa dissecção. Após ser completamente exposto, o compartimento lateral do SC é incisado. Aqui devemos ter muito cuidado para não ferir os NCs que correm na parede lateral do SC (III, IV e V1). A ACI pode ser medializada neste acesso para aumentar a exposição ao compartimento lateral.

Acesso Inferior
Tumores que invadem a porção inferior do SC devem ser abordados com um acesso inferior. Nestes casos, a porção paraclival da ACI deve ser identificada precocemente, assim como o plexo simpático carotídeo e o VI NC.

Dica
▪ Independente do acesso escolhido, a principal estratégia cirúrgica neste momento é *seguir o tumor*. ▪ Frequentemente os tumores que envolvem o SC não vão estar restritos a um compartimento e, assim, pode ser necessário que os diferentes acessos sejam combinados a depender da extensão da lesão (Fig. 7-10).

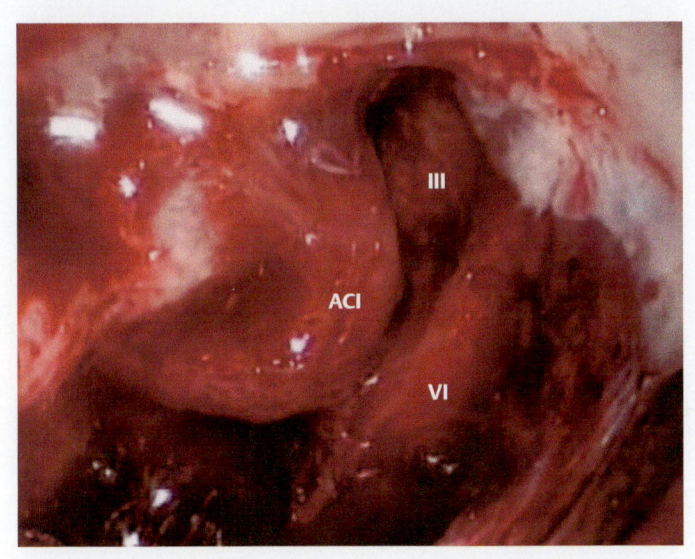

Fig. 7-10. Imagem intraoperatória após a incisão do seio cavernoso esquerdo e exposição de suas estruturas. ACI: artéria carótida interna; III: nervo oculomotor; VI: nervo abducente.

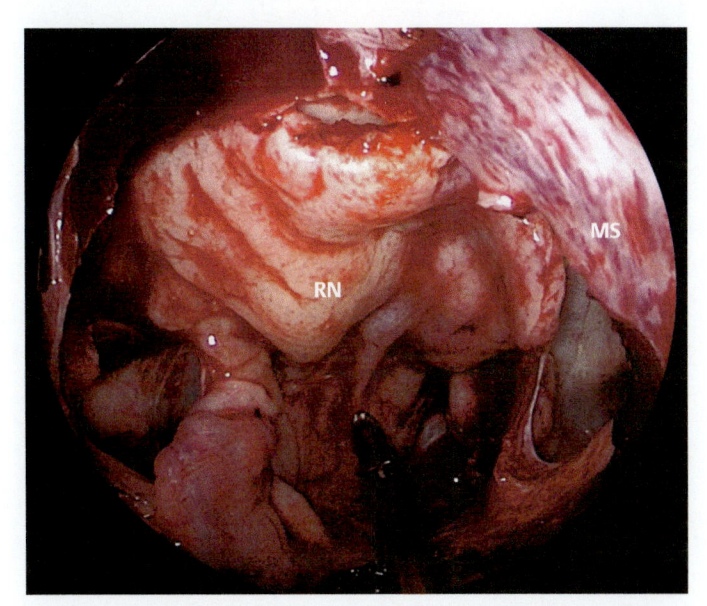

Fig. 7-11. Reconstrução da base do crânio com retalho nasosseptal direito. RN: retalho nasosseptal direito; MS: mucosa septal esquerda.

Passo 7. Reconstrução da Base do Crânio e Sutura da Mucosa Septal
Após a ressecção do tumor, as estruturas do SC devem ser recobertas com o retalho nasosseptal. Caso haja fístula liquórica, uma reconstrução multicamadas deve ser realizada. Enxertos de gordura podem ser utilizados para ocupar o espaço morto e enxertos de fáscia lata (e/ou substitutos durais sintéticos) podem reconstruir o defeito dural. O retalho nasosseptal é então posicionado de modo que recubra as demais camadas e esteja em contato direto com o osso desnudo do seio esfenoidal (Fig. 7-11). A mucosa septal onde foi feita a incisão da septoplastia é suturada. A reconstrução da base do crânio é sustentada com esponjas hemostáticas de gelatina e com tampões nasais locados em ambas fossas nasais.

Dica
▪ O uso de drenos lombares pode útil quando ocorrerem fístulas de alto débito; ▪ Ao final do procedimento, as conchas médias devem ser medializadas de volta à sua posição original para se evitar um bloqueio do complexo osteomeatal; ▪ O tampão nasal é usualmente retirado de 2 a 7 dias após o procedimento, a depender da presença de fístula liquórica (e do seu débito). Com o uso de tampões pode-se evitar a utilização de cola biológica para a reconstrução da base do crânio.

Passo 8. Pós-Operatório
O pós-operatório imediato é realizado em UTI. O débito urinário é monitorizado, além de serem frequentemente dosados os eletrólitos séricos para investigação de diabetes insípido. Caso tenhamos uma fístula liquórica no intraoperatório, o paciente deve ficar em repouso absoluto no leito por 3 a 5 dias e a evolução desta fístula é diariamente avaliada. A irrigação nasal com solução salina pode ser iniciada a partir do 7º dia de pós-operatório.

REFERÊNCIAS BIBLIOGRÁFICAS

1. Jho HD, Carrau RL. Endoscopy assisted transsphenoidal surgery for pituitary adenoma: technical note. Acta Neurochir (Wien). 1996.
2. Ferreli F, Turri-Zanoni M, Canevari F, et al. Endoscopic endonasal management of non-functioning pituitary adenomas with cavernous sinus invasion: a 10- year experience. Rhinol J. 2015.
3. Beer-Furlan A, Gomes MQ, Santo MP, et al. The evolution of endoscopic approaches to the lateral cavernous sinus. J Neurol Surg B Skull Base. 2015;76(2):163-4.
4. Zoli M, Milanese L, Bonfatti R, Sturiale C, Pasquini E, Fran G, Mazzatenta D. Cavernous sinus invasion by pituitary adenomas: Role of endoscopic endonasal surgery. J Neurosurg Sci. 2016.
5. Dhandapani S, Singh H, Negm HM, et al. Cavernous sinus invasion in pituitary adenomas: systematic review and pooled data meta-analysis of radiologic criteria and comparison of endoscopic and microscopic surgery. W Neurosurg. 2016.
6. Kasemsiri P, Prevedello DMS, Otto BA, et al. Endoscopic endonasal technique: Treatment of paranasal and anterior skull base malignancies. Br J Otorhinolaryngol. 2013.
7. Ezzat S, Asa SL, Couldwell WT, et al. The prevalence of pituitary adenomas: A systematic review. Cancer. 2004.
8. Patrona A, Patel KS, Bander ED, et al. Endoscopic endonasal surgery for nonadenomatous, nonmeningeal pathology involving the cavernous sinus. J Neurosurg. 2017.
9. Cavallo LM, Cappabianca P, Galzio R, et al. Endoscopic transnasal approach to the cavernous sinus versus transcranial route: Anatomic study. Neurosurgery. 2005.
10. Yasuda A, Campero A, Martins C, et al. Microsurgical anatomy and approaches to the cavernous sinus. Neurosurgery. 2008.
11. Labib MA, Prevedello DM, Carrau R, et al. A road map to the internal carotid artery in expanded endoscopic endonasal approaches to the ventral cranial base. Neurosurgery. 2014.
12. Patel CR, Fernandez-Miranda JC, Wang WH, Wang EW. Skull base anatomy. Otolaryngologic Clinics of North America. 2016.
13. Barges-Coll J, Fernandez-Miranda JC, Prevedello DM, et al. Avoiding injury to the abducens nerve during expanded endonasal endoscopic surgery: Anatomic and clinical case studies. Neurosurgery. 2010.
14. Stamm AC, Pignatari S, Vellutini E, et al. A novel approach allowing binostril work to the sphenoid sinus. Otolaryngol - Head Neck Surg. 2008.
15. Fujimoto Y, Balsalobre L, Santos FP, et al. Endoscopic combined "transseptal/transnasal" approach for pituitary adenoma: reconstruction of skull base using pedicled nasoseptal flap in 91 consecutive cases. Arq Neuropsiquiatr. 2015.
16. Fernandez-Miranda JC, Gardner PA, Rastelli MM, et al. Endoscopic endonasal transcavernous posterior clinoidectomy with interdural pituitary transposition: Technical note. J Neurosurg. 2014.

ABORDAGEM TRANSNASAL A LESÕES DE GOTEIRA OLFATÓRIA E FOSSA ANTERIOR

Alexandre Wady Debes Felippu ▪ André Wady Debes Felippu
Marcos Nobuo Tan Miyamura ▪ Alexandre Felippu Neto

JUSTIFICATIVA

O acesso transnasal endoscópico para fossa craniana anterior permite a dissecção anatômica de diversas lesões e/ou defeitos que acometem esta região, com manipulação controlada de estruturas neurovasculares, evitando craniotomias externas e diminuindo a morbidade.

Por essa abordagem, ressecções cirúrgicas ampliadas, seguidas de reconstruções complexas são possíveis e têm resultados progressivamente melhores.

INDICAÇÕES

A indicação do acesso endoscópico endonasal à base anterior do crânio envolve desde o reparo de fístulas rinoliquóricas ou meningoencefaloceles a ressecções de tumores benignos como meningiomas, e malignos como estesioneuroblastomas, carcinomas, dentre outros.

Os meningiomas da base anterior do crânio constituem um grupo heterogêneo quanto ao sítio de localização, histopatologia e sintomatologia. Em um estudo publicado por um grupo de Bologna, Itália, 14% desses meningiomas foram identificados na goteira olfatória. Embora ainda seja considerado um tumor que desafia os limites da ressecção puramente endoscópica, uma equipe cirúrgica bem preparada pode obter bons resultados com baixas complicações.

O estesioneuroblastoma é um tumor maligno com origem no epitélio olfatório, sendo responsável por cerca de 3 a 5% dos tumores de cabeça e pescoço. Não existe um consenso atual sobre a abordagem das neoplasias malignas da base anterior do crânio (ressecção endoscópica, craniofacial ou combinada). Na abordagem endoscópica (menos invasiva), algumas situações podem influenciar em sua aplicabilidade, como: invasão aos tecidos moles da face, acometimento e extensão lateral da órbita, necessitando de exenteração ou reconstrução por meio de incisão externa.

A tomada de decisão dependerá, principalmente, da ressecção segura do tumor com margem oncológica negativa, além de assegurar menor morbi-mortalidade. Estudos de imagens são imprescindíveis.

Sistemas de neuronavegação representam excelente aplicabilidade nestas abordagens, entretanto, menos como guia anatômico principal e mais como uma ferramenta complementar.

ANATOMIA CIRÚRGICA

Localizar e compreender com precisão o comportamento da patologia são etapas fundamentais para o planejamento pré-operatório. A ressecção endoscópica requer conhecimento profundo dessa região.

A porção medial da base da fossa anterior corresponde aos tetos da cavidade nasal e do seio esfenoidal e é constituída pela união de três ossos: frontal, etmoide e esfenoide (Fig. 8-1)

A parede posterior do seio frontal é o limite anterior do centro da base anterior do crânio e o *planum* esfenoidal em seu aspecto posterior. A fossa olfatória do osso etmoidal está entre estes dois limites. A asa menor do osso esfenoide e o teto orbitário completam lateralmente o piso da fossa anterior do crânio (Fig. 8-2).

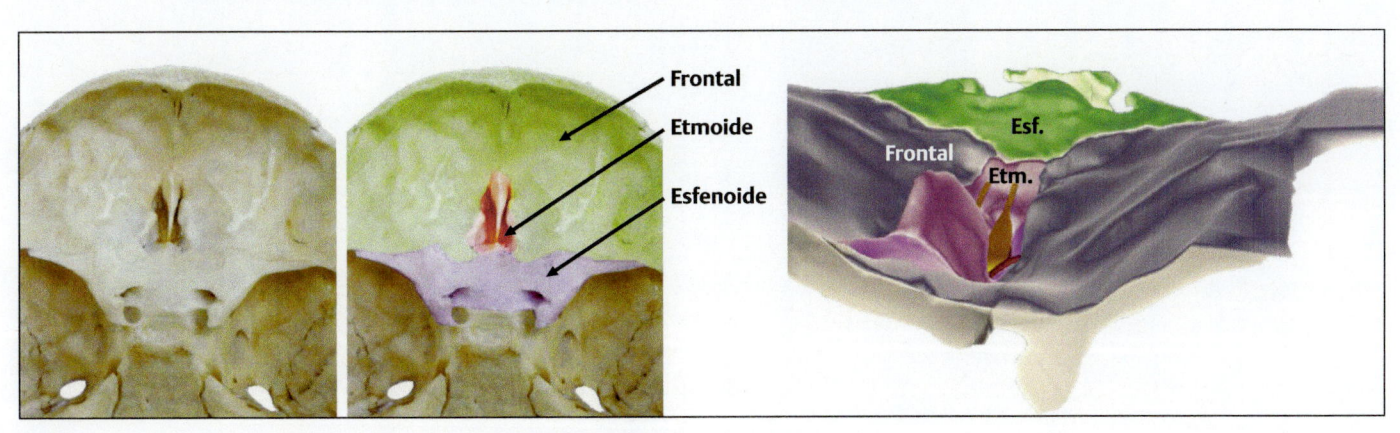

Fig. 8-1.

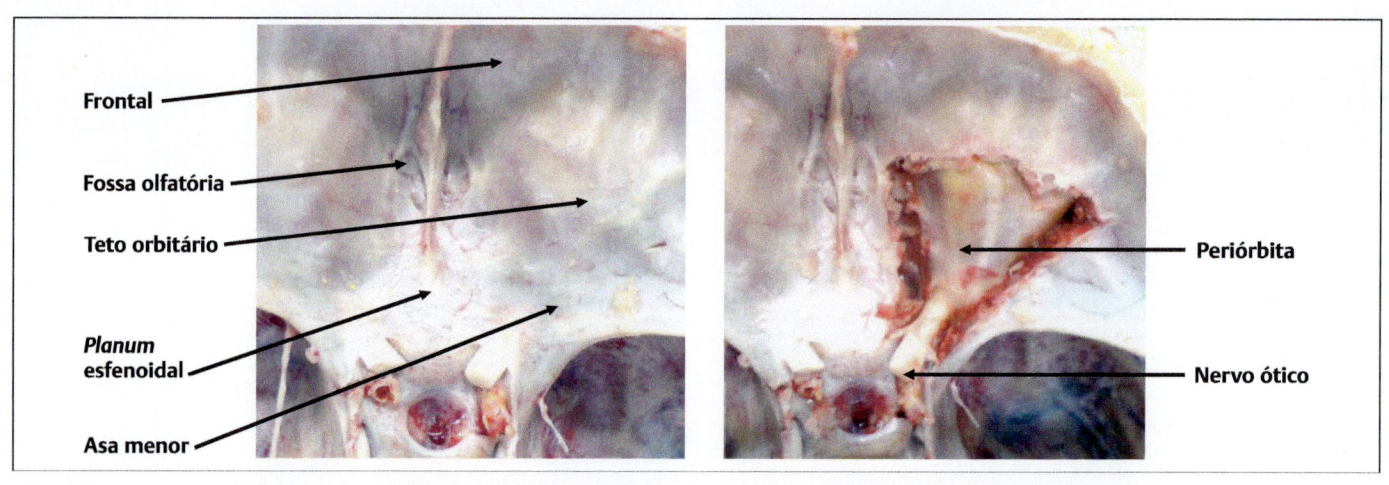

Fig. 8-2.

O osso etmoide, no centro da base anterior do crânio, é quase totalmente recoberto pelo osso frontal. Apenas a goteira olfatória etmoidal tem relação com o endocrânio (Fig. 8-3).

Seios etmoidais são estruturas anatômicas pneumatizadas que juntam-se à crista Galli pela lâmina horizontal da cribiforme e separadas da cavidade intracraniana pelo osso frontal (Fig. 8-4).

O osso frontal é o verdadeiro teto do seio etmoidal (Fig. 8-5).

As massas laterais do osso etmoide são formadas pelos seios etmoidais (Fig. 8-6), estruturas anatômicas pneumatizadas e separadas da cavidade intracraniana pelo osso frontal (Fig. 8-6a).

Aspecto sagital da relação entre etmoide, frontal e esfenoide (Fig. 8-7).

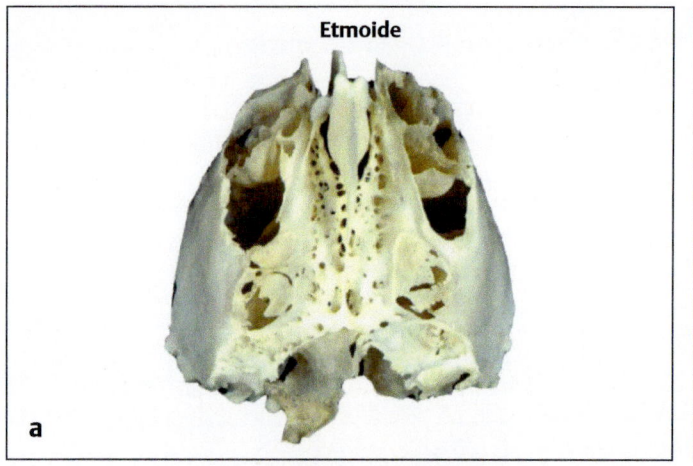

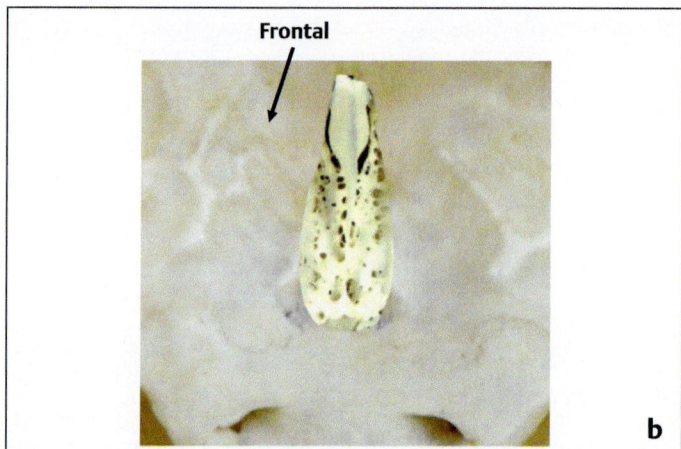

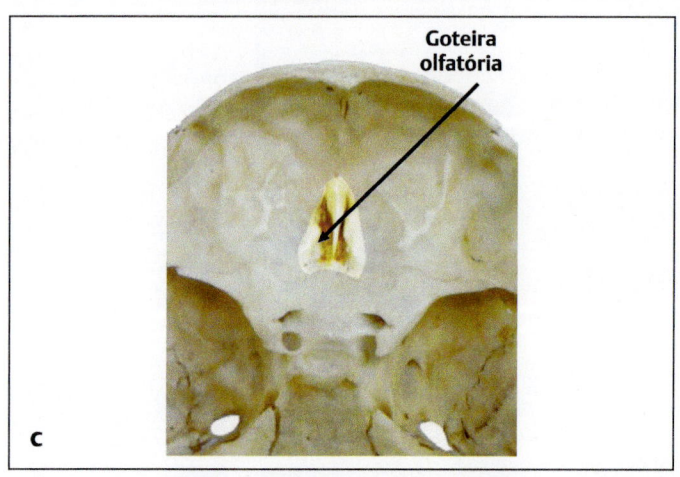

Fig. 8-3.

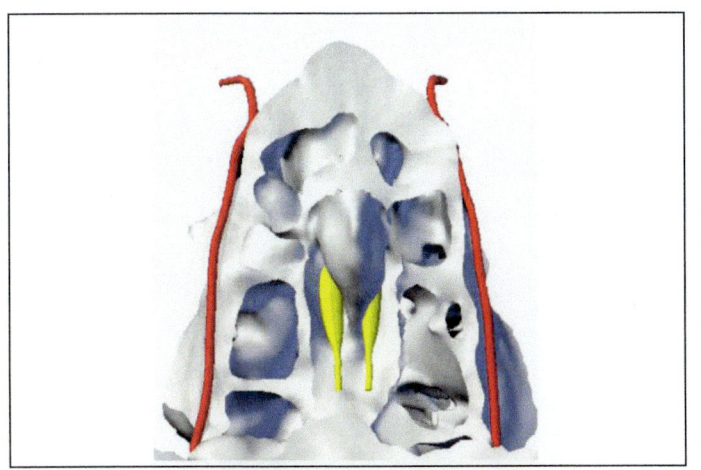

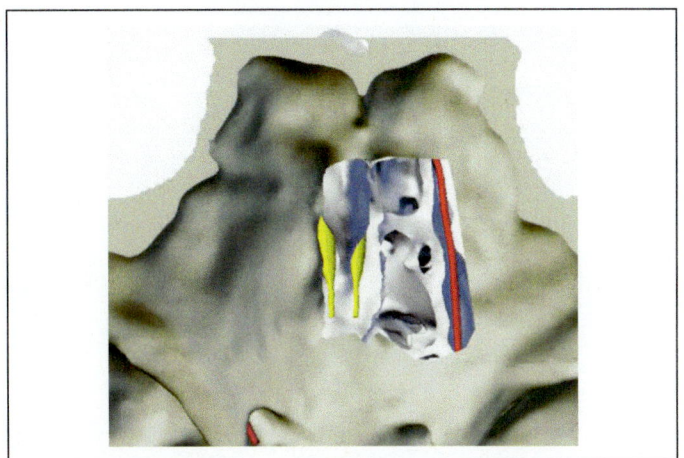

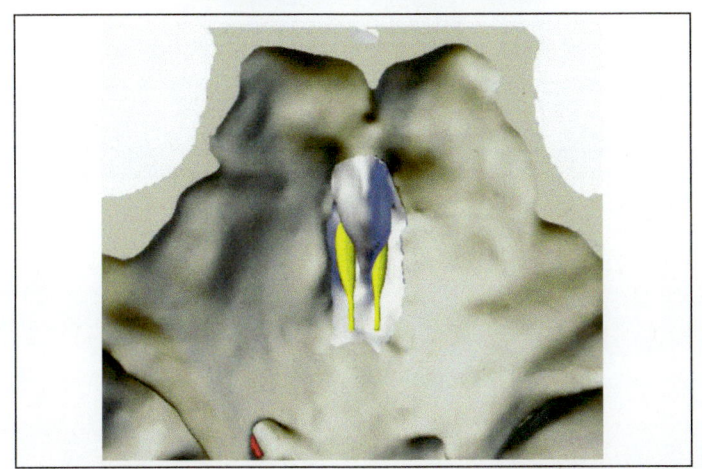

CAPÍTULO 8 ▪ ABORDAGEM TRANSNASAL A LESÕES DE GOTEIRA OLFATÓRIA E FOSSA ANTERIOR 63

Fig. 8-4.

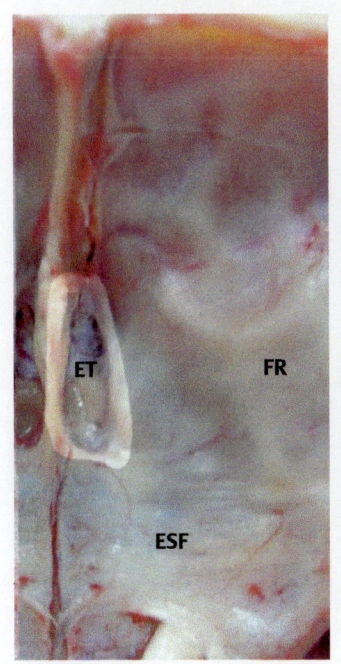

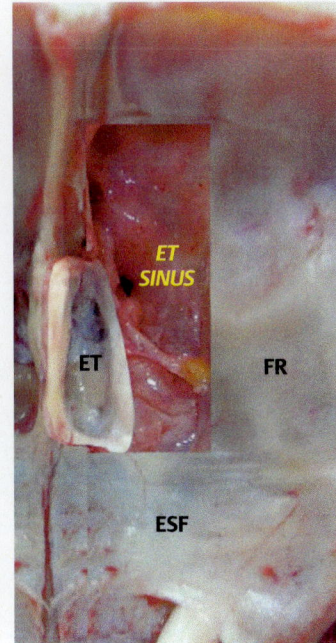

Fig. 8-5.

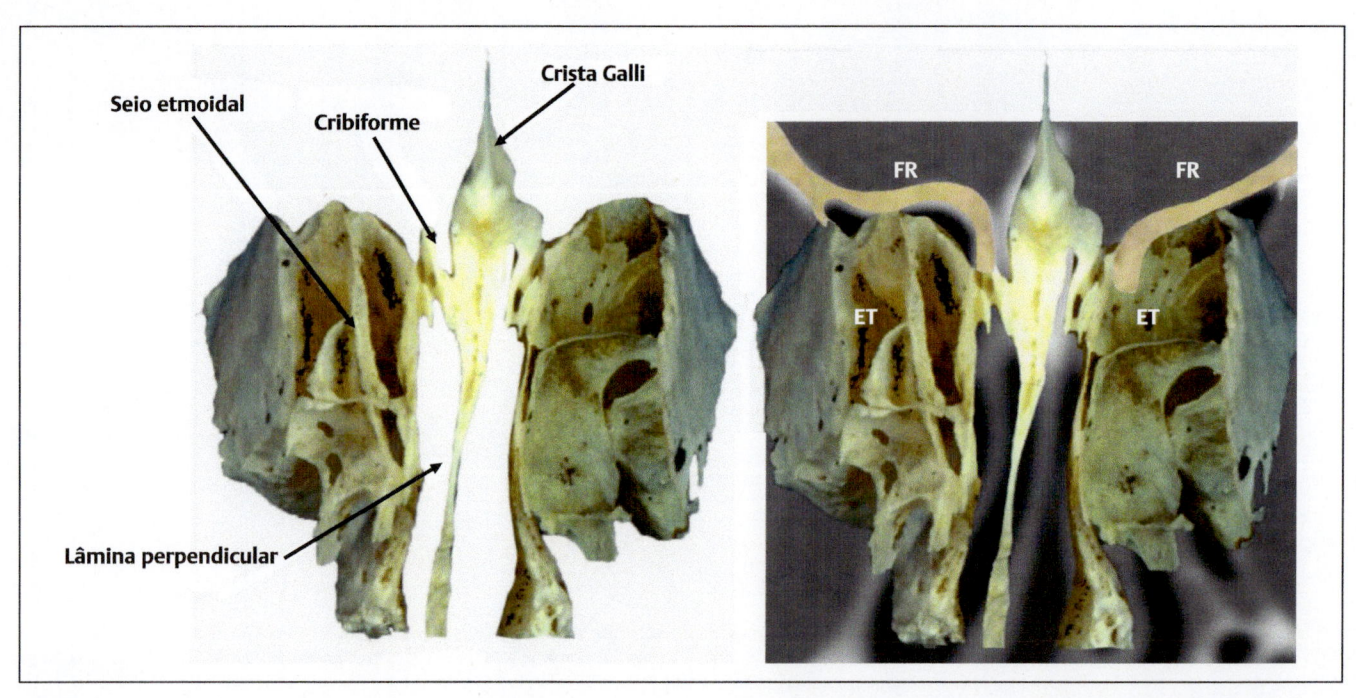

Fig. 8-6.

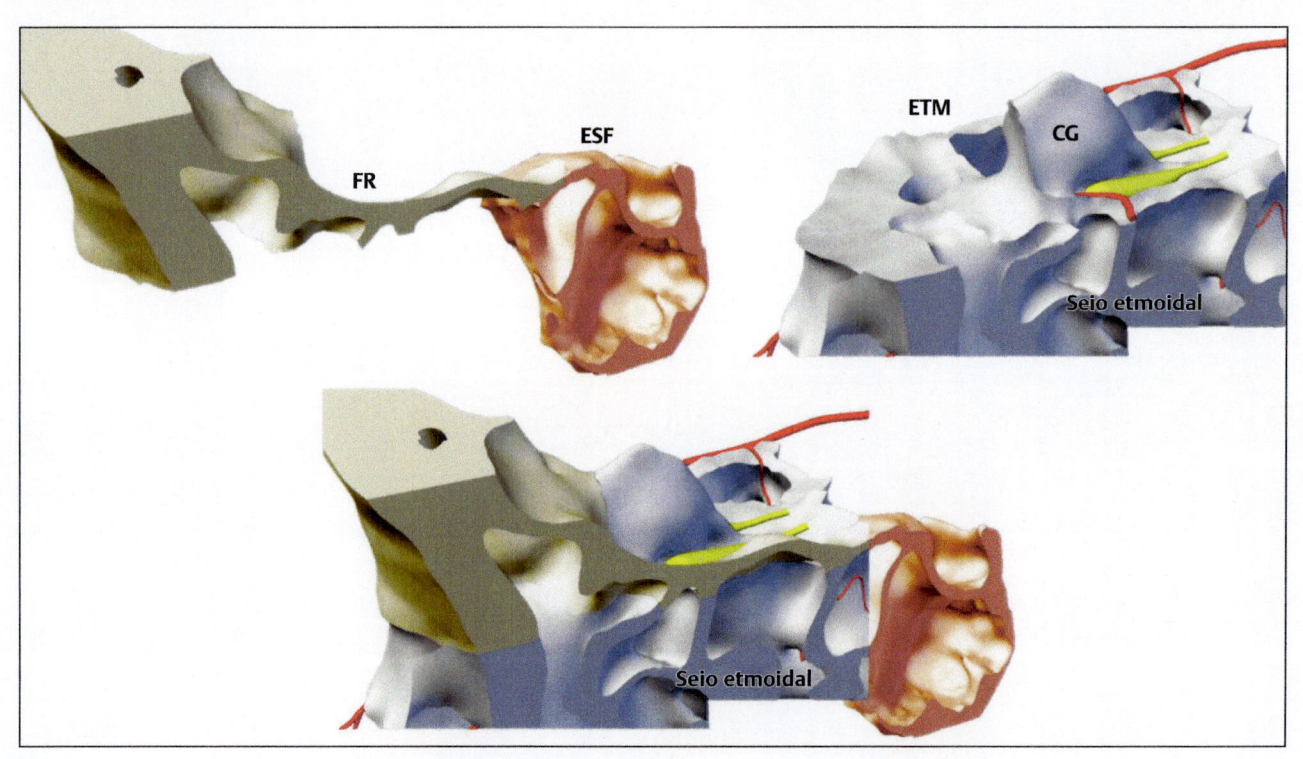

Fig. 8-7.

CAPÍTULO 8 ■ ABORDAGEM TRANSNASAL A LESÕES DE GOTEIRA OLFATÓRIA E FOSSA ANTERIOR

A crista Galli (CG) está localizada na região intracraniana extradural, constituindo-se na base de inserção da foice cerebral, um parâmetro anatômico importante, pois separa a dura-máter da fossa anterior, delimitando os hemisférios cerebrais (Fig. 8-8).

A parte medial do osso etmoide tem uma anatomia particular. Verticalmente, a apófise crista Galli (intracraniana), que se continua com a lâmina perpendicular, (extracraniana) (Fig. 8-9).

Na união destas duas estruturas, formam-se, horizontalmente, duas pequenas placas horizontais que possuem orifícios para a passagem dos filetes olfatórios (placa cribiforme horizontal), terminando-se externamente em uma estrutura vertical que se junta inferiormente com a emergência da conha média e, superiormente, com o osso frontal (placa cribiforme vertical) (Figs. 8-9 e 8-10). Estas duas placas unem-se à crista Galli, formando assim a fossa olfatória (Fig. 8-10).

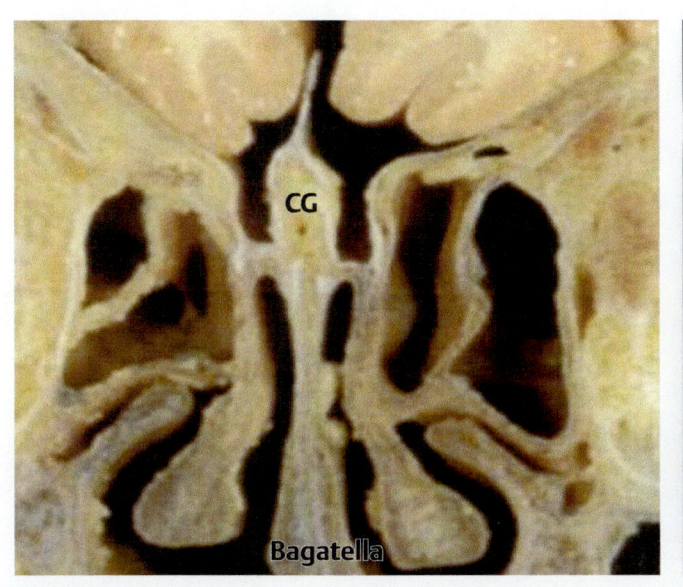

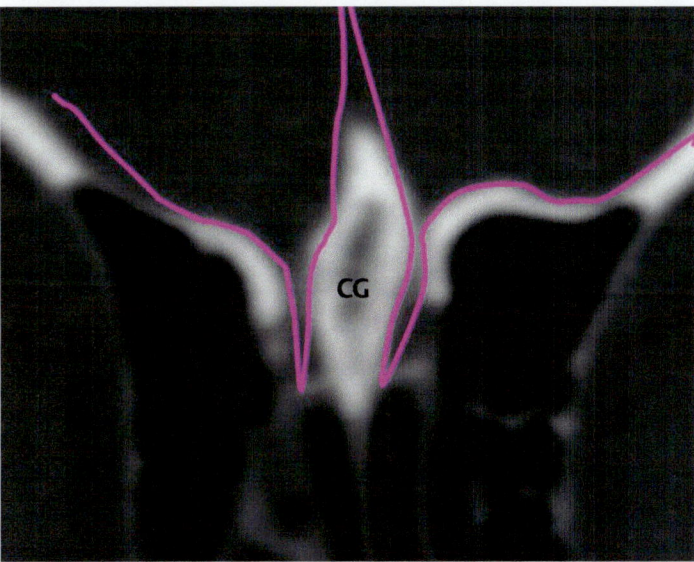

Fig. 8-8.

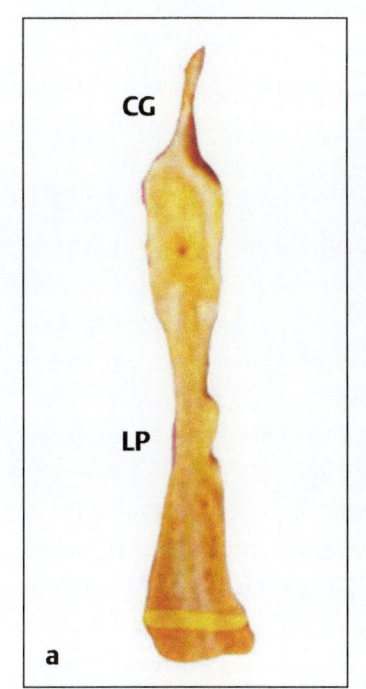

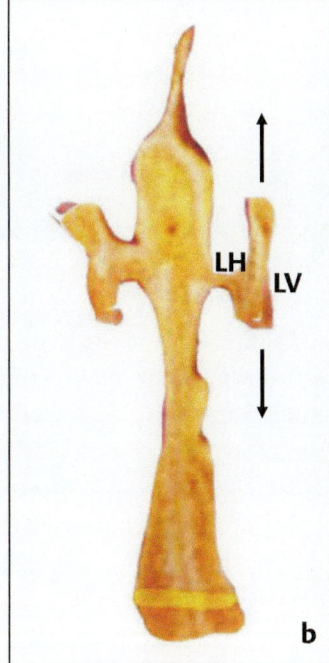

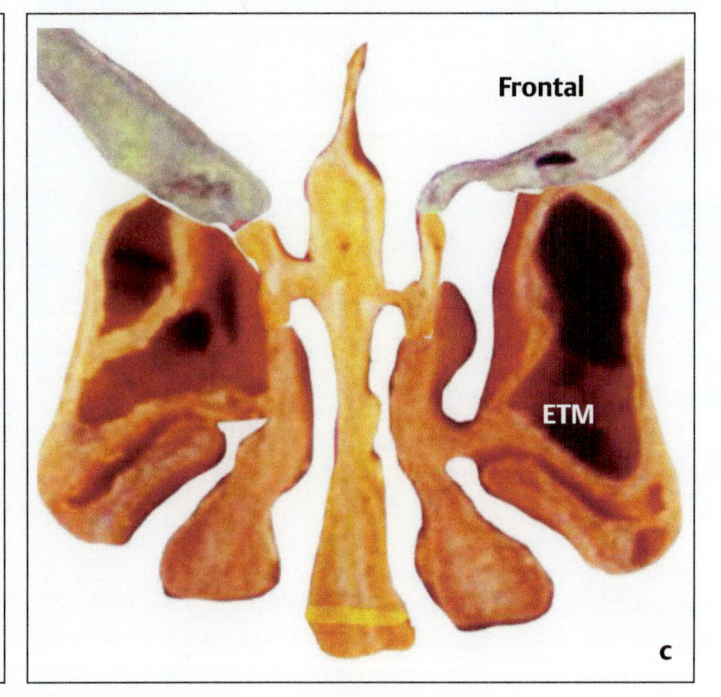

Fig. 8-9. CG: Crista Galli; LP: lâmina perpendicular; LH: lâmina horizontal; LV: lâmina vertical.

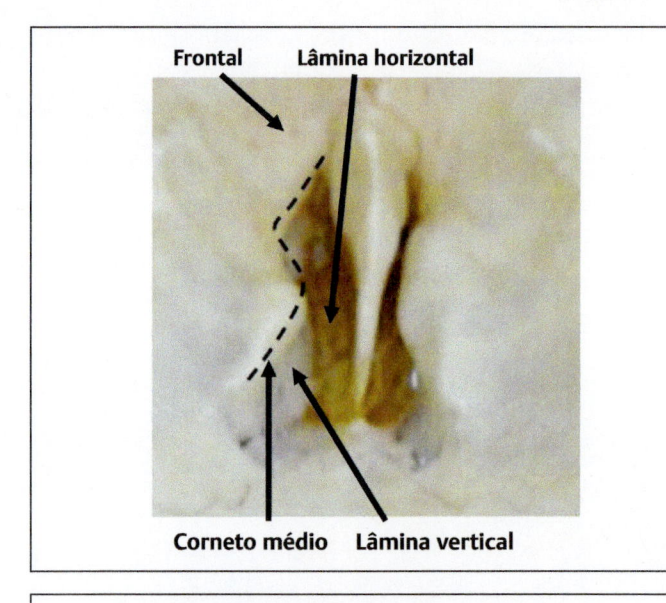

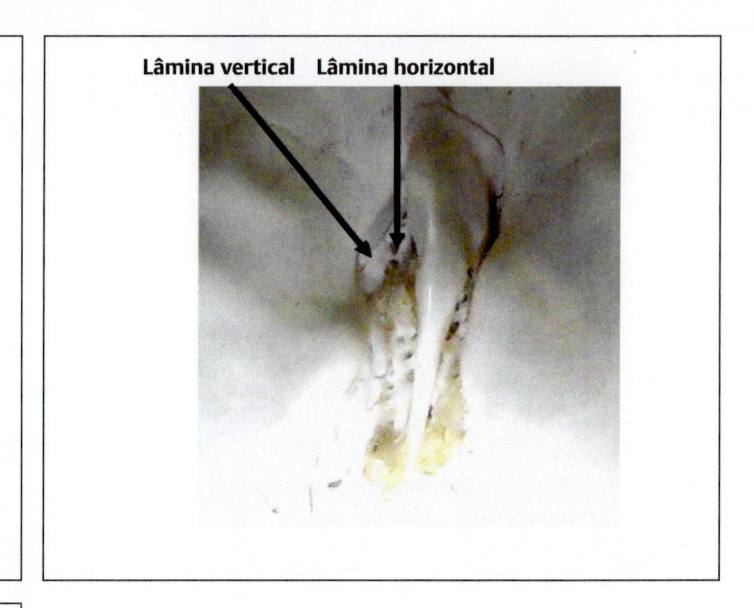

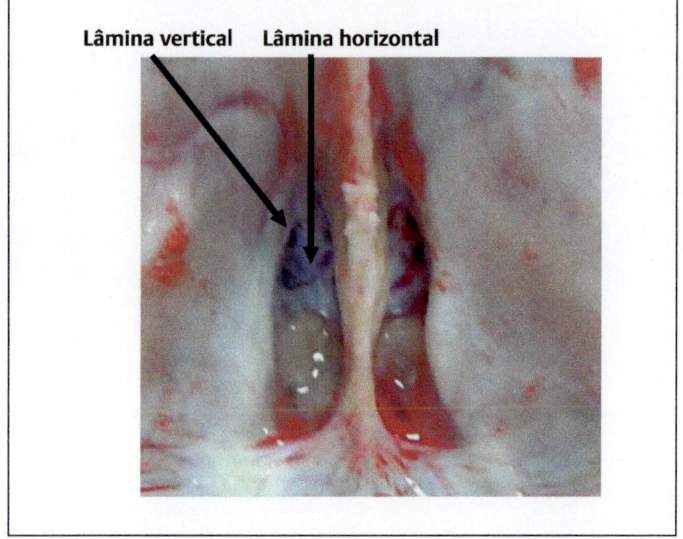

Fig. 8-10.

O comportamento anatômico da dura-máter da fossa anterior é muito particular e sua compreensão é de extrema importância. Anteriormente, as duas partes de dura-máter da foice cerebral acompanham as faces laterais da crista Galli, e penetram na fissura olfatória para envolver os filetes nervosos em seu trajeto até a mucosa olfatória e sua espessura diminui progressivamente nesse processo descendente (Fig. 8-11).

Posteriormente, no plano esfenoidal, a dura-máter é uma camada uniforme e encontra-se aderida à parte plana do osso esfenoidal (Fig. 8-12).

Na placa horizontal a dura-máter é notavelmente mais delgada e está num plano bem inferior ao teto do seio etmoidal (osso frontal), onde é plana e espessa (Fig. 8-13). Na Figura 8-13 podemos observar os planos da dura-máter na fossa anterior.

As diferenças anatômicas entre a dura-máter da fossa olfatória e do plano esfenoidal determinam importantes mudanças na conduta cirúrgica, tanto na ressecção como na reconstrução da dura-máter.

Em íntimo contato com a base anterior do crânio estão as artérias etmoidais anterior e posterior, que podem estar deiscentes (Fig. 8-14).

Em um estudo recente, utilizando angiotomografia computadorizada, foi analisada a variação anatômica da artéria frontorbitária (primeiro ramo cortical do segmento pós-comunicante da artéria cerebral anterior) em relação à base anterior do crânio e a cavidade nasal. Seu trajeto descende em direção à base do crânio, próximo da linha média (1,5 mm), em seguida aproxima-se do plano esfenoidal (distância média de 1,8 mm), percorrendo anteriormente uma distância média de 4,4 mm na região da parede anterior do seio esfenoidal e 12 mm na região em que a artéria etmoidal anterior está localizada. Dessa maneira, o plano esfenoidal mostrou-se o sítio de maior proximidade desta artéria. Sendo assim, é de extrema relevância sua identificação a fim de evitar manipulações indesejadas e complicações severas (Fig. 8-15).

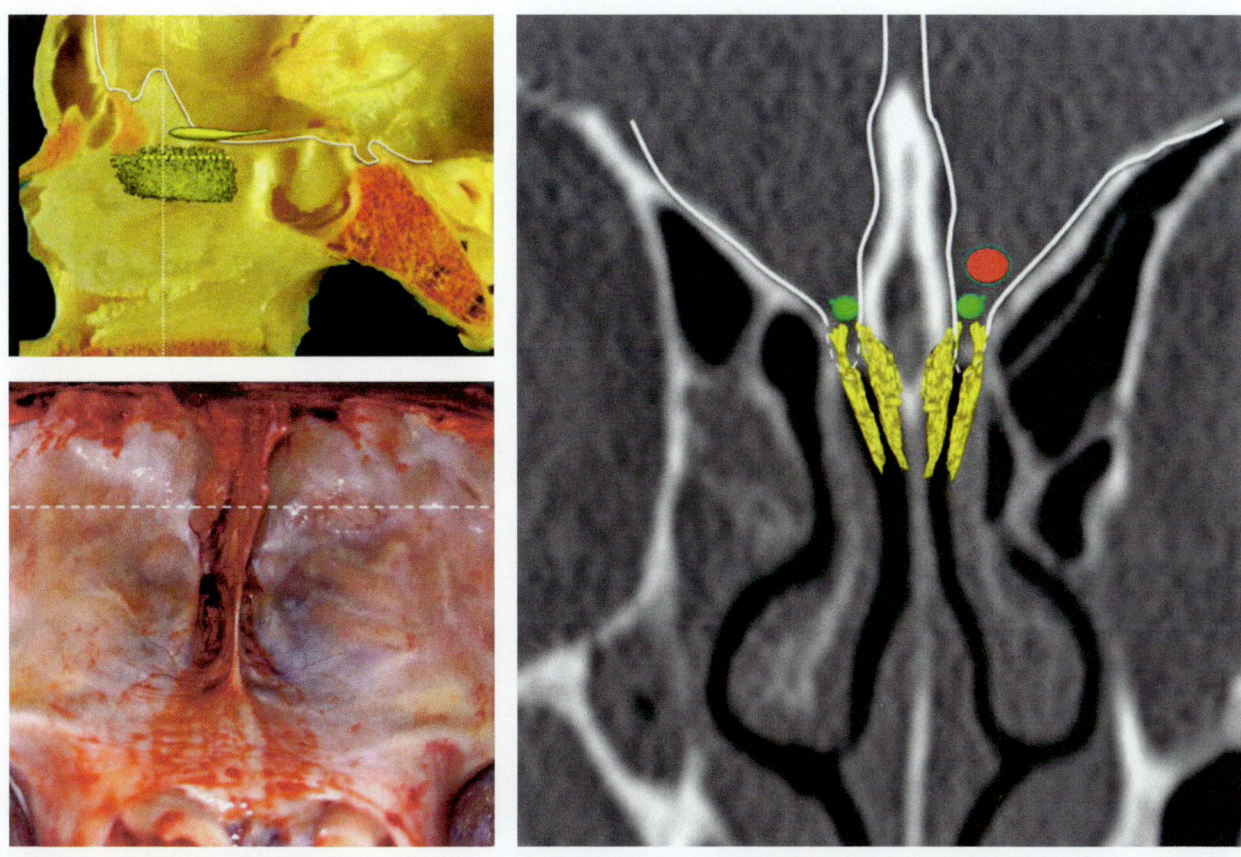

CAPÍTULO 8 ■ ABORDAGEM TRANSNASAL A LESÕES DE GOTEIRA OLFATÓRIA E FOSSA ANTERIOR 67

Fig. 8-11. Corte coronal Crista Galli.

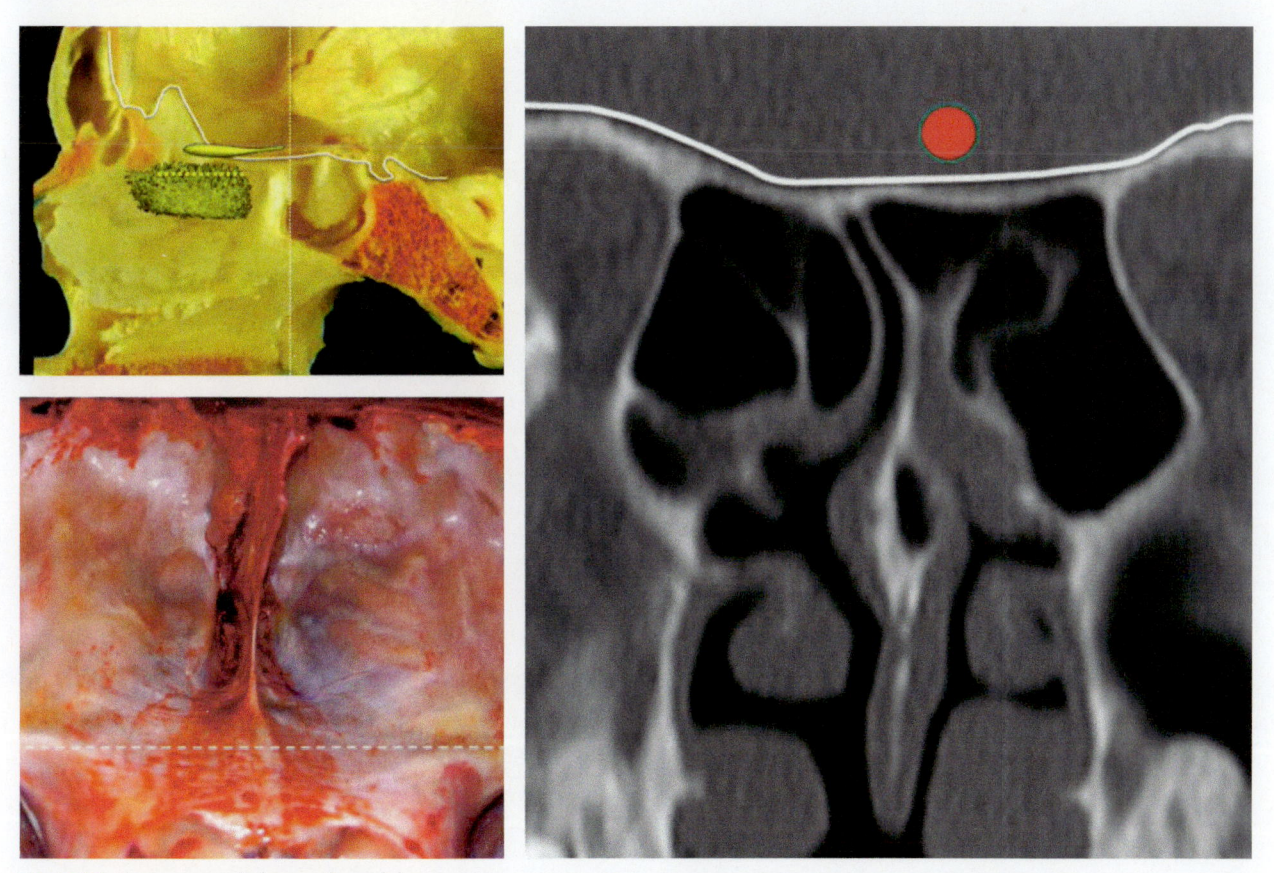

Fig. 8-12. Corte coronal plano esfenoidal.

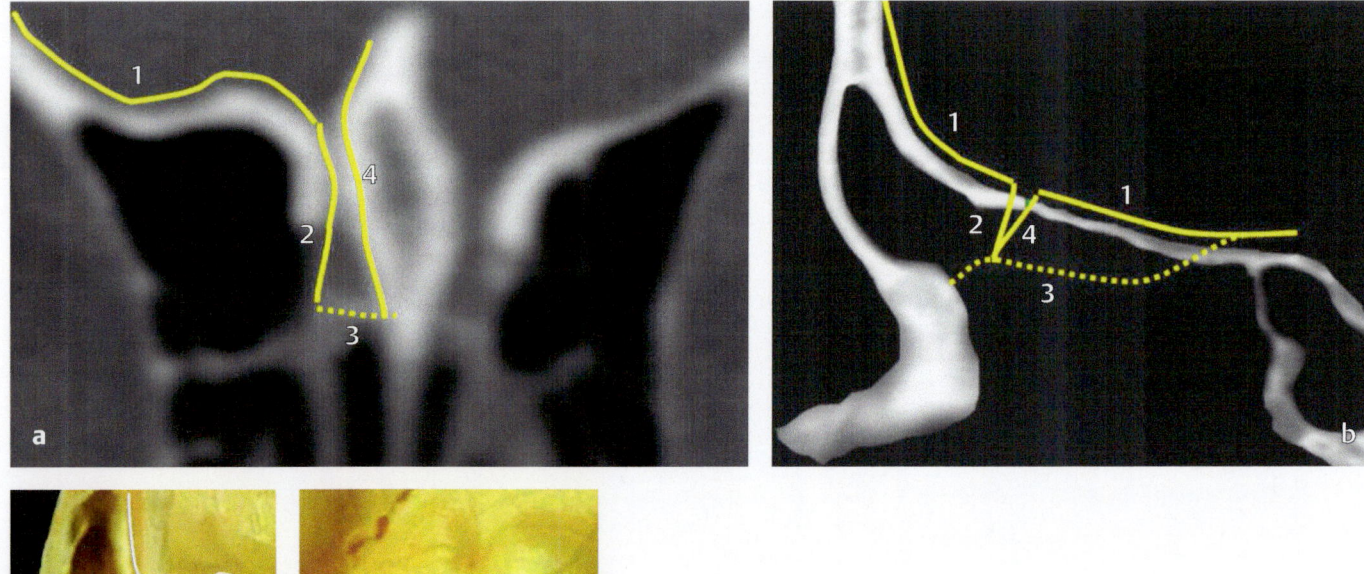

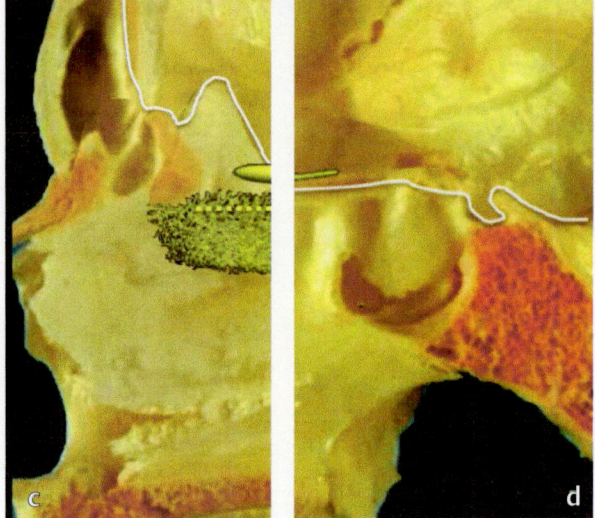

Fig. 8-13. (c) Cribiforme; (d) *planum* esfenoidal.

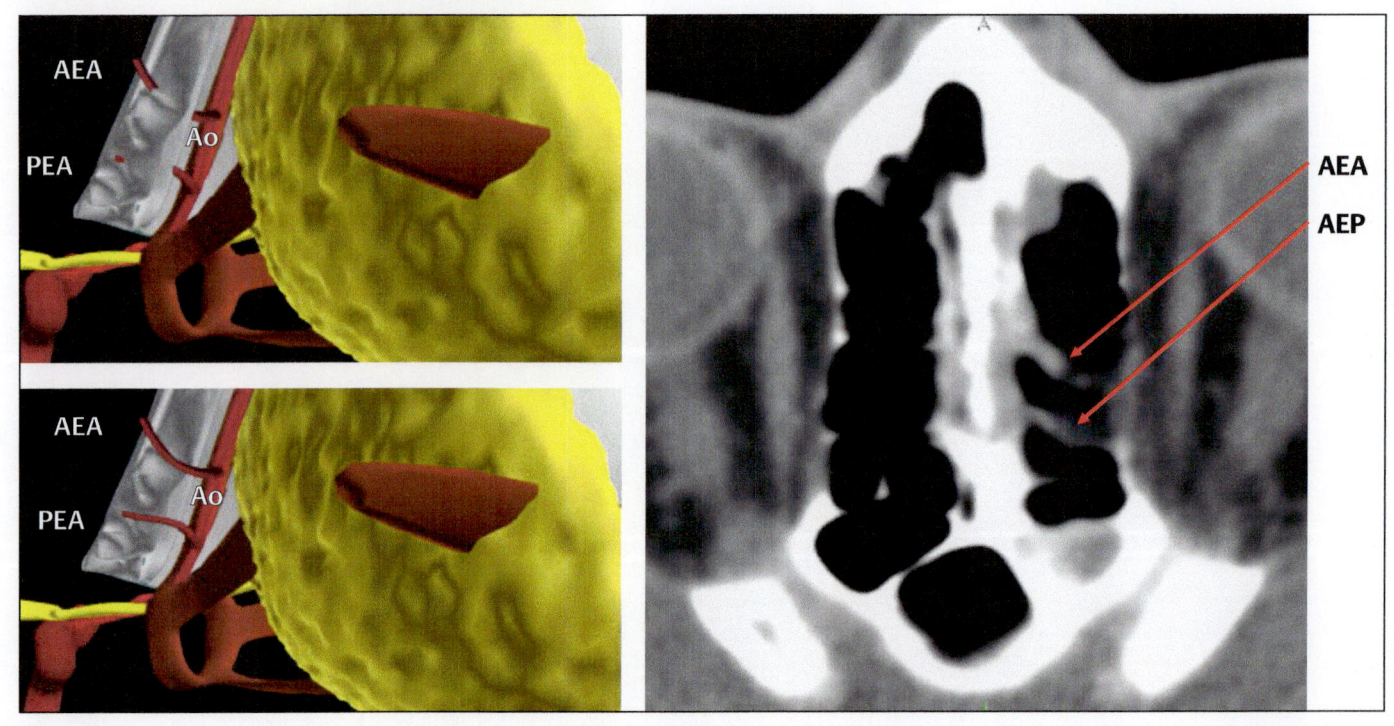

Fig. 8-14.

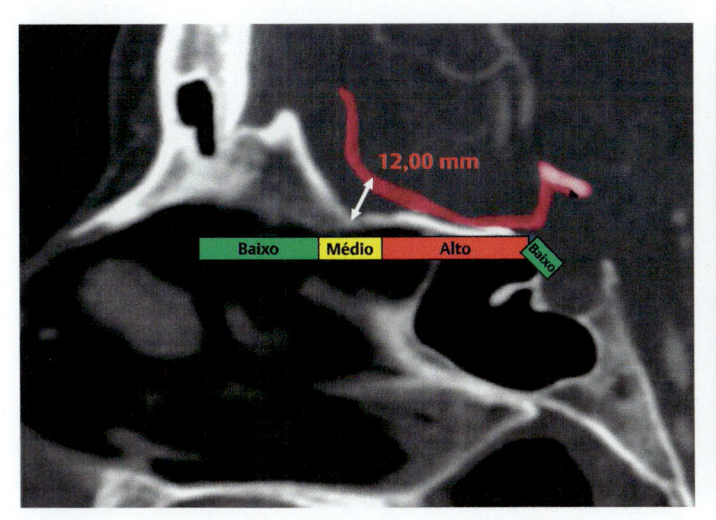

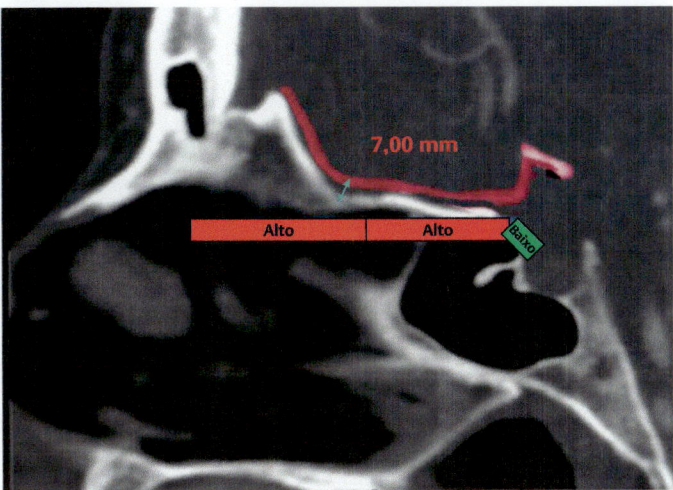

CAPÍTULO 8 ■ ABORDAGEM TRANSNASAL A LESÕES DE GOTEIRA OLFATÓRIA E FOSSA ANTERIOR

Fig. 8-15.

Acessos mais utilizados no tratamento das patologias cirúrgicas na parte central da base anterior do crânio (Fig. 8-16).

- Trans-cribriforme (anterior).
- Trans-*Planum* (posterior).
- Trans-cribriforme + Trans-*Planum* (anterior + posterior).

ACESSO TRANSCRIBRIFORME
Indicações

A) Doenças intranasais com potencial invasão intracraniana.
B) Doenças intranasais com invasão intracraniana.
C) Doenças intracranianas.

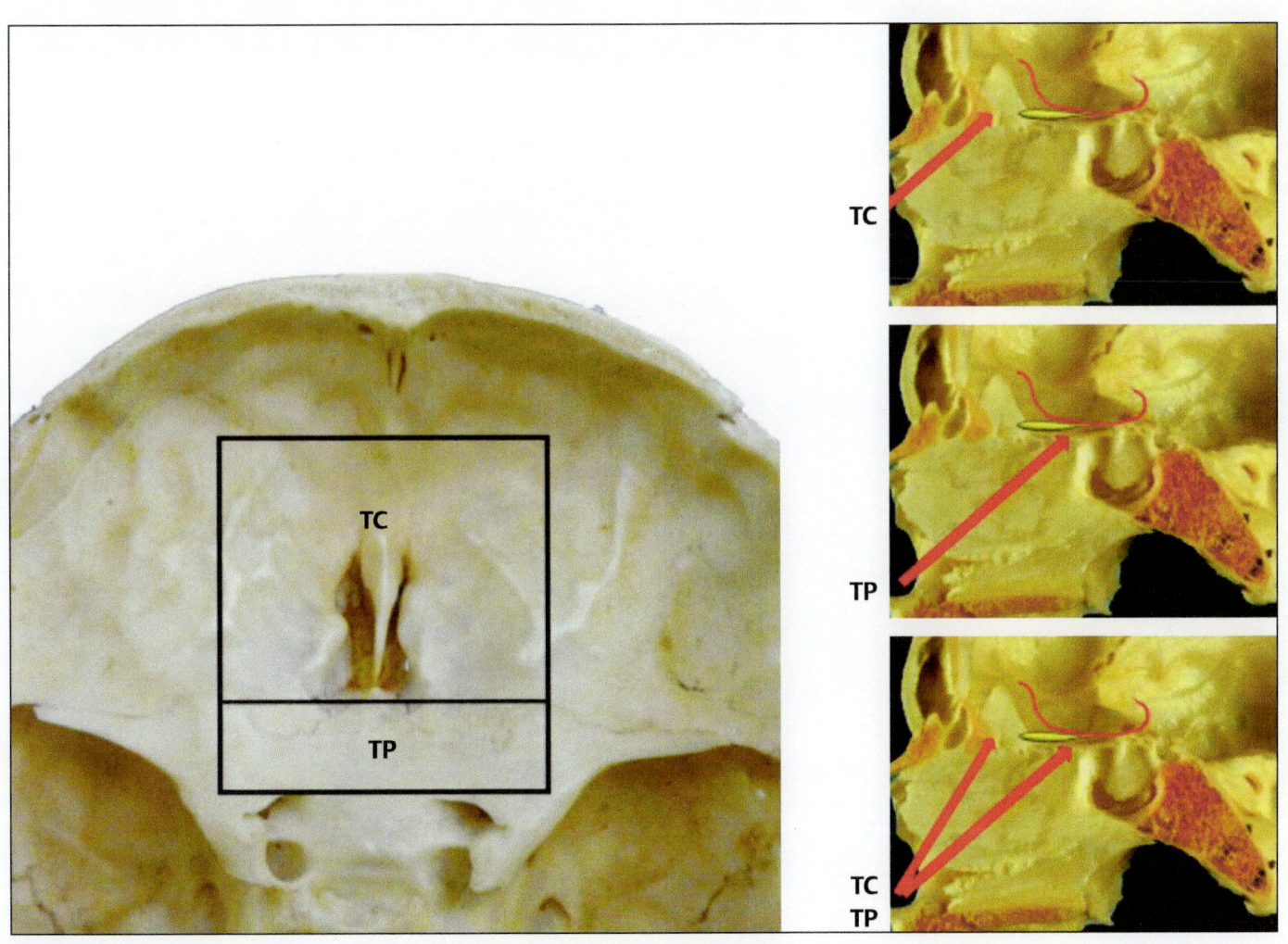

Fig. 8-16.

Princípios Básicos

Na maioria das vezes utilizamos a técnica centrípeta que é, basicamente, um conceito oncológico baseado na dissecção da anatomia normal que circunda a patologia propriamente dita. Isso significa que é necessário haver um conhecimento exaustivo da anatomia da cavidade nasal e da base do crânio e as variadas técnicas de dissecção que serão utilizadas.

Nas cirurgias que interessam o seio frontal, o ângulo entre sua parede posterior (vertical) e o piso da fossa anterior (horizontal) é muito variável e precisa ser cuidadosamente avaliado, pois determina a posição de entrada de cada instrumento bem como o ângulo de endoscópio a ser utilizado. Quanto mais agudo, mais angulado deve ser o endoscópio, assim como as brocas e os instrumentos específicos (Fig. 8-17).

Para o controle da região mais anterior da base anterior do crânio é necessária a dissecção deste ângulo e isto é realizado a partir da técnica endoscópica de Lothrop, que consiste na dissecção ampla do seio frontal em sua comunicação com a cavidade nasal, como primeiro passo (Fig. 8-18).

A partir do Lothrop, dissecamos a parte central (crista Galli e lâmina cribriforme-2) e a parte lateral (teto do seio etmoidal) até sua junção com a órbita, expondo, portanto, toda a dura-máter.

Na abertura da dura, cuidados com a presença da artéria frontorbitária-3 (Fig. 8-19).

O acesso transfrontal com ressecção da crista Galli é mais anterior e paralelo à artéria fronto-orbitária, permitindo um controle mais seguro (Fig. 8-20).

Nas lesões exclusivamente de linha média, o Lothrop pode ser realizado pela via transeptal bem como o resto da operação (Fig. 8-21).

Obviamente as dissecções devem ser ao redor da lesão, necessitando, com frequência, da realização de uma etmoidectomia centrípeta e/ou outros procedimentos associados.

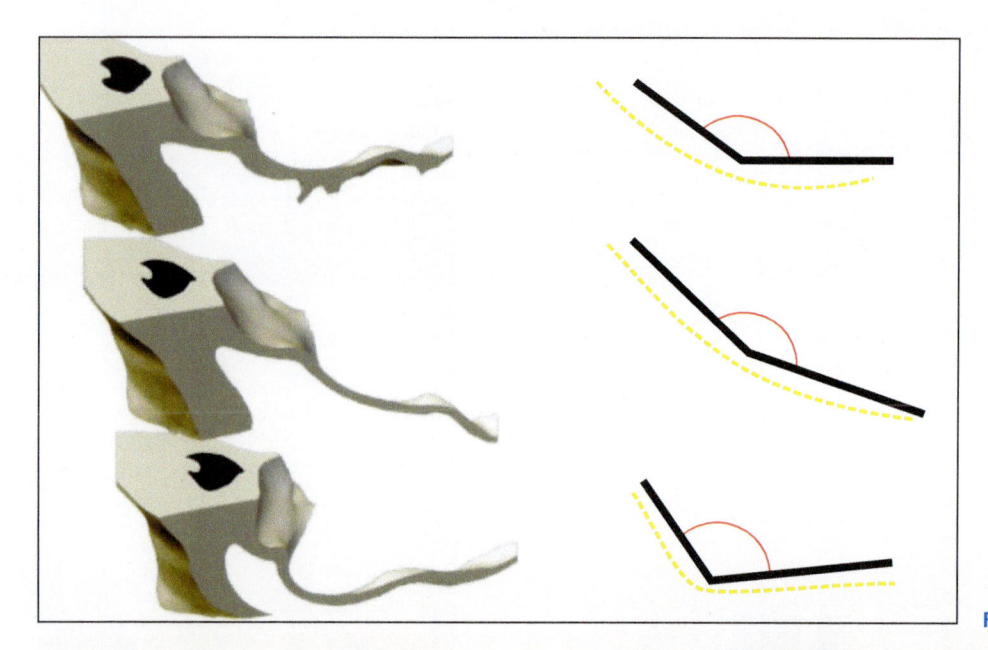

Fig. 8-17.

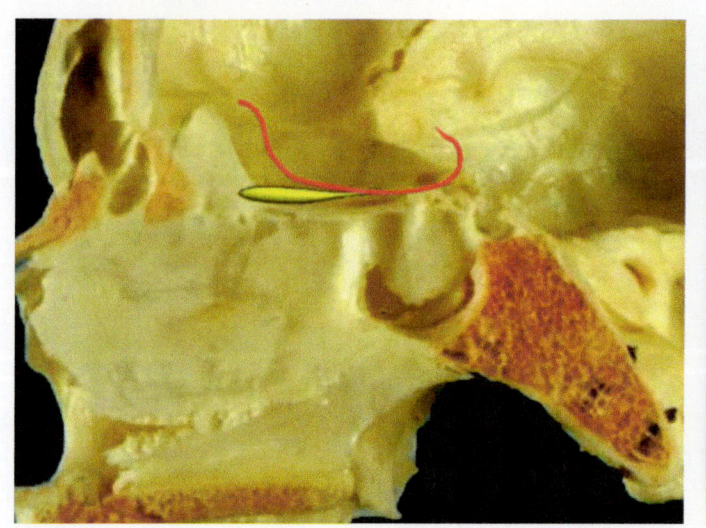

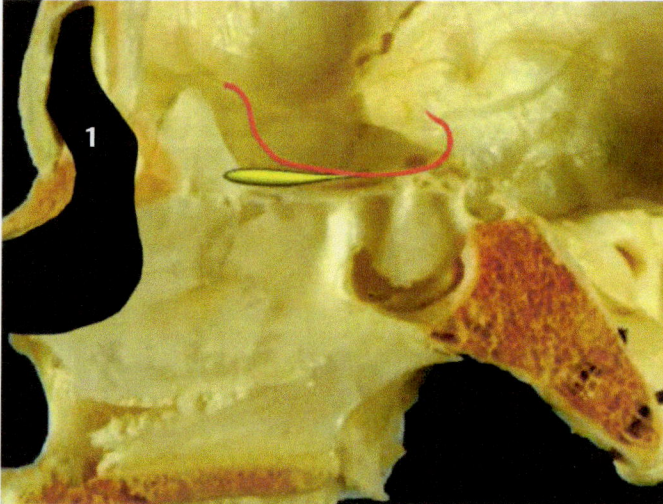

Fig. 8-18.

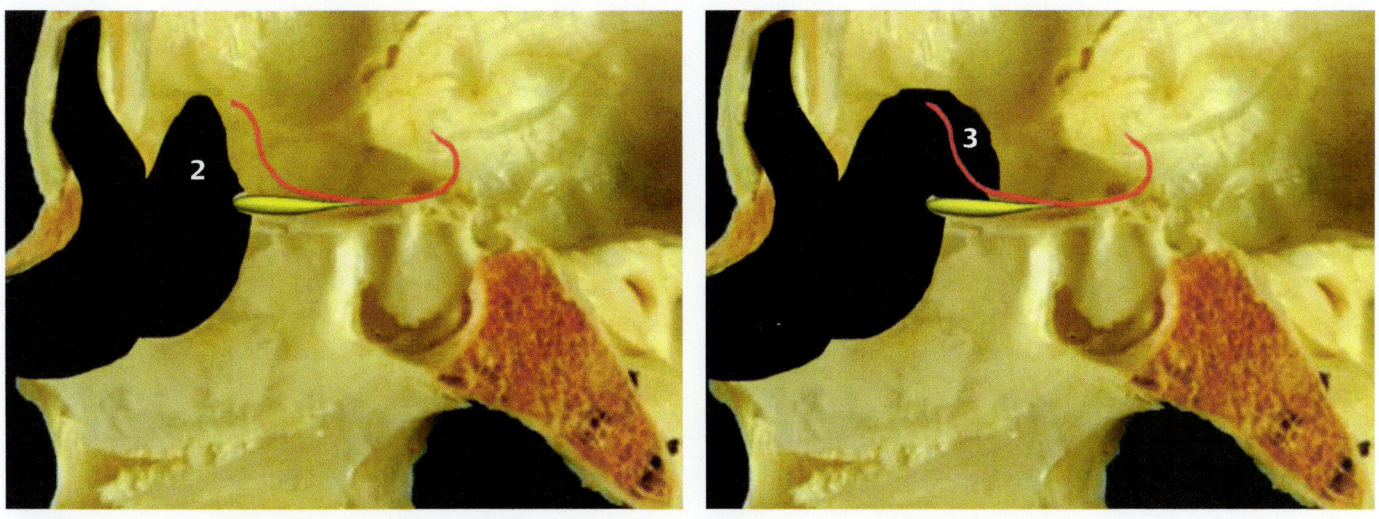

CAPÍTULO 8 ▪ ABORDAGEM TRANSNASAL A LESÕES DE GOTEIRA OLFATÓRIA E FOSSA ANTERIOR

Fig. 8-19.

Seio frontal

Lâmina perpendicular

Bulbo olfatório

Artéria fronto-orbitária

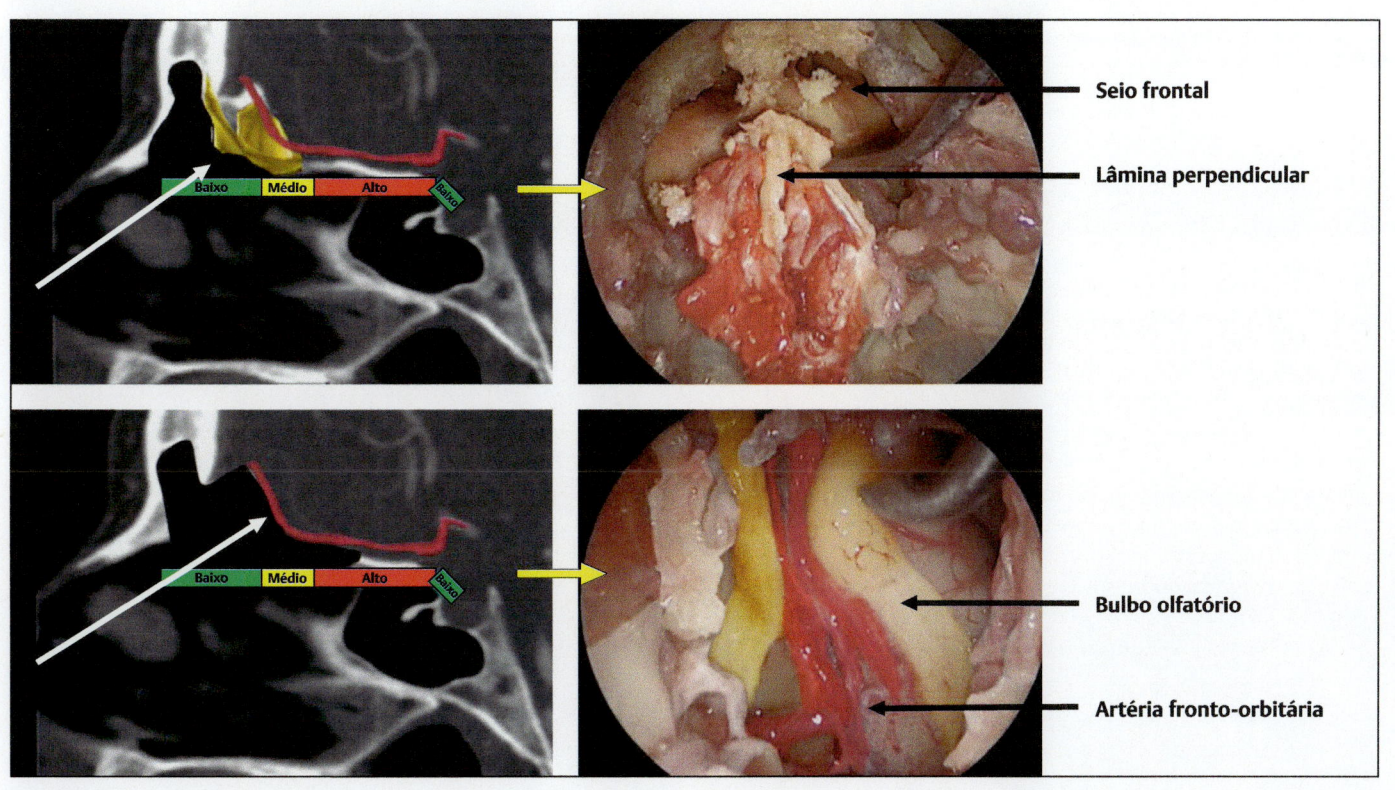

Fig. 8-20.

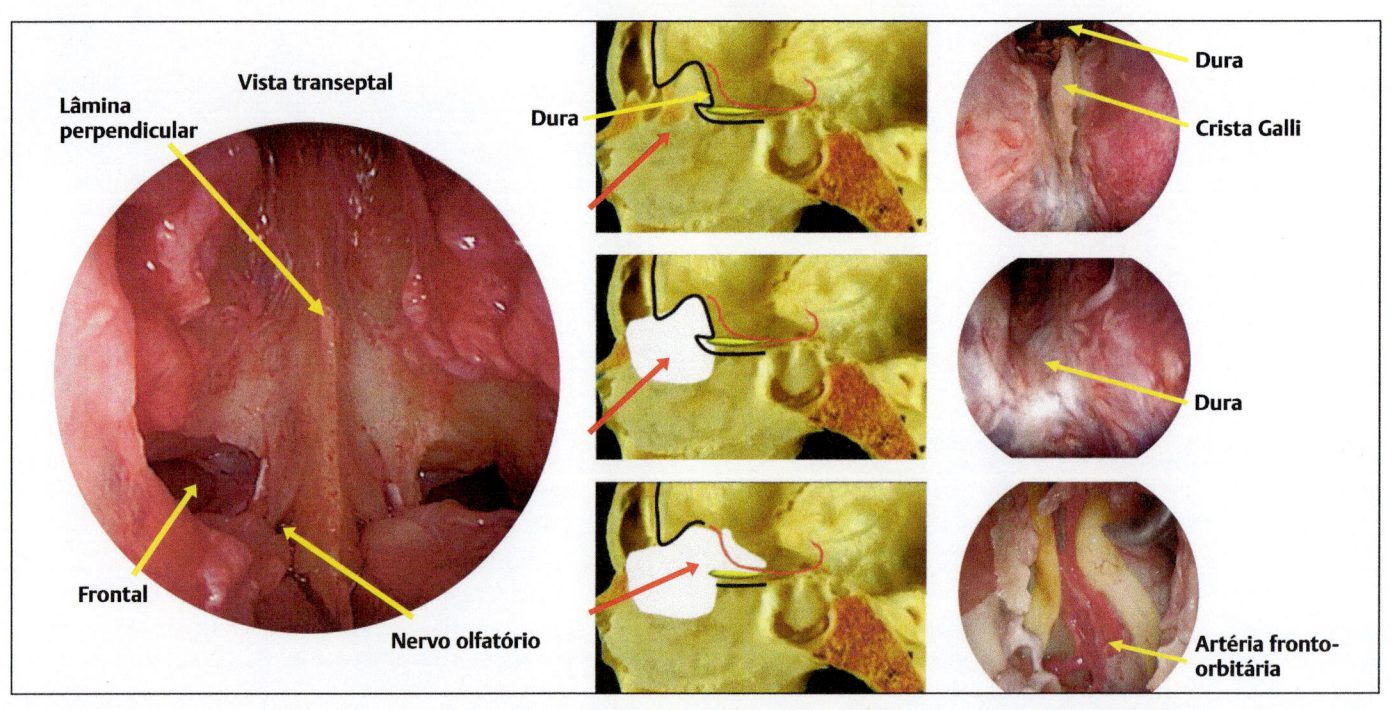

Fig. 8-21.

A ordem dos tempos cirúrgicos é modificada e adaptada de acordo com a necessidade de cada caso.

Nas patologias malignas, após a ressecção da dura-máter, sua parte remanescente deve ser histologicamente examinada de forma cautelosa, evitando ressecções para maiores ou para menores do que o caso exige. O mesmo princípio deve ser aplicado ao bulbo olfatório, em especial nos estesioneuroblastomas.

Esses fatores são importantes, pois a base do crânio, obrigatoriamente, deve ser reconstruída ao final da operação e quanto maior o defeito dural mais complexos serão a reconstrução e o controle pós-operatório.

Como princípio, a técnica deve buscar a exposição cuidadosa das relações da patologia com os tecidos nobres ao seu redor, incluindo vasos, nervos e elementos anatômicos como dura-máter, conteúdo orbitário e vias lacrimais.

TÉCNICA DE RECONSTRUÇÃO DA VIA TRANSCRIBRIFORME

As particularidades da dura-máter da área cribriforme foram expostas na descrição anatômica desse trabalho e são fundamentais no planejamento da reconstrução.

Em princípio utiliza-se um enxerto, desde que haja um leito cirúrgico adequado para nutri-lo, caso contrário opta-se por retalho.

Enxertos, geralmente de mucosa nasal, podem ser obtidos das conchas nasais, mucosa septal ou piso do nariz, e os retalhos, também de mucosa nasal, são confeccionados a partir de princípios sólidos bastante conhecidos, como, por exemplo, o retalho septal (Fig. 8-22).

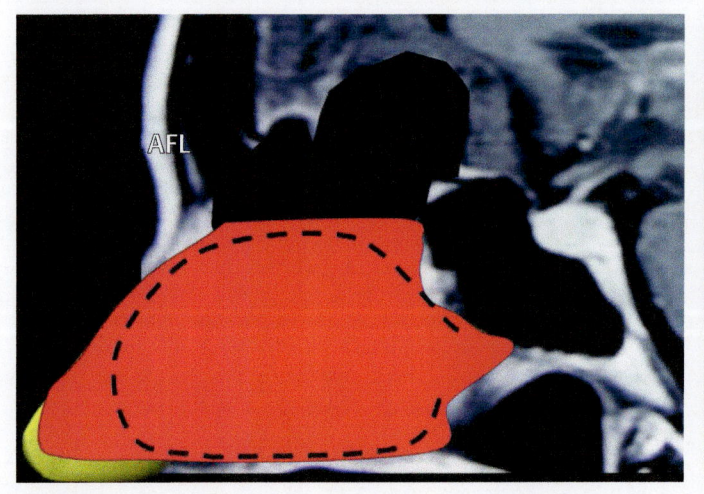

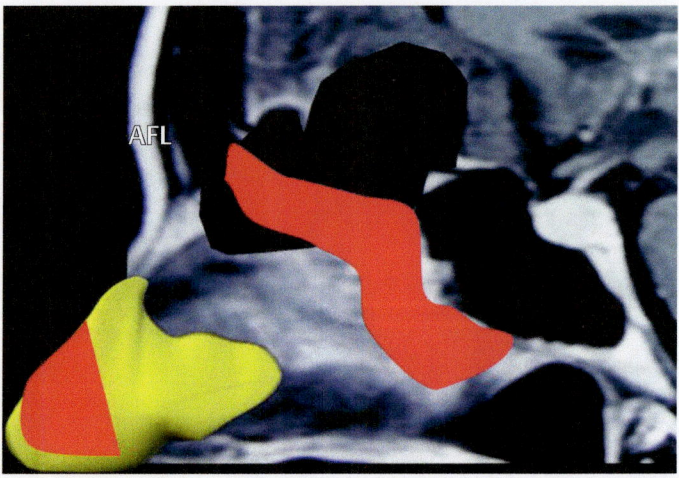

Fig. 8-22.

Substitutos de dura-máter podem ser usados: fáscia lata, gordura, músculo, cartilagem, osso, gálea aponeurótica, periósteo e outras opções.

Em nossa experiência, após a ressecção tumoral, e especificamente na área cribriforme, com a ressecção da crista Galli e do piso da fossa anterior, podemos obter uma quantidade suficiente de dura-máter (Fig. 8-23), que pode ser dissecada e aproximada, permitindo fechamento com sutura e colocação de enxerto (Fig. 8-24). Utilizamos este procedimento com relativa frequência.

Após a retirada da crista Galli, pode-se, também, bascular a dura contralateral para cobrir o defeito provocado (Fig. 8-25).

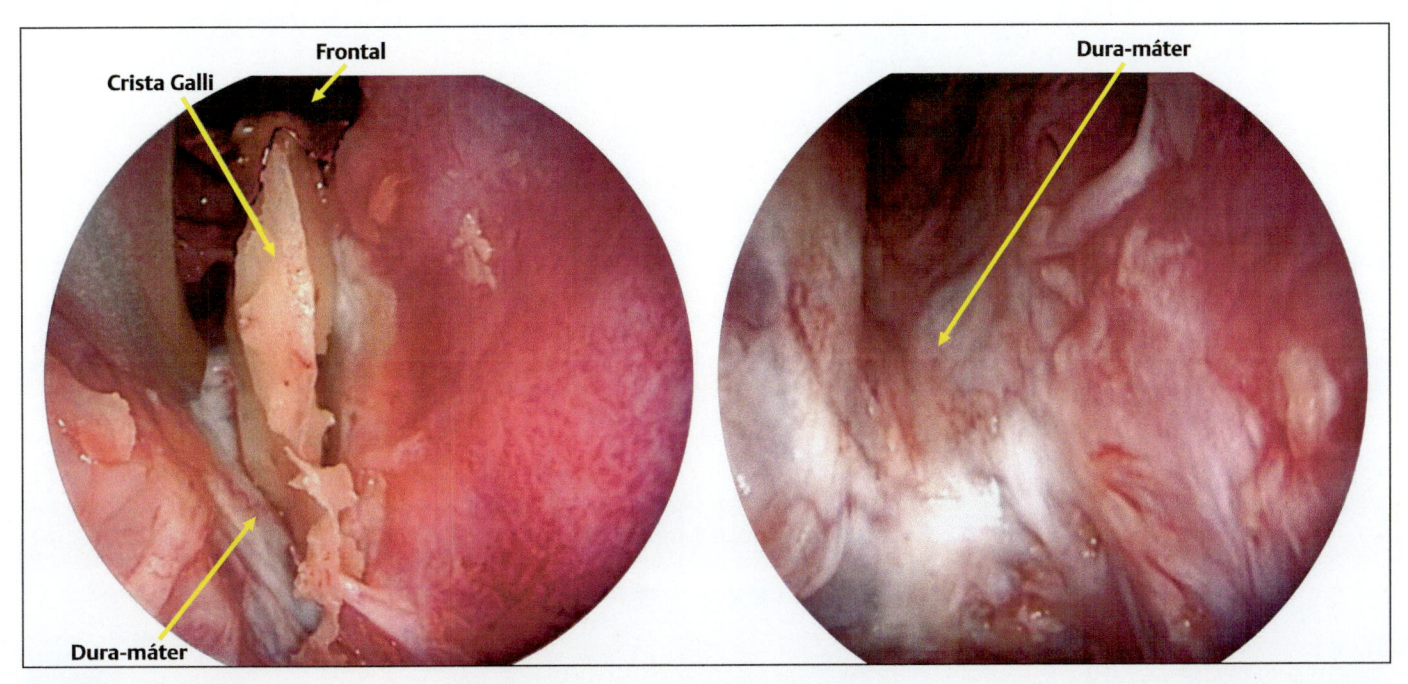

Fig. 8-23.

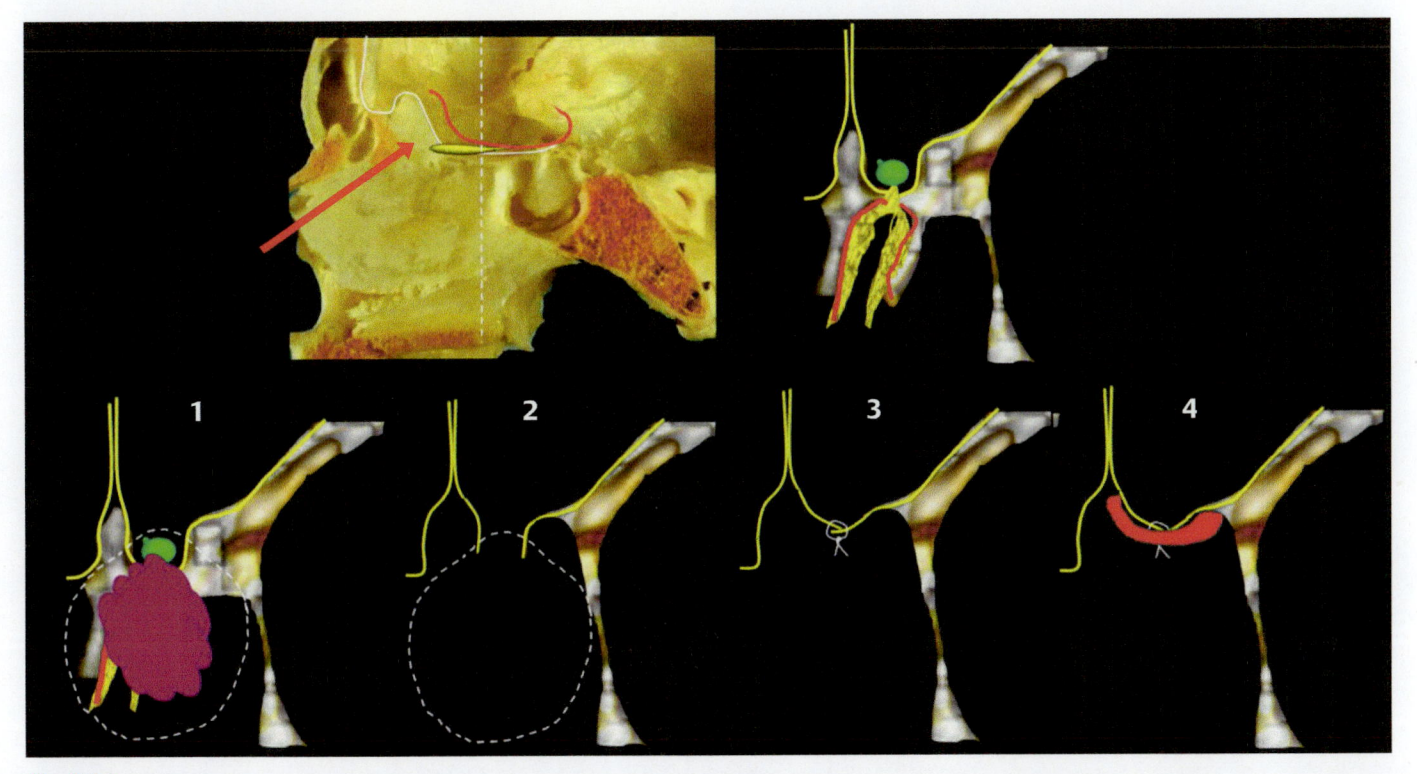

Fig. 8-24.

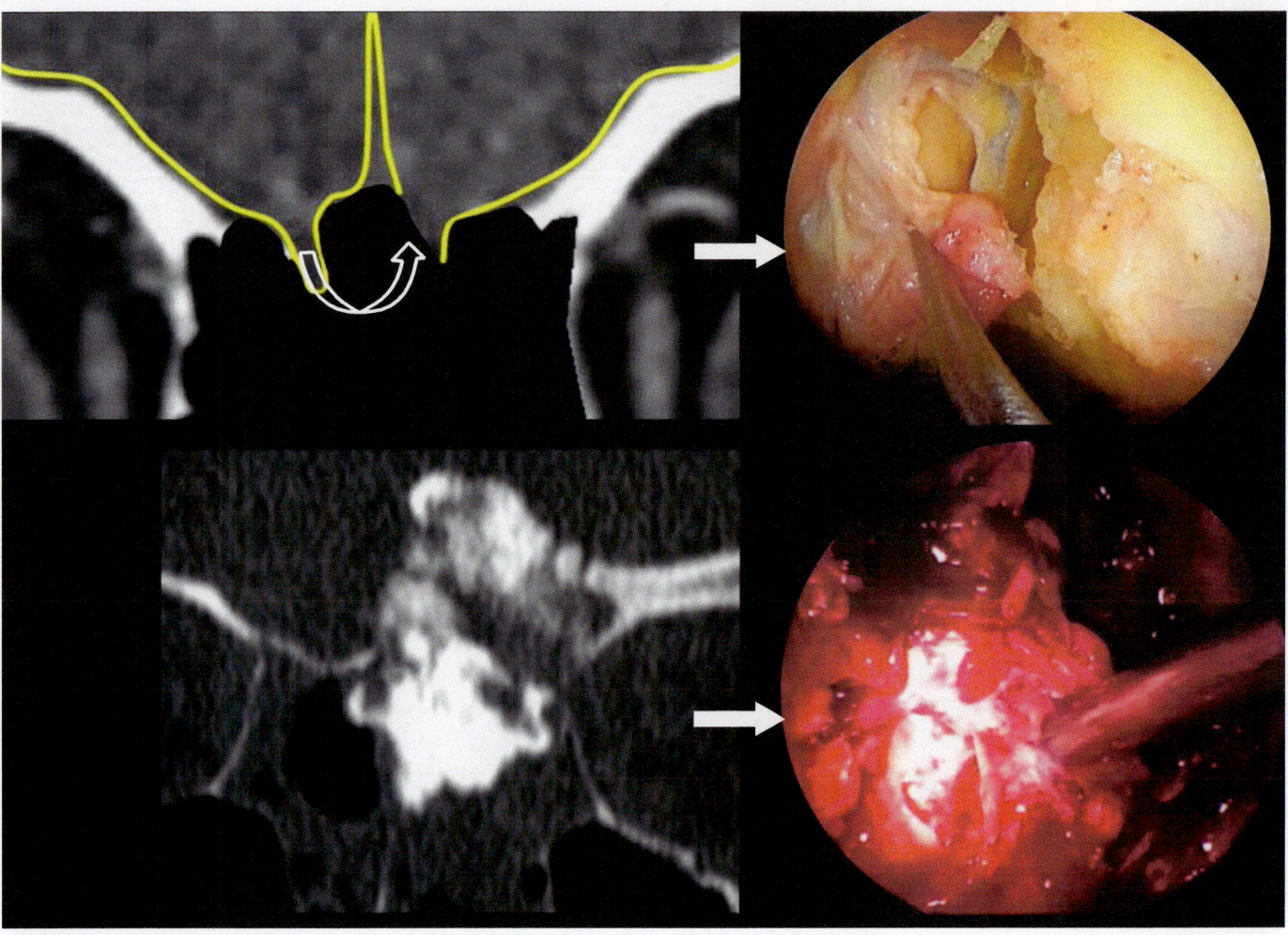

Fig. 8-25.

CAPÍTULO 8 ■ ABORDAGEM TRANSNASAL A LESÕES DE GOTEIRA OLFATÓRIA E FOSSA ANTERIOR 75

CASOS DEMONSTRATIVOS
Transcribriforme
CASO 1 – Diplasia Óssea

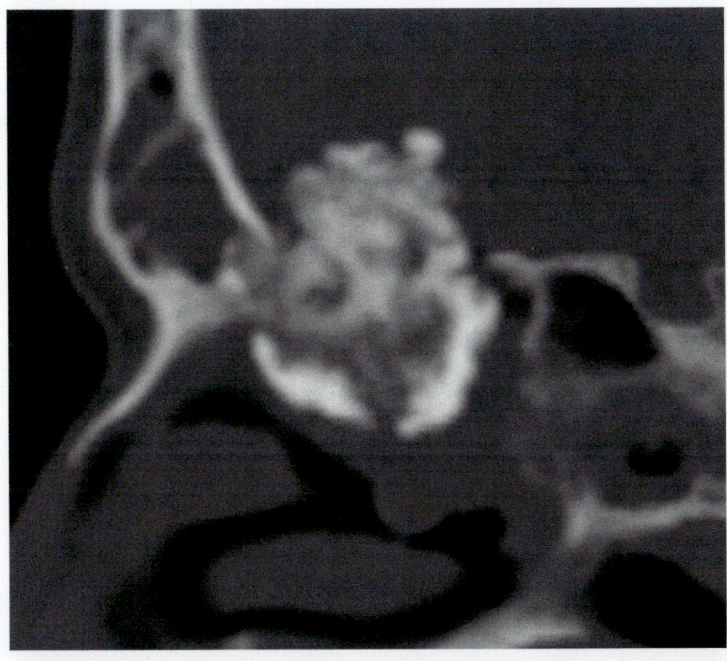

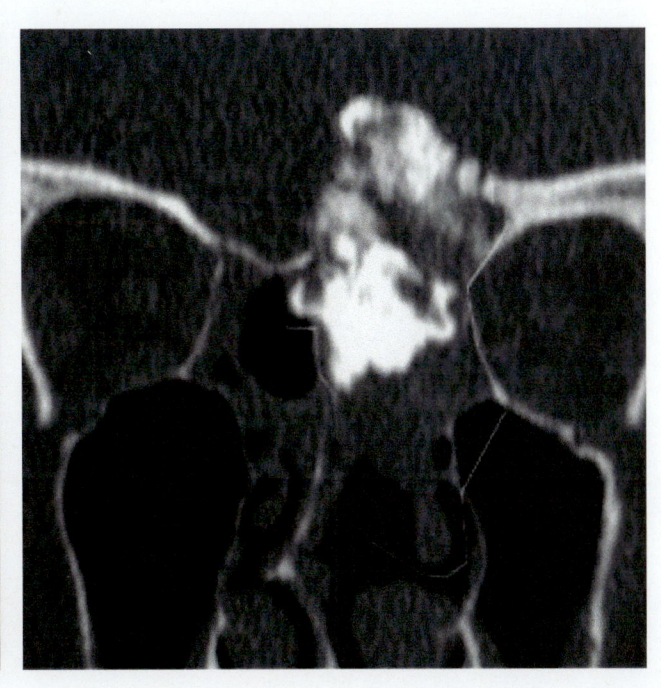

Fig. 8-26. Pré.

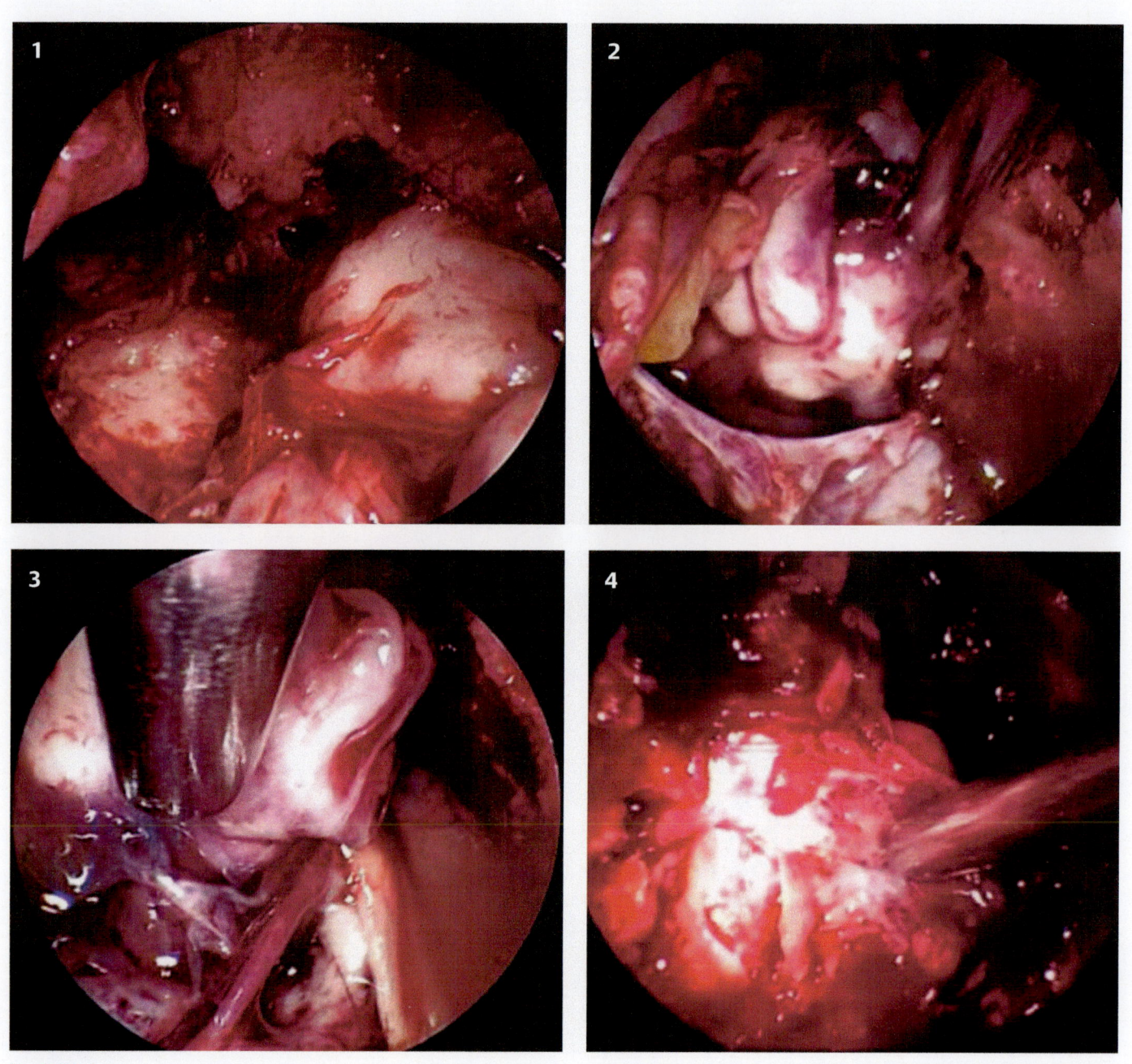

Fig. 8-26. Trans.

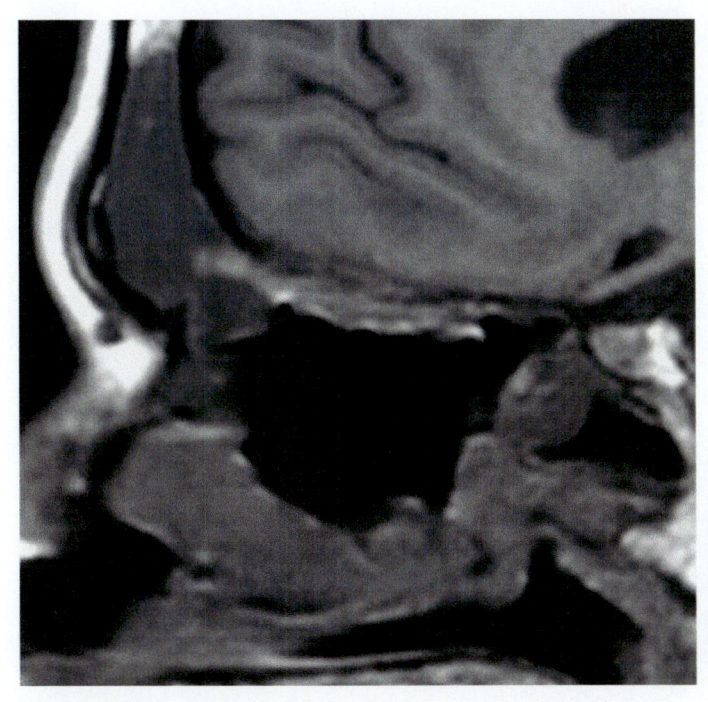

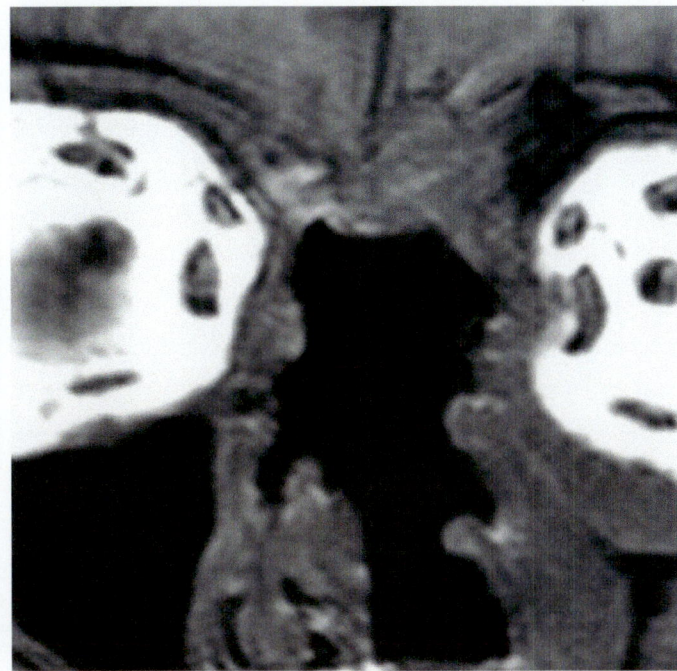

CAPÍTULO 8 ■ ABORDAGEM TRANSNASAL A LESÕES DE GOTEIRA OLFATÓRIA E FOSSA ANTERIOR 77

Fig. 8-26. Pós.

CASO 2 – Diplasia Óssea

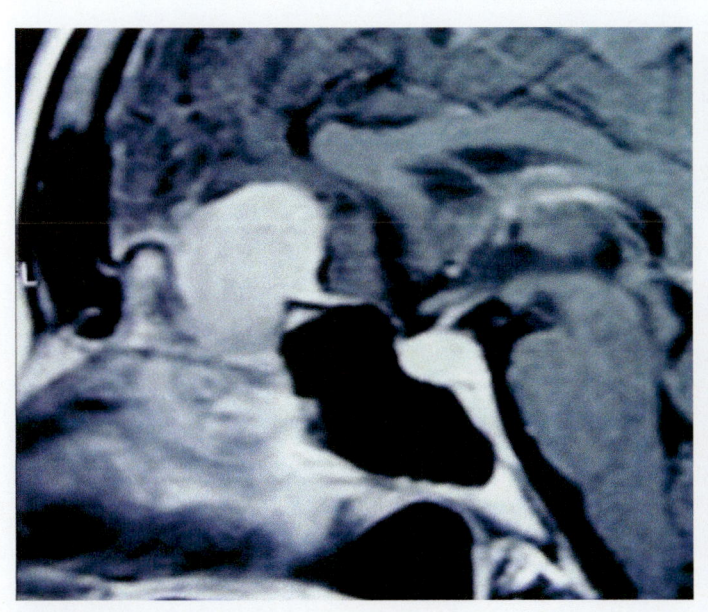

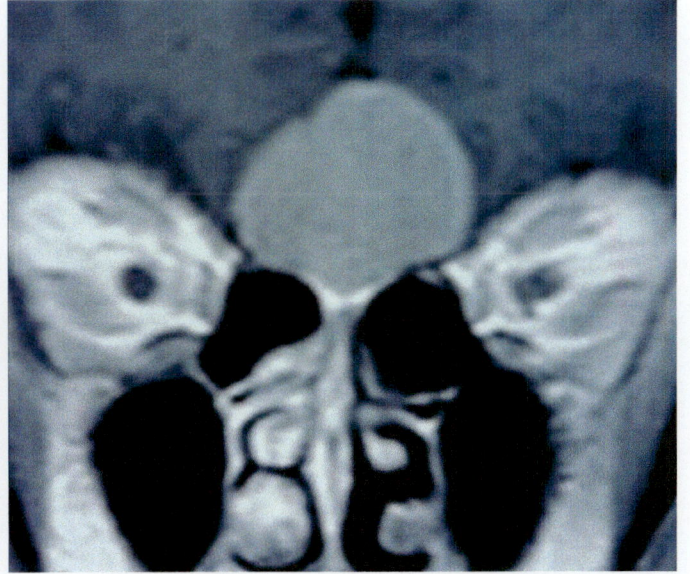

Fig. 8-27. Pré.

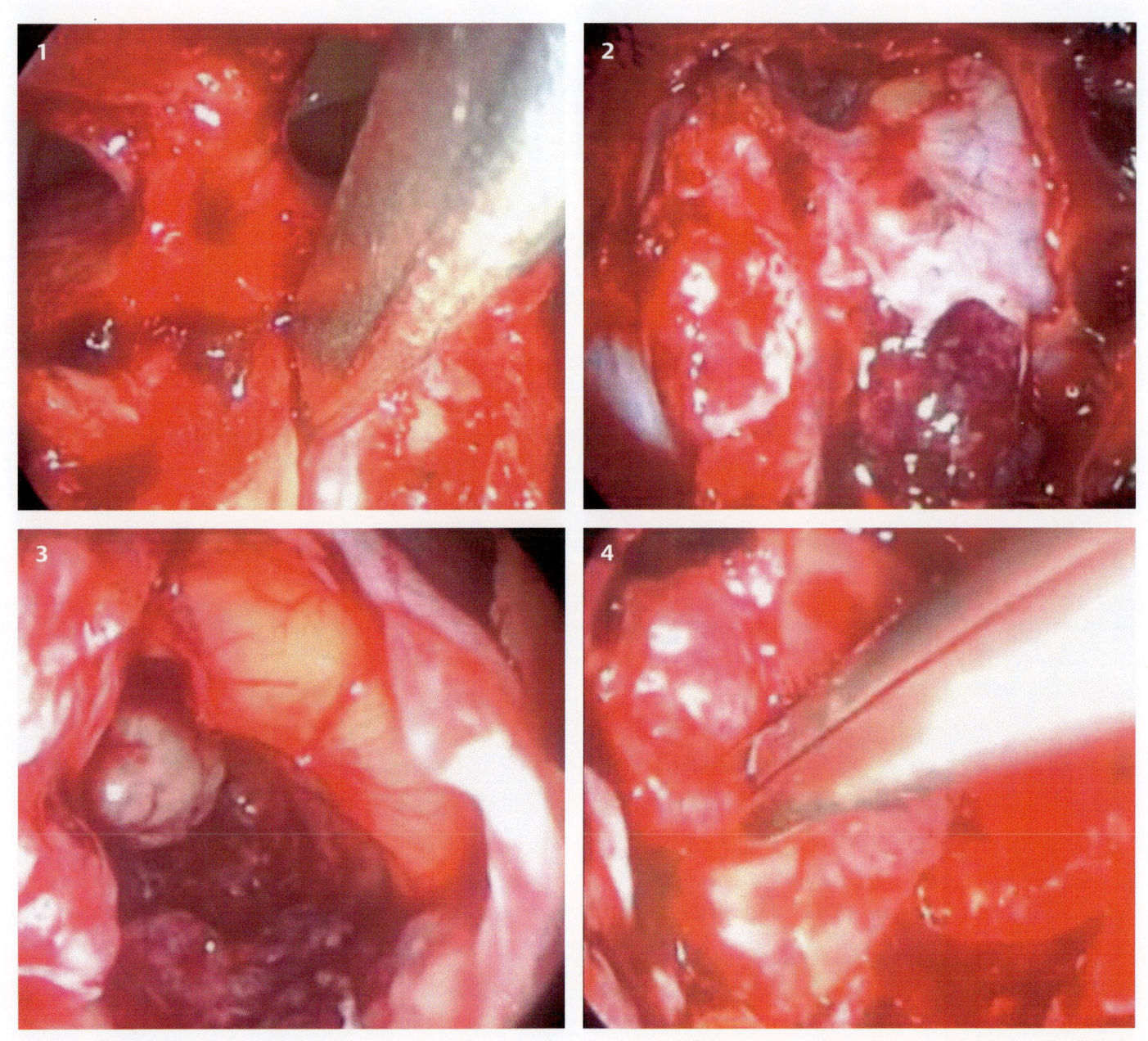

Fig. 8-27. Trans.

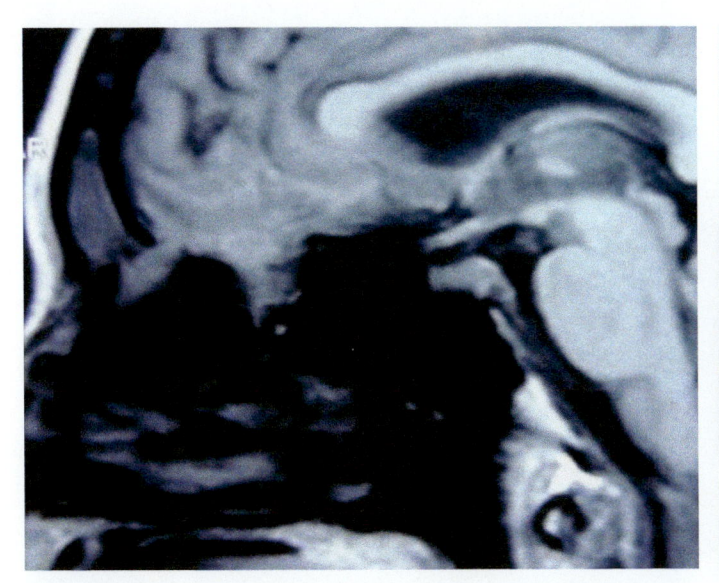

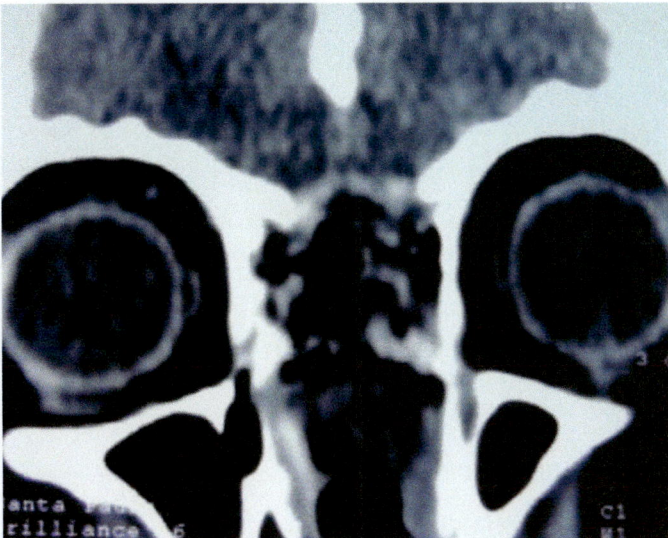

CAPÍTULO 8 ■ ABORDAGEM TRANSNASAL A LESÕES DE GOTEIRA OLFATÓRIA E FOSSA ANTERIOR 79

Fig. 8-27. Pós.

CASO 3 – *Estesioneuroblastoma*

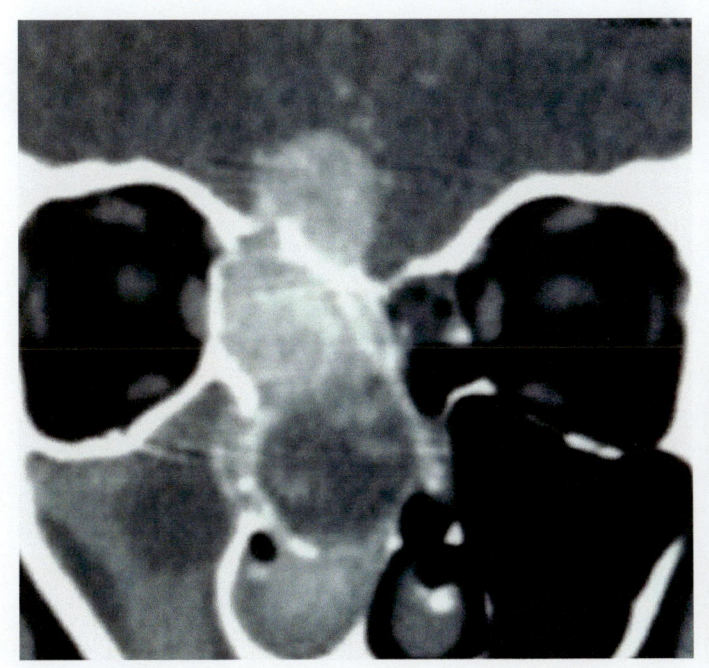

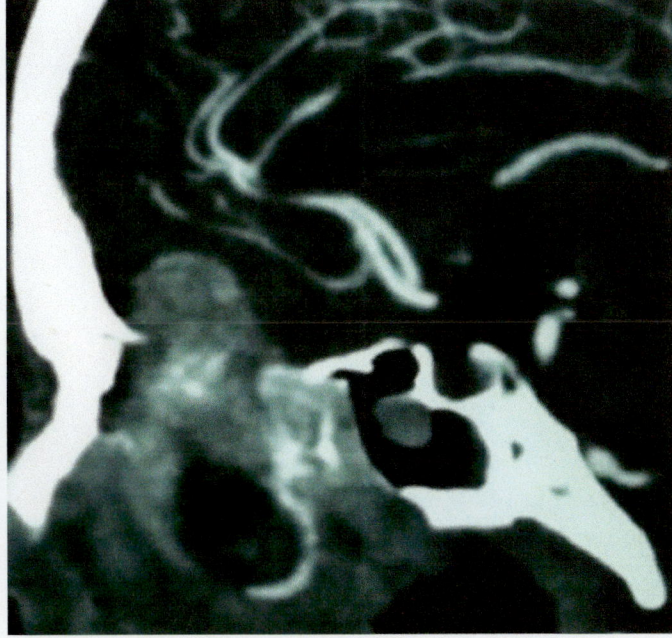

Fig. 8-28. Pré.

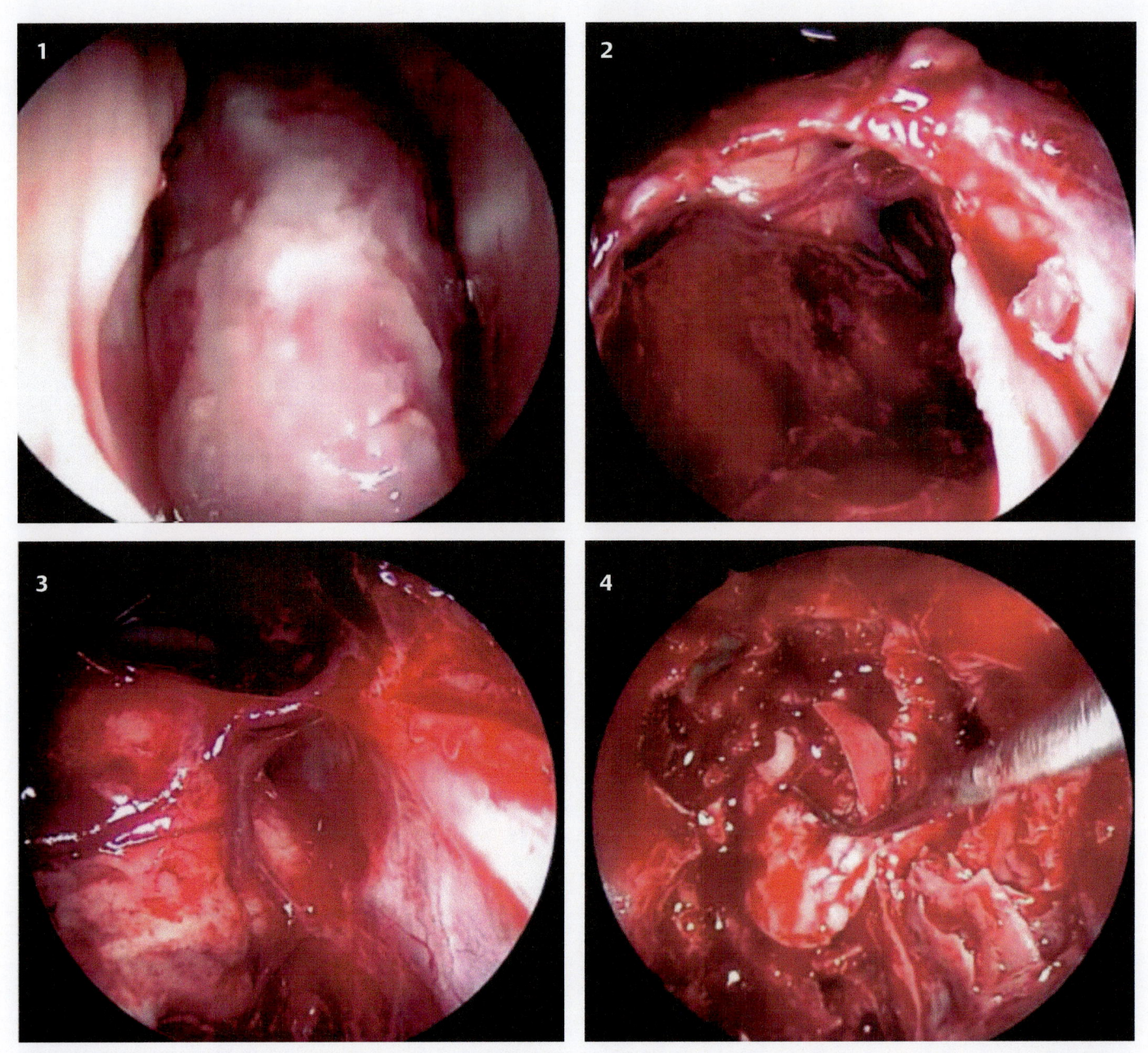

Fig. 8-28. Trans.

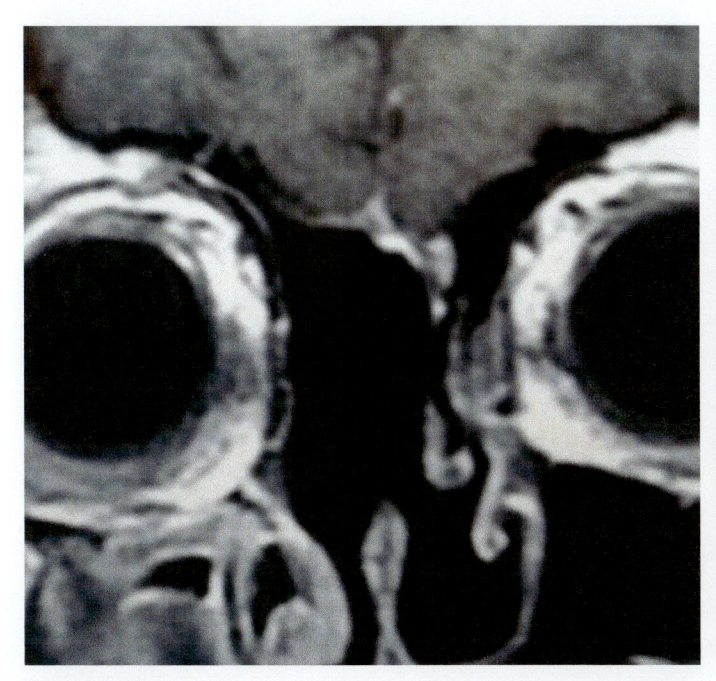

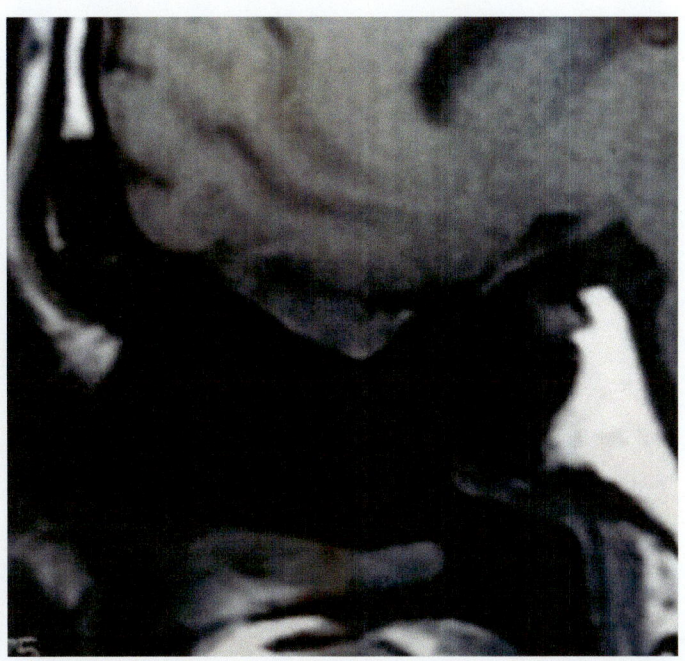

CAPÍTULO 8 ■ ABORDAGEM TRANSNASAL A LESÕES DE GOTEIRA OLFATÓRIA E FOSSA ANTERIOR

Fig. 8-28. Pós.

CASO 4 – *Estesioneuroblastoma*

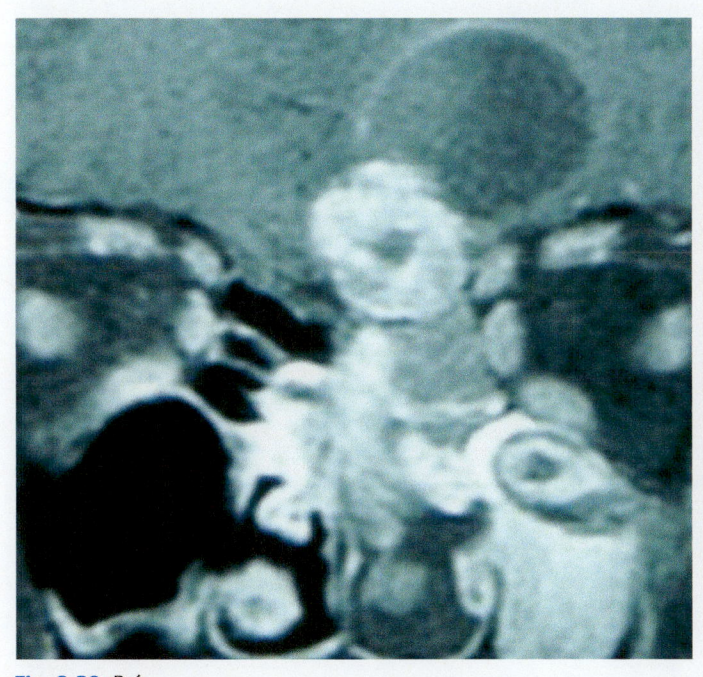

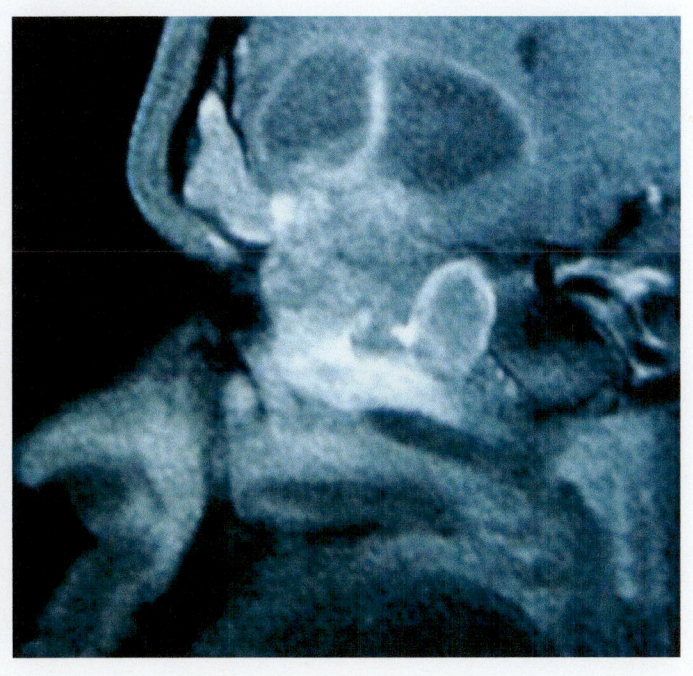

Fig. 8-29. Pré.

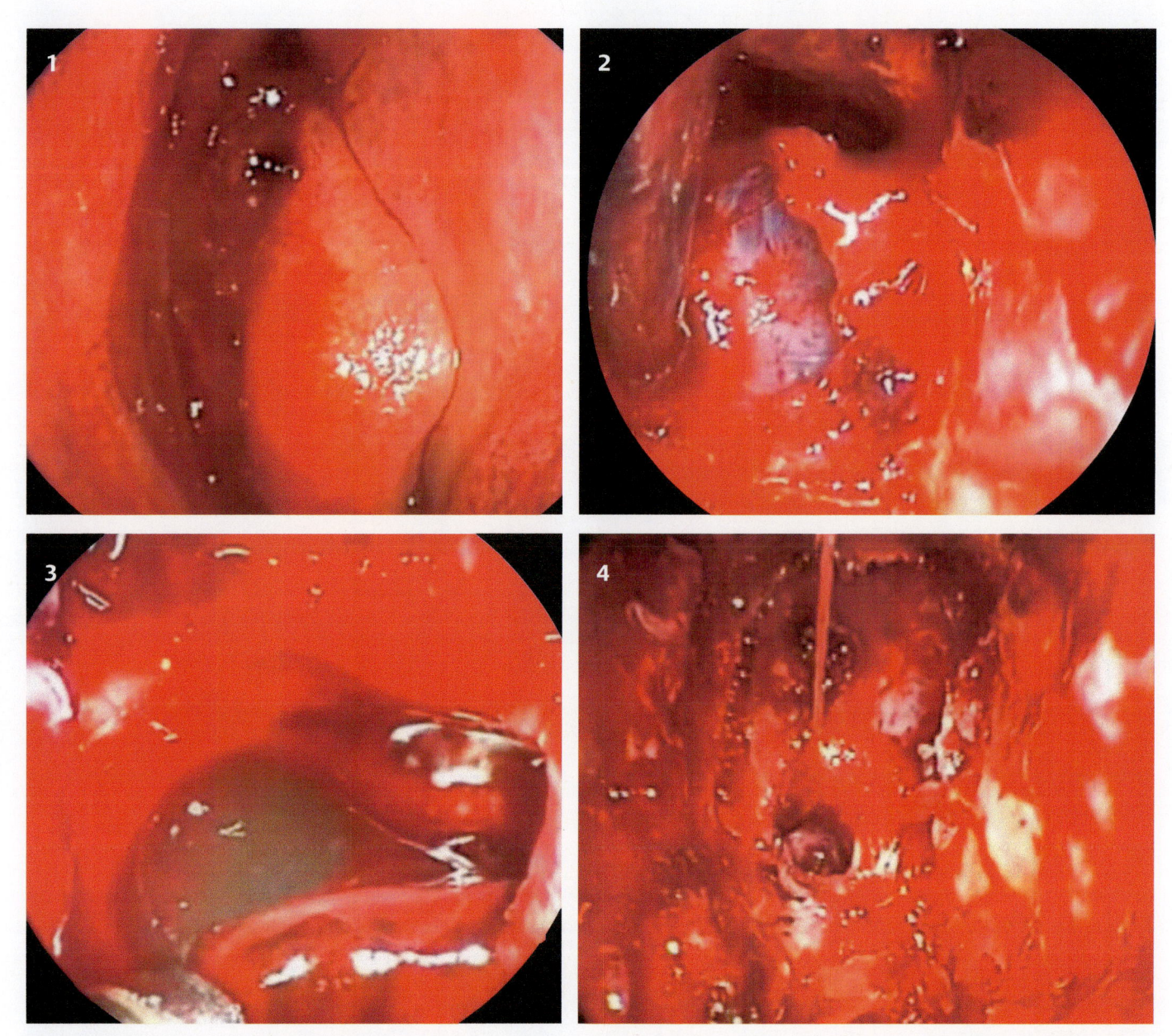

Fig. 8-29. Trans.

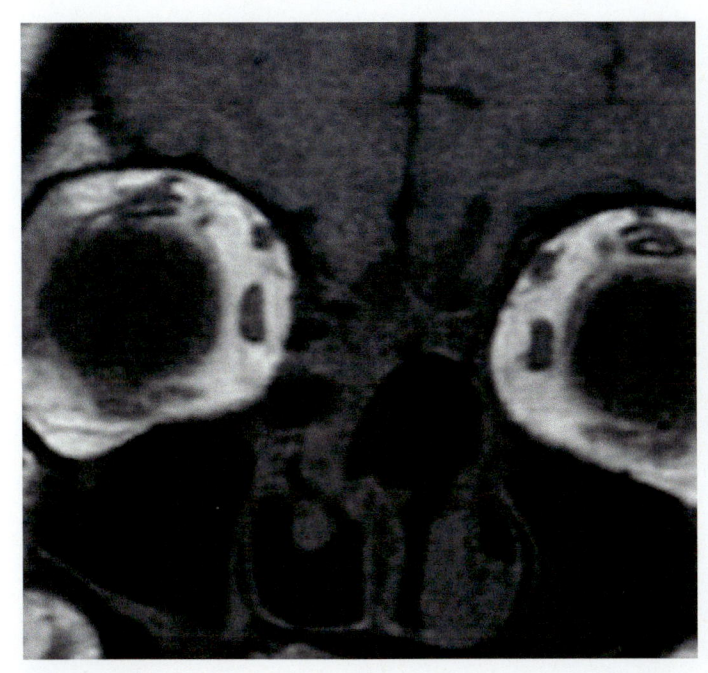

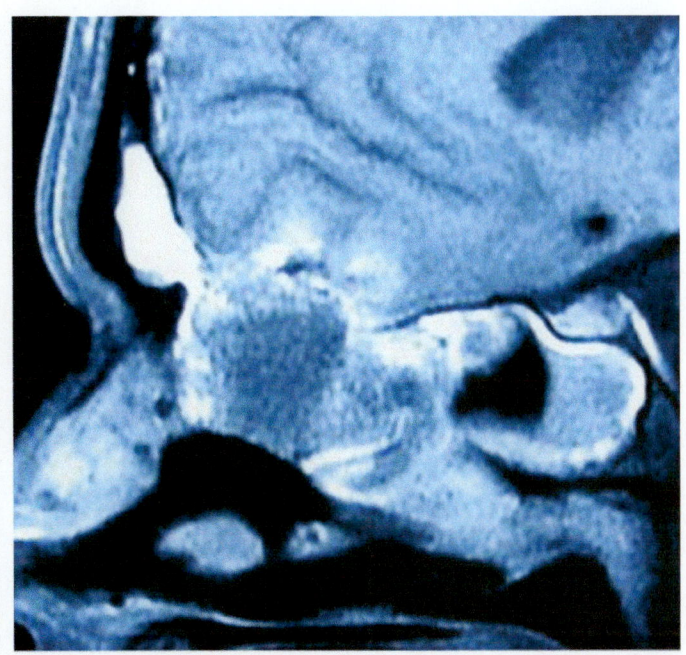

CAPÍTULO 8 ■ ABORDAGEM TRANSNASAL A LESÕES DE GOTEIRA OLFATÓRIA E FOSSA ANTERIOR 83

Fig. 8-29. Pós.

CASO 5 – Carcinoma

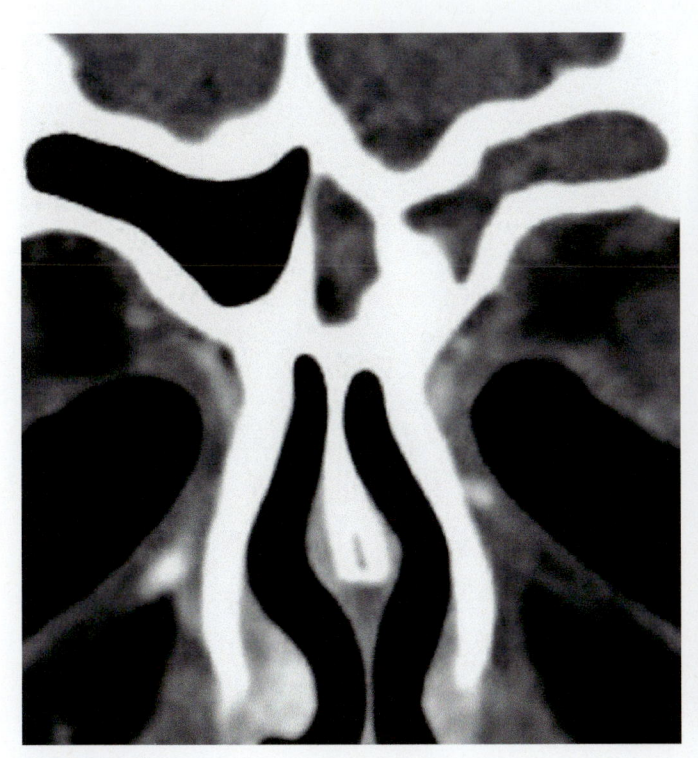

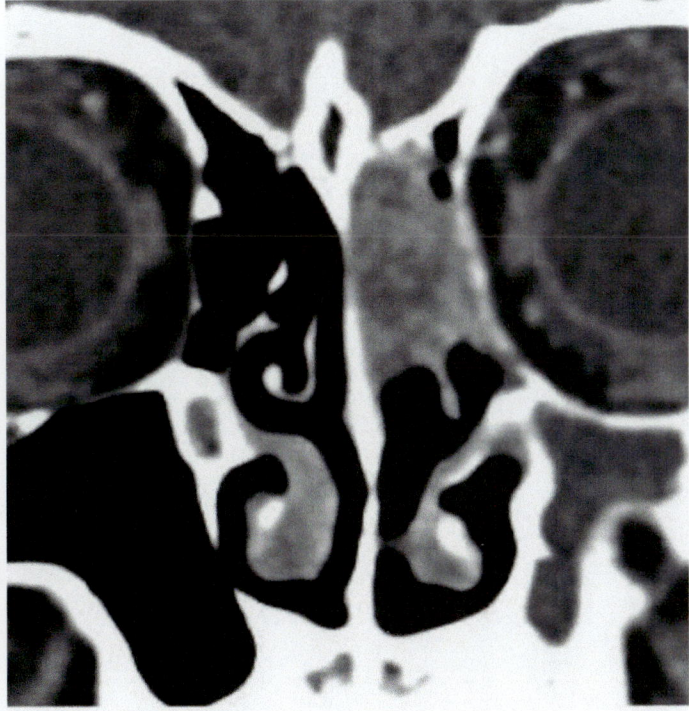

Fig. 8-30. Pré.

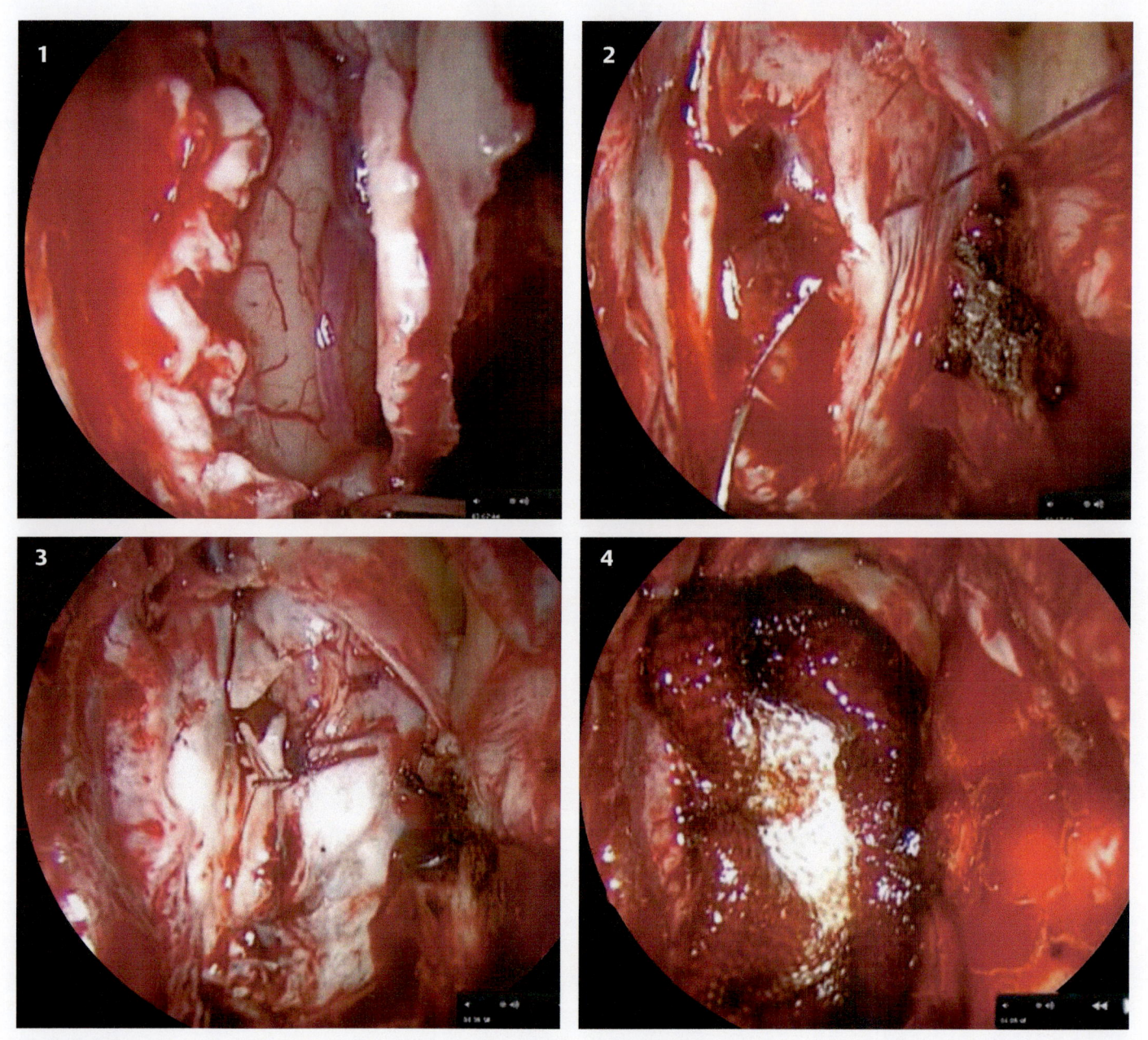

Fig. 8-30. Trans.

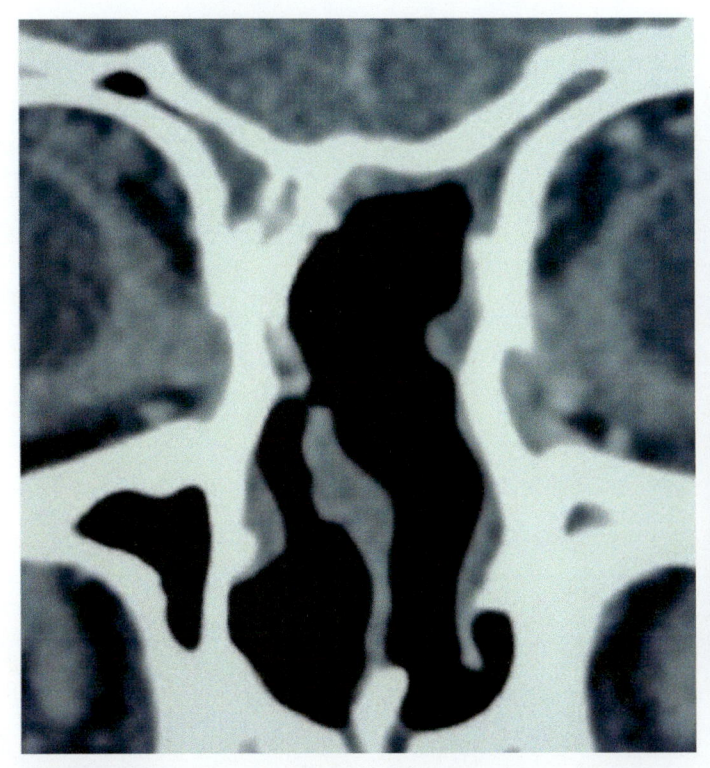

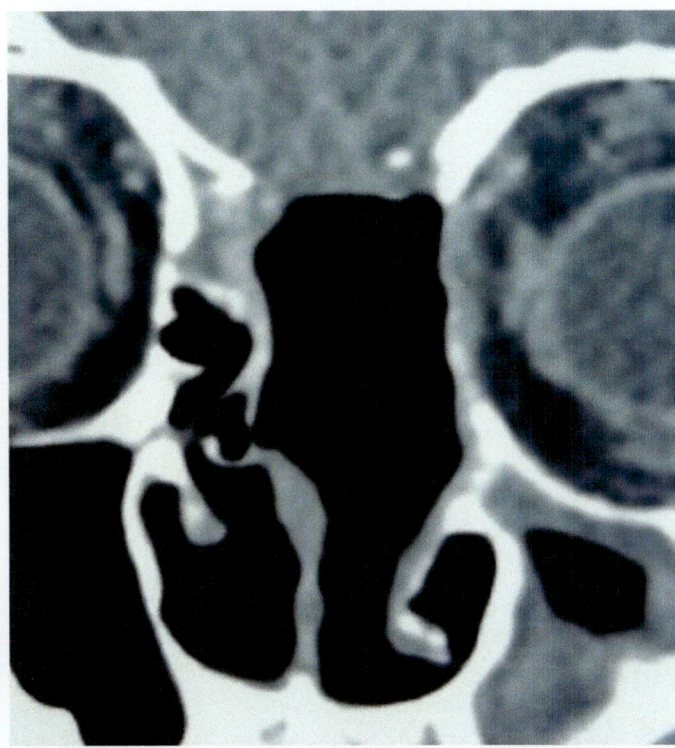

Fig. 8-30. Pós.

ACESSO *TRANSPLANUM*

Princípios Básicos

A partir de uma septoplastia posterior é confeccionado um retalho septal e deslocado para a rinofaringe. Em seguida é removido o septo posterior, o rostro do esfenoide e o septo interesfenoidal. É importante que fiquem bem expostas as paredes laterais do esfenoide com os relevos do nervo ótico, da artéria carótida interna, da sela turca e do plano esfenoidal. Somente após esta exposição o plano esfenoidal é removido e a dura-máter exposta.

É realizada uma incisão horizontal da dura-máter e, se necessária, acompanhada de uma incisão longitudinal.

A artéria frontorbitária é o principal elemento vascular desta região e está muito próxima a dura-máter devendo ser avaliada no pré-operatório por meio de imagens radiológicas (Fig. 8-31).

Técnica de Reconstrução

Após a ressecção da lesão, o retalho septal confeccionado no início da cirurgia e mantido na rinofaringe é usado para reconstruir o defeito provocado. Nas lesões mínimas, um enxerto pode ser utilizado.

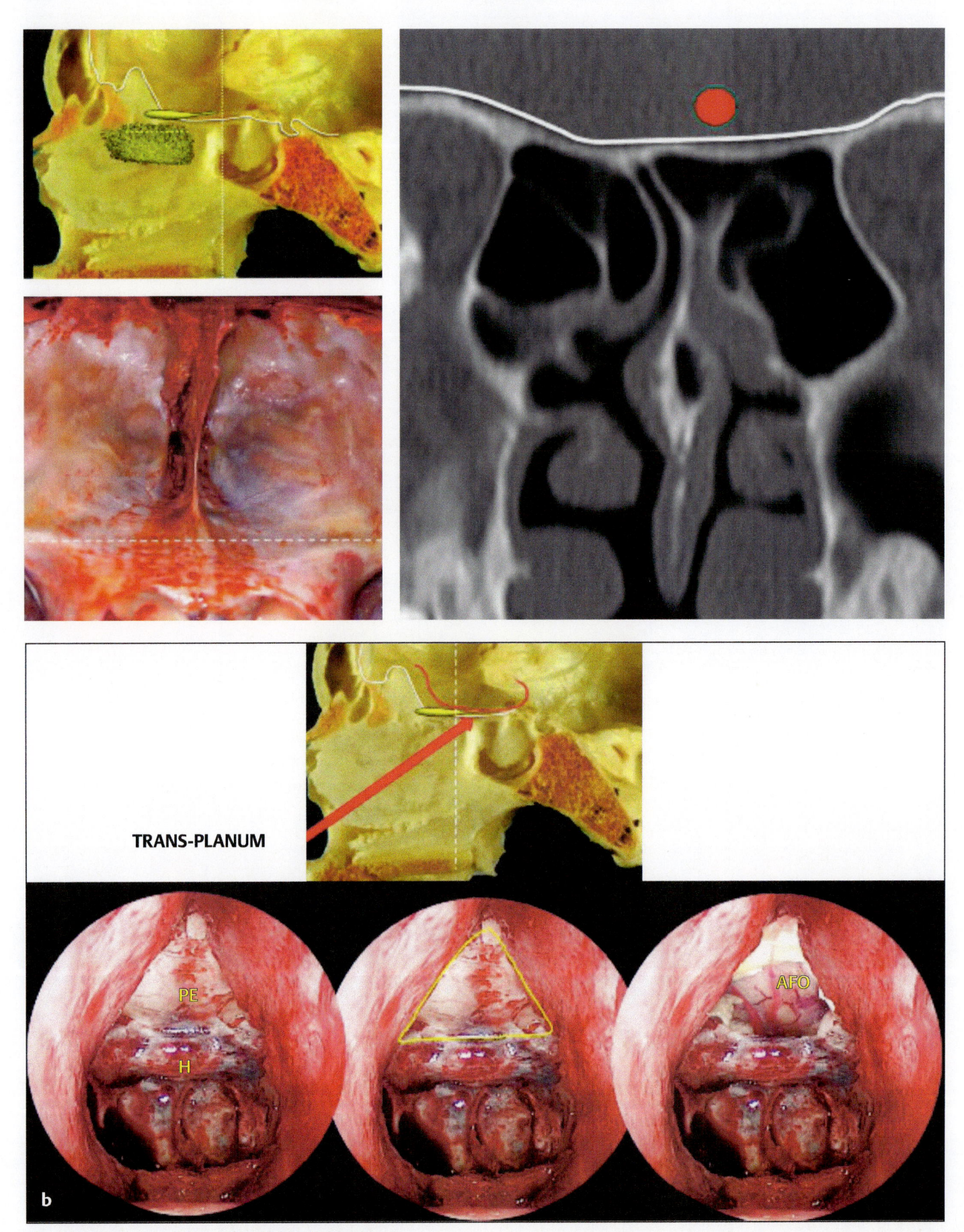

Fig. 8-31. Corte coronal plano esfenoidal. (**a**, **b**) (Continua.)

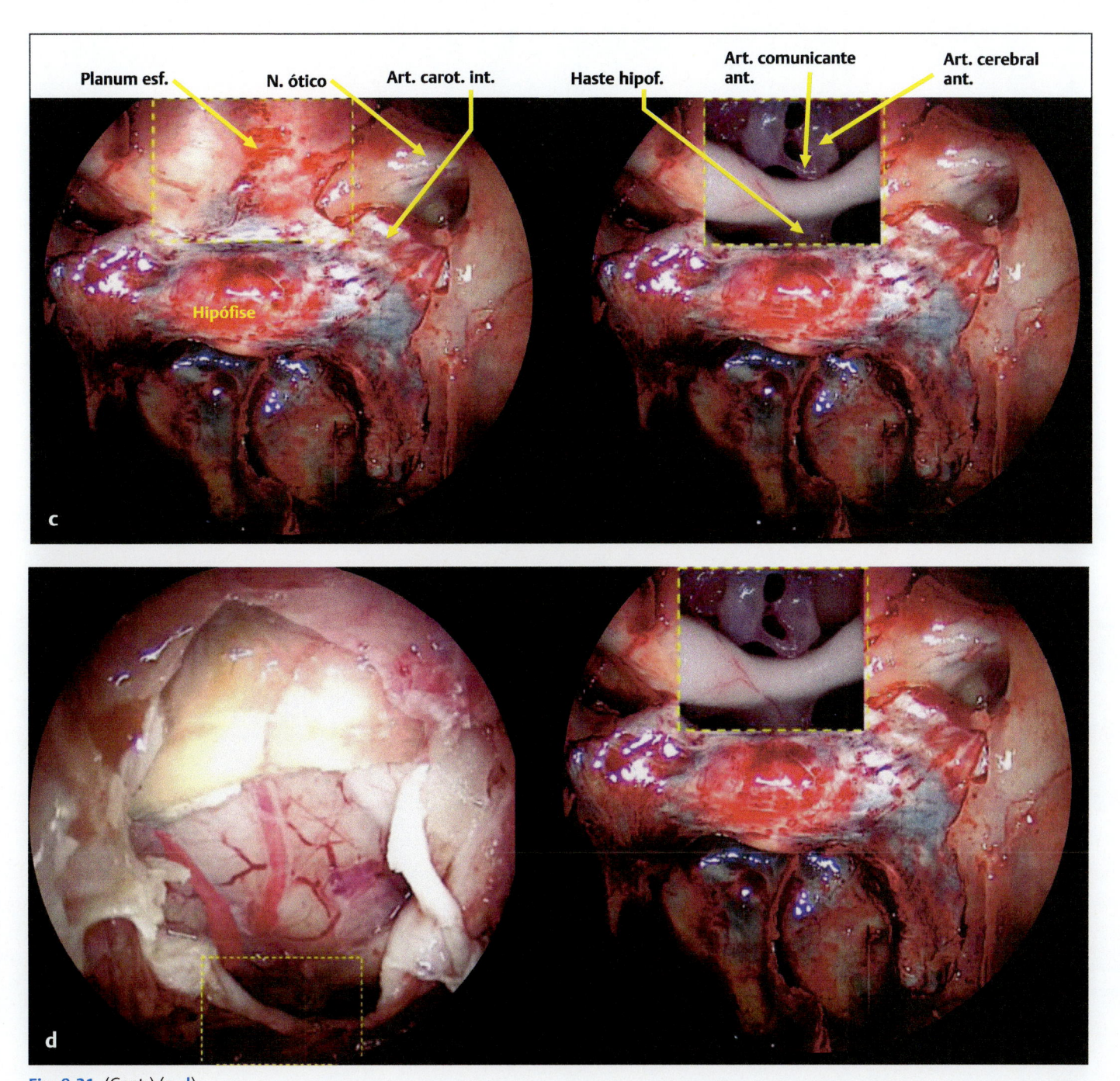

CAPÍTULO 8 ■ ABORDAGEM TRANSNASAL A LESÕES DE GOTEIRA OLFATÓRIA E FOSSA ANTERIOR 87

Fig. 8-31. (Cont.) (c, d)

CASOS DEMONSTRATIVOS
Acesso *Transplanum*
CASO 6 – Craniofaringiomas

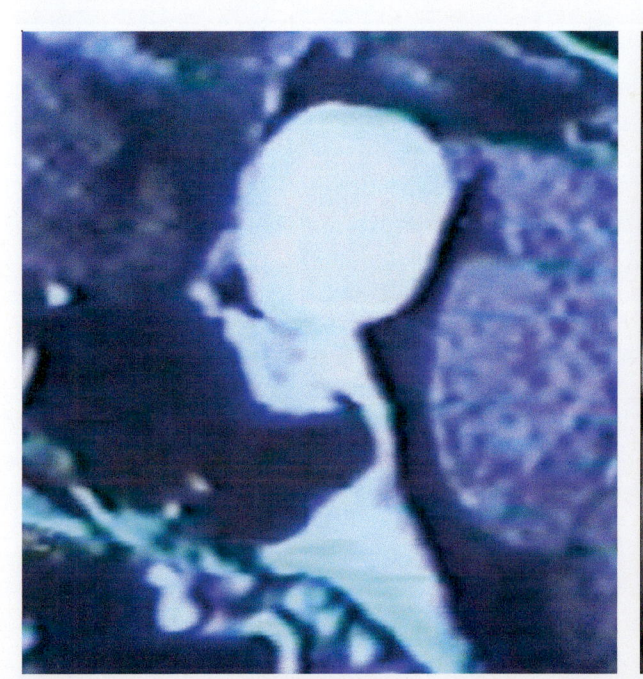

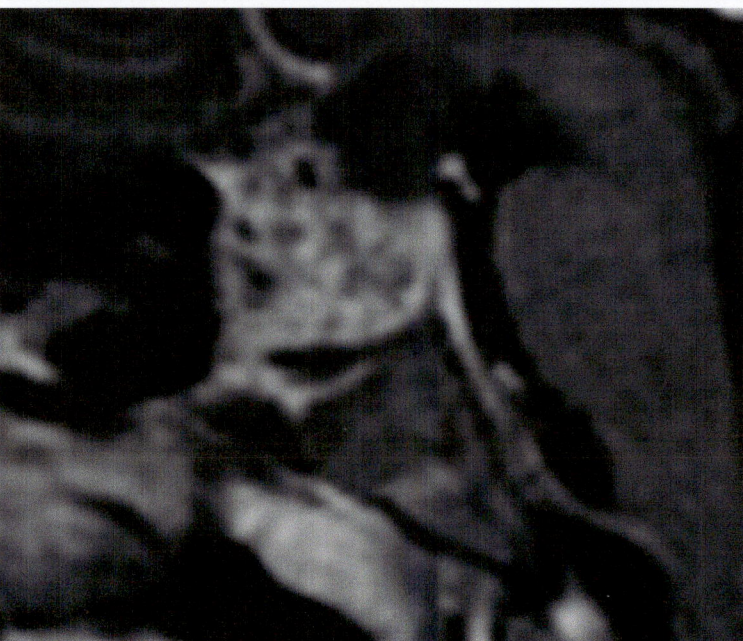

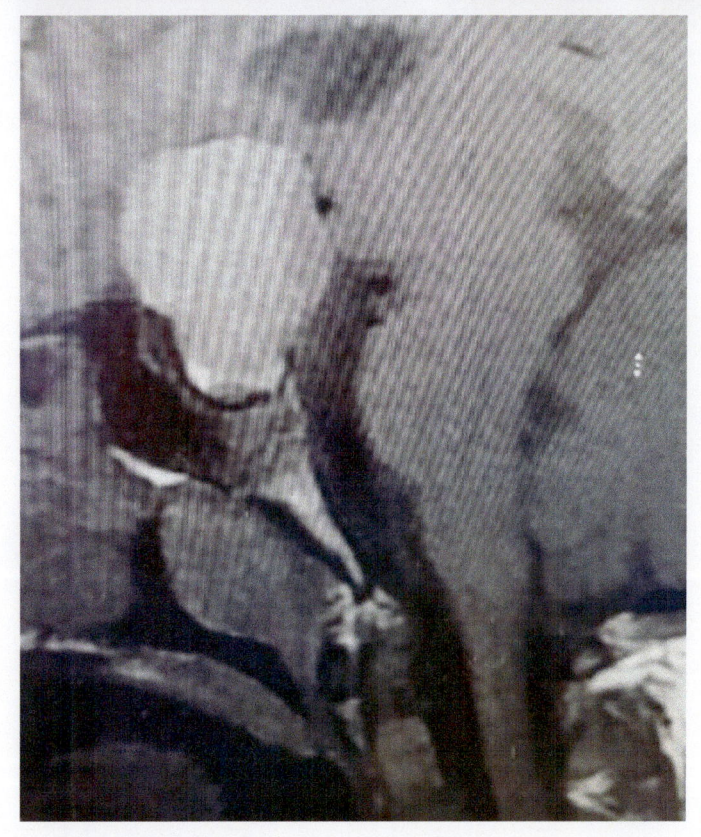

Fig. 8-32.

CAPÍTULO 8 ■ ABORDAGEM TRANSNASAL A LESÕES DE GOTEIRA OLFATÓRIA E FOSSA ANTERIOR

CASO 7 – Craniofaringiomas

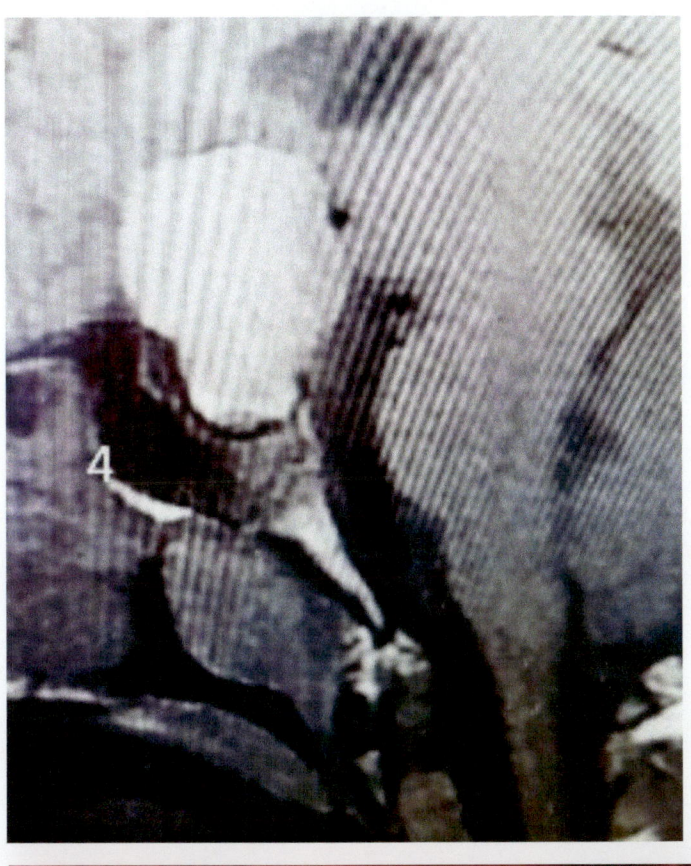

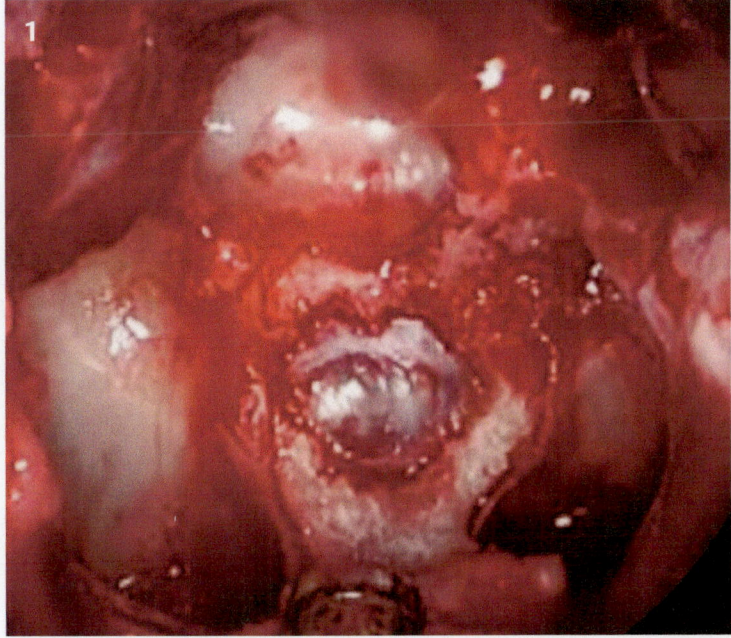

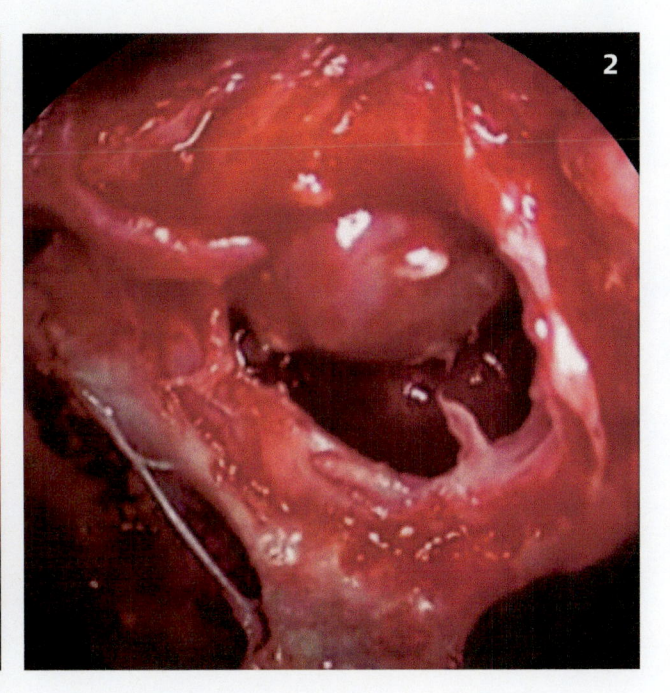

Fig. 8-33. (a) Pré. (b) Trans. (c) Pós.

PARTE I ■ CIRURGIA DA BASE ANTERIOR DO CRÂNIO

CASO 8 – Craniofaringiomas

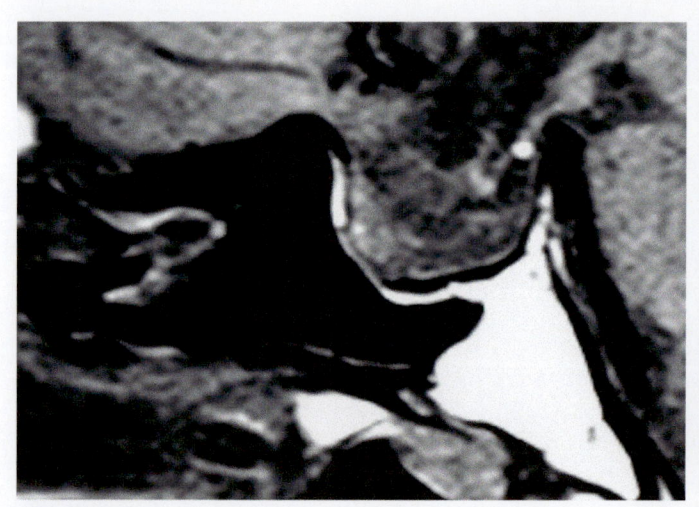

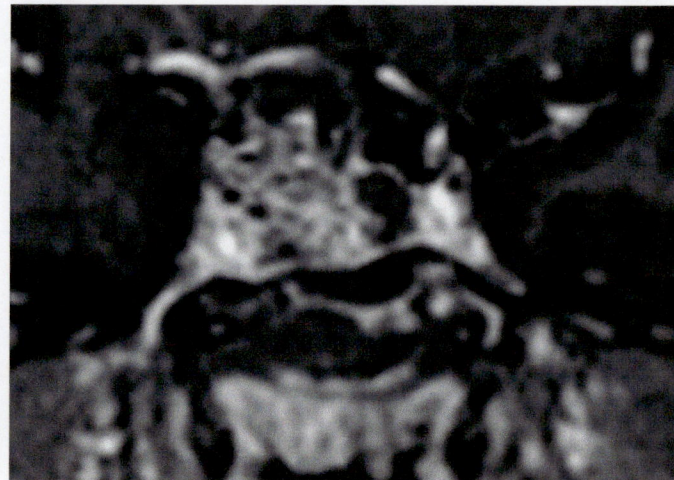

Fig. 8-34. Pré.

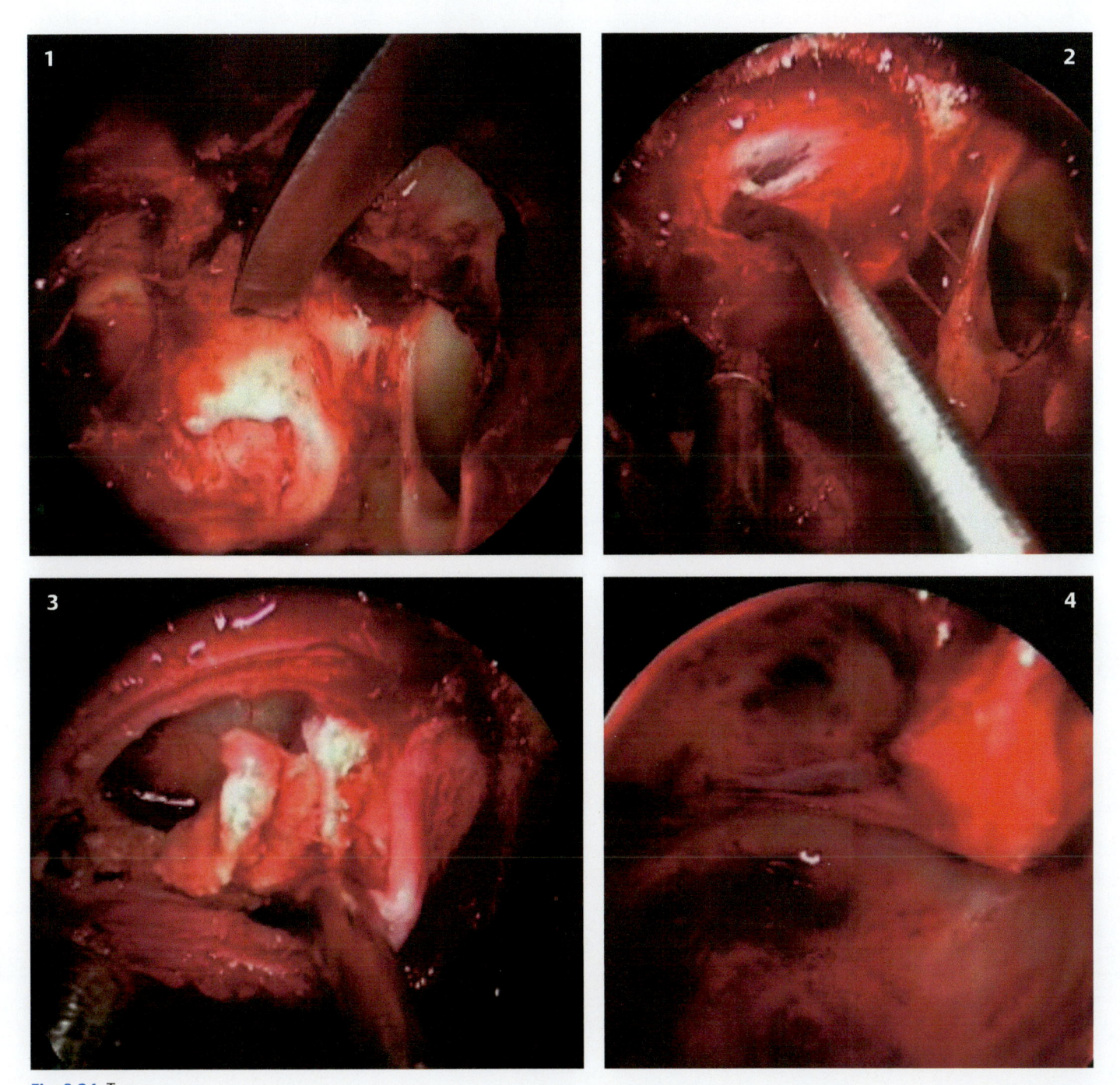

CAPÍTULO 8 ■ ABORDAGEM TRANSNASAL A LESÕES DE GOTEIRA OLFATÓRIA E FOSSA ANTERIOR 91

Fig. 8-34. Trans.

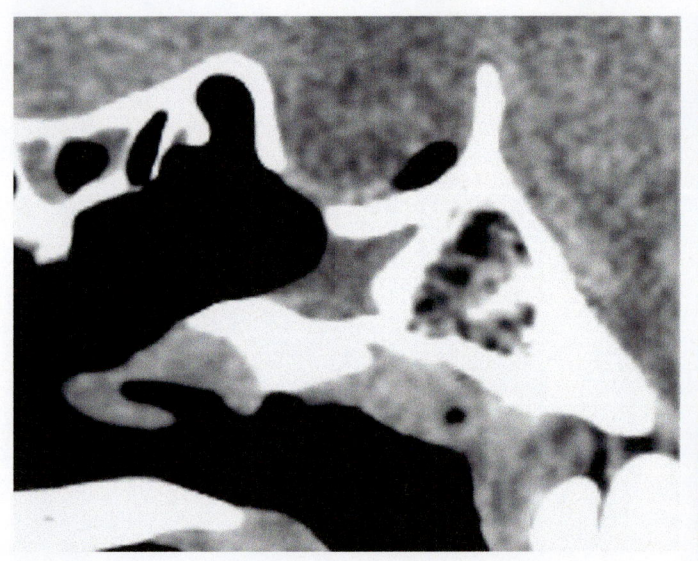

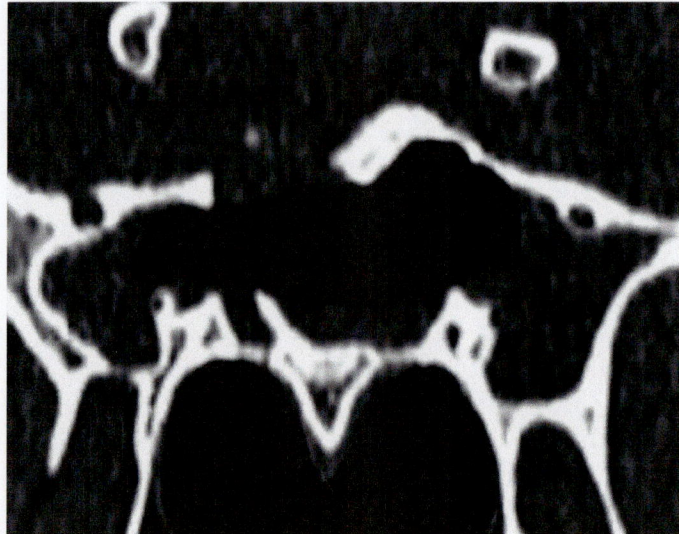

Fig. 8-34. Pós.

CASO 9 – Craniofaringiomas

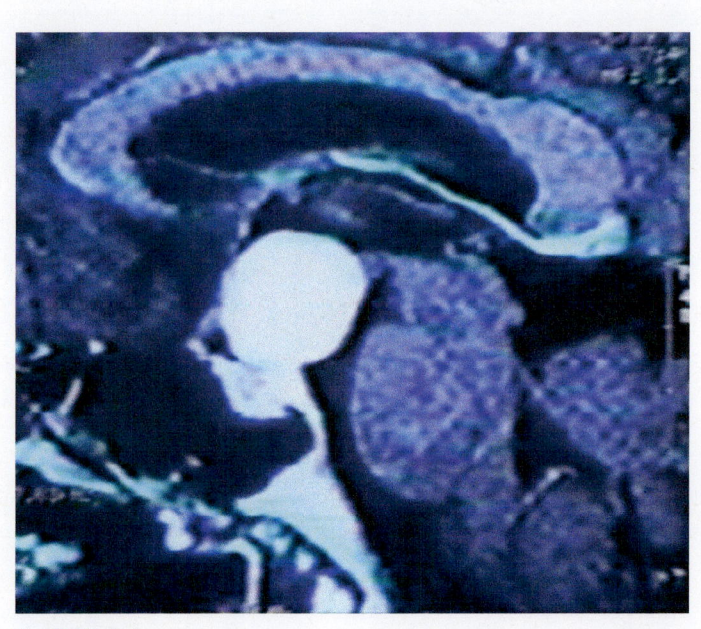

Fig. 8-35. Pré.

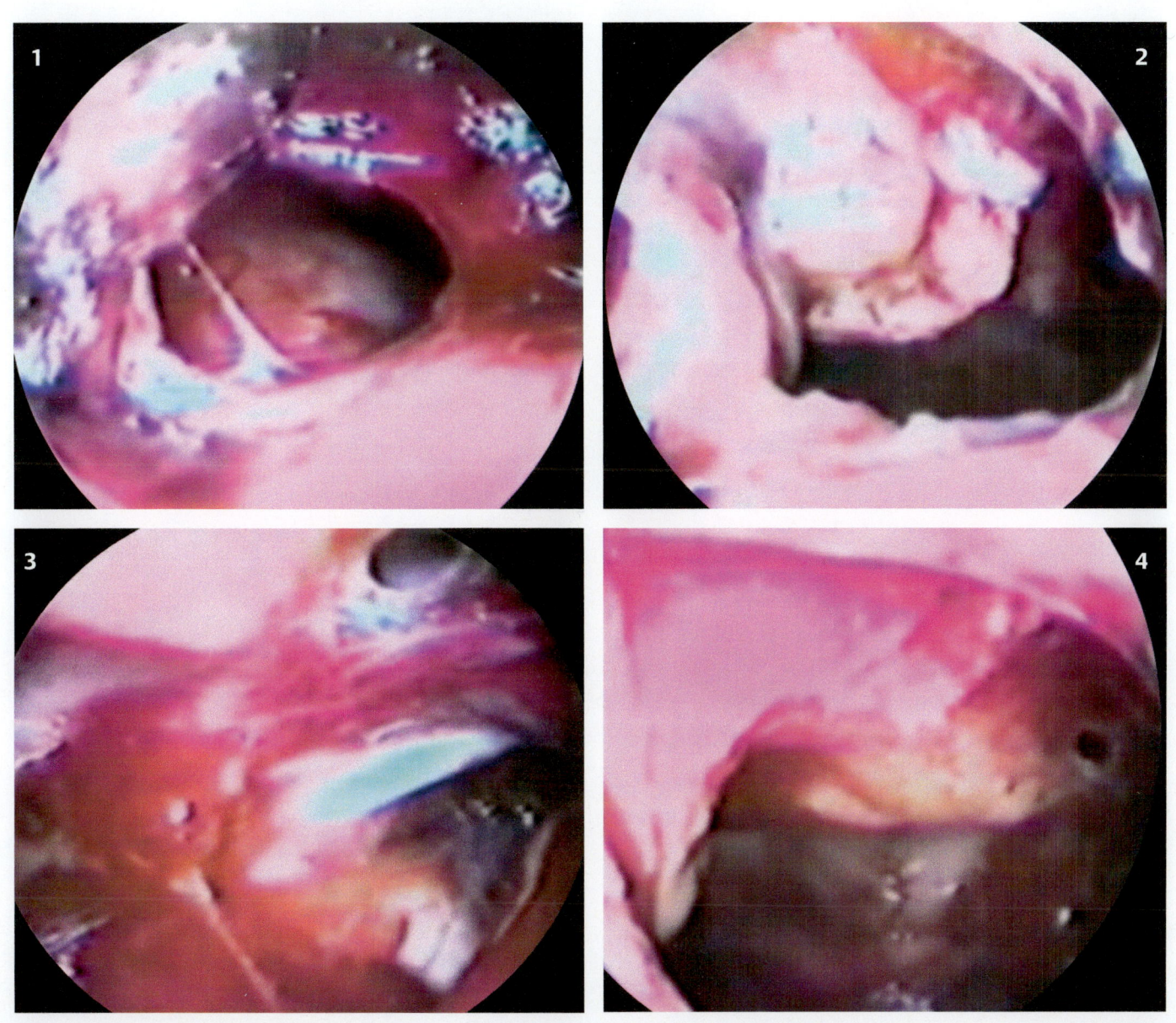

CAPÍTULO 8 ▪ ABORDAGEM TRANSNASAL A LESÕES DE GOTEIRA OLFATÓRIA E FOSSA ANTERIOR 93

Fig. 8-35. Trans.

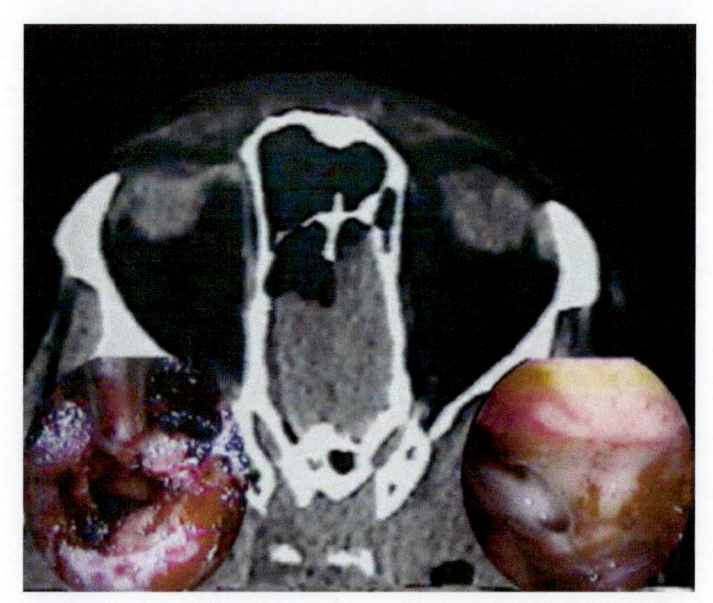

Fig. 8-35. Pós.

CASO 10 – Acesso transcribiforme + Transplanum

Acesso transcribiforme + Transplanum

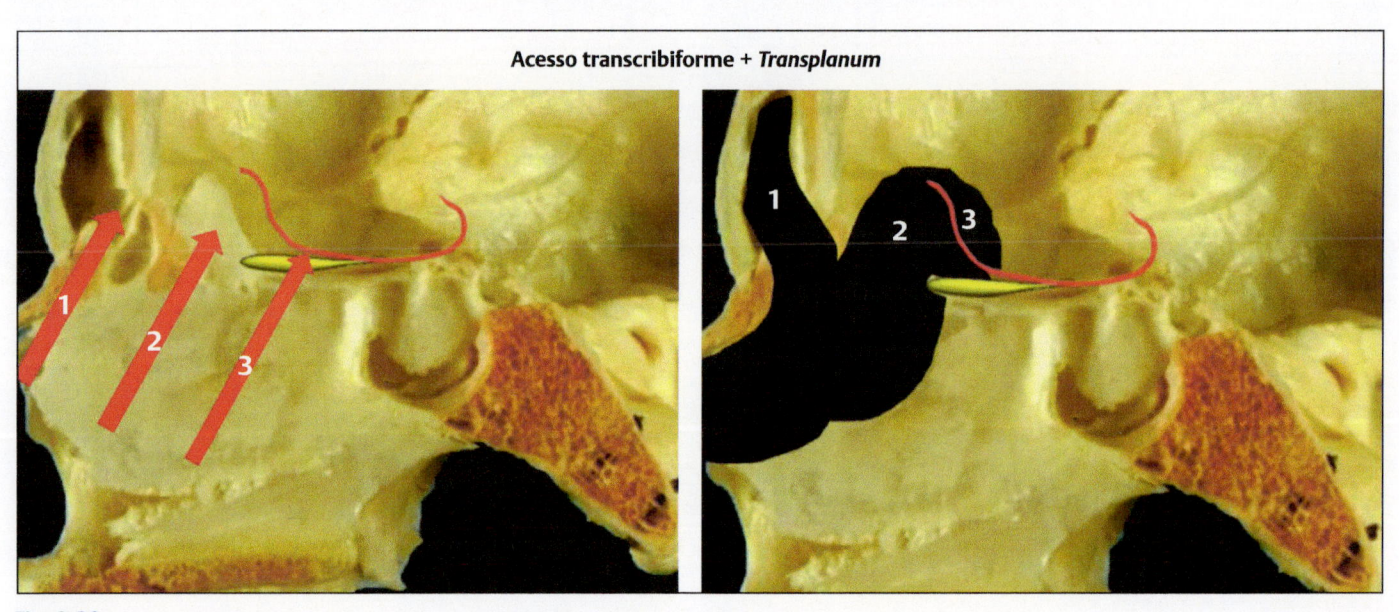

Fig. 8-36.

CAPÍTULO 8 ▪ ABORDAGEM TRANSNASAL A LESÕES DE GOTEIRA OLFATÓRIA E FOSSA ANTERIOR

CASO 11 – Meningioma

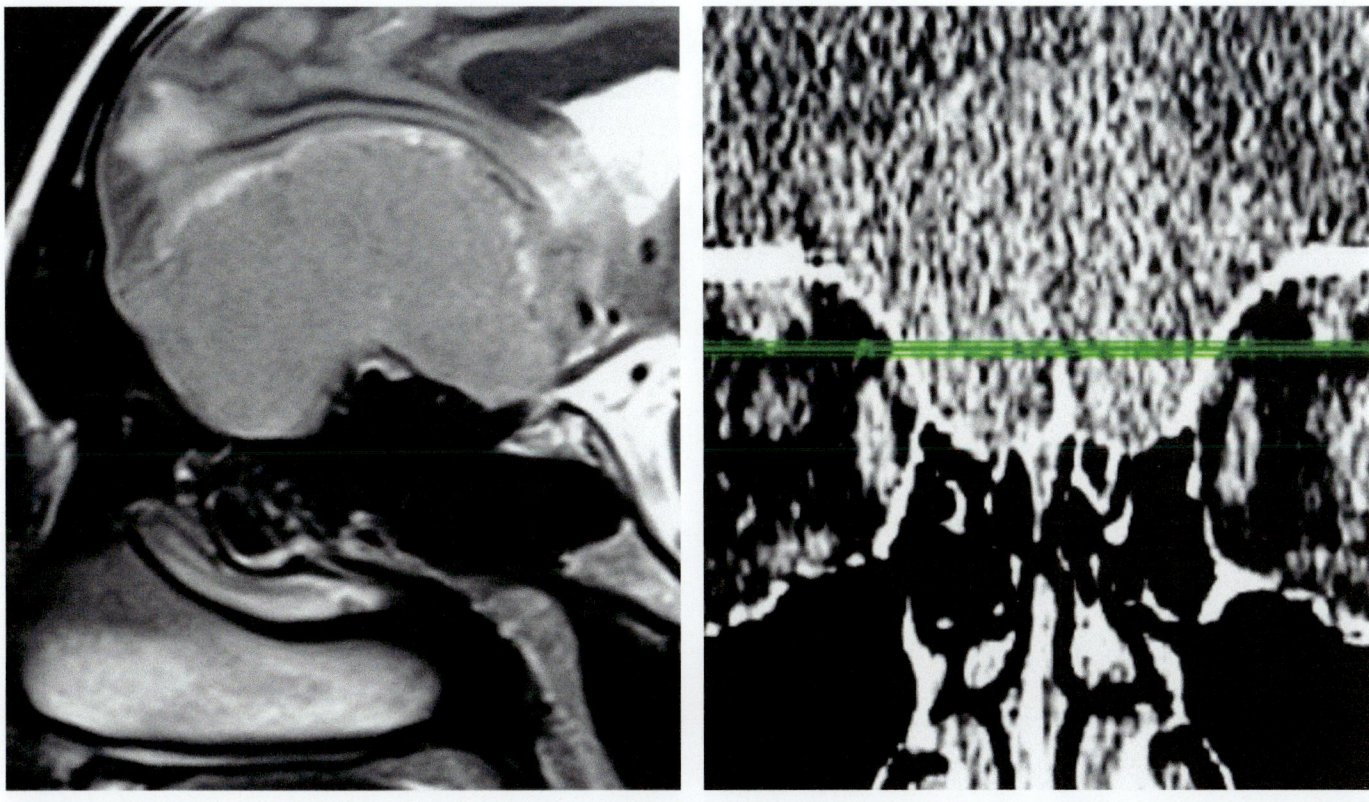

Fig. 8-37. Pré.

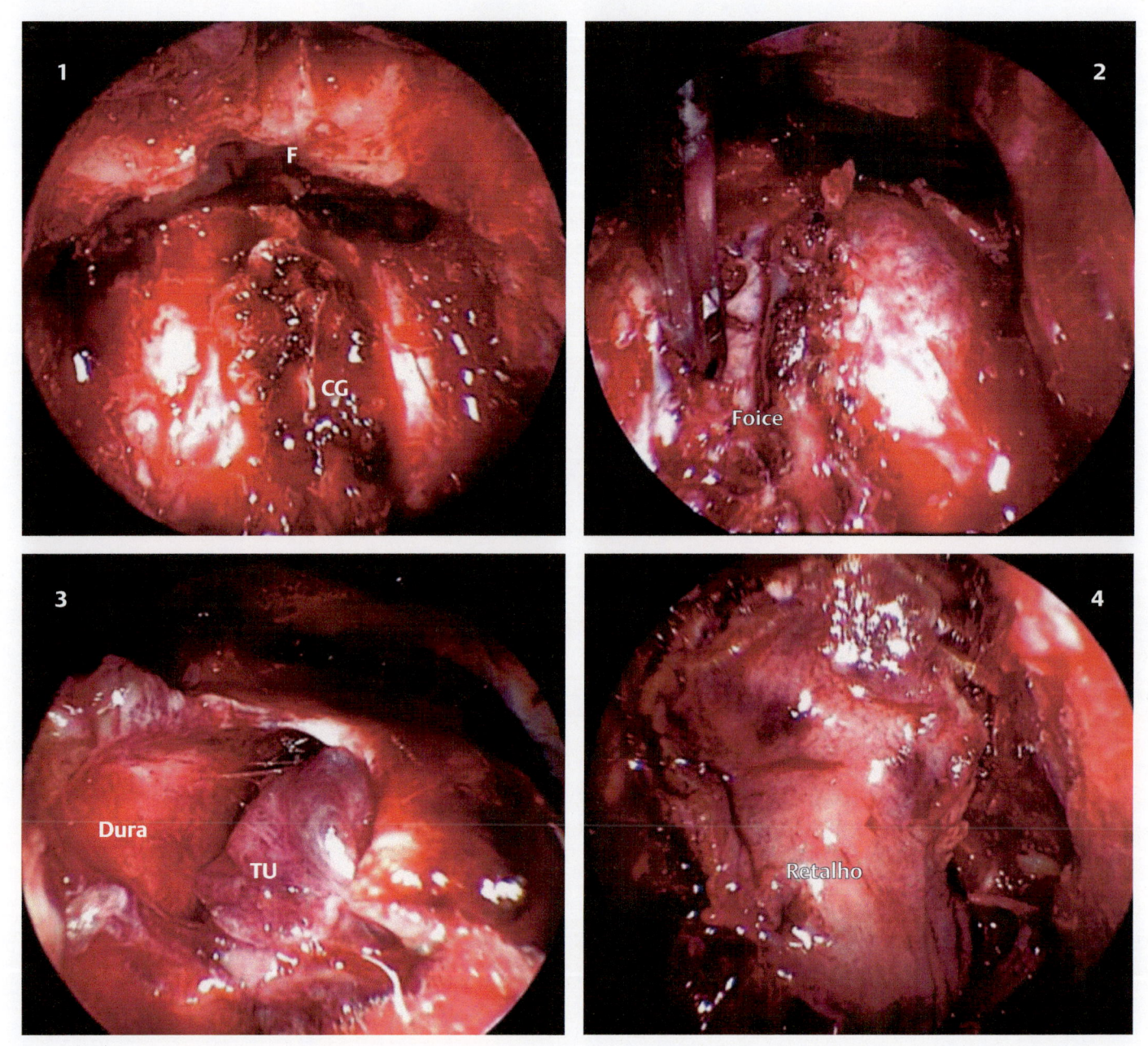

Fig. 8-37. Trans.

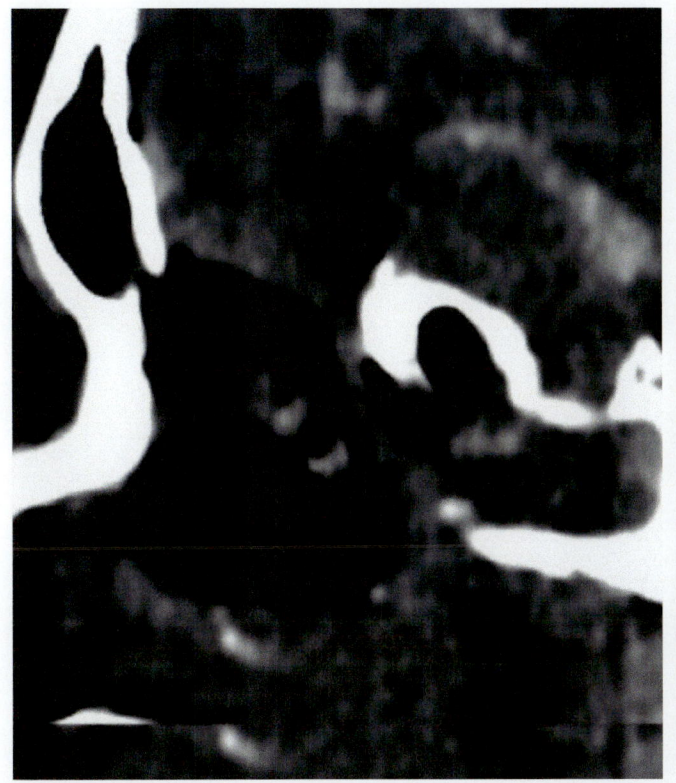

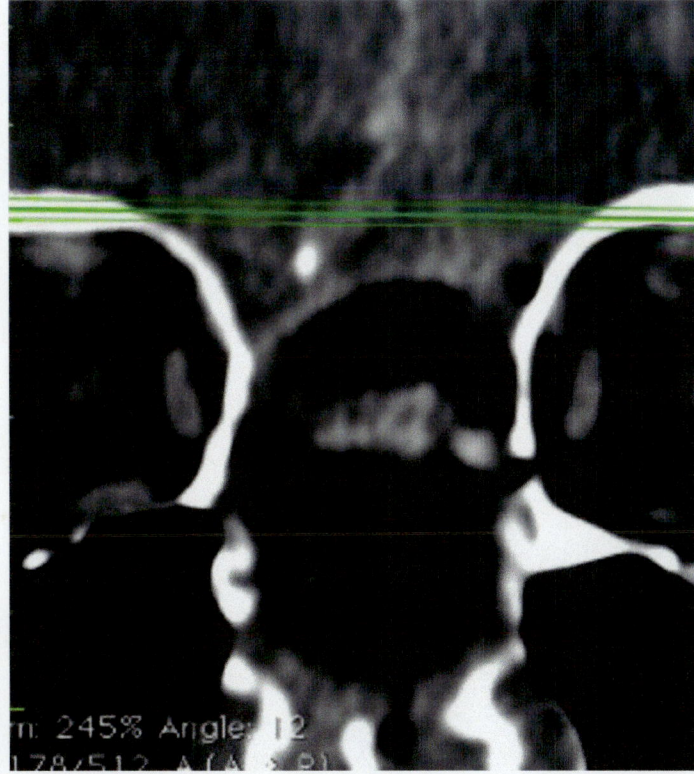

Fig. 8-37. Pós.

CONCLUSÕES

Os acessos transnasais endoscópicos têm vantagens, mas também limitações. Podem e devem ser feitos por profissionais treinados para fazê-lo, o que inclui otorrinolaringologistas, neurocirurgiões e cirurgiões de cabeça e pescoço, que podem trabalhar em conjunto ou separadamente.

Estes acessos podem ser perfeitamente combinados com vias externas e jamais devemos forçar sua indicação. O endoscópio não opera, o cirurgião sim.

BIBLIOGRAFIAS

Abbassy M, Woodard TD, Sindwani R, Recinos PF. An overview of anterior skull base meningiomas and the endoscopic endonasal approach. Otolaryngol Clin North Am. 2016;49(1):141-52.

Cassano M, Felippu A. Endoscopic treatment of cerebrospinal fluid leaks with the use of lower turbinate grafts: a retrospective review of 125 cases. Rhinology. 2009;47(4):362-8.

Castelnuovo P, Battaglia P, Turri-Zanoni M, et al. Endoscopic endonasal surgery for malignancies of the anterior cranial base. W Neurosurg. 2014;82(6):S22-31.

Felippu A, Mora R, Guastini L, Peretti G. Transnasal approach to the orbital apex and cavernous sinus. Ann Otol Rhinol Laryngol. 2013;122(4):254-62.

Felippu A. Nasal centripetal endoscopic sinus surgery. Ann Otol Rhinol Laryngology. 2011;120(9):581-5.

Kasemsiri P, Prevedello DMS, Otto BA, et al. Endoscopic endonasal technique: treatment of paranasal and anterior skull base malignancies. Br J Otorhinolaryngol. 2013;79(6):760-79.

Li KL, Agarwal V, Moskowitz HS, Abuzeid WM. Surgical approaches to the petrous apex. W J Otorhinolaryngol - Head Neck Surg. 2020;6(2):106-14.

Patricio HC, Felippu A, Pinheiro-Neto CD, Sennes LU. Study of the relation between medial orbitofrontal artery and anterior skull base performed by computed tomography angiography. Rhinology. 2018;56(2):172-7.

Tan SH, Brand Y, Prepageran N, Waran V. Endoscopic transnasal approach to anterior and middle cranial base lesions. Neurol India. 2015;63(5):673-80.

Zoli M, Guaraldi F, Pasquini E, et al. The endoscopic endonasal management of anterior skull base meningiomas. J Neurol Surg B Skull Base. 2018;79(4):S300-S310.

ABORDAGEM DO ANGIOFIBROMA JUVENIL

CAPÍTULO 9

Nilvano Alves de Andrade ▪ Luiz Ubirajara Sennes ▪ Marcos de Queiroz Teles Gomes

JUSTIFICATIVA

O tratamento cirúrgico do angiofibroma juvenil (AJ) sofreu mudanças, nas últimas décadas, com a ampliação das indicações de ressecção exclusivamente endoscópica, com ou sem embolização pré-operatória. A evolução das técnicas e a melhoria no instrumental cirúrgico, associadas à melhor compreensão da anatomia, tiveram papel importante no incremento desse tipo de abordagem.

O AJ é um tumor fibrovascular raro que acomete jovens do sexo masculino. Embora histologicamente benigno, apresenta um padrão de crescimento frequentemente agressivo, erodindo e invadindo, em alguns casos, estruturas da base do crânio e compartimento intracraniano extra e intradural. Sua etiologia é ainda controversa, mas sua quase exclusividade pelos jovens do sexo masculino sugere uma correlação hormonal.

Diversos foram os métodos terapêuticos aplicados no tratamento do AJ, como cauterizações, crioterapia, embolização, radioterapia, hormonoterapia e quimioterapia. No entanto, apenas a hormonoterapia, radioterapia e a cirurgia, mostraram alguma eficiência. O angiofibroma tem uma característica tendência de crescimento pelos forames e fissuras da base do crânio, e se fixa ao periósteo, formando *plugs* tumorais nos espaços que ocupa. Sua origem se localiza na fossa pterigopalatina, tendo a base dos processos pterigoides como seu epicentro. O envolvimento da nasofaringe, apesar de frequente, não é obrigatório, de modo que o termo angiofibroma juvenil (AJ) deve ser utilizado preferencialmente, em vez do termo **nasoangiofibroma juvenil**.

Neste capítulo nos deteremos ao tratamento cirúrgico, considerado como tratamento de escolha para o manejo do AJ.

INDICAÇÕES

Alguns aspectos devem ser levados em consideração para a escolha da abordagem cirúrgica:

- *Volume tumoral*: quanto mais elevado o estadiamento, maior o volume tumoral, que dificulta a cirurgia por via endoscópica exclusiva.
- *Rotas de crescimento*: o crescimento lateral e/ou superior, quando extensos, tendem a indicar escolha de realização de multicorredores de acesso ao tumor. Pode-se optar por uma abordagem combinada ou via aberta exclusiva, mas a via endoscópica pura ou combinada não é contraindicada e pode ser considerada caso a caso, dependendo da disponibilidade de material e experiência do cirurgião.
- *Invasão intracraniana extra ou intradural*: as lesões com invasão intracraniana apresentam vascularização complexa, e é frequente haver irrigação, pelos sistemas arteriais das carótidas externa e interna. Em alguns casos, faz-se necessária a abordagem multidisciplinar em conjunto com a neurocirurgia. Em casos de maior complexidade, vias neurocirúrgicas podem estar combinadas, e mais de uma abordagem cirúrgica pode ser planejada.

CONSIDERAÇÕES ANATÔMICAS

O conhecimento anatômico das diversas rotas de crescimento do tumor talvez seja o principal fator de sucesso para a abordagem e consequente exérese completa do tumor. Portanto, o domínio das inserções do AJ é a chave do prognóstico no tratamento cirúrgico. Dentre as principais referências de rota de crescimento tumoral, encontramos a fossa pterigopalatina (FPP), a fossa infratemporal, a fissura orbitária inferior e superior, o seio esfenoidal, que exigem do cirurgião destreza, familiaridade e experiência (Fig. 9-1).

A FPP é um espaço em forma de pirâmide invertida, margeado por limites ósseos incompletos, formados pelos ossos: maxilar, palatino e esfenoide. A FPP comunica-se com a cavidade oral, fossa nasal, nasofaringe, órbita, espaço mastigatório e craniana fossa média. Observe na Figura 9-2 as rotas mais frequentes de crescimento do AJ.

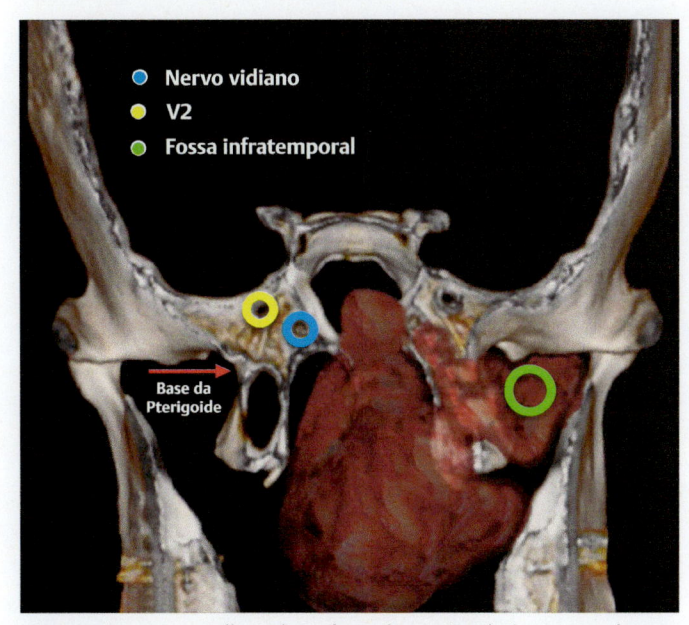

Fig. 9-1. A seta vermelha indica a base da pterigoide (epicentro do tumor) e o envolvimento de estruturas como: nervo vidiano (círculo azul), V2 (círculo amarelo) e fossa infratemporal (círculo verde).

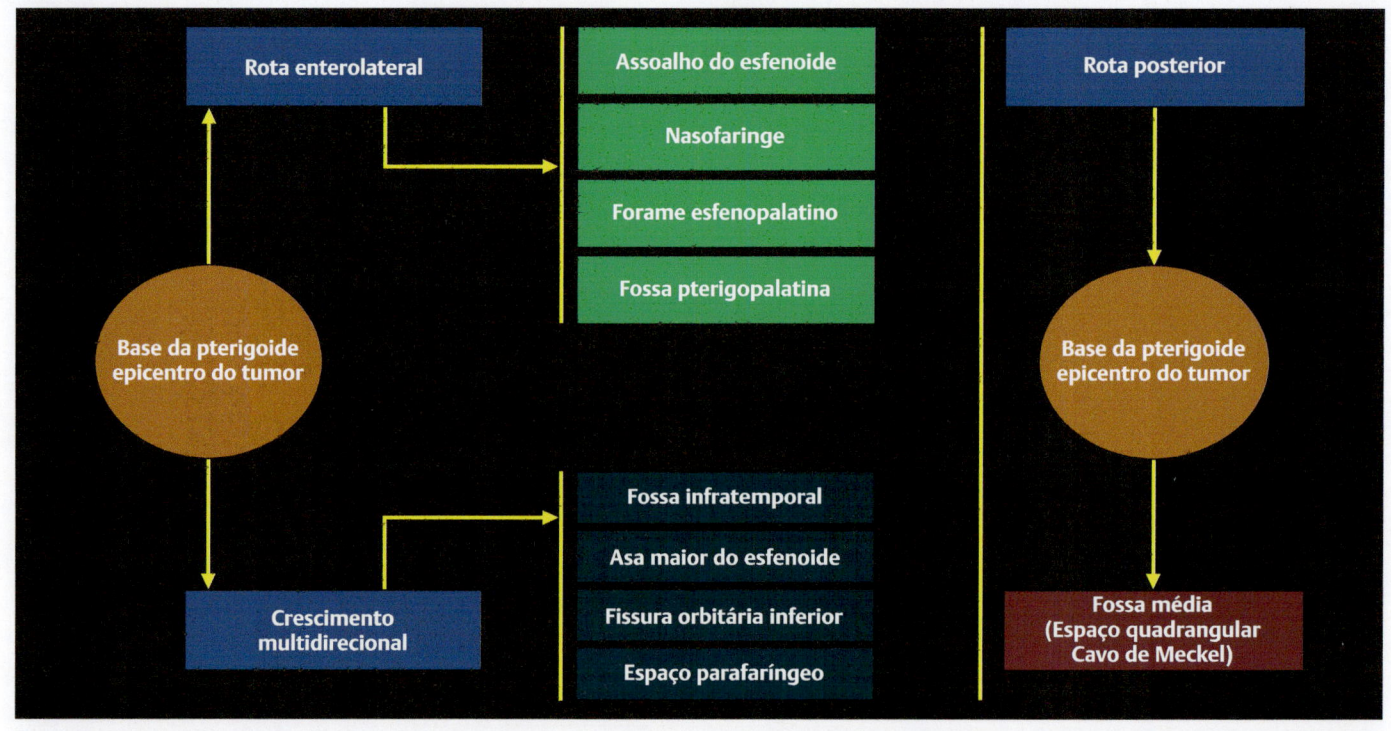

Fig. 9-2. Rotas de crescimento do tumor, tendo como base o epicentro (base da pterigoide).

TRATAMENTO CIRÚRGICO

Até os anos 1980, as técnicas cirúrgicas para o tratamento do AJ estavam restritas aos acessos externos (transfaciais e transcranianos). No entanto, a partir dos anos 1990, com o desenvolvimento de novas técnicas cirúrgicas e recursos tecnológicos como: angiografia e embolização suprasseletiva, ressonância magnética e materiais cirúrgicos refinados, ocorreu aumento gradativo da experiência com os acessos endoscópicos exclusivos ou combinados.

A escolha da técnica e tática cirúrgica ideal deve ter como objetivo primordial a preservação da vida, proteção das estruturas neurovasculares e a redução do risco de recidiva tumoral. Outros pontos, como questões estéticas e funcionais, bem como o tempo cirúrgico adequado e razoável, devem ser por último, também levados em consideração.

A cirurgia do AJ por qualquer técnica utilizada requer pré-requisitos básicos para a abordagem como:

- Ser realizada em um centro terciário, onde estejam disponíveis uma unidade de tratamento intensivo, radiologia intervencionista e materiais adequados para a técnica cirúrgica.
- Equipe multidisciplinar com otorrinolaringologista treinado para esse tipo de procedimento, cirurgião de cabeça e pescoço, neurocirurgião e cirurgião craniomaxilofacial.
- Equipe de anestesia preparada para administrar e corrigir possíveis complicações durante o ato cirúrgico, com acesso aos instrumentos para monitorização adequados e recursos para reposição volêmica e reserva de hemoderivados.

Como o AJ, caracteristicamente, pode ocupar vários compartimentos na face, seios paranasais e base do crânio, é necessário avaliar seus pontos de fixação e vascularização no pré-operatório. Esses pontos de ancoramento e vascularização, e sua relação com estruturas neurovasculares nobres, são um dos maiores fatores de complexidade no momento da retirada do tumor (Fig. 9-3).

O controle do sangramento intraoperatório na cirurgia do AJ é imprescindível para evitar complicações hemodinâmicas e permitir ressecção segura e completa do tumor. A retirada do tumor *en bloc* não é obrigatório, podendo em alguns casos, ser estrategicamente segmentado. No entanto, o sangramento deve ser controlado e todos os territórios vasculares em que o tumor esteja inserido.

A dissecção dos ramos terminais da carótida externa e da artéria maxilar é um tempo básico de todo procedimento cirúrgico. Em alguns casos, existe um envolvimento do sistema da carótida interna, geralmente quando o tumor ultrapassa a fissura orbitária inferior e segue na direção do seio cavernoso (Fig. 9-4).

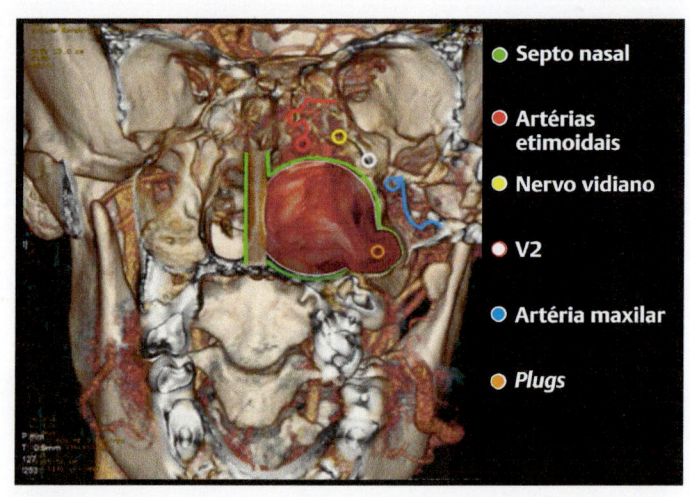

Fig. 9-3. Esquema ilustrativo de pontos de ancoragem do tumor.

CAPÍTULO 9 ▪ ABORDAGEM DO ANGIOFIBROMA JUVENIL

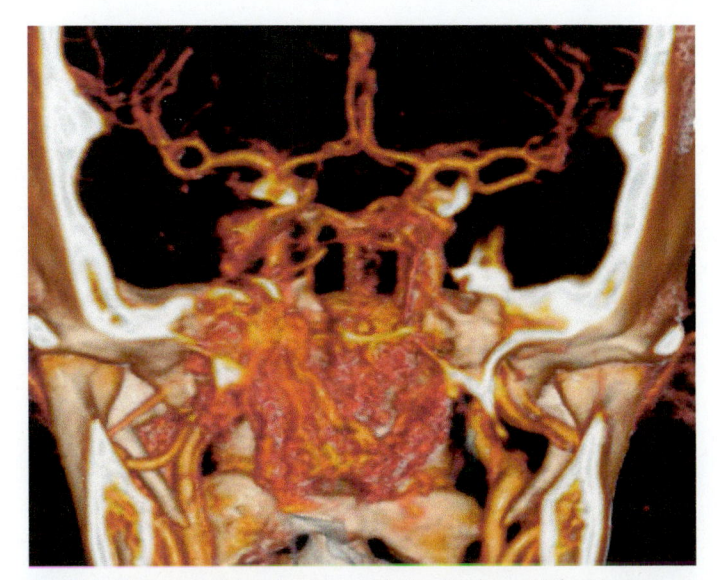

Fig. 9-4. AJ com participação da vascularização da carótida interna.

A cauterização desses ramos próximos de estruturas intracranianas ou neurovasculares nobres deve ser sempre feita com uso de cautério bipolar de tamanho adequado e com baixa potência. Utilizam-se ainda substâncias hemostáticas sintéticas, em diversas formulações e consistências.

Na abordagem endoscópica, que pode ser utilizada na maioria dos tumores em diferentes estágios, geralmente seguimos alguns passos básicos listados abaixo:

- Procedimento anestésico com monitorização de pressão arterial média e acesso central ou acessos periféricos calibrosos para reposição e controle do sangramento.
- A ordem dos passos cirúrgicos não é necessariamente obrigatória ou fixa, mas usualmente optamos inicialmente por incisão septal, correção de desvios e remoção do septo posterior (Fig. 9-5).
- Turbinectomia média associada à ampla antrostomia que permita a visão de toda a parede posterior do seio maxilar (Fig. 9-6).

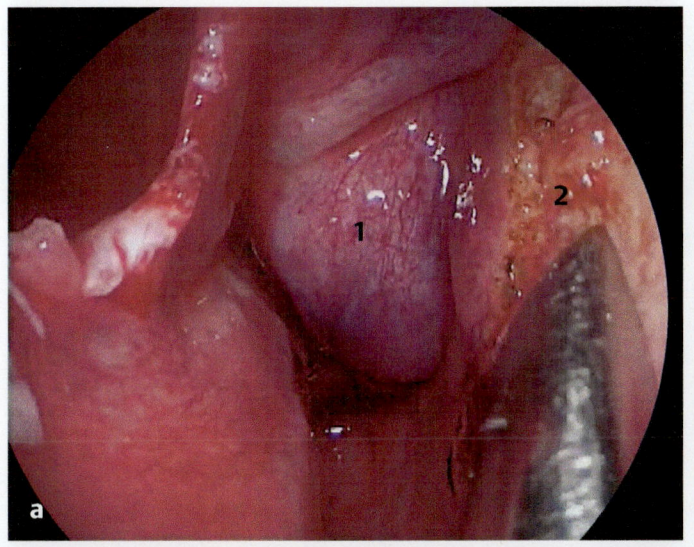

Fig. 9-5. (a) Angiofibroma (1), incisão septal (2). (b) Septo posterior (*).

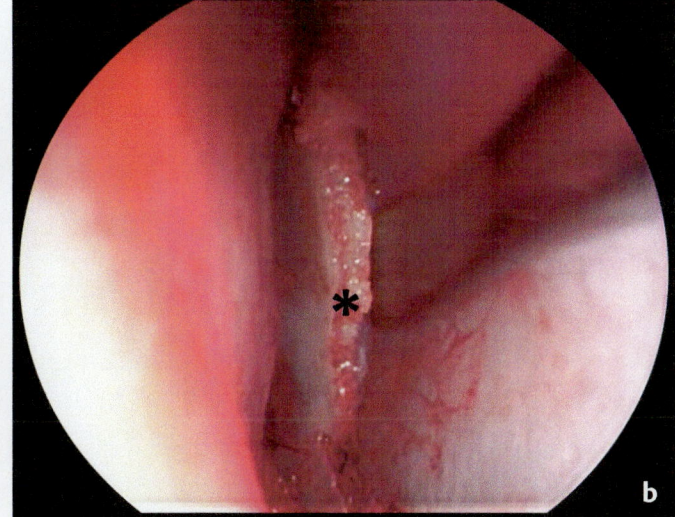

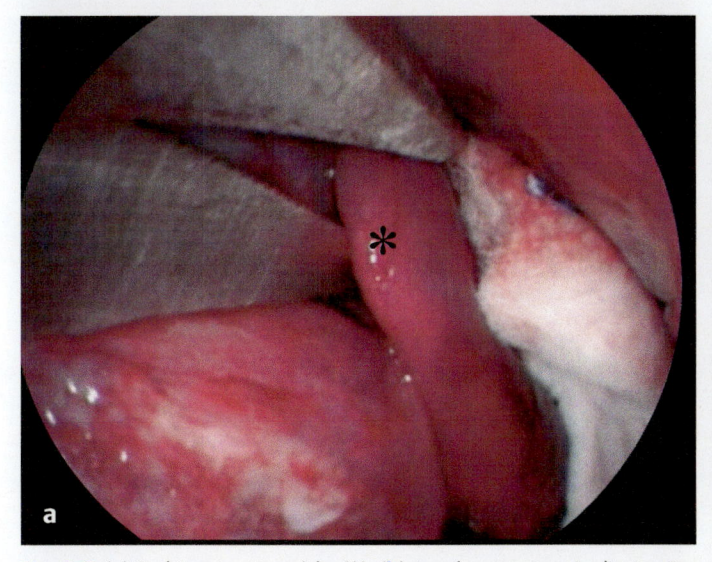

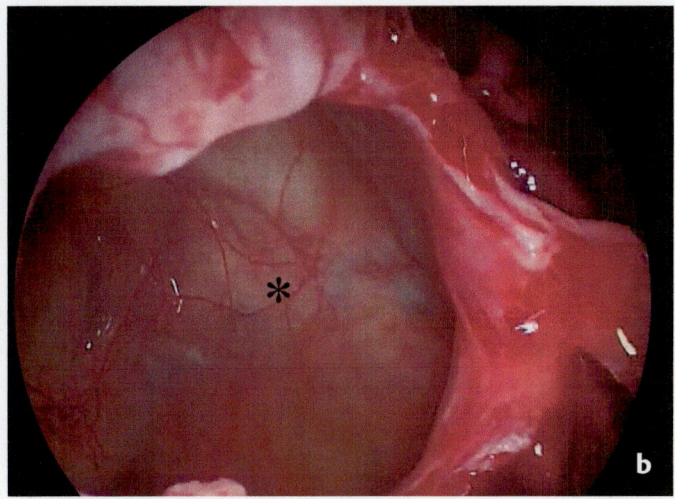

Fig. 9-6. (a) Turbinectomia média (*). (b) Ampla antrostomia direita. Parede posterior do seio maxilar (*).

- Comunica-se o recesso esfenoetmoidal com óstio do seio esfenoidal e o forame esfenopalatino, que, normalmente, está alargado (Fig. 9-7).
- Remove-se o osso da parede posterior do seio maxilar e a lâmina vertical do palatino até a borda anterior do forame esfenopalatino. Observa-se a projeção do tumor para dentro do seio maxilar. Realiza-se ainda a incisão do periósteo para identificação do V2 e da artéria maxilar mergulhados na gordura da fossa infratemporal (Fig. 9-8).
- Realiza-se a ligadura ou cauterização da artéria maxilar que nutre o tumor e a progressiva identificação dos reparos anatômicos da região da fissura orbitária inferior, nervo infraorbitário, e base do processo pterigoide medial e região inferior ao forame redondo (Fig. 9-9).
- A seguir é realizada uma sequência semelhante à abordagem transpterigoide à base do crânio. Abre-se o periósteo da fossa e retira-se ou desloca-se parte da gordura, permitindo identificar a porção do tumor que ocupa essa região.

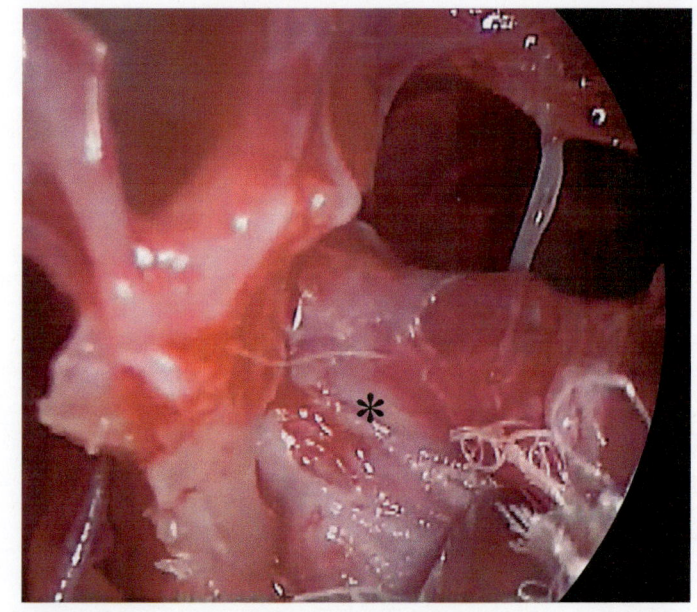

Fig. 9-7. Forame esfenopalatino alargado (*).

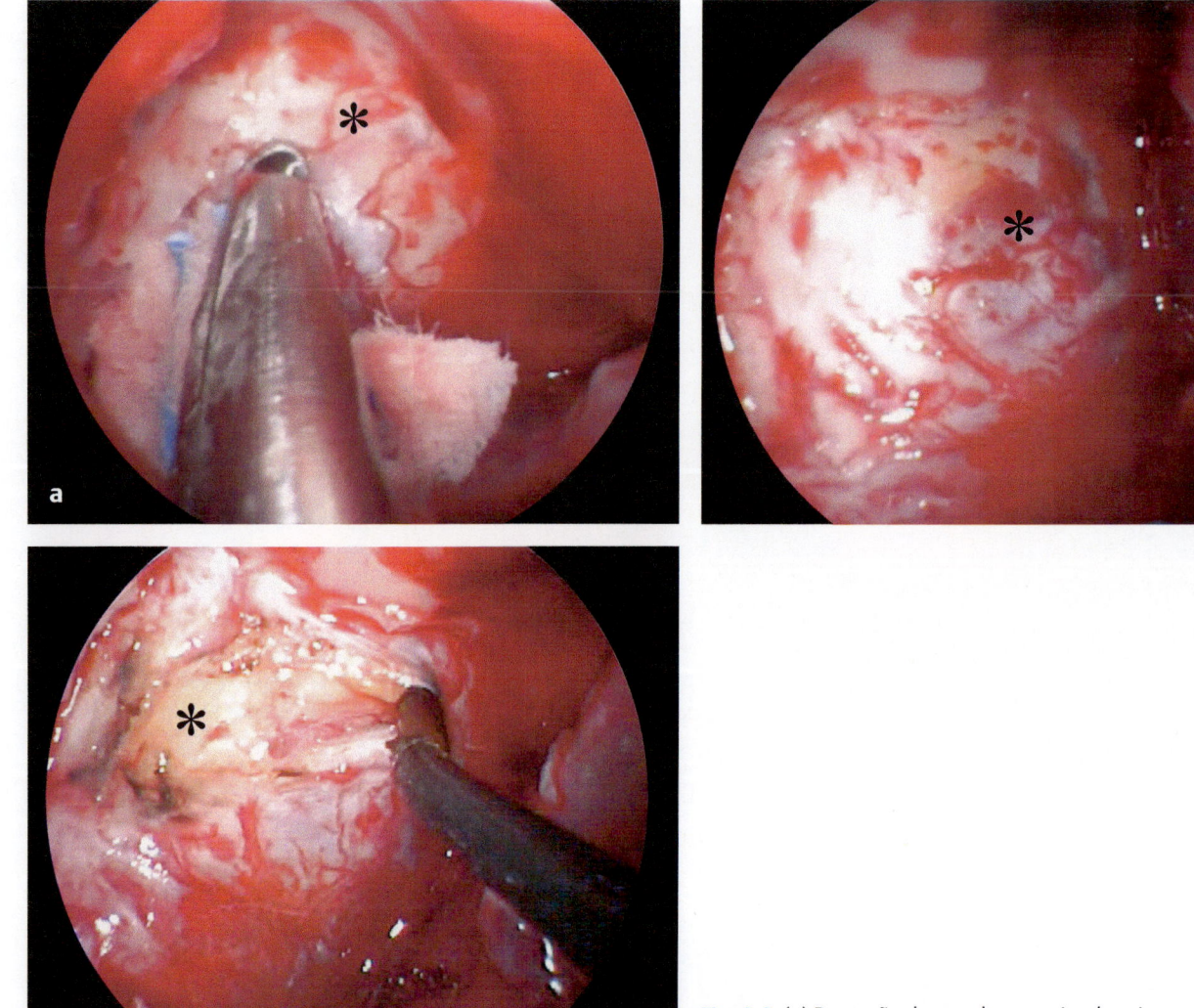

Fig. 9-8. (**a**) Remoção da parede posterior do seio maxilar (*). (**b**) Projeção do tumor para dentro do seio maxilar (*). (**c**) Incisão e exposição da gordura da fossa (*).

CAPÍTULO 9 ■ ABORDAGEM DO ANGIOFIBROMA JUVENIL

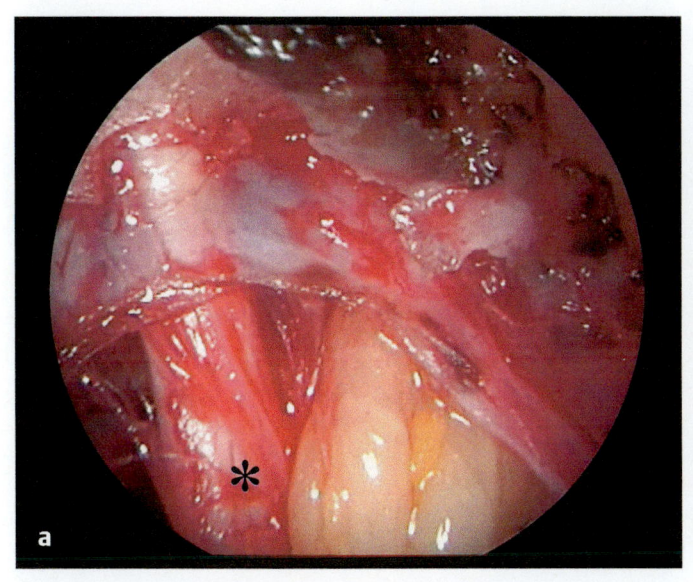

Fig. 9-9. (**a**) V2 (*). (**b**) Dissecção e ligadura da artéria maxilar (*).

- Realizam-se etmoidectomia anterior e posterior e sinusotomia esfenoidal, com a identificação da projeção do tumor para dentro do esfenoide, mais comum no seu assoalho e recesso lateral (Fig. 9-10).

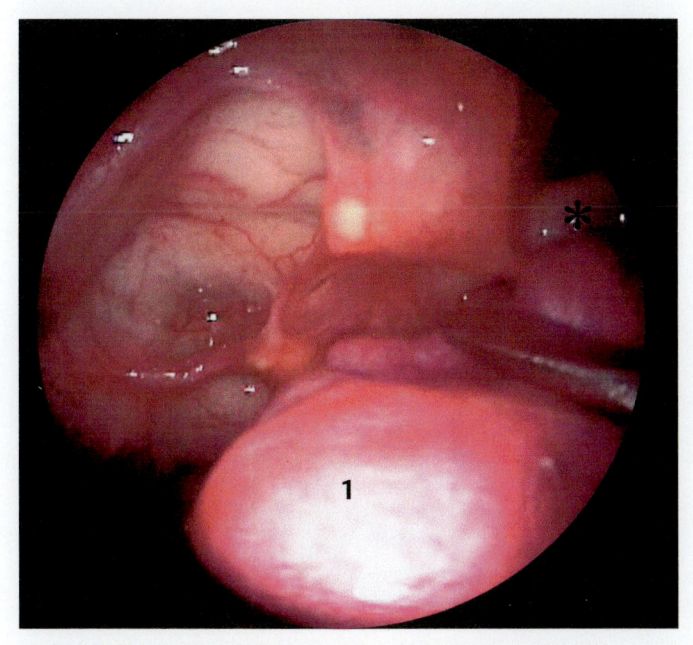

Fig. 9-10. Tumor invadindo o seio esfenoidal (1), nervo ótico (*).

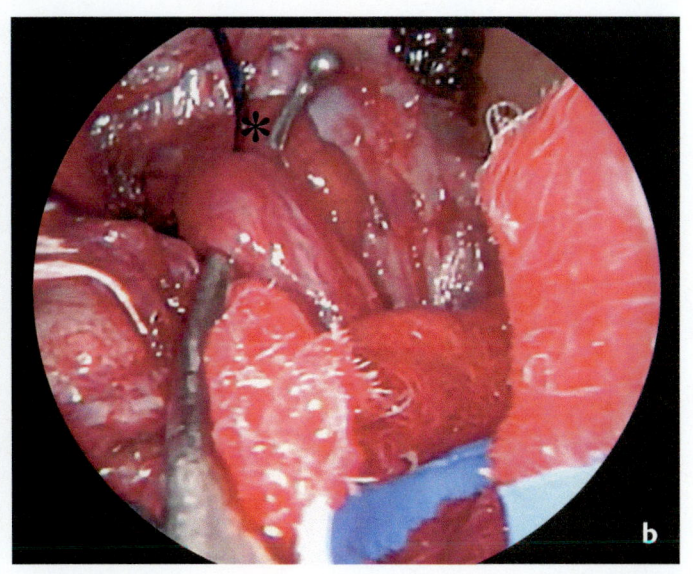

À medida que se alcança o limite lateral dos sítios ósseos tumorais de implantação, desloca-se o tumor medial e inferiormente em direção ao *cavum*. Remove-se, então, o tumor e o periósteo da base pterigoide, remanescentes da lâmina pterigoide lateral, porção inferior do corpo do esfenoide, arco da coana e parte do teto da rinofaringe. A remoção do tumor é na maioria das vezes realizada pela cavidade oral (Fig. 9-11).

Principalmente em tumores com grande extensão, diferentes pontos de vista são discutidos na literatura, para encontrar a abordagem cirúrgica ideal. O próprio fato de várias abordagens terem sido desenvolvidas justifica a difícil acessibilidade ao AJ. Portanto, o planejamento com base em imagem e a consequente seleção do acesso são determinantes para o resultado final (Fig. 9-12).

A via endoscópica exclusiva é ainda possível associando-se extensão lateral de Denker, com remoção do corneto inferior ipsilateral e maxilectomia medial estendida. A introdução de instrumental cirúrgico pela fossa nasal contralateral pela perfuração septal facilita a mobilização do tumor, aspiração e hemostasia, bem como a realização do procedimento a quatro mãos (Fig. 9-13).

Pode-se combinar a via endonasal endoscópica a um acesso transmaxilar endoscópico ou à via Caldwell-Luc, quando não se consegue alcançar o limite lateral da lesão apenas por via endonasal.

Em tumores maiores ou com extensão que impeça ou dificulte a abordagem endoscópica, abordagens externas por meio de *degloving* mediofacial, rinotomia lateral estendida por incisão de Weber-Ferguson, entre outras abordagens

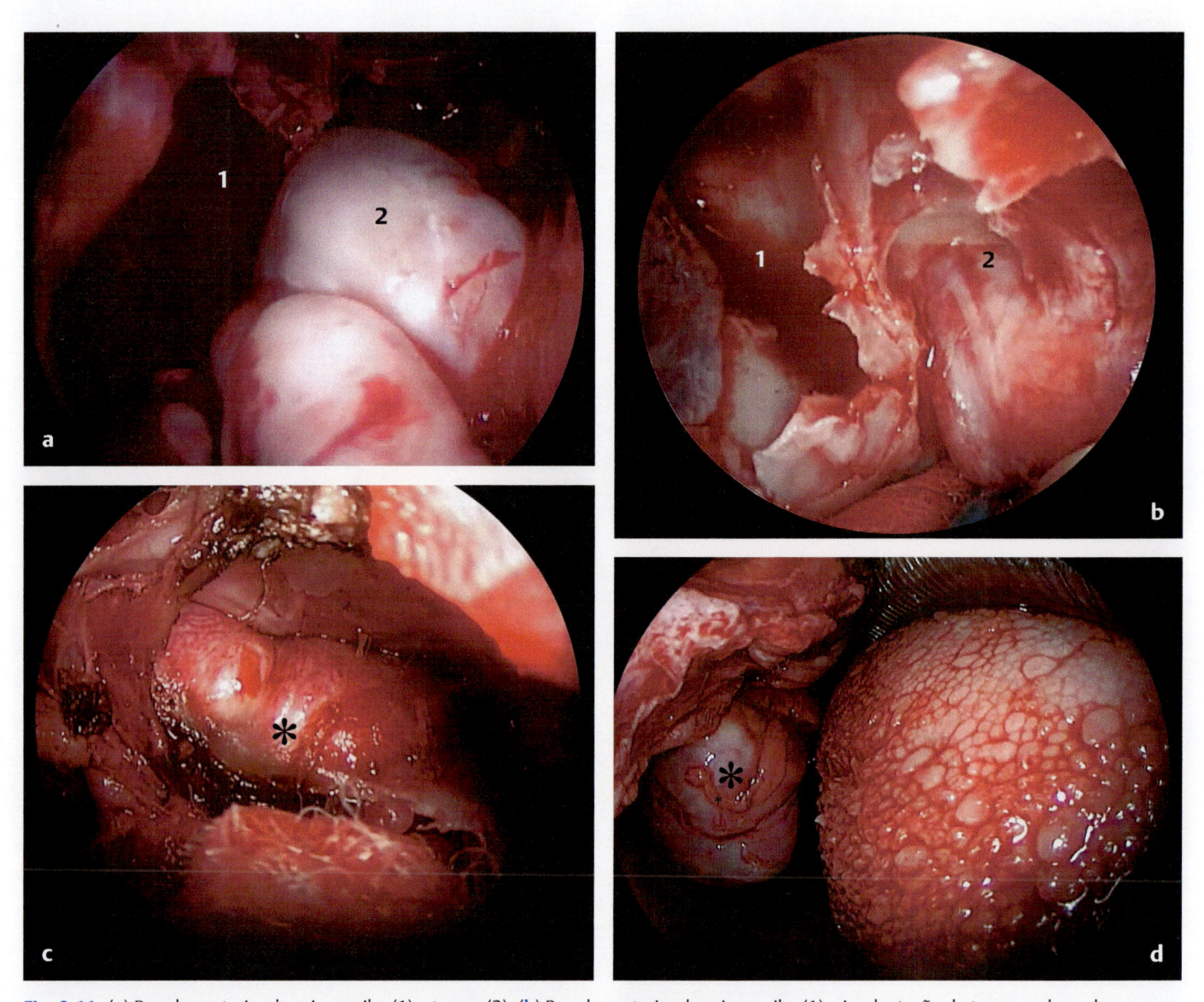

Fig. 9-11. (**a**) Parede posterior do seio maxilar (1) e tumor (2). (**b**) Parede posterior do seio maxilar (1) e implantação do tumor na base da pterigoide (2). (**c**) Tumor deslocado para a rinofaringe (*). (**d**) Remoção transoral do tumor (*).

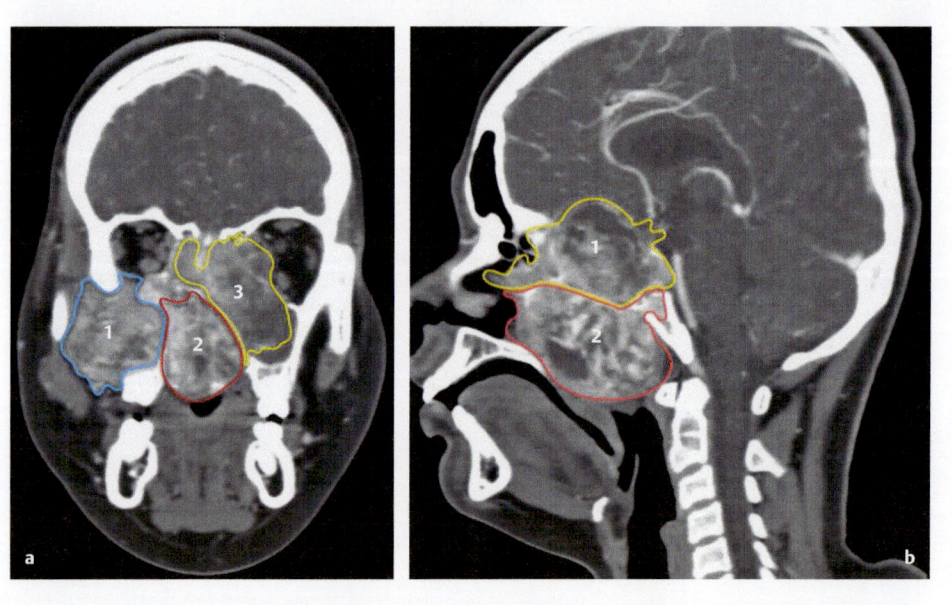

Fig. 9-12. (**a**) Planejamento da dissecção para exérese do tumor em três planos horizontais: seio maxilar e fossa infratemporal direta (1), cavidade nasal e rinofaringe (2) e seio maxilar esquerdo, fissura orbitária, teto da cavidade nasal e seio cavernoso esquerdo (3).
(**b**) Planejamento da dissecção para exérese do tumor em dois planos verticais: porção superior do tumor em contato com a fossa anterior (1) e porção inferior do tumor com expansão à base do esfenoide e rinofaringe.

CAPÍTULO 9 ■ ABORDAGEM DO ANGIOFIBROMA JUVENIL

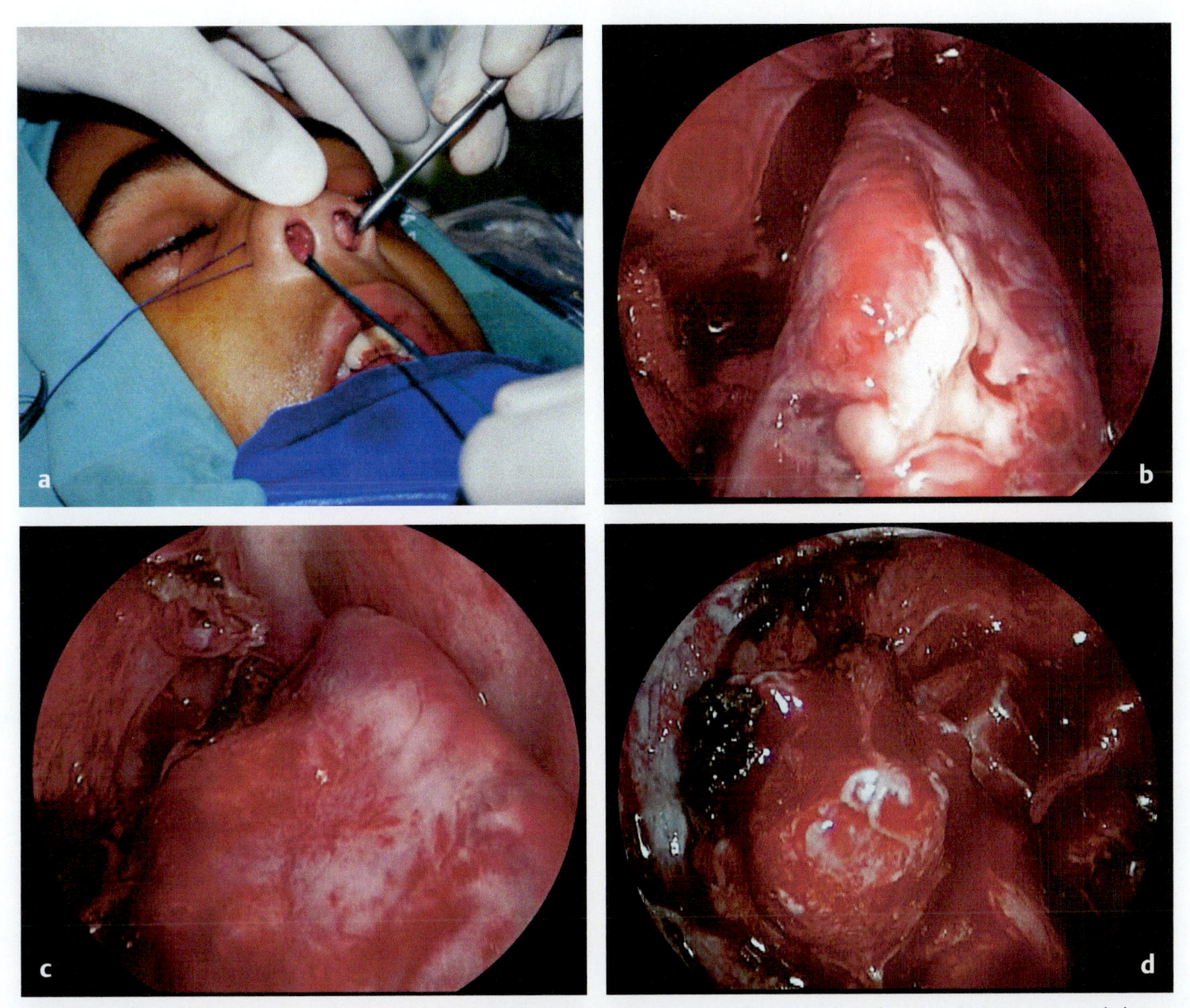

Fig. 9-13. Sequência da exérese de um AJ. (**a**) Septoplastia por técnica de Metzembaun para passagem do endoscópio. (**b**) Tumor em cavidade nasal. (**c**) Tumor ocluindo a coana da cavidade nasal. (**d**) Inserção do tumor na base da pterigoide. *(Continua.)*

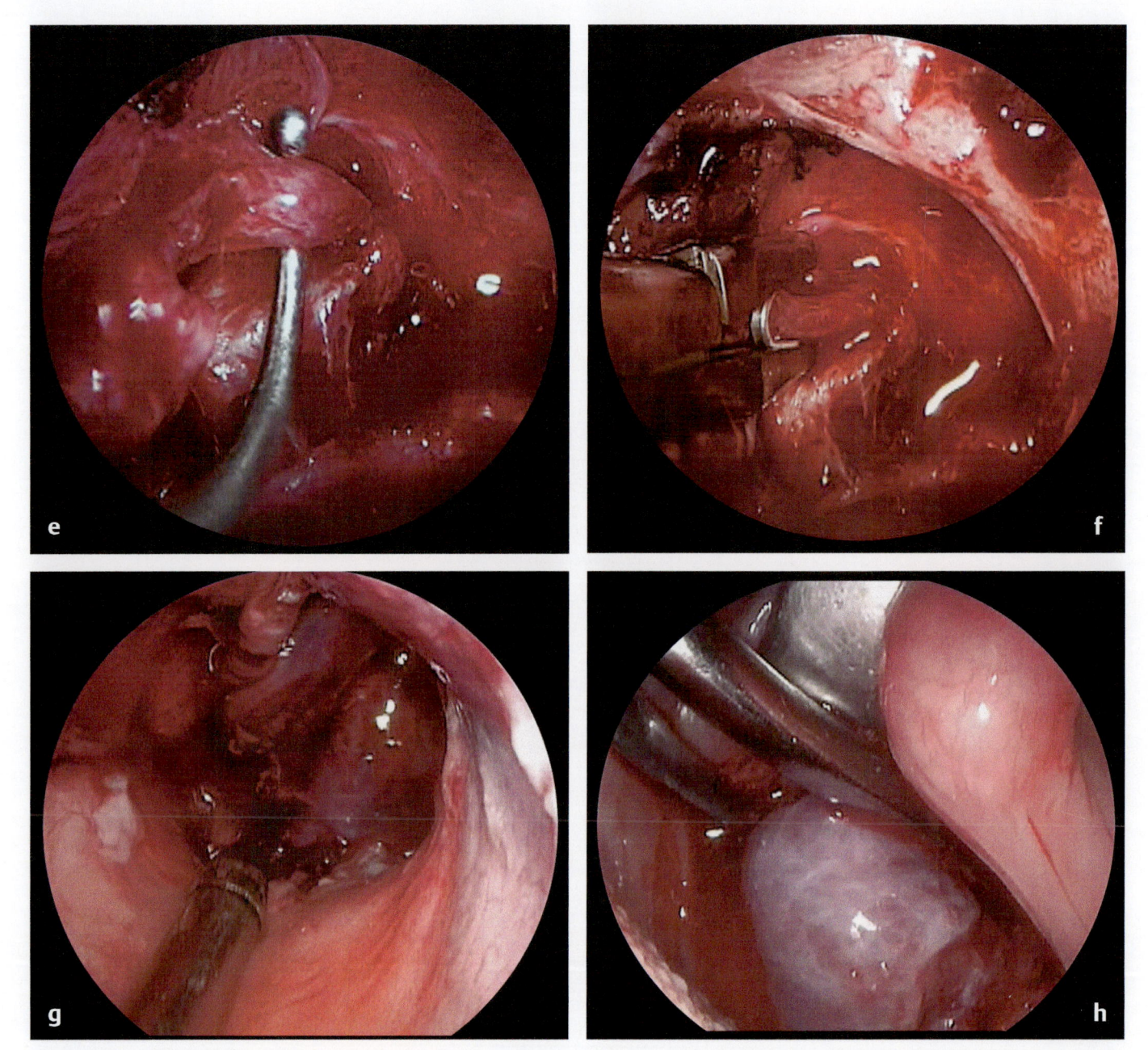

Fig. 9-13. *(Cont.)* (**e**) Dissecção da artéria do canal pterigoide. (**f**) Clipagem da artéria. (**g**) Tumor solto na rinofaringe. (**h, i**) Exérese transoral do AJ. *(Continua.)*

CAPÍTULO 9 ■ ABORDAGEM DO ANGIOFIBROMA JUVENIL

anteriores, podem ser realizadas com segurança. Outras opções de abordagem incluem osteotomias com fratura Le Fort I e *swing* maxilar (Figs. 9-14 e 9-15).

A via transpalatina é pouco utilizada na abordagem do AJ por não promover um acesso adequado aos sítios mais laterais de implantação da lesão. Além disso, sua realização, em pacientes submetidos à embolização pré-operatória e/ou à fratura tipo Le Fort I, aumenta a incidência de deiscências palatais no pós-operatório. Nessa técnica é necessário incisar AJ em sua inserção na parede posterior da faringe para soltar o tumor de polo inferior antes de tracioná-lo para a exérese transoral (Figs. 9-16 e 9-17).

Considerando os acessos laterais, seu uso tem sido também cada vez mais infrequente. O acesso infratemporal tipo C de Fisch está praticamente em desuso, sendo, possivelmente, reservado a tumores gigantes com importante extensão lateral. Está associado à disfunção de articulação temporomandibular (ATM), risco de paralisia facial e perda auditiva.

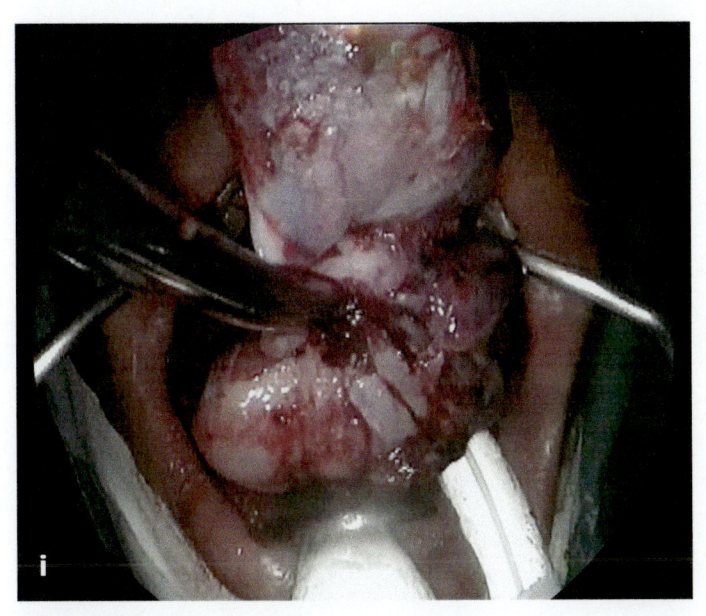

Fig. 9-13. *(Cont.)*

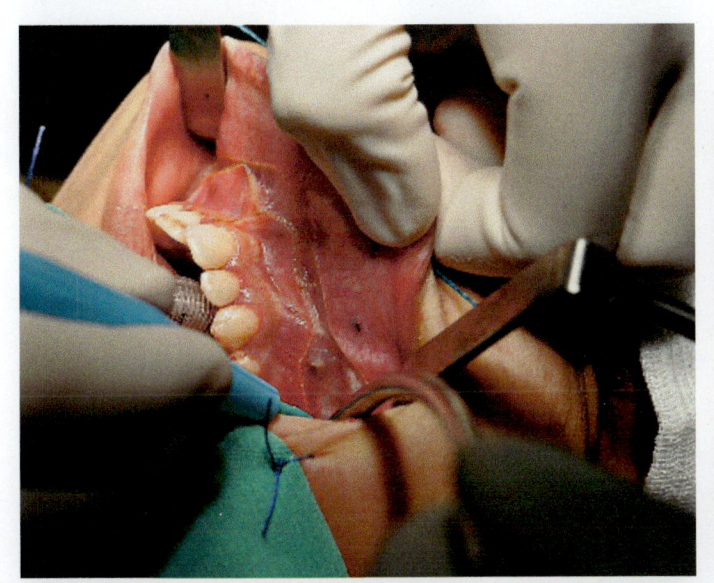

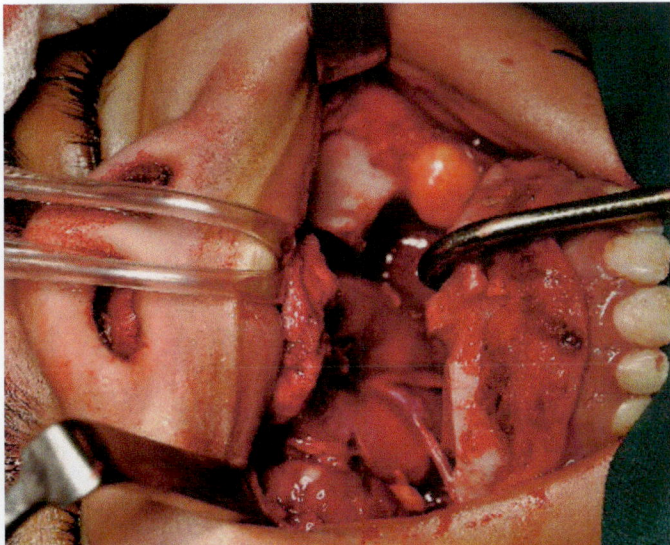

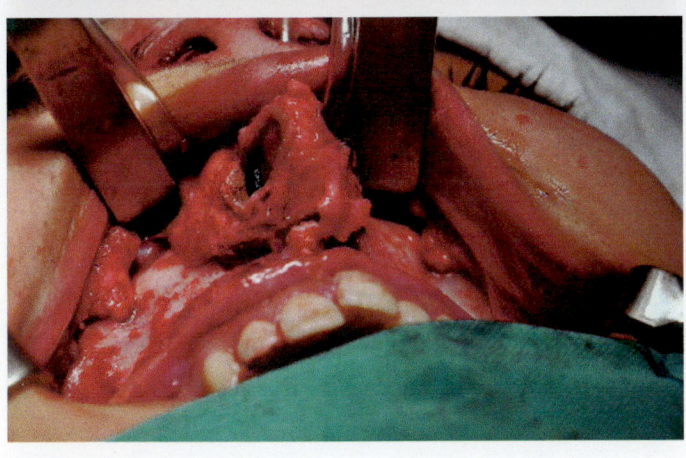

Fig. 9-14. Sequência de acesso a AJ com a associação de Degloving mediofacial e Lefort.

PARTE I ▪ CIRURGIA DA BASE ANTERIOR DO CRÂNIO

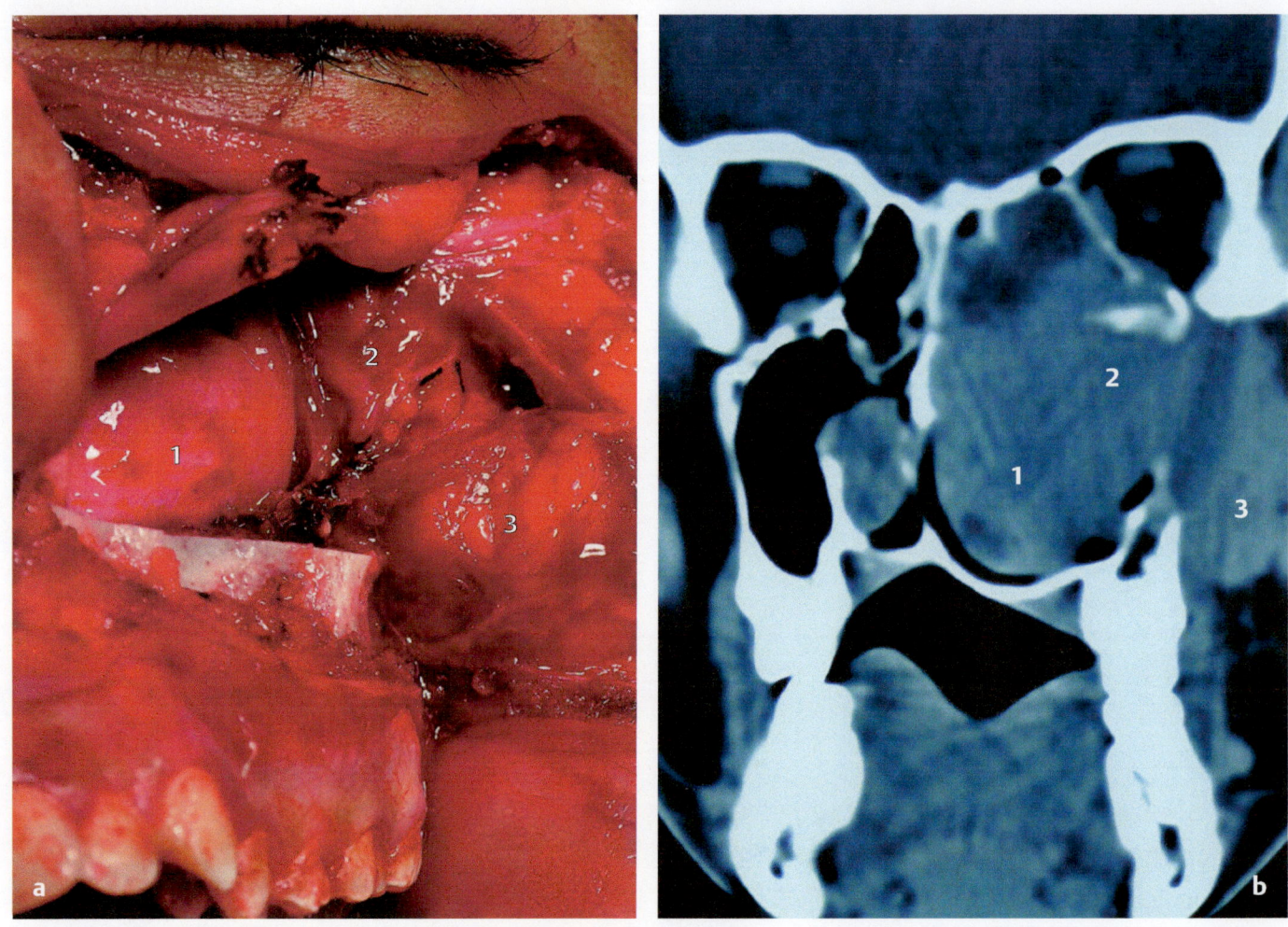

Fig. 9-15. (**a**) Acesso de Weber-Ferguson com maxilectomia à esquerda, onde são observadas três rotas de invasão do tumor: *1*. seio maxilar, *2*. fissura orbitária, *3*. fossa infratemporal e espaço mastigatório. (**b**) Exame tomográfico correspondente.

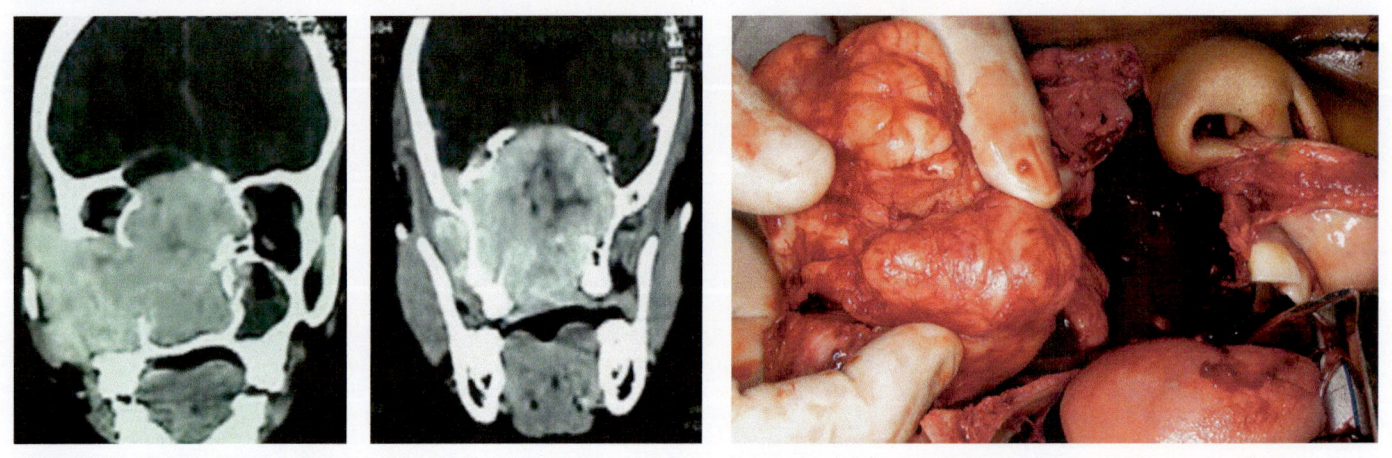

Fig. 9-16. AJ gigante, lesão massiva com invasão de fossa anterior, média e infratemporal, órbita e seios cavernosos, espaço mastigatório e bochecha. Realizado acesso de Weber-Ferguson associado à maxilectomia vertical à direita para exérese da lesão.

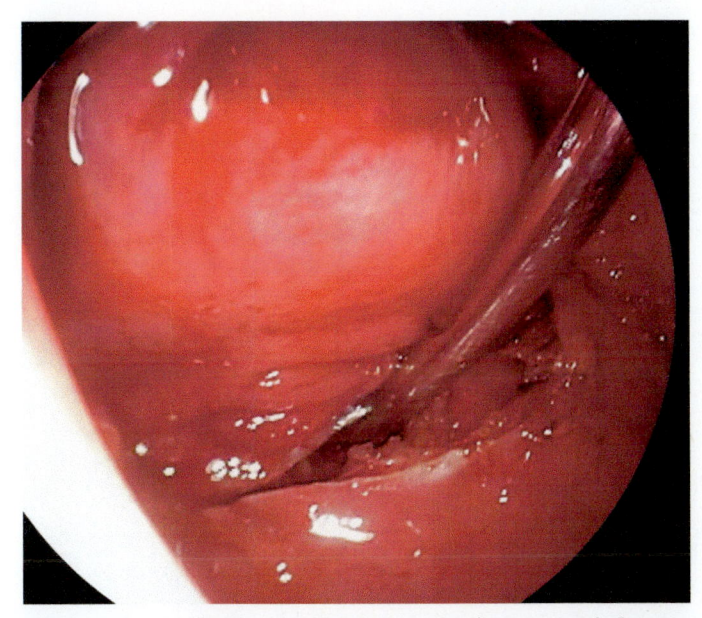

Fig. 9-17. Incisão do AJ em sua inserção na parede posterior da faringe.

Uma possibilidade de abordagem ao AJ em tumores que invadem o espaço parafaríngeo é a de multicorredores de acesso, utilizando uma combinação de cirurgia endoscópica endonasal e cirurgia endoscópica transoral. Esse acesso propicia grande exposição da lesão, sendo uma alternativa ao acesso externo. Certamente, a evolução dos acessos multiportas ou multicorredores, representa uma nova dimensão no manejo de lesões complexas, principalmente com extensão para o espaço parafaríngeo.

O acometimento intracraniano do angiofibroma juvenil é relativamente frequente (10 a 36% casos). Em geral esses tumores são volumosos e apresentam irrigação pela artéria carótida interna, que normalmente não é embolizada. Por outro lado, essas invasões normalmente são pequenas, tendo alcançado a fossa craniana pela erosão da base do processo pterigoide ou por vias preexistentes, como a fissura orbitária superior. Como regra, o tumor somente desloca a dura-máter, sem aderências ou invasão (extensão intracraniana extradural).

Em 2010, Snyderman *et al.* propuseram uma nova classificação com base na extensão do tumor e na presença de vascularização residual após sua embolização (estágio IV e V), o que se relaciona com necessidade de múltiplas cirurgias, recidivas e doença residual.

Mas não é somente a análise anatômica da invasão intracraniana que prediz a dificuldade cirúrgica na ressecção da invasão intracraniana. A análise da angiografia, especialmente após embolização dos ramos da carótida externa que irrigam o tumor, é um importante parâmetro. Se a vascularização residual for exuberante e, principalmente, se borrar os contornos da artéria, o tumor pode estar aderido à artéria, não existindo um plano de dissecção. Nesses casos, optamos pela ressecção da invasão intracraniana por meio de craniotomia (Figs. 9-18 a 9-20).

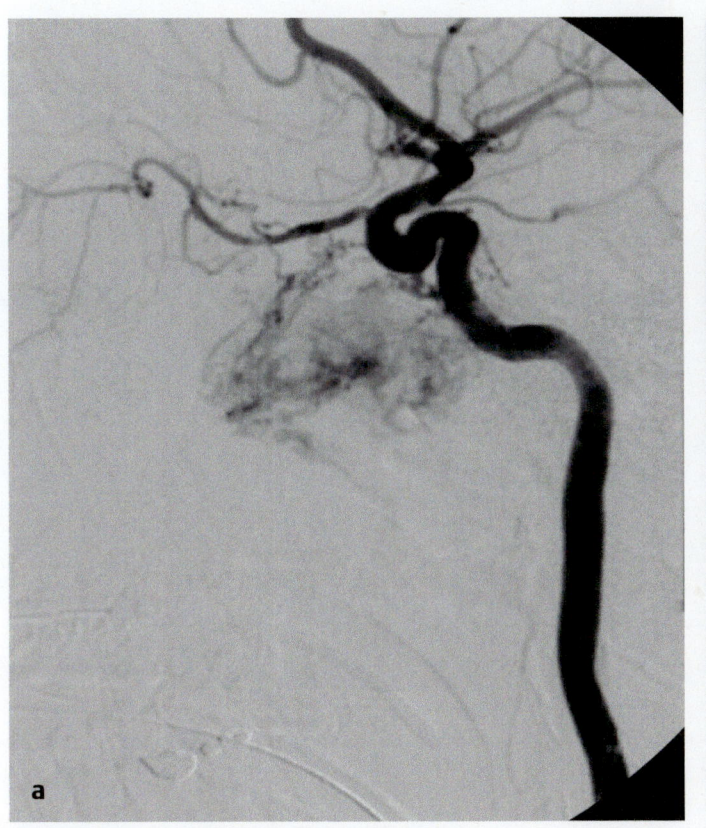

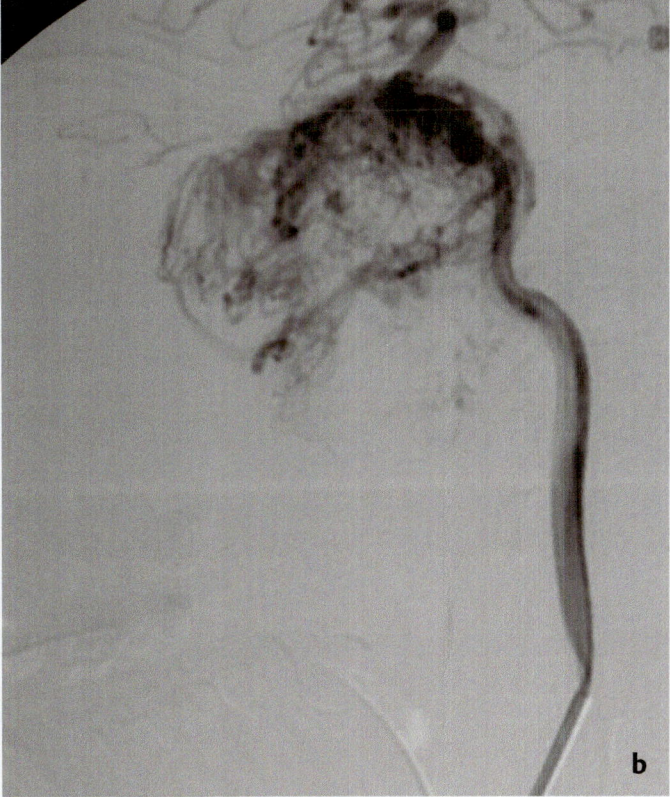

Fig. 9-18. Vascularização residual pós-embolização para definir abordagem endoscópica exclusiva (a) ou combinada com craniotomia (b), pois existe borramento dos contornos da artéria carótida interna.

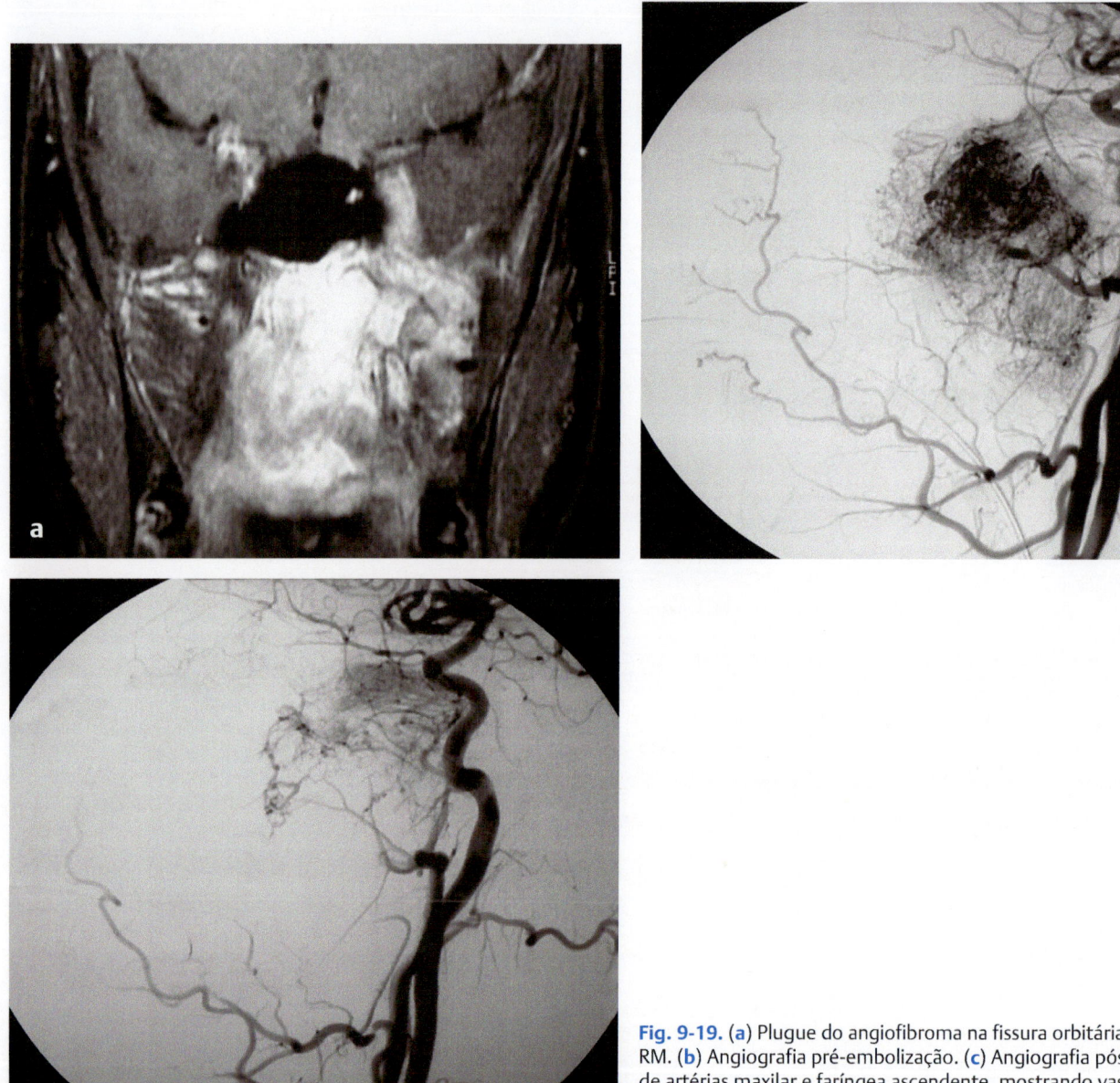

Fig. 9-19. (**a**) Plugue do angiofibroma na fissura orbitária superior na RM. (**b**) Angiografia pré-embolização. (**c**) Angiografia pós-embolização de artérias maxilar e faríngea ascendente, mostrando vascularização residual moderada pela artéria carótida interna, mas sem borrar suas paredes.

CAPÍTULO 9 ■ ABORDAGEM DO ANGIOFIBROMA JUVENIL

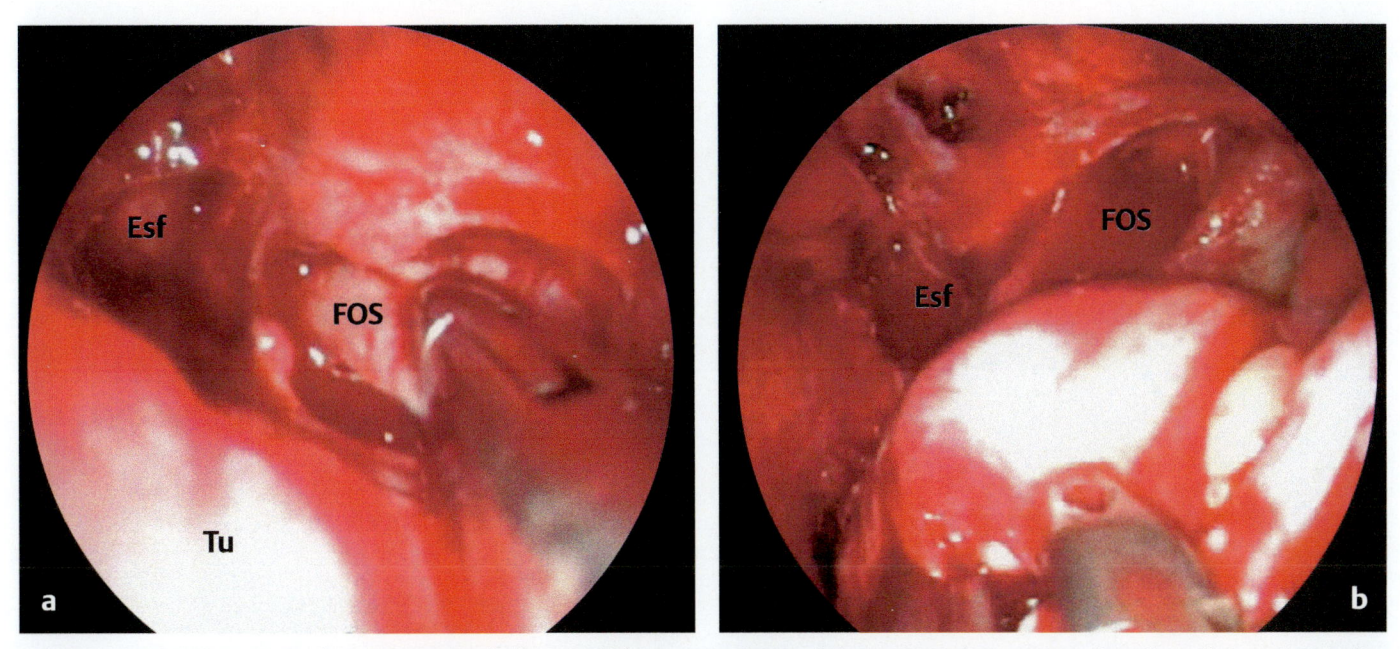

Fig. 9-20. (**a, b**) Após remoção do osso na região da fissura orbitária superior foi possível remover o plugue por tração e dissecção com o aspirador, seguido de tamponamento com surgicel. Esf: seio esfenoidal; Tu: tumor; FOS: fissura orbitária superior.

Um aspecto controverso é que pode existir invasão da dura-máter. O ANJ é um tumor benigno, fibroso e sem mitoses, portanto, seu crescimento e a destruição do tecido adjacente ocorrem pela compressão e expansão de vias preexistentes. O mesmo deve ocorrer quando atravessa a dura, penetrando por uma via preexistente, como um vaso que atravessa a meninge (Fig. 9-21).

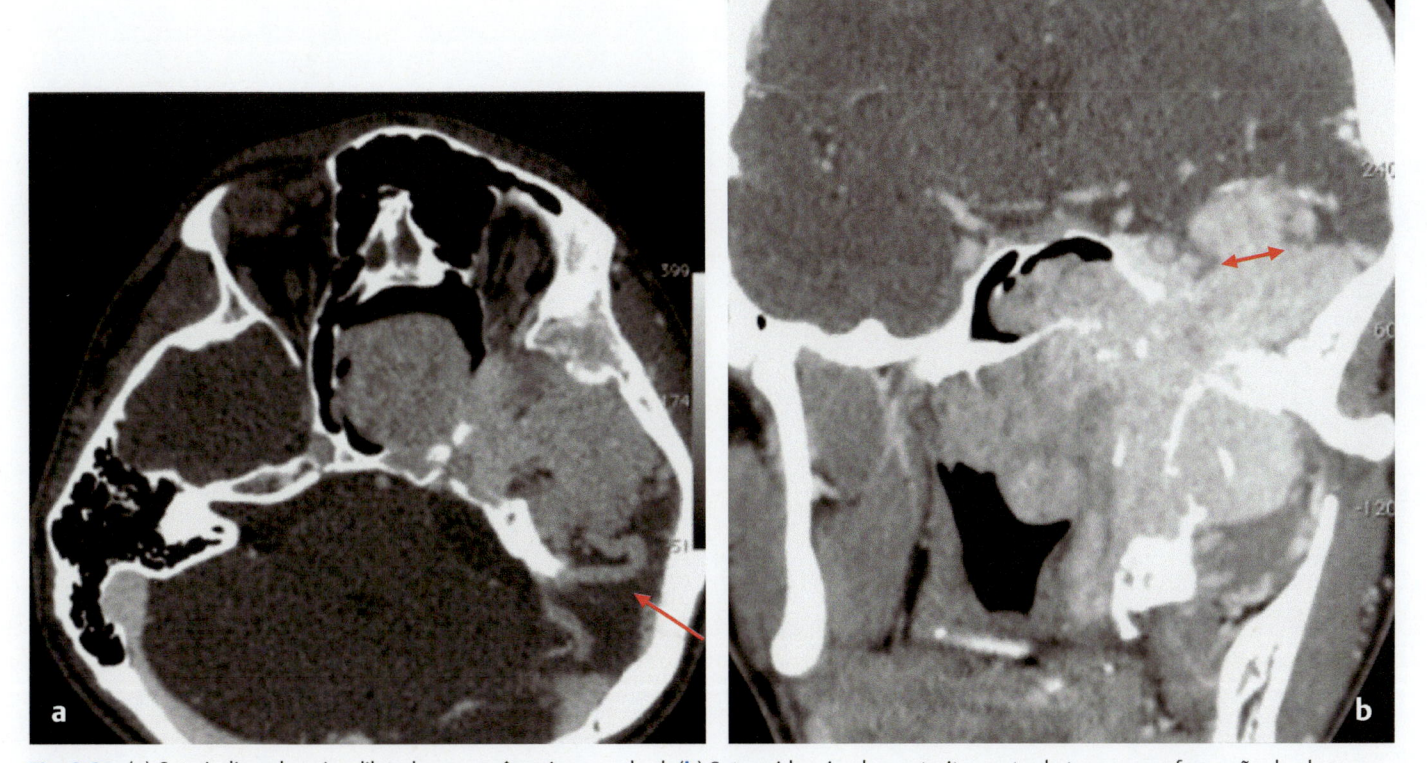

Fig. 9-21. (**a**) Seta indicando veias dilatadas no parênquima cerebral. (**b**) Seta evidenciando o estreitamento do tumor com formação de plugue intradural. *(Continua.)*

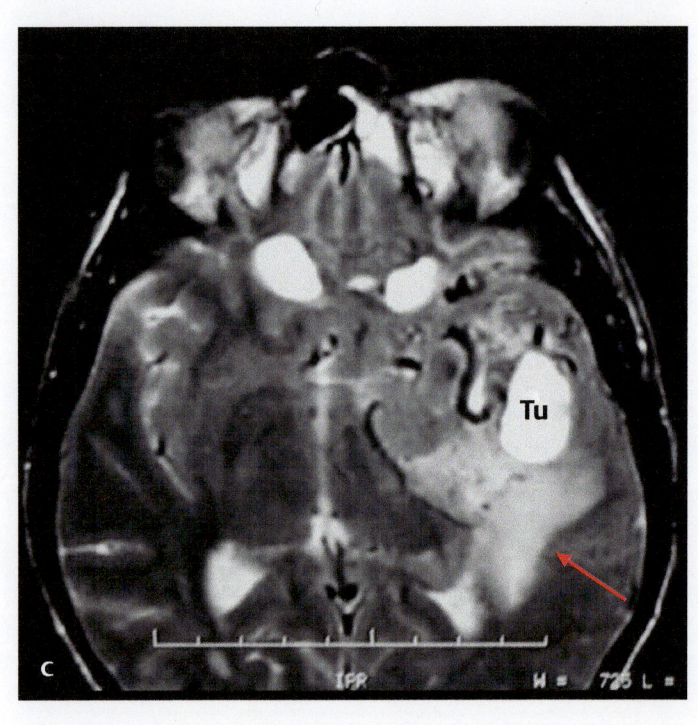

Fig. 9-21. (Cont.) (c) Seta indicando edema cerebral adjacente ao tumor (Tu).

Três aspectos sugerem que o tumor atravessou a dura e está em contato com o parênquima cerebral:

1. Presença de uma ou mais veias do parênquima cerebral dilatada e drenando o tumor (o que não ocorre em lesões extradurais).
2. Presença de estreitamento do tumor em uma região onde não há osso, sugerindo que existe constrição do tumor pela resistência da própria dura-máter.
3. Presença de edema cerebral, sugerindo compressão diretamente no parênquima cerebral e seus vasos ou alteração bioquímica decorrente da presença do tumor (edema cerebral sugere envolvimento da pia-máter).

BIBLIOGRAFIAS

Andrade NA, Pinto JA, de Oliveira Nóbrega M, et al. Exclusively endoscopic surgery for juvenile nasopharyngeal angiofibroma. Otolaryngol - Head Neck Surg. 2007;137(3):492-6.

Boghani Z, Husain Q, Kanumuri VV,, et al. Juvenile nasopharyngeal angiofibroma: A systematic review and comparison of endoscopic, endoscopic-assisted, and open resection in 1047 cases. Laryngoscope. 2013;123(4):859-69.

Brieger J, Wierzbicka M, Sokolov M, et al. Vessel density, proliferation, and immunolocalization of vascular endothelial growth factor in juvenile nasopharyngeal angiofibromas. Arch Otolaryngol - Head Neck Surg. 2004;130(6):727-31.

Snyderman CH, Gardner PA, Fernandez-Miranda JC. Endoscopic excision of advanced tumor with skull base involvement. In: Dubey S, Schick B (Eds.). Juvenile angiofibroma. Switzerland: Springer International Publishing; 2017. p. 147-63.

Fonseca AS, Vinhaes E, Boaventura V, et al. Surgical treatment of non-embolized patients with nasoangiofibroma. Braz J Otorhinolaryngol. 2008;74(4).

Fyrmpas G, Konstantinidis I, Constantinidis J. Endoscopic treatment of juvenile nasopharyngeal angiofibromas: Our experience and review of the literature. Eur Arch Oto-Rhino-Laryngology. 2012;269(2):523-9.

Kamel R H. Transnasal endoscopic surgery in juvenile nasopharyngeal angiofibroma. J Laryngol Otol [Internet]. 1996;110(10):962-8.

Naraghi M, Kashfi A. Endoscopic resection of nasopharyngeal angiofibromas by combined transnasal and transoral routes. Am J Otolaryngol - Head Neck Med Surg. 2003;24(3):149-54.

Narayanan J, et al. Endoscopic targeted approach to juvenile nasopharyngeal angiofibromas based upon a new classification system. In: Stamm A (Ed.). Transnasal endoscopic skull base and brain surgery, 2nd ed. NewYork: Thieme. 2019:437-45.

Nicolai P, Berlucchi M, Tomenzoli D, et al. Endoscopic surgery for juvenile angiofibroma: When and how. Laryngoscope. 2003;113(5):775-82.

Ogawa AI, Fornazieri MA, da Silva LV, et al. Juvenile angiofibroma: major and minor complications of preoperative embolization. Rhinology. 2012;50(2):199-202.

Ramos HF, Takahashi MT, Ramos BF, et al. Juvenile nasopharyngeal angiofibroma with intradural extension. Braz J Otorhinolaryngol. 2011;77(5):677.

Sennes LU, Butugan O, Sanchez TG, et al. Juvenile nasopharyngeal angiofibroma: the routes of invasion. Rhinology. 2003;41(4):235-40.

Sennes LU, Butugan O, Sanchez TG, et al. Tissue maturation during the growth of juvenile nasopharyngeal angiofibroma. Ann Otol Rhinol Laryngol. 2004;113(1):34-8.

Sennes LU, Fortes FS, Butugan O, et al. Tissue maturation correlating to clinical manifestations in juvenile angiofibroma. Ann Otol Rhinol Laryngol. 2005;114(9):705-8.

Wormald PJ, Van Hasselt A. Endoscopic removal of juvenile angiofibromas. Otolaryngol - Head Neck Surg. 2003;129(6):684-91.

ABORDAGEM A TUMORES DO CLIVO

Deusdedit Brandão Neto ▪ Gilberto da Silva Ochman ▪ Fabio de Rezende Pinna

JUSTIFICATIVA

O clivo e a região anterior da fossa craniana posterior são considerados, por muitos autores, uma das áreas mais complexas da base do crânio. Isso se deve não apenas à sua íntima relação com importantes estruturas vasculares (artéria carótida interna, artéria basilar) e neurais (tronco cerebral e alguns pares cranianos como por exemplo o NCIV), mas pela profundidade do campo cirúrgico e da complexidade na reconstrução de falhas extensas.

A abordagem endoscópica endonasal das doenças localizadas nessa região tem ganhado cada vez mais espaço, graças à evolução dos instrumentais cirúrgicos, dos sistemas de vídeo e neuronavegação e técnicas de reconstrução da base do crânio.

São vantagens dessa via a possibilidade do acesso direto a lesões extradurais, adequada visualização e abordagem das lesões na linha média, reduzindo a manipulação de estruturas neurovasculares e evitando a retração cerebral, reduzindo, consequentemente, a morbidade da cirurgia.

ANATOMIA DO CLIVO

O clivo é uma estrutura óssea formada pelas porções basioccipital e basifenoide na sincondrose esfenoccipital. Apresenta relação anterior com o corpo do esfenoide e rinofaringe, posterior com a fossa posterior. Sua face intracraniana é inclinada em sentido inferior e posterior, lembrando um escorregador que finda no forame magno.

É dividido em três porções: superior, média e inferior. A superior está localizada entre o dorso da sela e a projeção do nível do canal de Dorello, que é o canal ósseo que envolve o nervo abducente e o seio petroso inferior até a fusão com o seio cavernoso. A porção média está entre o canal de Dorello e a projeção do forame jugular e a inferior, entre este último a transição cervicomedular.

Existem inúmeras estruturas neurovasculares adjacentes ao clivo, incluindo artéria carótida interna, tronco cerebral (ponte), artérias vertebrais, artéria basilar e pares cranianos (III ao VI).

Após a ressecção cautelosa da porção óssea posterior do seio esfenoidal, clivos superior e médio, encontramos o periósteo recobrindo a dura-máter da fossa posterior. Nessa região a dura-máter apresenta duas camadas. Após a abertura da camada mais externa há o plexo venoso basilar e o nervo abducente (VI nervo craniano) bilateralmente, com um espaçamento de cerca de 2 cm entre eles (Fig. 10-1). Uma vez aberta a camada mais interna, temos as artérias vertebrais, artéria basilar e seus ramos, artérias cerebrais posteriores, artérias cerebelares superiores, tronco encefálico, corpos mamilares e os nervos cranianos do III ao VI par.

A ressecção da porção óssea do clivo inferior nos proporciona uma visão direta com endoscópio de 0° do ângulo cerebelopontino, dos nervos cranianos VII e VIII, bem como os nervos cranianos inferiores.

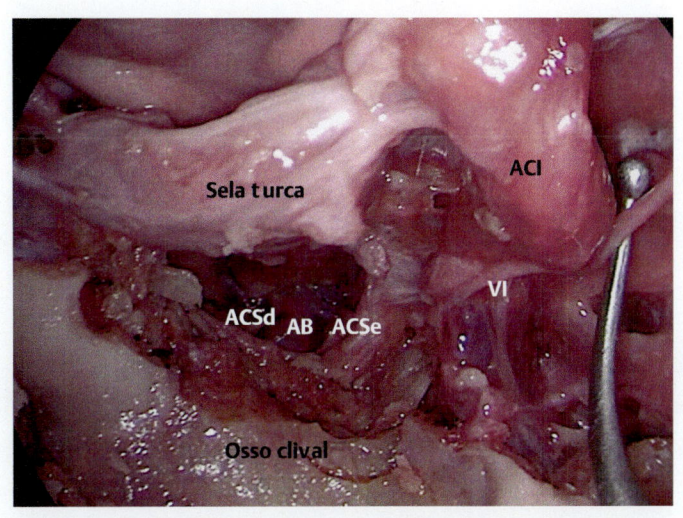

Fig. 10-1. Dissecção endoscópica da região clival em cadáver com remanescente ósseo inferior. ACI: artéria carótida interna; AB: artéria basilar; ACSd: artéria cerebral posterior direita; ACSe: artéria cerebral esquerda.

Indicações da Via de Acesso

- Tumores extradurais (p. ex., cordoma de clivo e condrossarcoma).
- Tumores intradurais (p. ex., meningiomas).
- Macroadenomas com extensão clival.
- Osteomas.
- Descompressão de pares cranianos (ressecções subtotais de lesões tumorais).
- Fístula liquórica: primária ou secundária a procedimento cirúrgico prévio.
- Mucoceles.

Preparação para a Cirurgia
Imagens Pré-Operatórias
Recomendamos durante a fase de diagnóstico que seja feita uma avaliação minuciosa dos exames de imagem. No seu arsenal deve ser incluída uma angiotomografia com contraste (angio-TC) e uma ressonância magnética (RM) de corte fino pré e pós-gadolínio de alta resolução, preferencialmente de 3 Tesla (Fig. 10-2).

Existem sequências específicas para a RM que permitem melhor visualização do trajeto dos nervos cranianos nas redondezas do tumor e na base do crânio: FIESTA-C ou CISS dependendo do fabricante do equipamento.

Planejamento Cirúrgico
Conhecer minuciosamente a lesão a ser abordada e discutir previamente em equipe as estratégias de acesso, ressecção e reconstrução da base do crânio otimiza a abordagem de possíveis complicações intraoperatórias, reduzindo o risco para o paciente.

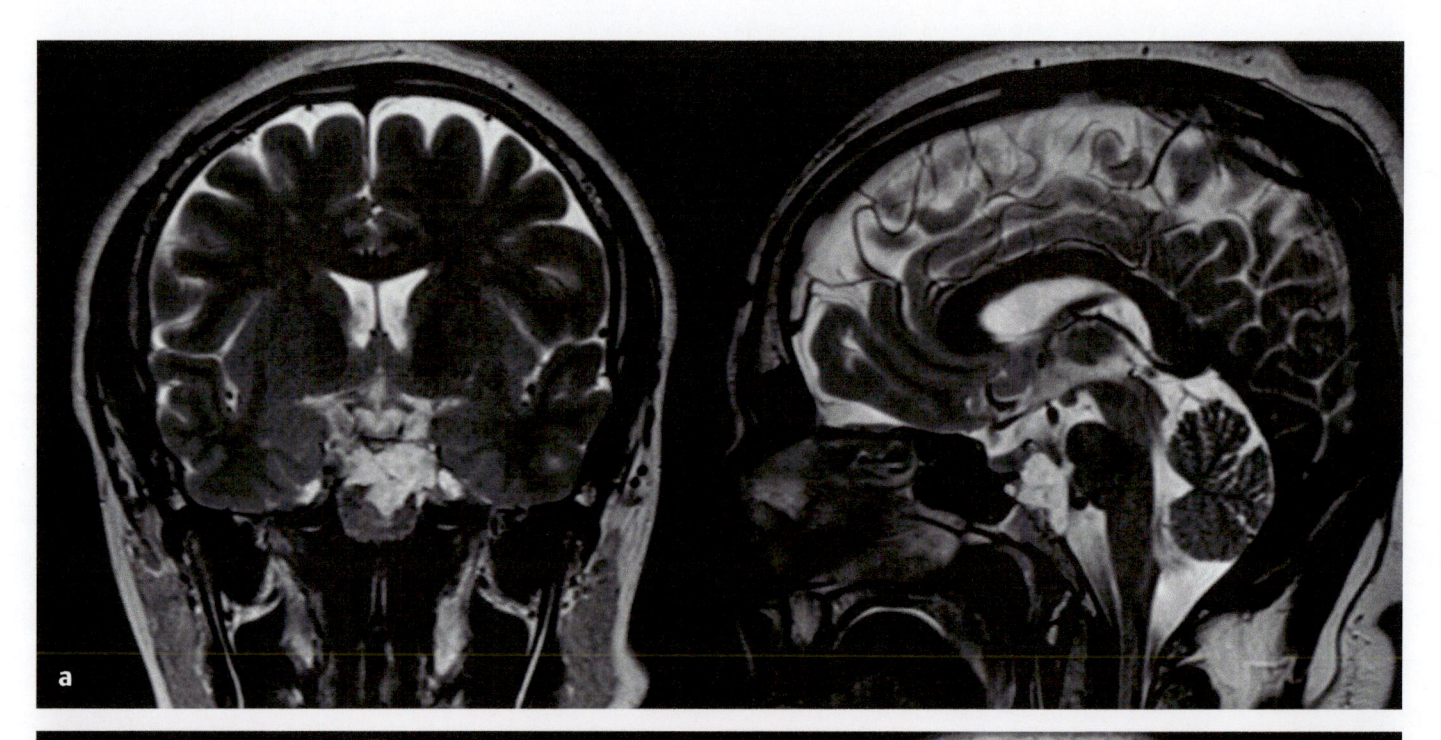

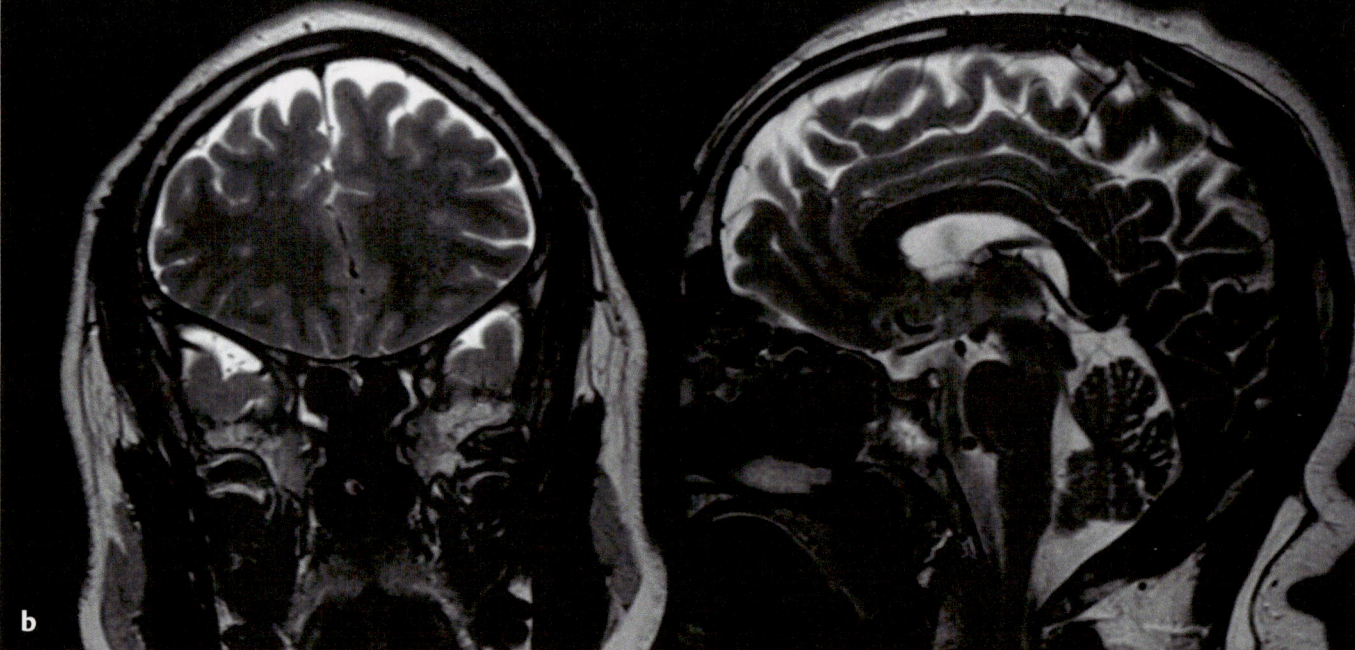

Fig. 10-2. (a) RM pré-operatória, imagem ponderada em T2, em cortes coronal e sagital. (b) RM de controle pós-operatório de 3 anos, imagem ponderada em T2, em cortes coronal e sagital.

Em lesões tumorais é fundamental reconhecer 3 pontos:

- O local de origem da lesão.
- Padrão de crescimento.
- E sua relação com as estruturas neurovasculares circunvizinhas.

A abordagem ideal e mais segura é aquela que não atravessa qualquer nervo craniano ou vaso importante, diminuindo assim o risco de morbimortalidade. Quando a lesão invade ou está por detrás de importantes estruturas neurovasculares, é fundamental discutir quais os limites máximos esperados de ressecção da lesão.

Preparo do Paciente em Sala

Posiciona-se o paciente em posição supina, com a cabeça fixada em suporte do tipo Mayfield, em hiperextensão e leve rotação lateral direita da cabeça sobre o pescoço. O tubo orotraqueal deve ficar posicionado para esquerda e para baixo, longe do campo cirúrgico.

Em cirurgias que se utilizará enxerto de fáscia lata na reconstrução do defeito na base do crânio, é importante posicionar a perna fletida sob a coxa e a coxa com leve rotação medial. No preparo da face lateral da coxa após a assepsia e antissepsia, utilizamos um campo cirúrgico adesivo iodoforado antimicrobiano.

Vasoconstrição tópica é feita com o uso de cotonoides embebidos em solução de lidocaína e adrenalina (1:2000) por 5 minutos, repetindo esse passo por 3 vezes. Pode ser feita infiltração com lidocaína com vasoconstritor a 2% na axila da concha média.

Passos cirúrgicos (Fig. 10-3)

1º Passo
Após adequada vasoconstrição, realiza-se fratura e luxação lateral de ambos os cornetos inferiores. Quando o paciente tem cavidades nasais estreitas, pode-se remover o terço inferior da concha média em um dos lados e lateralizar a concha média contralateral. Essa táctica facilita a manipulação da cavidade com múltiplos instrumentos.

2º Passo
Ressecção do terço inferior da concha superior bilateral com exposição da parede anterior do seio esfenoidal.

3º Passo
Se houver programação de ressecção de lesão com extensão intradural ou exposição extensa de uma ou ambas as artérias carótidas internas, nesse momento é confeccionado um *flap* nasosseptal extenso e protegido para uso posterior.

4º Passo
Esfenoidotomia ampla, com ressecção de toda a parede anterior do seio esfenoidal e do seio esfenoidal e exposição do seu rostro. Ressaltamos a importância do cuidado com o trajeto da artéria septal posterior que passa, frequentemente, abaixo da borda inferior do óstio esfenoidal e nutrirá eventual *flap*.

5º Passo
Após uma septectomia posterior com janela anteroposterior de cerca de 1,5 cm, remove-se o rostro do esfenoide com Kerrisson ou broca diamantada de alta rotação expondo os limites inferior e posterior do seio esfenoidal.

6º Passo
Removem-se as mucosas da face sinusal e faríngea do assoalho do esfenoide, bem como da parede posterior do mesmo. Os limites ósseos do e do clivo são dissecados a partir de uso de brocas diamantadas de 4 mm. Geralmente a ressecção do clivo se inicia pela linha média e progride lateralmente mantendo a atenção ao canal do nervo vidiano. O nervo vidiano serve de reparo anatômico para o segundo joelho da artéria carótida interna e usualmente é o limite lateral da dissecção do assoalho do seio esfenoidal.

Obs.: Nesse momento de aproximação às artérias carótidas internas, algumas ferramentas são bastante úteis para evitar lesões vasculares: uso de navegação, microDoppler e descascamento cuidadoso do osso com uma broca diamantada e irrigação abundante. A esqueletização e a exposição das artérias de forma rotineira é reservada somente a casos extensos com limites tênues nos exames de imagem entre o tumor a ser ressecado e a artéria carótida interna, por exemplo.

7º Passo
Uma vez identificados os limites laterais do campo cirúrgico (face medial das porções verticais das carótidas paraclivais), a ressecção óssea continua posteriormente até alcançar a dura-máter. A partir daí pode-se estender a ressecção óssea até o clivo inferior com secção da mucosa da rinofaringe e tendo as tubas auditivas como limites laterais.

8º Passo
Após exposição completa da lesão e seus limites pode-se iniciar a ressecção com aspiradores, curetas ou instrumentos de dissecção microcirúrgica.

9º Passo
É recomendável que a reconstrução da base do crânio seja feita com múltiplas camadas. Em nosso serviço geralmente utilizamos enxerto de fáscia lata, uma camada de Surgicell sobre a fáscia, gordura para ocupar espaço morto deixado no clivo e, por último, o retalho nasosseptal. Colocamos generosas camadas de Gelfoam sobre o retalho e posicionamos uma sonda de Folley para apoiar a reconstrução. Na impossibilidade de utilizar o retalho nasosseptal, utilizamos retalhos pediculados posteriormente na artéria da concha inferior. Tal retalho vem sendo eficaz alternativa na reconstrução de defeitos durais na região clival.

Obs.: Deve-se tomar especial cuidado na hora de inflar o Folley para que não exerça demasiada pressão sobre as estruturas neurovasculares da fossa posterior como ponte e artéria basilar.

Cuidados Pós-Operatórios

O paciente fica em decúbito dorsal com cabeceira elevada, dieta laxativa, repouso absoluto por 72 horas e relativo após

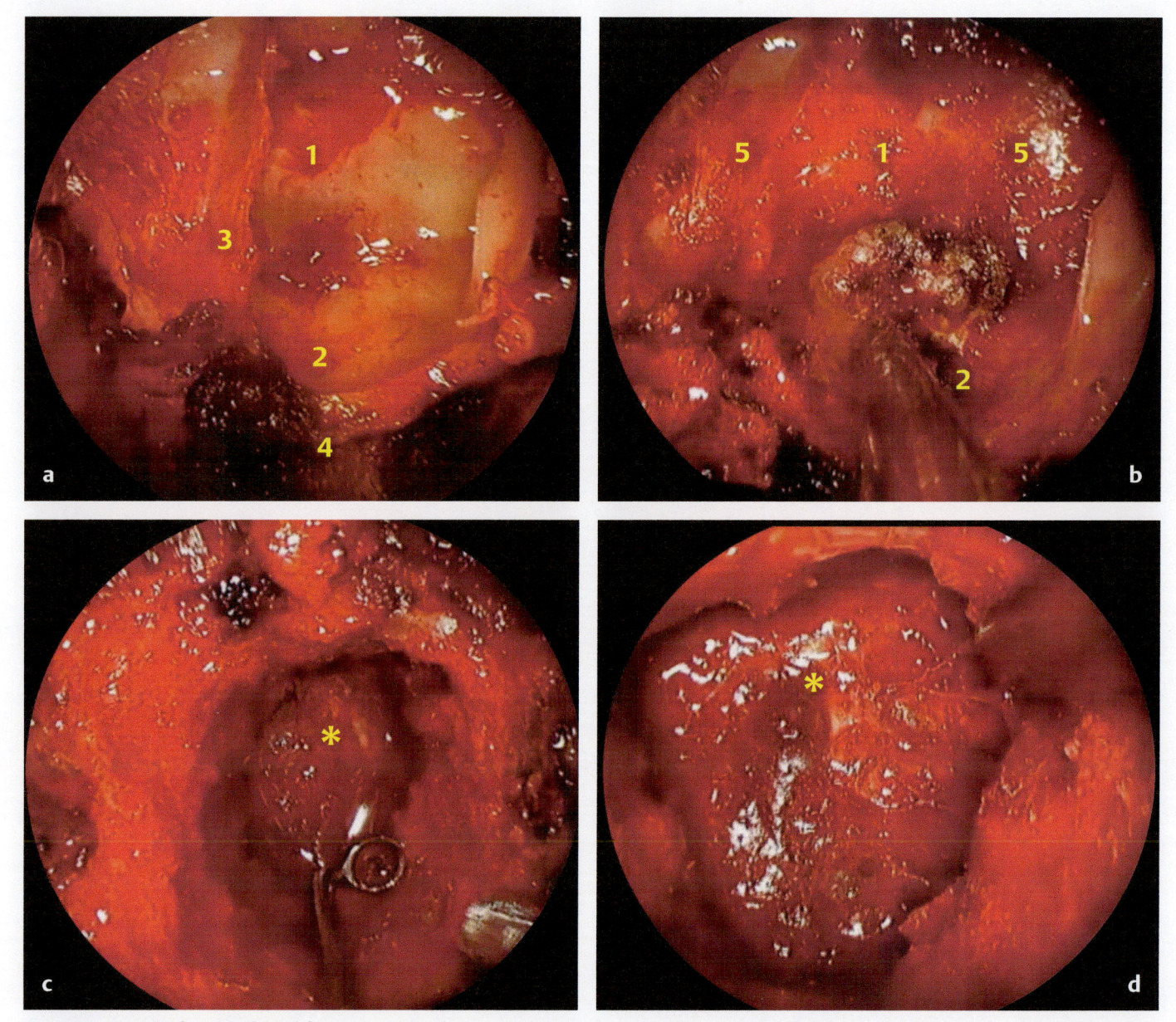

Fig. 10-3. (**a**) Visão do seio esfenoidal após ressecção da sua parede anterior: *1.* sela túrcica, *2.* assoalho do seio esfenoidal, *3.* septo interesfenoidal, *4.* rostro do seio esfenoidal parcialmente removido. (**b**) Broqueamento da parede posteroinferior do seio esfenoidal. *5.* impressão da porção paraselar da artéria carótida interna. (**c**) Remoção do tumor. *: dura-máter da fossa posterior. (**d**) Aspecto final após ressecção macroscópica completa da lesão.

esse período. Além disso é orientado a evitar manobras de Valsalva e assoar o nariz.

A sonda de Folley é mantida por 5 dias na cavidade nasal e o paciente permanece com antibiótico (cefuroxima) durante esse período.

Caso o paciente apresente quadro compatível com fístula liquórica é reencaminhado ao centro cirúrgico para inspeção da cavidade. Em alguns casos é possível reutilizar o mesmo *flap* para correção da falha.

Pacientes com fístulas liquóricas de alto débito no intraoperatório podem ser submetidos à colocação de dreno lombar temporário por 4 a 5 dias, até remoção dos tampões nasais.

BIBLIOGRAFIAS

Wang EW, Zanation AM, Gardner PA, et al. ICAR: endoscopic skull-base surgery. Int Forum Allergy Rhinol [Internet]. 2019;9(S3).

Folbe AJ, Svider PF, Liu JK, Eloy JA. Endoscopic resection of clival malignancies. Otolaryngologic Clinics of North America [Internet]. 2017;50(2):315-29.

Bossi Todeschini A, Montaser AS, Hardesty DA, et al. The limits of the endoscopic endonasal transclival approach for posterior fossa tumors. J Neurosurg Sci [Internet]. 2018;62(3).

Shkarubo AN, Koval KV, Chernov IV, et al. Endoscopic endonasal transclival approach to tumors of the clivus and anterior region of the posterior cranial fossa (Results of Surgical Treatment of 136 Patients). World Neurosurgery [Internet]. 2019;121:e246-61.

Stamm AC, Pignatari SSN, Vellutini E. Transnasal endoscopic surgical approaches to the clivus. otolaryngologic clinics of north america [Internet]. 2006;39(3):639-56.

Rai R, Iwanaga J, Shokouhi G, et al. A comprehensive review of the clivus: anatomy, embryology, variants, pathology, and surgical approaches. Childs Nerv Syst [Internet]. 2018;34(8):1451-8.

Prevedello DM, Ditzel Filho LF, Solari D, et al. Expanded endonasal approaches to middle cranial fossa and posterior fossa tumors. Neurosurg North American Clinics. 2010;21(4):621-35.

Fortes FS, Carrau RL, Snyderman CH, et al. The posterior pedicle inferior turbinate flap: a new vascularized flap for skull base reconstruction. Laryngoscope. 2007;117(8):1329-32.

ACESSO TRANSNASAL AOS TUMORES DA NASOFARINGE

Ronaldo Nunes Toledo ▪ João Teles Junior ▪ Miguel Soares Tepedino

JUSTIFICATIVA

O acesso endoscópico transnasal à nasofaringe pode ser indicado no tratamento das recidivas dos carcinomas indiferenciados da nasofaringe ou em casos de tumores residuais após tratamento inicial com radioquimioterapia. Tumores radioquimiorresistentes, como carcinoma adenoide cístico, melanoma, sarcoma entre outros também podem ser tratados por esse acesso cirúrgico. A nasofaringectomia endoscópica apresenta menor morbidade que os acessos cirúrgicos externos, transfaciais ou transorais à nasofaringe e possibilita ressecções da maioria das lesões nesta região com baixos índices de complicações.

INDICAÇÕES E ANATOMIA CIRÚRGICA

A maioria dos tumores malignos de nasofaringe, especialmente os carcinomas indiferenciados, é tratada com radioterapia e quimioterapia. A nasofaringectomia ou rinofaringectomia é indicada na recorrência ou persistência de doença local após tratamento inicial, e ainda como tratamento de escolha em casos de tumores considerados radioquimiorresistentes.

A fase inicial da cirurgia consiste na realização de um corredor nasossinusal, que inclui sinusectomia etmoidal e esfenoidal, septectomia posterior, antrostomia maxilar ou maxilectomia medial, que facilita o acesso à rinofaringe e expõe os limites do tumor. Principalmente quando existe uma extensão lateral do tumor para região parafaríngea e/ou fossa infratemporal, a maxilectomia medial facilita a exposição da lesão e permite o trabalho binostril com dois cirurgiões.

O nervo vidiano é o reparo mais importante para identificação da artéria carótida interna e do forame lacero, que serão os limites superolaterais da nasofaringectomia.

A placa pterigoidea lateral é um importante reparo anatômico durante abordagem transpterigóidea à nasofaringe. Abordagens mediais a esta têm baixo risco de lesões vasculares na fossa infratemporal ou espaço parafaríngeo.

Lesões com grandes extensões laterais com envolvimento de V3, istmo da tuba auditiva, artéria carótida interna são abordadas por meio de acessos combinados – craniofaciais, transcervicais, acessos infratemporais de Fisch e endoscópicos.

REVISÃO DE LITERATURA

Há descrições de inúmeros acessos cirúrgicos à rinofaringe. Em revisão sobre o assunto em 1951, quando o acesso transpalatal com incisão transversa foi proposto, Wilson relatou que a primeira tentativa de alcançar cirurgicamente a rinofaringe se deve a Michaux, em 1853, com a proposta da rinotomia lateral.[1] Desde então, acessos transcervicais, transorais, transtemporais e transfaciais foram descritos. Entre estes, o acesso infratemporal tipo C de Fisch[2] e *maxillary swing approach*[3] ainda são bastante utilizados para tratamento de tumores malignos da rinofaringe.

O uso do endoscópio nas ressecções de tumores malignos da rinofaringe foi primeiramente usado em um acesso transpalatal à rinofaringe[4] e posteriormente descrito em um acesso exclusivamente transnasal e transeptal, porém, com uso de *holders*.[5] Posteriormente, a nasofaringectomia transeptal endoscópica foi realizada com uso de *laser* de diodo em pacientes com tumores em estádios T1 e T2a. Nesta série, foram utilizados *flaps* livres de mucosa para cobertura da área ressecada e não foram utilizados *holders* para fixação do endoscópio.[6]

A ressecção de tumores em estádios mais avançados, incluindo T2b e T3 foi descrita em 2009 com a introdução do acesso transpterigóideo, que foi inicialmente descrito como nasofaringectomia endoscópica radical.[7] Nesta técnica, se necessário, eram removidos a base do processo pterigóideo, lâmina medial do pterigoide e músculo levantador do véu palatino para exposição da tuba auditiva e espaço parafaríngeo, permitindo ressecção em bloco. Em 2010,[8] com a tentativa de padronização dessas cirurgias, as ressecções endoscópicas da nasofaringe foram classificadas em três categorias, sendo:

1. Ressecção restrita à parede posterior-superior da rinofaringe.
2. A ressecção se estende superiormente, incluindo a parede anterior e o assoalho do seio esfenoidal.
3. Quando a ressecção se estende lateralmente para o espaço parafaríngeo e porção cartilaginosa da tuba auditiva, utilizando o acesso transpterigóideo já previamente descrito. A extensão da abordagem cirúrgica dependerá da localização e crescimento do tumor. Tumores mais centrais podem ser abordados por via transnasal e transeptal apenas com a lateralização das conchas nasais inferiores.

Diversas descrições complementares de rinofaringectomias endoscópicas transpterigóideas, transmaxilares foram feitas por outros autores, reafirmando a eficiência desse acesso no tratamento das recorrências de carcinomas da nasofaringe, com resultados superiores à reirradiação.[9-12]

TÉCNICA CIRÚRGICA – TIPO 3 OU NASOFARINGECTOMIA TRANSPTERIGÓIDEA

As nasofaringectomias endoscópicas transnasais são preferencialmente utilizadas em casos de tumores com estadiamentos iniciais e de localização central na rinofaringe. Já em tumores com extensões laterais, com envolvimento da fosseta de Rosenmüller, espaço parafaríngeo e fossa infratemporal, a nasofaringectomia transpterigóidea ou tipo 3 (Classificação de Castelnuovo) deve ser realizada.

Por ser mais extensa e incluir os passos das técnicas transnasais ou das nasofaringectomias tipo 1 e tipo 2, a descrição cirúrgica do passo a passo deste capítulo refere-se à nasofaringectomia transpterigóidea ou tipo 3. Esse acesso cirúrgico pode ser didaticamente dividido em 4 passos, que são: a criação de um corredor nasossinusal para completa exposição do tumor e confecção de retalho vascularizado para cobertura da área exposta após a cirurgia; a abordagem da fossa pterigopalatina e acesso transpterigóideo; a ressecção da lesão e a reconstrução com cobertura do leito cirúrgico após a retirada do tumor.[12] Em todo procedimento cirúrgico usa-se endoscópico de 0°, *drill* com broca diamantada de 5 mm, além de instrumentais convencionais de cirurgia endoscópica, bipolares retos e angulados e bisturi elétrico. A seguir dividimos a abordagem cirúrgica em etapas.

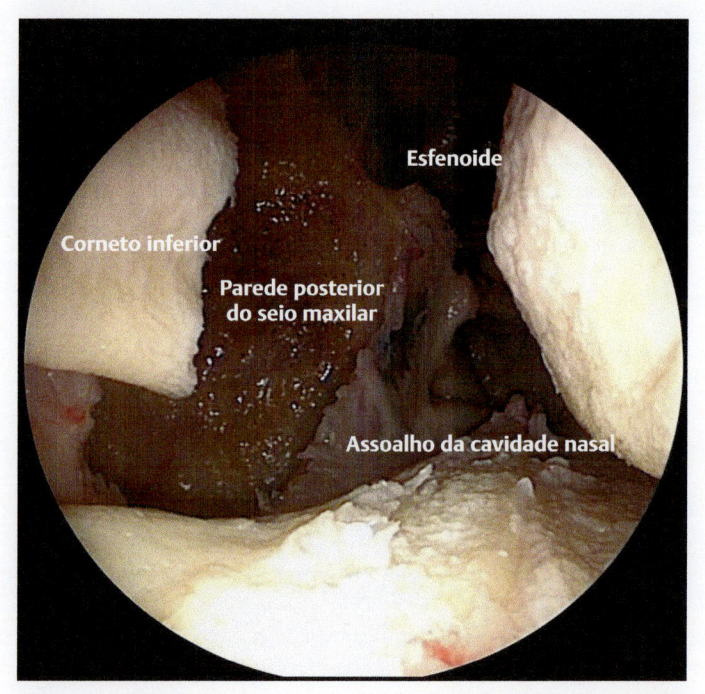

Fig. 11-1. Visão da cavidade nasal após a criação do corredor nasossinusal.

Criação de Corredor Nasossinusal

É a fase inicial da cirurgia que compreende o aumento do espaço intranasal para facilitar o manuseio dos instrumentais cirúrgicos, permitindo o trabalho *binostril* com dois cirurgiões e quatro mãos, além de expor a região a ser ressecada. Geralmente incluiu uma septectomia posterior, turbinectomia inferior da porção caudal dos cornetos inferiores e antrostomia maxilar. Às vezes uma maxilectomia medial é utilizada, o que facilita a dissecção das fossas infratemporais, pterigopalatina e dará acesso à extensão lateral da lesão (Fig. 11-1).

Para exposição superior da lesão na rinofaringe, realiza-se uma turbinectomia média e pode-se, ainda, associar uma sinusectomia etmoidal anterior e posterior para maior campo operatório. A ressecção da parede anterior e do assoalho do seio esfenoidal também é realizada. Se necessário, pode-se fazer a maxilectomia medial com acesso de Denker endoscópico, o que amplia a visão da parede posterior do seio maxilar e facilita a abordagem da fossa infratemporal e espaço parafaríngeo. Ao final desta fase, toda rinofaringe e as áreas ao redor do tumor devem estar expostas (Fig. 11-2).

Em casos sem risco de infiltração tumoral, uma opção é a confecção de retalho nasosseptal com pedículo contralateral ao tumor para cobertura e proteção da área exposta após a ressecção. Este retalho pode ser alojado durante o procedimento cirúrgico dentro do seio maxilar contralateral.

Fase Transpterigóidea

Inicia-se com a remoção da parede posterior da maxila, abordagem da fossa pterigopalatina, ligadura da artéria maxilar interna e remoção do conteúdo da fossa pterigopalatina, incluindo gânglio, nervos e vasos. Para evitar parestesia pós-operatória, além dos nervos V2 e infraorbitário, a artéria infraorbitária também deve ser preservada (Fig. 11-3).

Usando o nervo vidiano como guia, a base do processo pterigóideo é removida e o recesso lateral do esfenoide é completamente exposto. O limite superolateral da ressecção neste ponto é a artéria carótida interna petrosa e a porção inferior, fibrocartilaginosa, do forame *lacerum*. O assoalho do seio esfenoidal é então removido até o teto da rinofaringe.

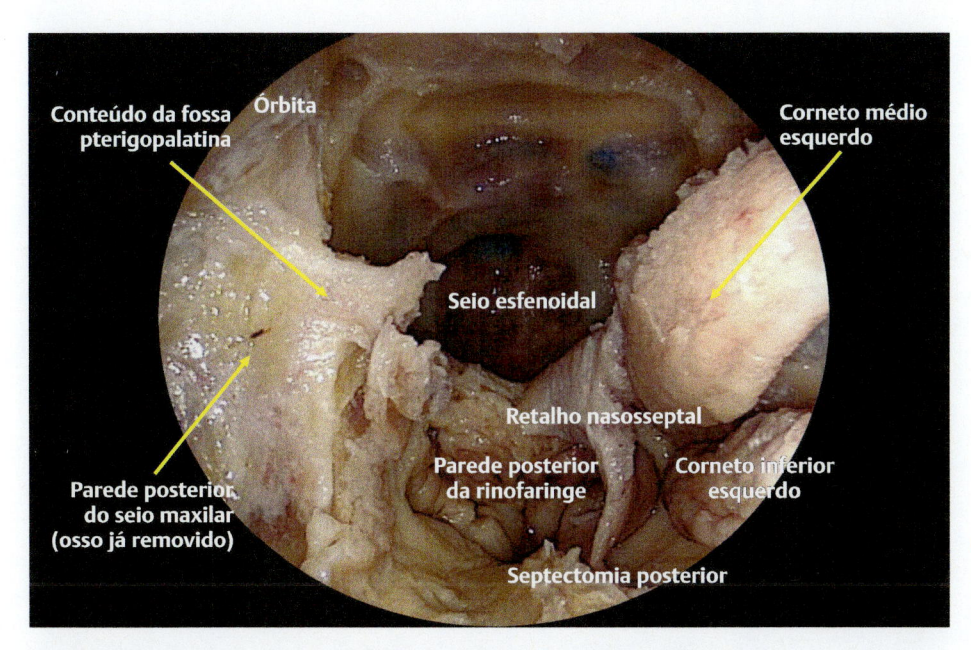

Fig. 11-2. Exposição da rinofaringe, parede posterior do seio maxilar, seio esfenoidal e retalho nasosseptal, após término da fase nasal no acesso transpterigóideo.

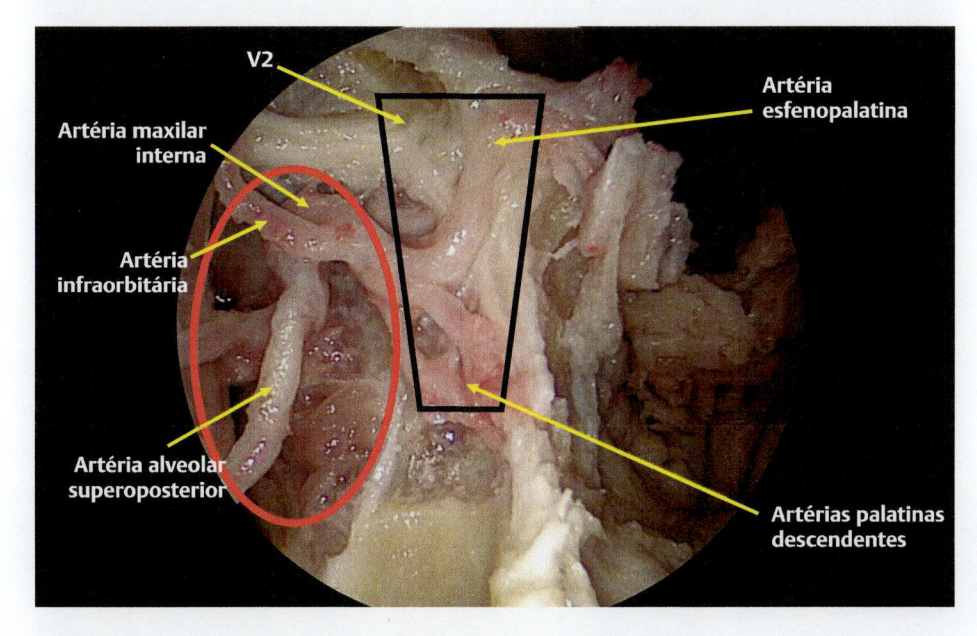

Fig. 11-3. Visão da fossa infratemporal (círculo vermelho) e da fossa pterigopalatina (trapézio preto) com vasos e nervos.

Adicionalmente, a placa pterigóidea medial é removida com exposição dos músculos pterigóideo medial e tensor do véu palatino (Fig. 11-4). A ressecção desses músculos permite uma visão mais ampla de toda a porção cartilaginosa da tuba auditiva (Fig. 11-5). Até este ponto não há grandes riscos para lesão da artéria carótida parafaríngea, uma vez que a mesma localiza-se posterior e inferior à tuba auditiva. Porém, sangramentos são bastante comuns nesta área em decorrência da abertura do plexo venoso pterigóideo que tem conexão com todo o plexo venoso da base do crânio, inclusive com seio cavernoso pela veia de Vesalius e do plexo venoso do forame oval. O uso de hemostáticos tópicos absorvíveis como Surgicel, Floseal ou Surgiflo é mais efetivo que cauterizações com mono ou bipolares na hemostasia dessa área.

Se necessário, a placa pterigoide lateral pode ser removida e o conteúdo da fossa infratemporal manipulado, incluindo a divisão posterior de V3. A vantagem de abordar essa área é a completa exposição da tuba auditiva cartilaginosa e o acesso ao espaço parafaríngeo com acesso aos grandes vasos e nervos cranianos aí localizados. Porém, sempre que possível, evitamos a ressecção da placa pterigoide lateral e a manipulação do músculo pterigóideo lateral em decorrência de risco de lesões de estruturas vasculares nesta área, como artéria e veia maxilar interna, artéria meníngea média, artéria carótida interna parafaríngea e exuberante plexo venoso. O forame oval geralmente é o limite posterolateral da dissecção e está em um plano anterossuperior à porção cartilaginosa da tuba auditiva.

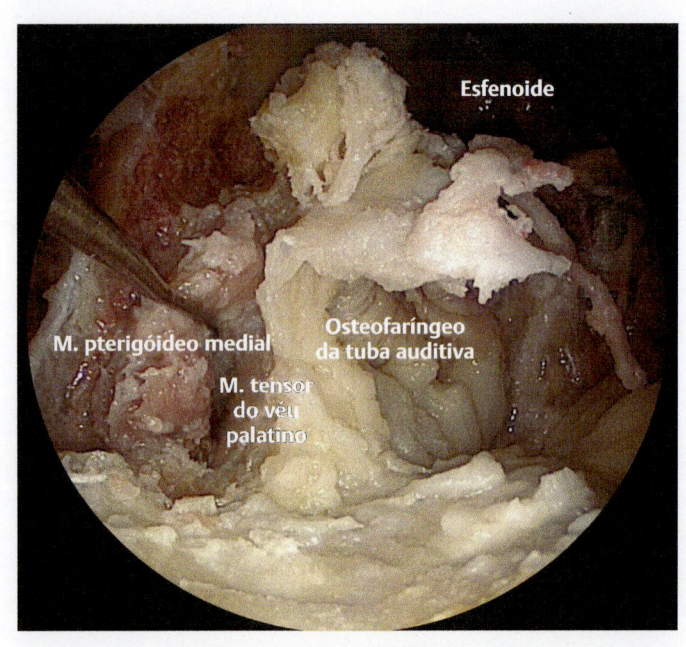

Fig. 11-4. Exposição dos músculos pterigóideo medial e tensor do véu palatino após remoção da placa pterigóidea medial.

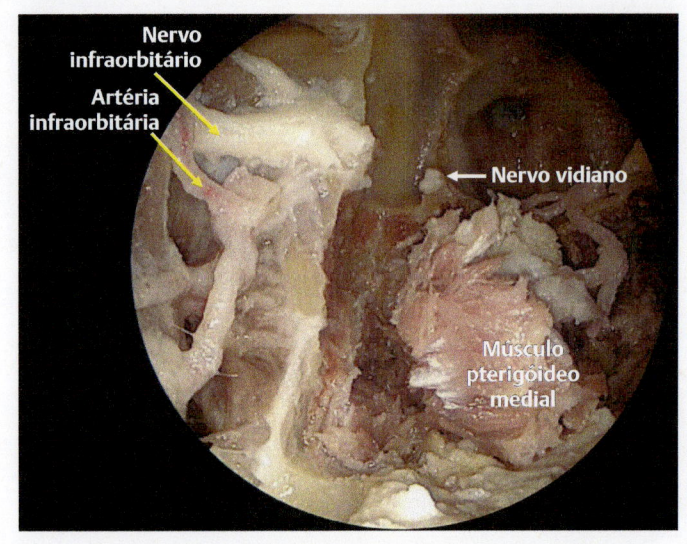

Fig. 11-5. Acesso transpterigóideo com visão do nervo e artéria infraorbitária e secção do músculo pterigóideo para exposição da tuba auditiva cartilaginosa.

Ressecção da Lesão e Rinofaringe *en Bloco*

Com o uso de eletrocautérios, incisões são realizadas na mucosa posterior da rinofaringe seccionando a mucosa e a musculatura constritora superior da faringe, a fáscia faringobasilar e o músculo longo da cabeça até a exposição óssea do clivo e arco de C1, inferiormente, que podem ser adicionalmente drilados. A posição da incisão na parede posterior da rinofaringe é determinada pela localização do tumor. Múltiplas biópsias de congelação devem ser realizadas para confirmar que as margens estão realmente livres.

Nesta fase a porção cartilaginosa da tuba auditiva que foi exposta na fase anterior e o músculo levantador do véu palatino são seccionados, atentando para a artéria carótida interna parafaríngea que pode encontrar-se logo posteriormente em alguns casos. Essa incisão anterolateral à lesão é estendida posteriormente até o clivo com a inclusão da fossa de Rosenmüller (Fig. 11-6). Cuidadosa avaliação pré-operatória por meio de angiotomografia e uso de neuronavegador no intraoperatório são importantes ferramentas para avaliar a posição da artéria carótida interna parafaríngea e aumentar a segurança dessa fase do procedimento. Em casos onde há grande risco de exposição e lesão da artéria carótida interna parafaríngea, um acesso transcervical com dissecção e controle da mesma pode ser realizado no início do procedimento.[13]

A tuba auditiva cartilaginosa é desconectada da base do crânio e deslocada inferiormente, juntamente com a lesão. Uma incisão inferior é realizada inferiormente ao tórus tubário na altura do palato mole, estendendo-se a parede posterior da rinofaringe, permitindo a completa ressecção da lesão (Fig. 11-7). Na maioria dos casos, a peça é removida *en bloco* através da cavidade oral. Quando o tumor estende-se inferiormente ao assoalho da cavidade nasal, a incisão inferior da rinofaringe pode ser realizada através de acesso transoral.

Os limites finais da ressecção são superiormente o seio esfenoidal, superolateralmente a porção fibrocartilaginosa do forame *lacerum*, lateralmente a placa pterigóidea lateral ou o conteúdo da fossa infratemporal, o istmo da tuba auditiva e espaço parafaríngeo e, posteroinferiormente, o clivo ou arco anterior de C1 e a orofaringe.

Em casos em que o tumor se localiza na porção baixa da nasofaringe, a ressecção endonasal pode ser limitada pelo assoalho do nariz, com isso, auxiliamos a ressecção por via

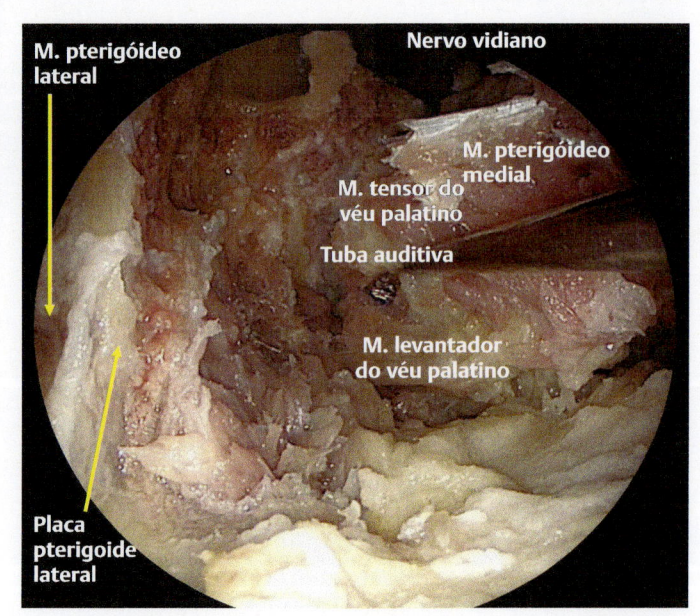

Fig. 11-6. Músculos e tuba auditiva seccionados medialmente à placa pterigóidea lateral.

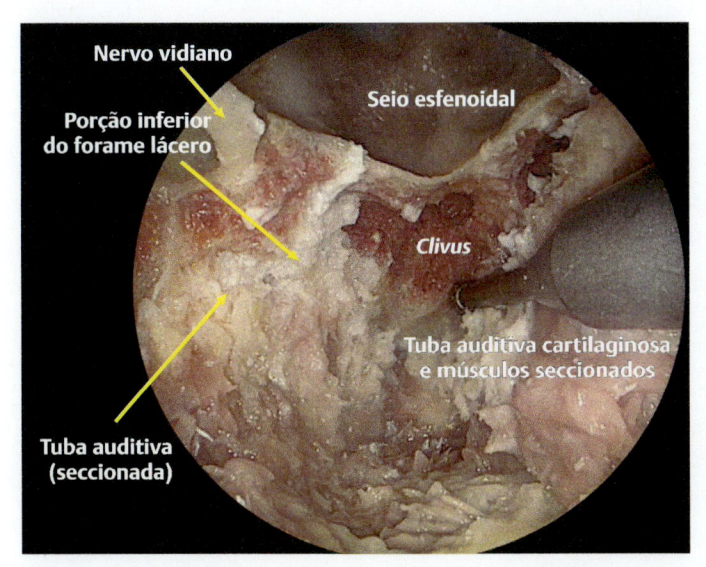

Fig. 11-7. Visão final após nasofaringectomia transpterigóidea.

endoscópica transoral com endoscópio angulado de 45 ou 70 graus, o que permite a exposição da parede posterior da nasofaringe.

Reconstrução da Área Ressecada

Em razão do risco de ruptura tardia da artéria carótida interna e também para diminuir a incompetência velopalatina, além de facilitar a regeneração tecidual, é realizada, sistematicamente, a cobertura da área exposta com retalho nasosseptal ou de fáscia parietotemporal (Fig. 11-8).

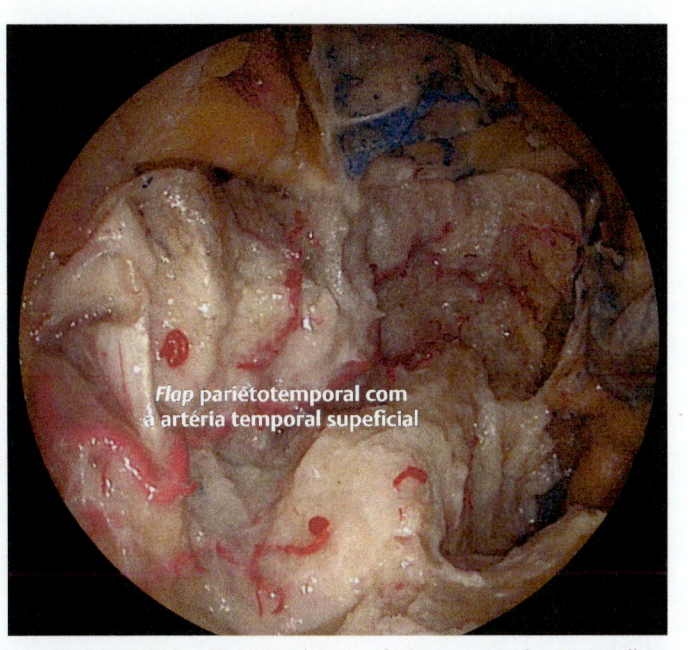

Fig. 11-8. Reconstrução com cobertura da área ressecada com retalho de fáscia parietotemporal.

EXEMPLOS DE APLICAÇÃO PRÁTICA
Caso 1 – Nasofaringectomia Tipo 1

Paciente de 33 anos, sexo feminino. Apresentava quadro de otite média com efusão à esquerda e diagnóstico de carcinoma indiferenciado na nasofaringe, sem adequada resposta à radioquimioterapia. Após tratamento cirúrgico de resgate, fez novo ciclo de radioterapia adjuvante (Fig. 11-9).

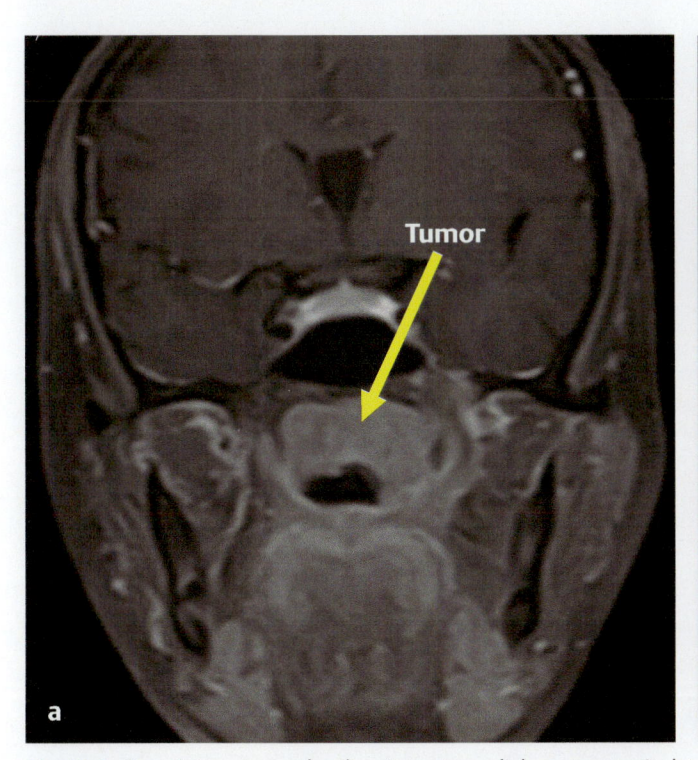

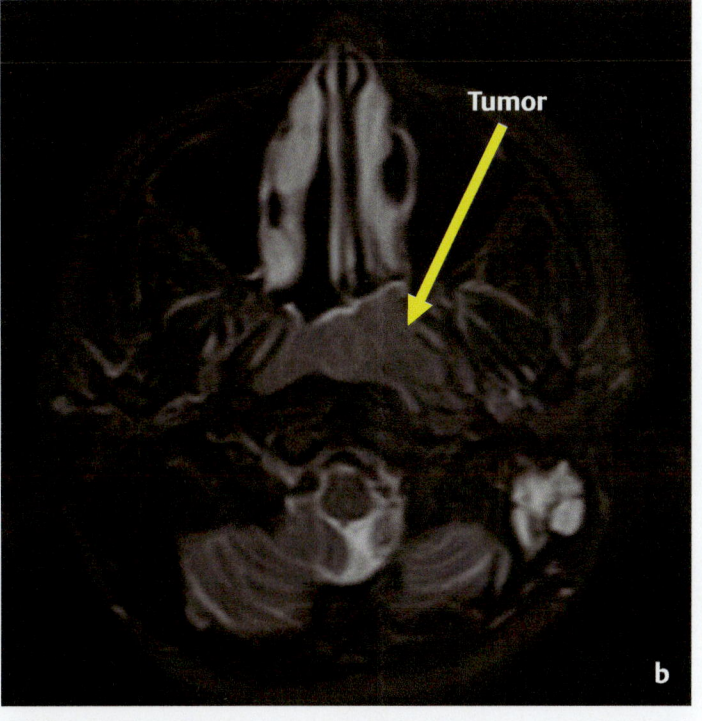

Fig. 11-9. Caso 1: tumor com localização mais medial, sem extensão lateral para região parafaríngea. (a) Ressonância magnética, em corte coronal com contraste em T1, revela tumor. (b) Ressonância magnética em corte axial em T2 revela maior volume da lesão à esquerda. *(Continua.)*

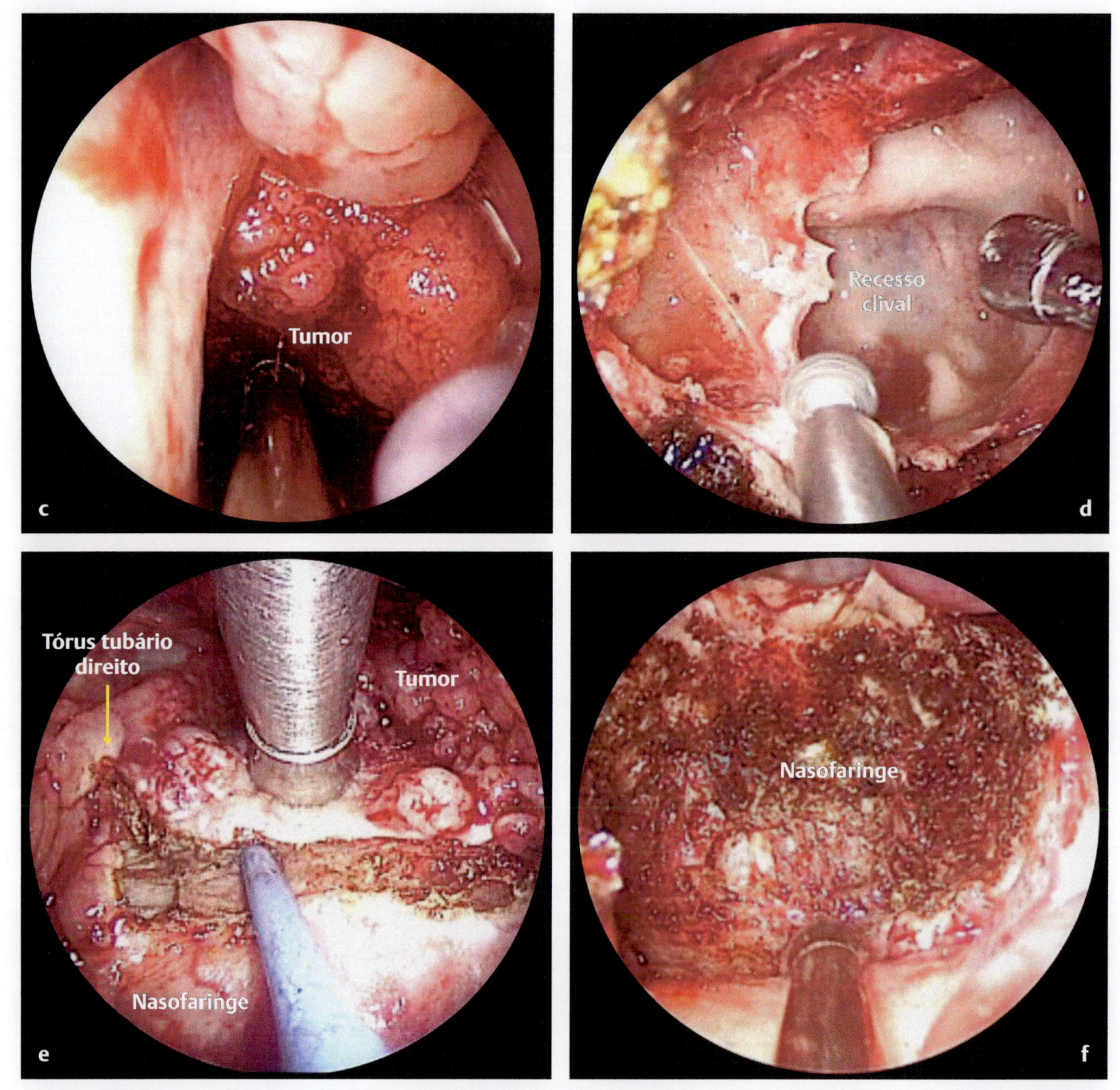

Fig. 11-9. *(Cont.)* Imagens endoscópicas obtidas no intraoperatório: (**c**) fossa nasal esquerda, aspecto macroscópico do tumor, (**d**) ressecção do septo interesfenoidal com auxílio de broca diamantada e (**e**) introdução do endoscópio de 70 graus por via transoral, dissecção da parede posterior da nasofaringe com cautério monopolar. (**f**) Aspecto final da cirurgia por via transnasal. *(Continua.)*

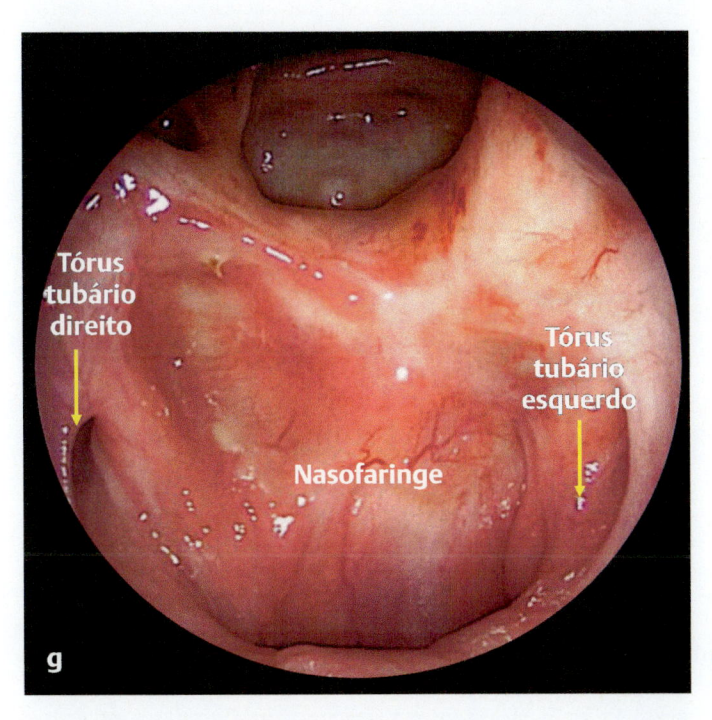

Fig. 11-9. *(Cont.)* **(g)** Endoscopia nasal de controle pós-operatório de 12 meses.

Caso 2 – Nasofaringectomia Tipo 2

Paciente de 50 anos, sexo masculino. Apresentou recidiva de carcinoma indiferenciado de nasofaringe com extensão para seio esfenoidal, 12 meses após radioquimioterapia.

Após tratamento cirúrgico, fez novo ciclo de radioterapia adjuvante (Fig. 11-10).

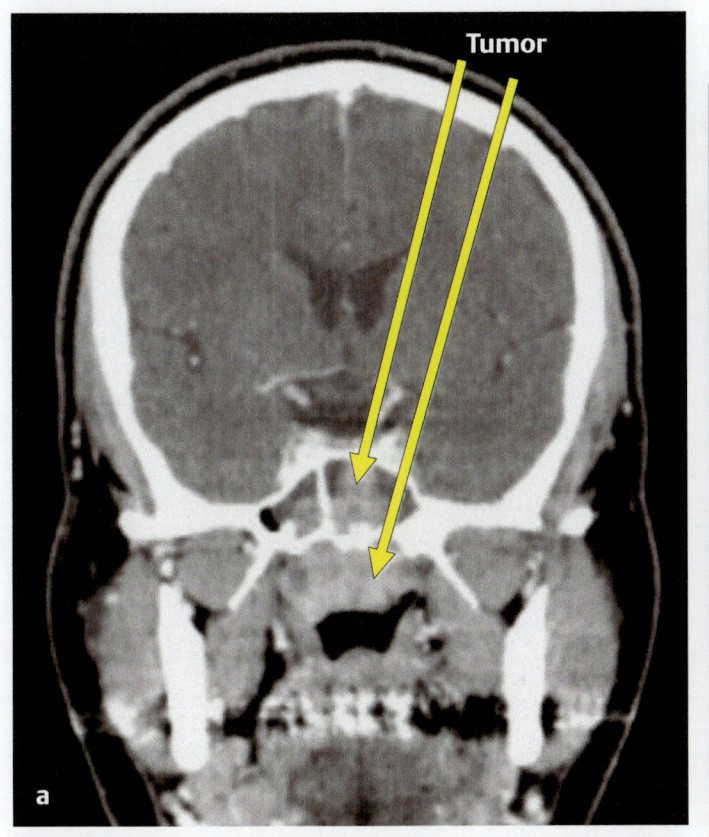

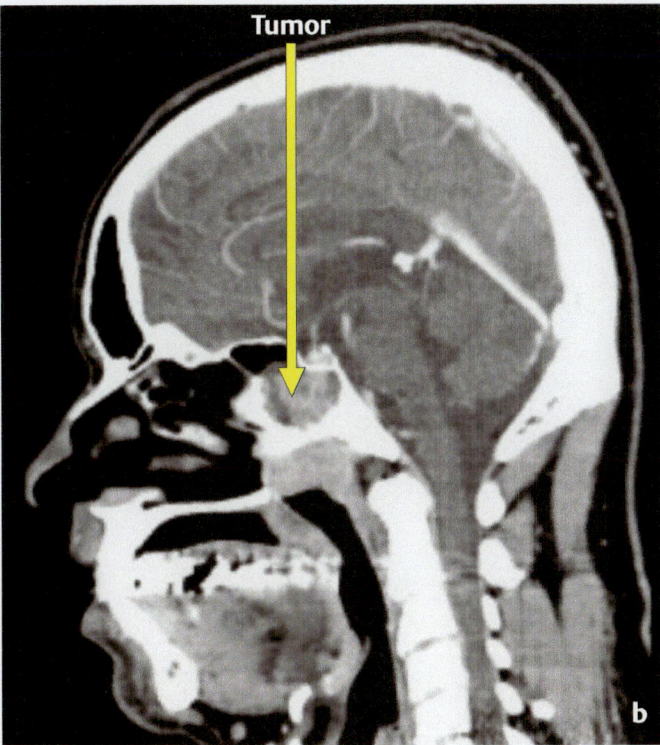

Fig. 11-10. Caso 2: tumor com localização mais medial, com extensão superior para seio esfenoidal. Tomografia com contraste: **(a)** corte coronal e **(b)** corte sagital revela tumor com captação de contraste. *(Continua.)*

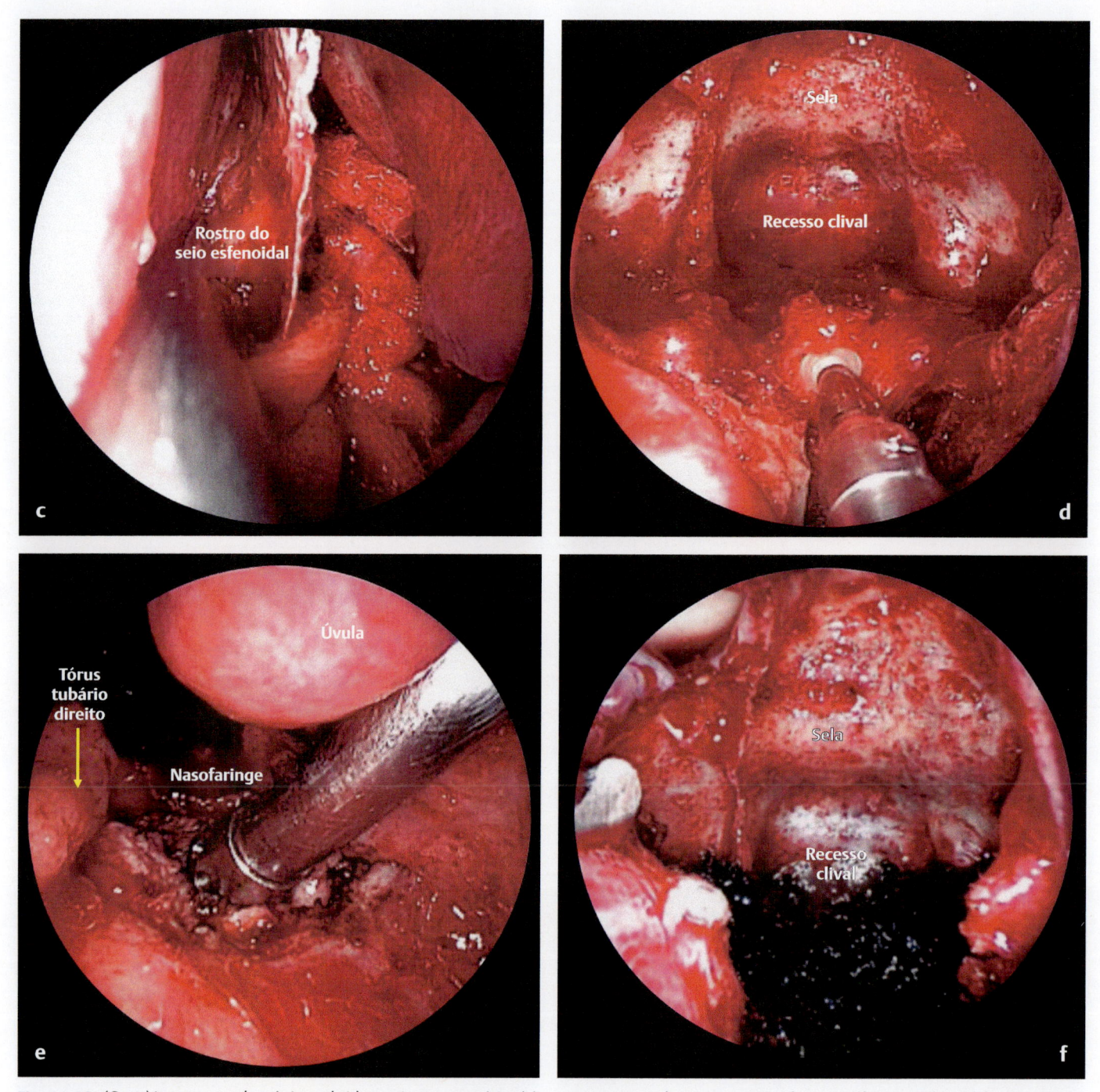

Fig. 11-10. *(Cont.)* Imagens endoscópicas obtidas no intraoperatório: **(c)** acesso transeptal com exposição do rostro do seio esfenoidal, **(d)** ressecção do piso do seio esfenoidal com auxílio de broca diamantada e **(e)** introdução do endoscópio de 70 graus por via transoral, dissecção da parede posterior da nasofaringe. **(f)** Aspecto final da cirurgia por via transnasal.(*Continua.*)

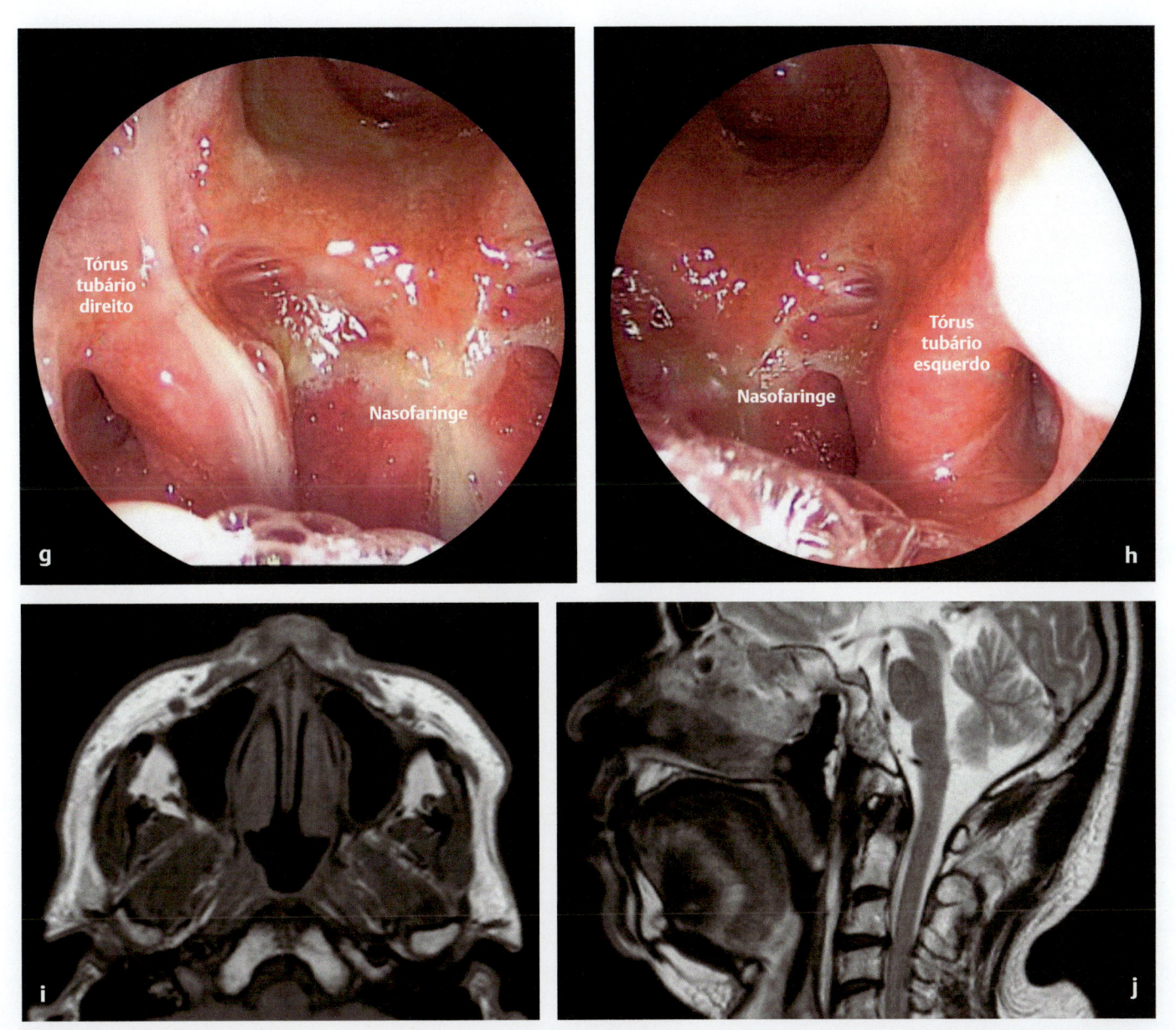

Fig. 11-10. *(Cont.)* Controle pós-operatório de 24 meses: **(g, h)** imagens endoscópicas bilaterais, **(i, j)** ressonâncias magnéticas de controle da nasofaringe sem evidência de tumor.

Caso 3 – Nasofaringectomia Tipo 3

Paciente de 45 anos, sexo masculino. Apresentou recidiva de carcinoma espinocelular de nasofaringe com extensão lateral para fossa infratemporal esquerda, 36 meses após radioquimioterapia. Após tratamento cirúrgico, fez novo ciclo de radioterapia adjuvante (Fig. 11-11).

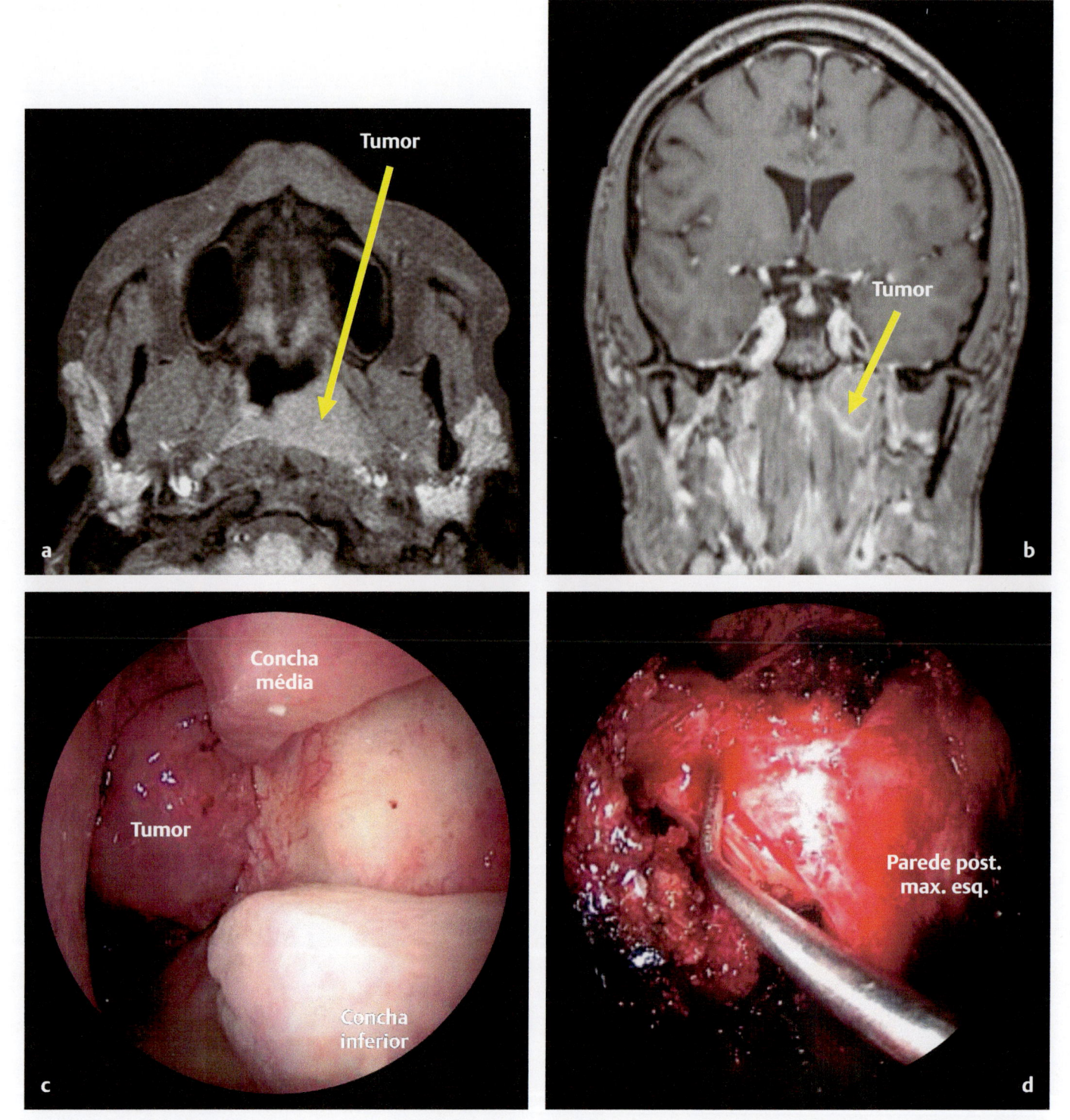

Fig. 11-11. Caso 3: tumor de nasofaringe com extensão lateral e posterior para fossa infratemporal esquerda. Ressonâncias magnéticas: (a) T2 em corte axial e (b) T1 com contraste em corte coronal revela tumor com captação de contraste e extensão lateral à esquerda. Imagens endoscópicas obtidas no intraoperatóri: (c) fossa nasal esquerda, aspecto macroscópico do tumor e (d) dissecção da fossa pterigopalatina e ligadura da artéria esfenopalatina. *(Continua.)*

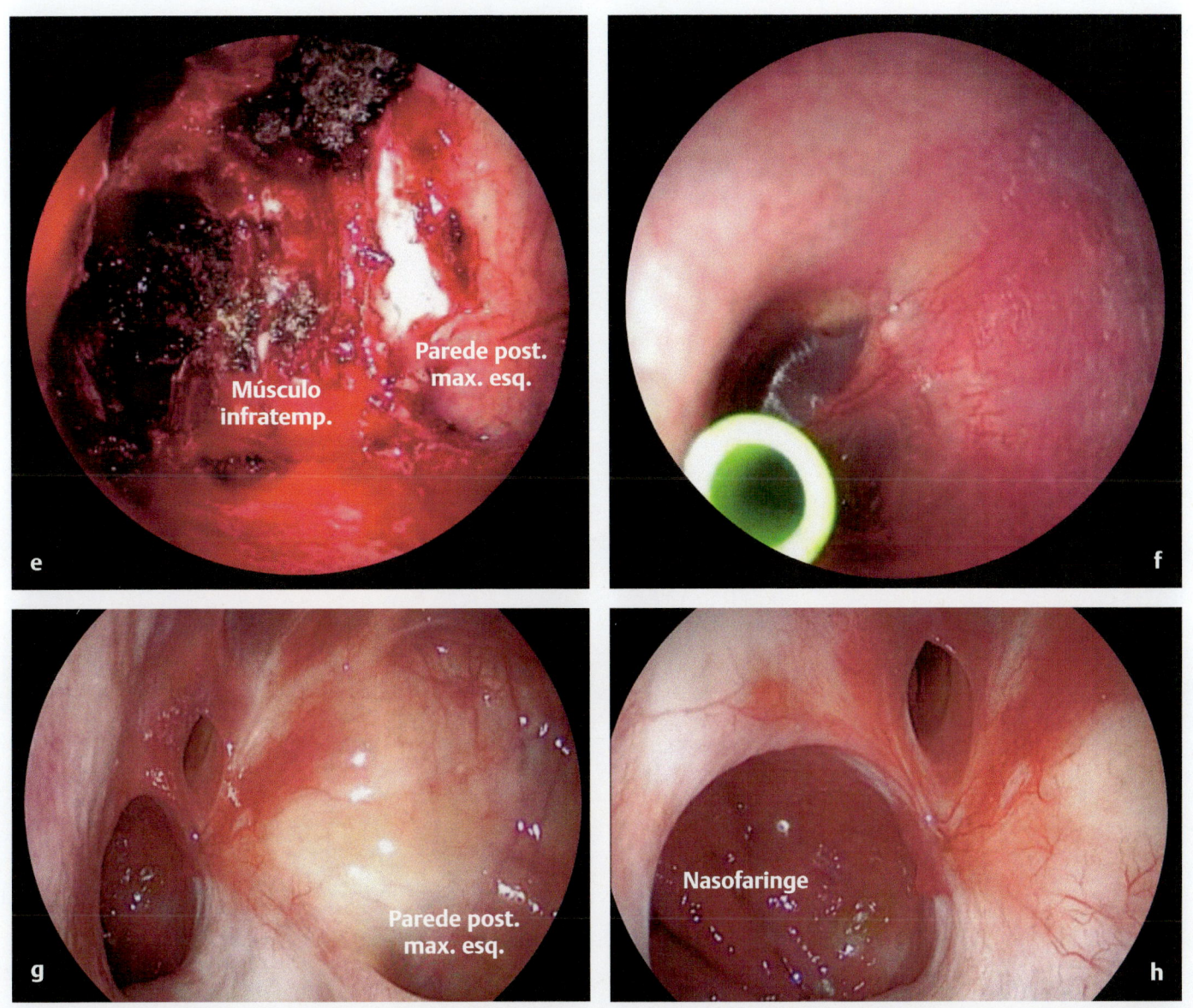

Fig. 11-11. *(Cont.)* **(e)** Aspecto final endoscópico do procedimento cirúrgico, onde foram realizadas a maxilectomia medial, a ressecção parcial da tuba auditiva e a exposição das musculaturas da nasofaringe e fossa infratemporal. **(f)** Colocação de tubo de ventilação de longa permanência (tubo em **T**) em orelha esquerda. Controle pós-operatório: **(g)** imagem endoscópica de fossa nasal esquerda após 36 meses de cirurgia: aspecto da maxilectomia medial e **(h)** aspecto da nasofaringe. *(Continua.)*

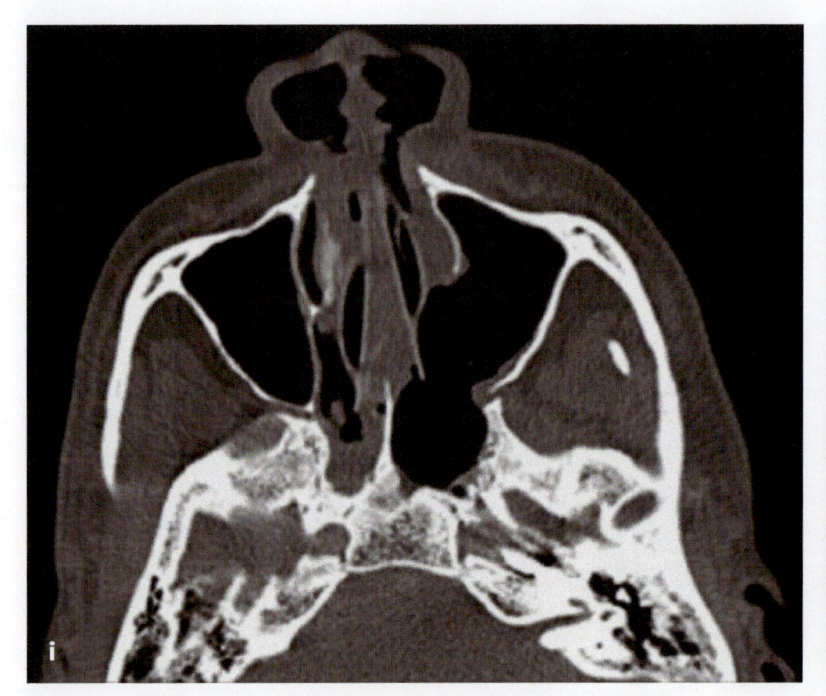

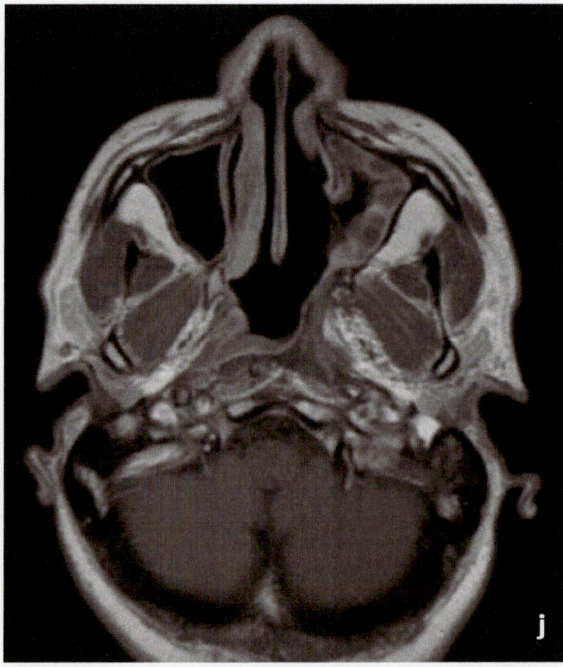

Fig. 11-11. *(Cont.)* Imagens radiológicas controle pós-operatório: (i) TC, corte axial, do pós-operatório imediato e (j) RM de nasofaringe em T1, corte axial, 36 meses de pós-operatório, sem evidência de tumor.

CUIDADOS PÓS-OPERATÓRIOS E COMPLICAÇÕES

Apesar de longo período de cicatrização no pós-operatório, em razão do tamanho da área exposta, com formação frequente de crostas, tecido de granulação e, às vezes, infecções secundárias, a cobertura com *flaps* vascularizados reduz significativamente essa fase, principalmente em casos previamente irradiados.

No período pós-operatório imediato, frequentemente os pacientes se queixam de dor em região occipital ou nuca, provavelmente em decorrência de manuseio das 1ª e 2ª raízes cervicais, que são adjacentes ao espaço parafaríngeo.[7] Porém, esse quadro álgico é controlado com analgésicos e desaparece em poucos dias.

As complicações são relativamente baixas e as mais frequentes são trismo, incompetência do véu palatino e estenose de faringe, geralmente quando a ressecção da rinofaringe é bilateral. Contudo, a complicação mais temida é relacionada com a artéria carótida interna, que pode desenvolver pseudoaneurismas com risco de ruptura, algumas vezes, meses ou até anos após a cirurgia. Em casos onde houve irradiação prévia à cirurgia, ou quando o paciente será irradiado no período pós-operatório, havendo clara exposição da artéria carótida interna intraoperatoriamente, além da cobertura com *flaps* vascularizados, adicionalmente podem-se usar *stents* para reforço da parede da mesma.[14] Quando a artéria carótida interna não foi claramente exposta no intraoperatório, mas a ressecção foi limítrofe à mesma, além da cobertura com *flaps* vascularizados, a integridade anatômica da artéria carótida interna é acompanhada no pós-operatório tardio com angiotomografias seriadas.

REFERÊNCIAS BIBLIOGRÁFICAS

1. Wilson CP. The approach to the nasopharynx. Proc R Soc Med. 1951;44(5):353-8.
2. Fisch U. The infratemporal fossa approach for nasopharyngeal tumors. Laryngoscope. 1983;93(1):36-44.
3. Wei WL, Lam KH, Sham JST. New approach to the nasopharynx: The maxillary swing approach. Head Neck. 1991;13(3):200-7.
4. Roh JL. Transpalatal endoscopic resection of residual nasopharyngeal carcinoma after sequential chemoradiotherapy. J Laryngol Otol. 2004;118(12):951-4.
5. Yoshizaki T, Wakisaka N, Murono S, et al. Endoscopic nasopharyngectomy for patients with recurrent nasopharyngeal carcinoma at the primary site. Laryngoscope. 2005;115(8):1517-9.
6. Chen MK, Lai JC, Chang CC, Liu MT. Minimally invasive endoscopic nasopharyngectomy in the treatment of recurrent T1-2a Nasopharyngeal Carcinoma. Laryngoscope. 2007;117(5):894-6.
7. Chen MY, Wen WP, Guo X, et al. Endoscopic nasopharyngectomy for locally recurrent nasopharyngeal carcinoma. Laryngoscope. 2009;119(3):516-22.
8. Castelnuovo P, Dallan I, Bignami M, et al. Nasopharyngeal endoscopic resection in the management of selected malignancies: ten-year experience. Rhinol J. 2010;48(1):84-9.
9. Wen YH, Wen WP, Chen HX, et al. Endoscopic nasopharyngectomy for salvage in nasopharyngeal carcinoma: a novel anatomic orientation. Laryngoscope. 2010;120(7):1298-302.
10. Hofstetter CP, Singh A, Anand VK, et al. The endoscopic, endonasal, transmaxillary transpterygoid approach to the pterygopalatine fossa, infratemporal fossa, petrous apex, and the Meckel cave. J Neurosurg. 2010;113(5):967-74.

11. Al-Sheibani S, Zanation AM, Carrau RL, et al. Endoscopic endonasal transpterygoid nasopharyngectomy. Laryngoscope. 2011;121(10):2081-9.
12. Hosseini SMS, McLaughlin N, Carrau RL, et al. Endoscopic transpterygoid nasopharyngectomy: correlation of surgical anatomy with multiplanar CT. Head Neck. 2013;35(5):704-14.
13. Tay HN, Leong JL, Sethi DS. Long term results of endoscopic resection of nasopharyngeal tumours. Med J Malaysia. 2009;64(2):159-62.
14. Castelnuovo P, Nicolai P, Turri-Zanoni M, et al. Endoscopic endonasal nasopharyngectomy in selected cancers. Otolaryngol -- Head Neck Surg. 2013;149(3):424-30.

Parte II Cirurgia da Base Lateral do Crânio

PRINCIPAIS ACESSOS CIRÚRGICOS PARA O ÂNGULO PONTOCEREBELAR

Seção I — ACESSO POR FOSSA CRANIANA MÉDIA PARA O SCHWANNOMA VESTIBULAR

Joel Lavinsky • Rick A. Friedman • Gustavo Rassier Isolan

JUSTIFICATIVA

A ressecção microcirúrgica do schwannoma vestibular pela fossa craniana média está indicada nos casos de tumores intracanaliculares para a preservação de audição útil. Esse acesso oferece excelente oportunidade de uma ressecção total do tumor e com baixos riscos cirúrgicos. Os resultados da ressecção pela fossa craniana média são pelo menos semelhantes às demais vias de acesso para a preservação auditiva, sendo possível em mais de 60% dos pacientes e com preservação da função do nervo facial em mais de 95% dos casos. As complicações mais frequentes são fraqueza facial e fístula liquórica em menos de 5% dos casos.

INDICAÇÕES

O acesso por fossa craniana média está indicado em pacientes com schwannoma vestibular quando:

A) Tumor intracanalicular com extensão menor que 1,5 cm na cisterna do ângulo ponto cerebelar (sem contato com o tronco cerebral).
B) Audição útil (> 50 dB na média de tons puros e 50% nos escores de discriminação).
C) Evidência de crescimento tumoral (RM) e/ou deterioração funcional (vertigem progressiva e/ou perda auditiva).
D) Ausência de contraindicações para realizar craniotomia supratentorial (idade > 70 anos e ASA > 2-3).

ANATOMIA CIRÚRGICA

Anteriormente, o limite da dissecção é a artéria meníngea média, que está lateral ao nervo petroso superficial maior. A eminência arqueada determina a posição do canal semicircular superior e pode estar bem visível em alguns pacientes. Medialmente, o seio petroso superior corre ao longo do sulco do petroso.

A porção labiríntica do nervo facial está imediatamente posterior ao giro basal da cóclea. A barra de Bill separa nervo facial do nervo vestibular superior. Pouco posterior e lateral a essa área está o vestíbulo e a ampola do canal semicircular superior.

A identificação do gânglio geniculado pode ser realizada ao seguir o nervo petroso superficial maior posteriormente. Se o tégmen está descoberto, o gânglio geniculado é encontrado um pouco anterior à cabeça do martelo.

O meato acústico interno se situa aproximadamente no mesmo eixo do meato acústico externo. Essa relação é importante para a orientação no campo cirúrgico.

Existem diversas técnicas descritas para alcançar o meato acústico interno por meio da fossa craniana média:

- *House*: seguindo o nervo petroso superficial maior até o gânglio geniculado e depois o segmento labiríntico do nervo facial.
- *Fisch*: realizado o *blue-lining* do canal semicircular superior através da drilagem do osso da eminência arqueada. A eminência arqueada é utilizada como ponto de reparo para localizar o canal semicircular superior, mas a eminência arqueada pode ter uma apresentação variável. O eixo do meato acústico interno está localizado num ângulo de 60 graus em relação ao eixo do canal semicircular superior (Fig. 12-1).
- *Garcia-Ibañez*: o nervo petroso superficial maior e o eixo do canal semicircular superior formam um ângulo de 120 graus e o meato acústico interno representa a bissetriz desse ângulo.

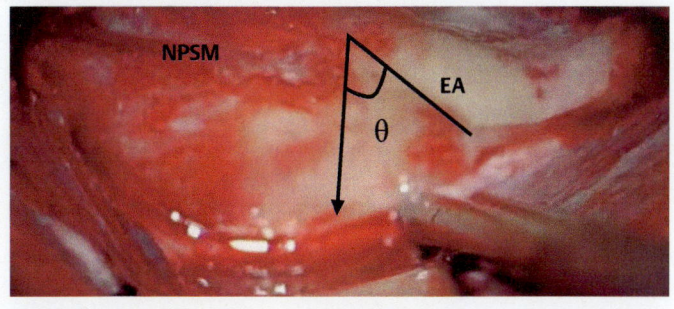

Fig. 12-1. Anatomia cirúrgica do osso temporal através do acesso por fossa craniana média. O meato acústico interno apresenta-se numa linha com ângulo de 60 graus em relação ao eixo do canal semicircular superior. NPSM: nervo petroso superficial maior; EA: eminência arqueada. θ ângulo de 45 a 60 graus.

TÉCNICA CIRÚRGICA
Passo 1. Posicionamento
O paciente fica posicionado em decúbito dorsal com a cabeça girada para o lado oposto para que o plano biauricular esteja na vertical. O cirurgião posiciona-se na cabeceira, o seu assistente no lado direito e o microscópio à esquerda (Fig. 12-2). A incisão é realizada na área pré-auricular e estende-se superiormente numa forma curva. A incisão alcança a raiz do arco zigomático inferiormente e a fáscia *temporalis* está na profundidade.

Dica
Cuidado ao realizar a extensão anterior da incisão para evitar uma lesão no ramo temporal do nervo facial.

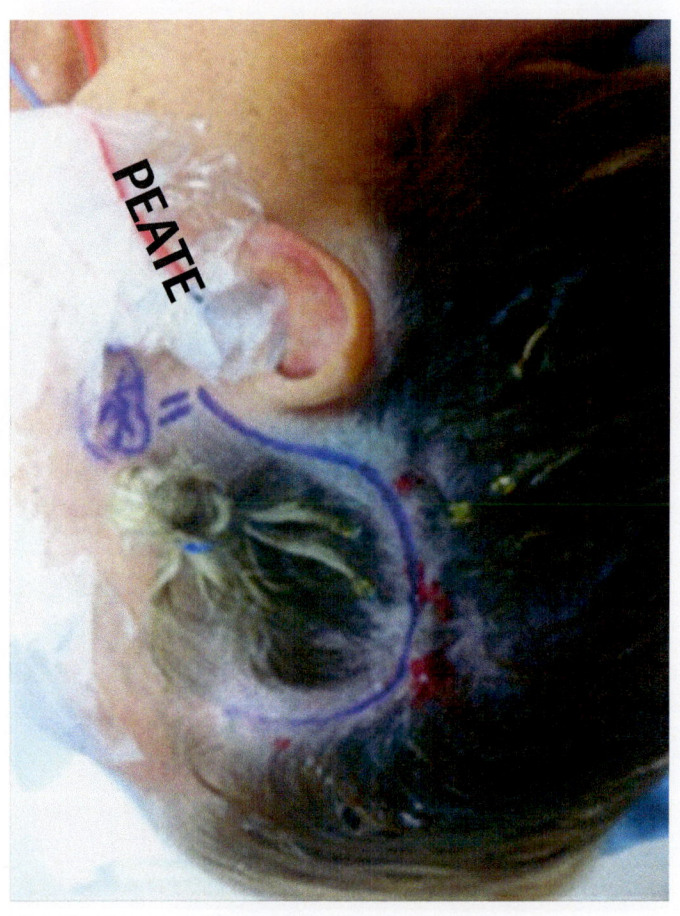

Fig. 12-2. Acesso por fossa craniana média – incisão. Tem aproximadamente 6 cm de comprimento e inicia verticalmente e anterior à raiz da hélice. PEATE: potencial evocado auditivo de tronco encefálico.

Passo 2. Retalho de Músculo Temporal
O músculo temporal é incisado (Fig. 12-3), iniciando na raiz do arco zigomático ao longo da linha *temporalis*, dissecado da fossa temporal e refletido anteroinferiormente. Depois, pode ser ancorado anteriormente com ganchos e suturas com fio de seda.

Dica
O retalho muscular pode ser isolado dos planos de subcutâneo com instrumentos rombos como o próprio dedo ou o cabo do bisturi.

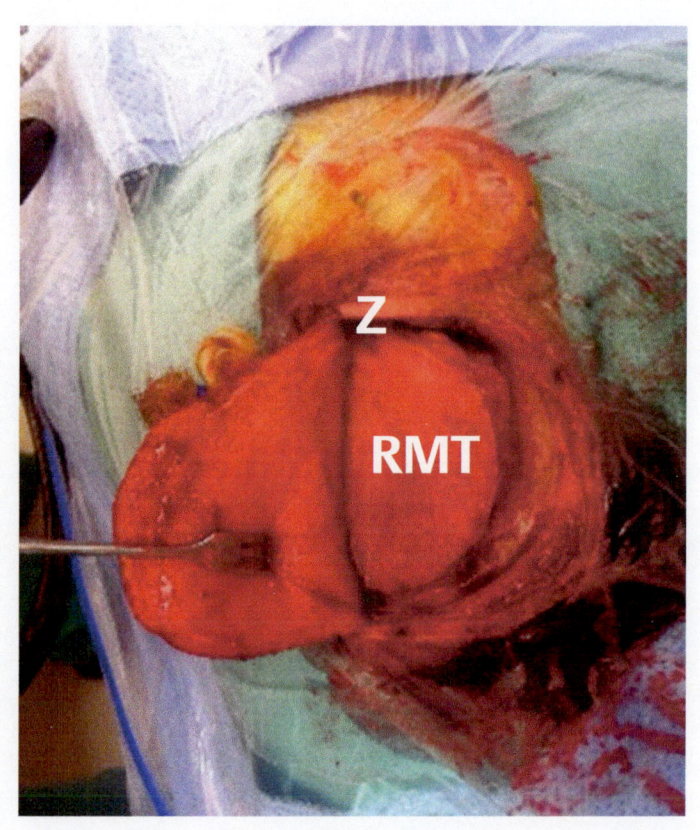

Fig. 12-3. Retalho muscular pediculado anteriormente. RMT: retalho de músculo temporal; Z: raíz do arco zigomático.

Passo 3. Craniotomia Temporal
A craniotomia pode ser realizada utilizando-se brocas cortantes e diamantadas. A craniotomia mede aproximadamente 5 × 5 cm, sendo 2/3 anterior e 1/3 posterior à raiz do arco zigomático (Fig. 12-4). O limite inferior deve estar situado ao nível do arco zigomático, aproximadamente ao nível do assoalho da fossa média. Pode ser utilizado um descolador de periósteo entre a dura e o osso. É importante ter cuidado para evitar laceração da dura e recomenda-se guardar o osso da craniotomia para utilizar no fechamento.

Dica
O assoalho da craniotomia deve ser o mais próximo possível da raiz do arco zigomático para melhorar a exposição do meato acústico interno, sendo possível chegar até 1 cm da raiz do arco zigomático. As margens da craniotomia devem estar em paralelo para facilitar o posicionamento do retrator nos bordos ósseos.

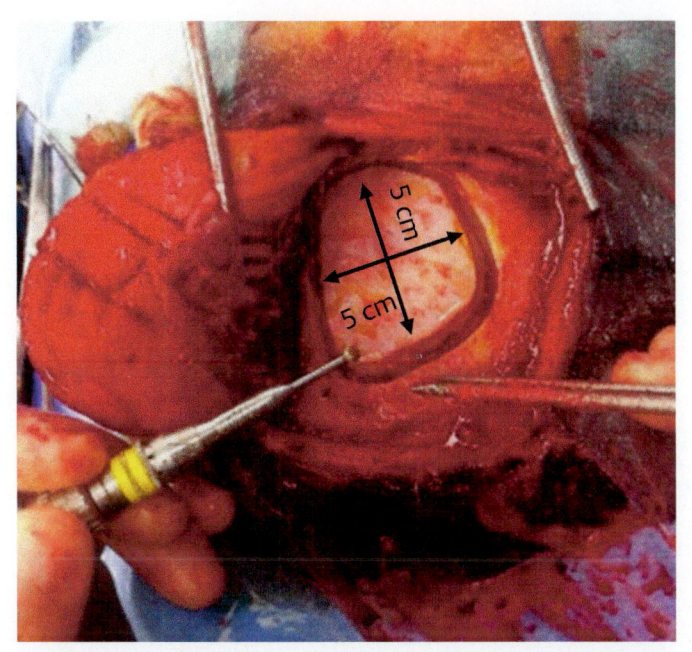

Fig. 12-4. 2/3 da janela da craniotomia está localizada anteriormente em relação ao meato acústico interno.

Dica

- O nervo petroso superficial maior é encontrado medialmente à artéria meníngea média e alcança o gânglio geniculado ao se projetar de forma paralela ao ápice petroso;
- A eminência arqueada está perpendicular à margem petrosa;
- O gânglio geniculado está aproximadamente 1 cm lateral à margem petrosa e 2 cm medialmente ao osso cortical;
- Quando a eminência arqueada não é muito evidente significa que o canal semicircular superior está bem próximo;
- Um bom ponto de reparo para o meato acústico interno é o meato acústico externo, pois estão bem alinhados;

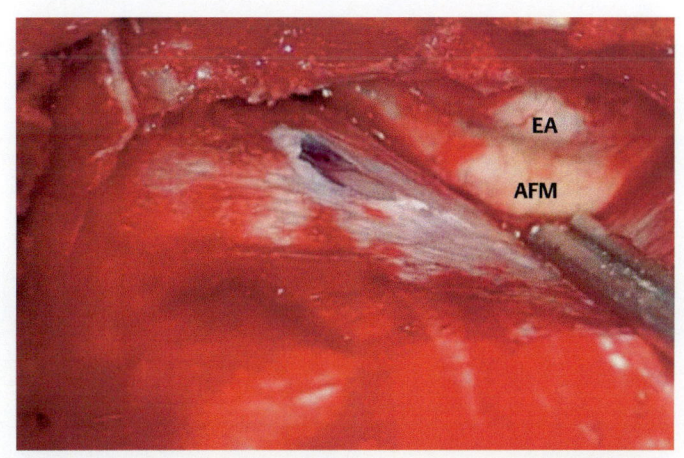

Fig. 12-5. Acesso por fossa craniana média. AFM: assoalho da fossa média; EA: eminência arqueada.

Passo 4. Elevação da Dura

A dura é elevada do assoalho da fossa craniana média. O primeiro ponto de reparo é a artéria meníngea média, que representa o limite anterior da dissecção. Frequentemente, sangramento venoso é encontrado nessa área e pode ser controlado com Surgicel. A elevação da dura é realizada sempre de posterior para anterior. Em aproximadamente 16% dos casos o gânglio geniculado está deiscente, por isso é interessante que a dissecção dural seja realizada de posterior para anterior.

Dica

É importante tentar preservar os ramos durais da artéria meníngea média. Se houver algum sangramento, pode ser coagulado com pouca intensidade e irrigação contínua, para evitar lacerações durais e futuras herniações do lobo temporal. Se ocorrerem lacerações na dura, suturas com fio tipo seda, podem ser utilizados. É recomendada a administração de manitol e dexametasona no transoperatório para redução da pressão intracraniana.

Passo 5. Primeiros Pontos de Reparo

O sulco petroso é identificado, porém é importante ter cuidado para não lacerar o seio petroso superior ao separá-lo do sulco (Fig. 12-5). A eminência arqueada e o nervo petroso superficial maior são identificados. Esses são os principais pontos de reparo para proceder com a dissecção intratemporal.

Passo 6. Retrator

Ao terminar a elevação da dura com um descolador rombo, se posiciona o retrator de House-Urban para segurar o lobo temporal (Fig. 12-6). Para manter o retrator numa posição apropriada, os dentes do retrator devem estar apoiados nas margens ósseas da janela da craniotomia. A lâmina do retrator deve estar posicionada no sulco petroso verdadeiro.

Dica

Na margem petrosa (limite inferior da dissecção), a lâmina do retrator é posicionada. Deve permanecer apoiada na dura com a extremidade abaixo da margem petrosa, porém sem torcer o seio petroso. O posicionamento inicial do retrator é realizado sem o auxílio do microscópio para um melhor controle de todo o campo operatório.

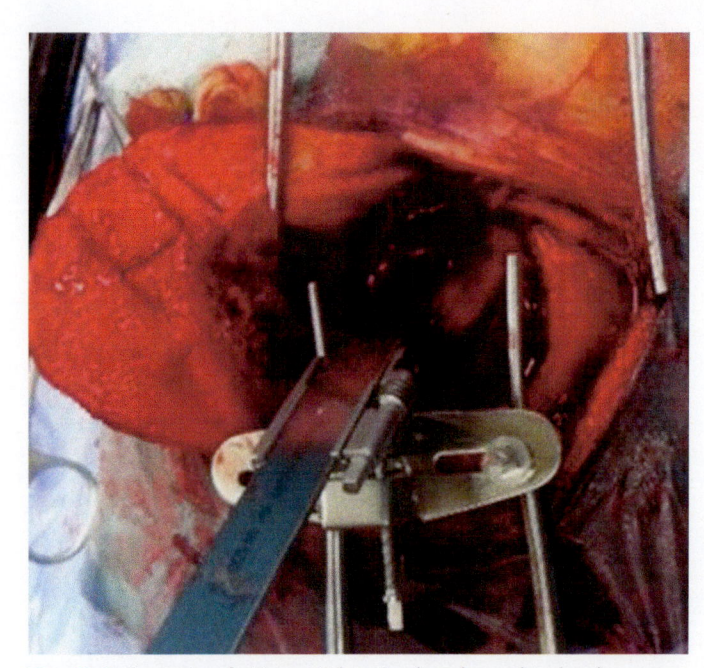

Fig. 12-6. O retrator de House-Urban é colocado nos bordos da craniotomia.

Passo 7. Eminência Arqueada

O canal semicircular superior é identificado (*blue-lined*) na eminência arqueada com brocas diamantadas grandes e aspiração-irrigação contínua. O canal semicircular superior faz um ângulo de 45-60 graus com o meato acústico interno (Fig. 12-1).

Dica
Quando a eminência arqueada não é claramente evidente, significa que o canal semicircular superior deve estar próximo. A abertura do canal semicircular superior é uma complicação possível, sendo necessário que seja fechado imediatamente com um fragmento de fáscia e cera/patê de osso.

Passo 8. Exposição Medial do Meato Acústico Interno

A remoção de osso sobre o meato acústico interno inicia-se medialmente no *porus acusticus* com uma broca diamantada grande. A área de osso anteromedial ao meato acústico interno e medial à artéria carótida intrapetrosa pode expor sua superfície anterior. Posteriormente, o osso do triângulo pós-meatal pode ser removido ao expor a superfície posterior do meato acústico interno. Medialmente, o osso pode ser removido numa circunferência de 270 graus (Fig. 12-7).

Dica
A circunferência do meato acústico interno pode ser menos exposta lateralmente em função da proximidade com a orelha interna. A extremidade lateral do meato acústico interno deve ser dissecada com identificação do segmento labiríntico do nervo facial, barra de Bill e nervo vestibular superior.

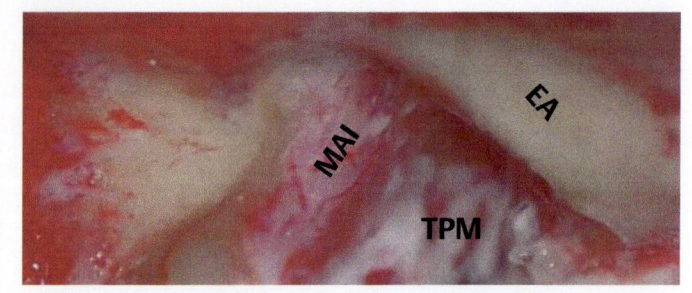

Fig. 12-7. O meato acústico interno é esqueletizado em todo o seu comprimento. O osso deve ser removido ao redor do *porus acusticus* e apresentar-se a dura da fossa posterior. EA: eminência arqueada; MAI: meato acústico interno; TPM: triângulo pós-meatal.

Passo 9. Exposição Lateral do Meato Acústico Interno

A porção labiríntica do nervo facial é identificada proximal ao gânglio geniculado. Deve-se ter cuidado para evitar a abertura da cóclea que está a menos de 1 mm na frente do segmento labiríntico do nervo facial (Fig. 12-8). Isso pode ser realizado por meio da dissecção cuidadosa do limite anterior do meato acústico interno com um gancho rombo. A dissecção lateral é essencial para uma clara identificação do nervo facial e para permitir uma ressecção tumoral completa desde o *fundus* do meato acústico interno.

Dica
Não é recomendada a exposição do forame meatal, pois é a porção mais estreita do canal de falópio.

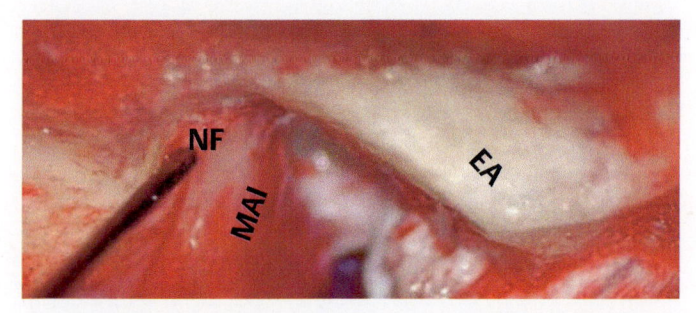

Fig. 12-8. Meato acústico interno com a barra de Bill que divide o nervo facial do nervo vestibular superior. EA: eminência arqueada; MAI: meato acústico interno; NF: nervo facial.

Passo 10. Dissecção Tumoral em Relação ao Nervo Facial

A dura do meato acústico interno é dividida ao longo da superfície posterior do meato acústico interno. O nervo facial é identificado na parte anterior do meato acústico interno. A dissecção inicial do tumor deve ser de medial para lateral para evitar uma avulsão das fibras do nervo coclear (Fig. 12-9).

Dica
É o tumor que deve ser separado do nervo facial, não o contrário. Isso reduz o trauma no nervo.

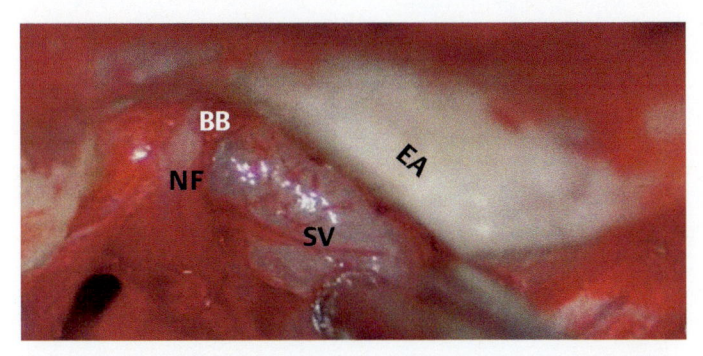

Fig. 12-9. O schwannoma vestibular é dissecado do nervo facial (NF). Schwannoma vestibular. BB: barra de Bill; EA: eminência arqueada.

Passo 11. Dissecção Tumoral em Relação ao Nervo Coclear e Facial

O nervo vestibular é seccionado e o tumor é separado do nervo facial e coclear (Fig. 12-10). Utilizando um gancho de ângulo reto, o nervo vestibular inferior é dividido e o tumor é delicadamente separado do nervo facial e coclear. Para preservação auditiva, a artéria labiríntica deve ser preservada. O vaso costuma estar entre o nervo facial e o coclear, mas pode não ser visível durante a disseção.

> **Dica**
> Durante a manipulação tumoral, um aspirador fenestrado deve ser utilizado para diminuir a força de sucção sobre as estruturas adjacentes. A irrigação também pode ajudar a limpar o campo e permitir uma dissecção delicada dos nervos, vasos e do tumor.

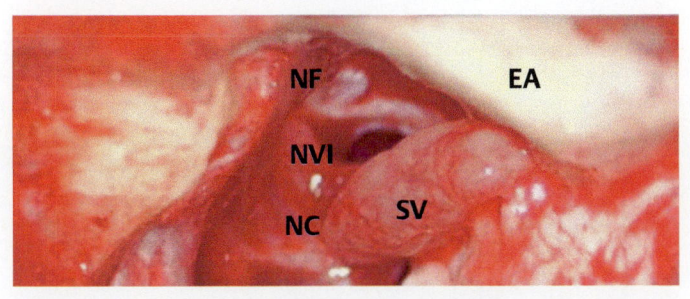

Fig. 12-10. O tumor é dissecado do nervo facial (NF) e coclear (NC), porém, sem retração dessas estruturas. NVI: nervo vestibular inferior; SV: schwannoma vestibular; EA: eminência arqueada.

Passo 12. Fechamento e Pós-Operatório

Após a irrigação do leito tumoral e hemostasia, gordura abdominal é utilizada para o fechamento do defeito no meato acústico interno. A placa de osso é reposicionada. A ferida operatória é fechada com fios absorvíveis com um dreno de *penrose*. O dreno pode ser removido no primeiro dia de pós-operatório. Um curativo compressivo pode ser utilizado nos primeiros 3 dias de pós-operatório.

> **Dica**
> Se a lesão causar um afinamento ou defeito do tégmen timpânico, um fragmento de osso da craniotomia pode ser confeccionado para fechar o defeito, mantendo as margens ósseas intactas.

Passo 13. Orientações de Pós-Operatório

O paciente deve ser mantido em unidade de terapia intensiva no primeiro dia de pós-operatório e permanecer hospitalizado nos primeiros 5 dias. Podem ocorrer hematomas epidurais no pós-operatório, por isso é importante realizar uma hemostasia apropriada e colocar um dreno de *penrose*.

> **Dica**
> É importante estimular a deambulação precoce logo que o paciente recebe alta da unidade de terapia intensiva. A deambulação precoce é importante para rápida compensação vestibular.

BIBLIOGRAFIAS

Brackmann DE, Owens RM, Friedman RA, et al. Prognostic factors for hearing preservation in vestibular Schwannoma surgery. Am J Otol. 2000;21(3):417-24.

Friedman RA, Goddard JC, Wilkinson EP, et al. Hearing preservation with the middle cranial fossa approach for neurofibromatosis type 2. Otol Neurotol. 2011;32(9):1530-7.

Friedman RA, Kesser B, Brackmann DE, et al. Long-term hearing preservation after middle fossa removal of vestibular Schwannoma. Otolaryngol Head Neck Surg. 2003;129(6):660-5.

Saliba J, Friedman RA, Cueva RA. Hearing preservation in vestibular Schwannoma surgery. J Neurol Surg B Skull Base. 2019;80(2):149-55.

Slattery WH, Hoa M, Bonne N, et al. Middle fossa decompression for hearing preservation: a review of institutional results and indications. Otol Neurotol. 2011;32(6):1017-24.

Seção II   ACESSO TRANSLABIRÍNTICO PARA A BASE LATERAL DO CRÂNIO

Aloysio Augusto T. Campos Netto • Alexandre Meluzzi

JUSTIFICATIVA

Os acessos translabiríntico e translabiríntico alargado constituem excelentes rotas de acesso à base lateral do crânio, mais precisamente ao ângulo pontocerebelar (APC) e meato acústico interno (MAI).

Existem ainda extensões deste acesso, como os acessos transótico e transcoclear (mais anteriores), com extensão ao ápice petroso e combinações que podem ser realizadas de acordo com a localização e extensão da neoplasia a ser extirpada (como as combinações com o acesso retrossigmóideo, fossa média e fossa infratemporal). Tais acessos são descritos em outros capítulos deste livro.

As craniotomias translabirínticas são acessos cirúrgicos que são muito utilizados para a exérese de neoplasias localizadas no APC. Schwannomas vestibulares (também denominados neuromas do acústico), meningiomas de APC, cistos epidermoides, granulomas de colesterol, schwannomas do nervo facial, glômus jugulares, colesteatomas, entre outros tipos de tumores, podem ocorrer na região do APC e MAI.

Os neuromas do acústico representam a vasta maioria dos tumores do APC, (80,7%)[1] seguidos dos meningiomas de APC (10 a 15% das lesões de APC)[2] e outras neoplasias benignas que ocorrem nesta localização.

Além da exérese tumoral, o acesso translabiríntico pode ser indicado para a neurectomia vestibular na doença de Ménière incapacitante unilateral (especificamente quando não há audição útil na orelha acometida pela doença).

O acesso translabiríntico difere do translabiríntico alargado por neste último serem realizadas as exposições totais do seio sigmoide e da dura-máter das fossas cranianas média e posterior, através da remoção do osso sobre estas estruturas, propiciando um melhor acesso e visualização tumoral, uma vez que se pode retrair a dura-máter da fossa posterior, da fossa média e do seio sigmoide propiciando um maior campo operatório e uma margem cirúrgica de dissecção mais ampla para o cirurgião. O acesso translabiríntico alargado permite a ressecção microcirúrgica de neoplasias de ângulo pontocerebelar de quaisquer magnitudes, minimizando a necessidade de retração do cerebelo,[3] o que diminui as chances de eventuais complicações que podem decorrer desta manobra, como edema cerebelar intra ou pós-operatórios e consequente hidrocefalia. Sendo assim, o acesso translabiríntico alargado é a melhor escolha nos casos de neoplasias de maior magnitude que se estendem até o forame jugular ou fossa média, enquanto a indicação do acesso translabiríntico clássico deve-se limitar à neurectomia vestibular e à exérese de tumores menores.[4]

Uma equipe multidisciplinar constituída por otorrinolaringologista com especialização em neurotologia e por um neurocirurgião é recomendada para a realização de cirurgias de base lateral do crânio. Os autores deste capítulo assim o fazem, uma vez que se tratam de procedimentos de alta complexidade em que uma equipe multidisciplinar pode tornar a execução da cirurgia menos extenuante, facilitar a troca de experiências, minimizar as chances de complicações e consequentemente obter melhores resultados cirúrgicos e pós-operatórios para o paciente.

INDICAÇÕES

O acesso translabiríntico é indicado para a exérese de schwannomas vestibulares nas seguintes situações:

A) Paciente sem audição ipsilateral útil, independentemente do tamanho da neoplasia.
B) Tumores que tenham uma extensão de mais de 2 cm na cisterna do ângulo pontocerebelar (ou seja, na sua porção extracanalicular), independentemente do status da audição pré-operatória do paciente, pois nestes casos a preservação de alguma audição útil é bastante improvável.

Pacientes que têm audição útil apenas no lado acometido pelo tumor não têm indicação de ressecção tumoral por este acesso, uma vez que a principal desvantagem do acesso translabiríntico é a perda auditiva ipsilateral total.

Uma contraindicação relativa para o acesso translabiríntico seria a presença de um bulbo da veia jugular interna muito alto e um seio sigmoide procidente (muito anteriorizado). O que se faz nestes casos, geralmente, é a esqueletização e cuidadosa remoção do osso sobre o seio sigmoide e bulbo da jugular, tornando estas estruturas venosas mais retráteis seguido do uso cauteloso do cautério bipolar em baixa intensidade paralelamente ao seio sigmoide para retração deste seio e consequente ampliação do campo cirúrgico. Outra opção nestes casos é a opção por um acesso retrossigmóideo ou combinado (translabiríntico alargado associado ao retrossigmóideo).

ANATOMIA MICROCIRÚRGICA

O acesso translabiríntico oferece uma ótima exposição a estruturas como: os nervos facial, coclear e vestibulares inferior e superior, fossa craniana posterior, seio sigmoide (também denominado seio lateral), dura-máter da fossa média, tronco cerebral (e estruturas, como: nervos trigêmeo, abducente, nervos cranianos baixos, artéria cerebelar anteroinferior), seio petroso superior, bulbo da veia jugular interna e estruturas do forame jugular (em caso de extensão inferior do acesso).

Na sequência das Figuras 12-11 a 12-22 são mostradas peças anatômicas cuidadosamente dissecadas para mostrar as estruturas que podem ser acessadas pelo acesso translabiríntico e sua variação alargada.

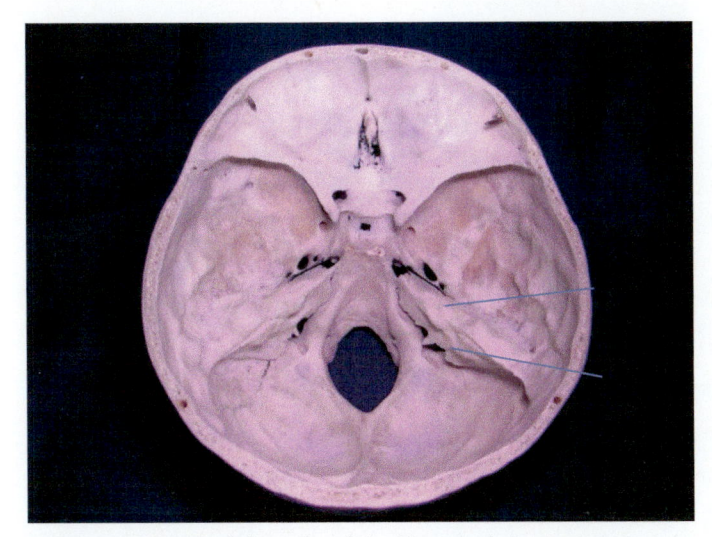

CAPÍTULO 12 ▪ PRINCIPAIS ACESSOS CIRÚRGICOS PARA O ÂNGULO PONTOCEREBELAR 141

Fig. 12-11. Forames da base do crânio. Meato acústico interno e forame jugular na linha de abrangência do acesso translabiríntico alargado.

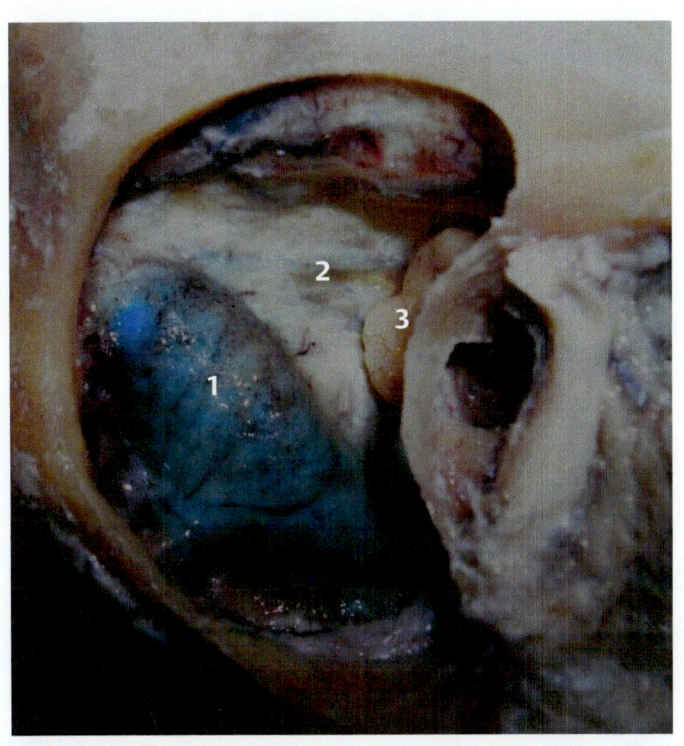

Fig. 12-13. *1.* Seio sigmoide exposto; *2.* seio petroso superior esqueletizado; *3.* bloco labiríntico.

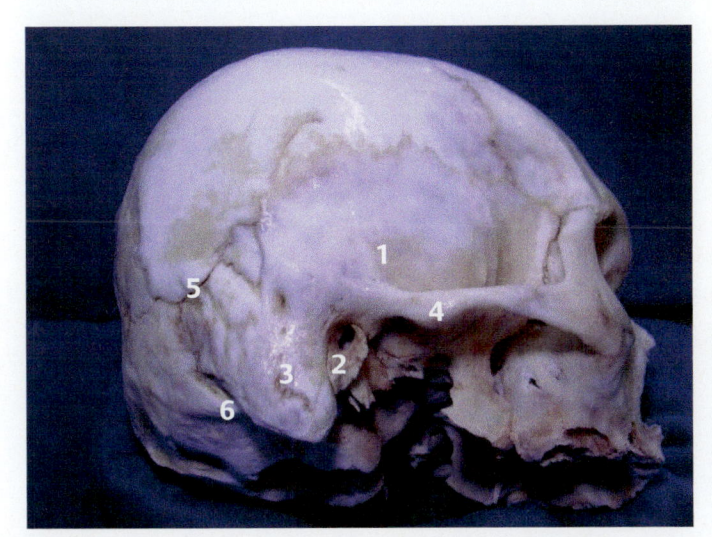

Fig. 12-12. Vista lateral do crânio; *1.* porção escamosa do osso temporal; *2.* osso timpânico; *3.* porção mastóidea do osso temporal; *4.* processo zigomático do osso temporal; *5.* astério; *6.* sulco digástrico.

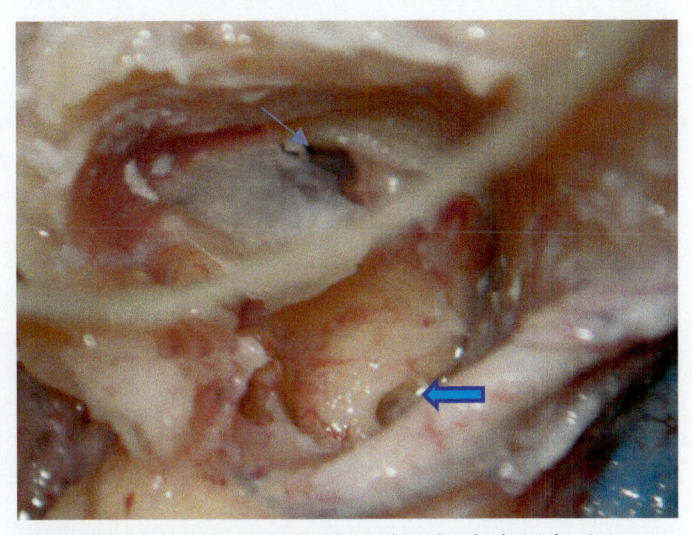

Fig. 12-14. Recesso do nervo facial: janela redonda da cóclea (seta larga). Abertura da tuba auditiva (seta fina).

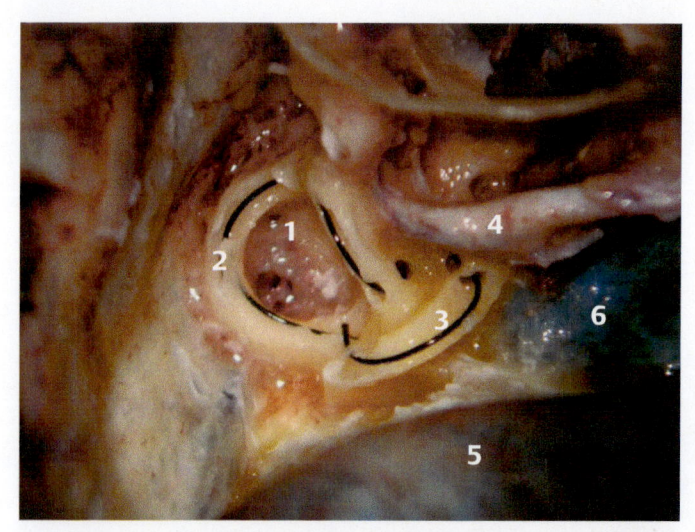

Fig. 12-15. *1.* Canais semi circulares lateral, *2.* superior e *3.* posterior, *4.* nervo facial, *5.* seio sigmoide e *6.* bulbo da jugular.

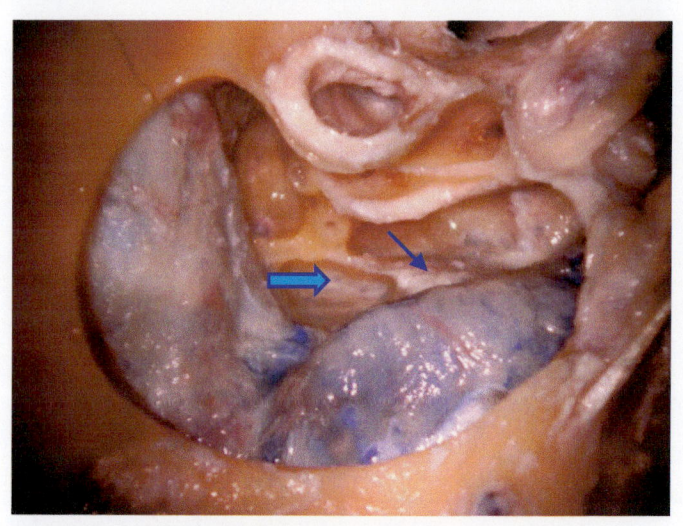

Fig. 12-16. *1.* Canal semicircular posterior brocado (seta larga). Aqueduto do vestíbulo que desemboca no saco endolinfático (seta fina).

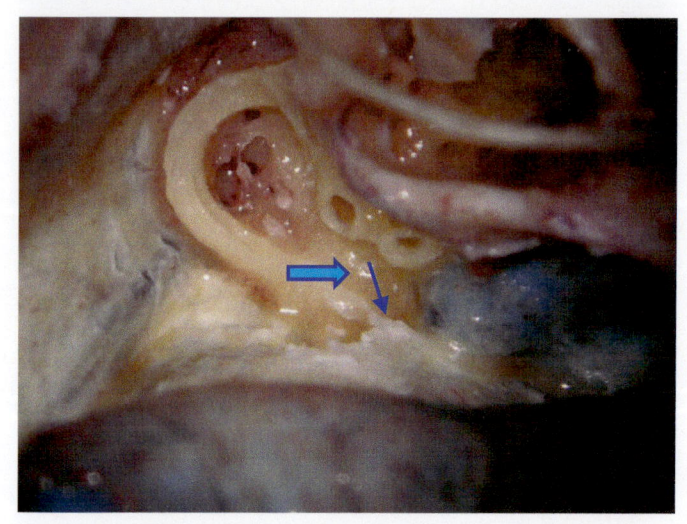

Fig. 12-17. *1.* Nesta peça os canais semicirculares lateral e posterior foram removidos. Observa-se o vestíbulo (seta larga) e o aqueduto do vestíbulo (seta fina).

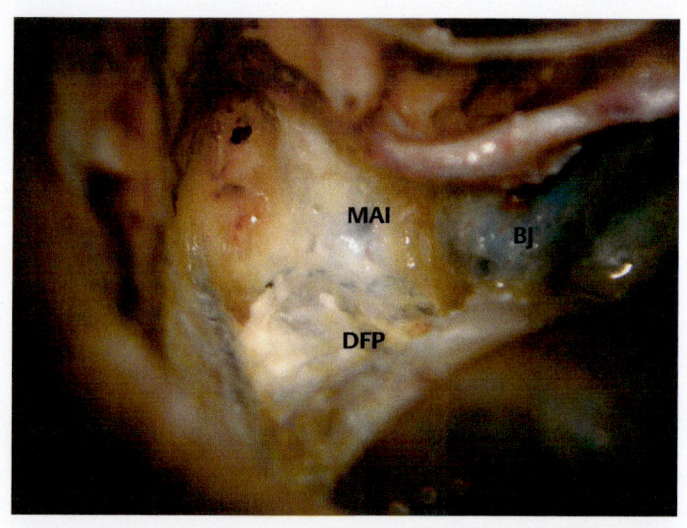

Fig. 12-18. Neste espécime observa-se o meato acústico interno (MAI), a dura-máter da fossa posterior (DFP) e o bulbo da jugular (BJ).

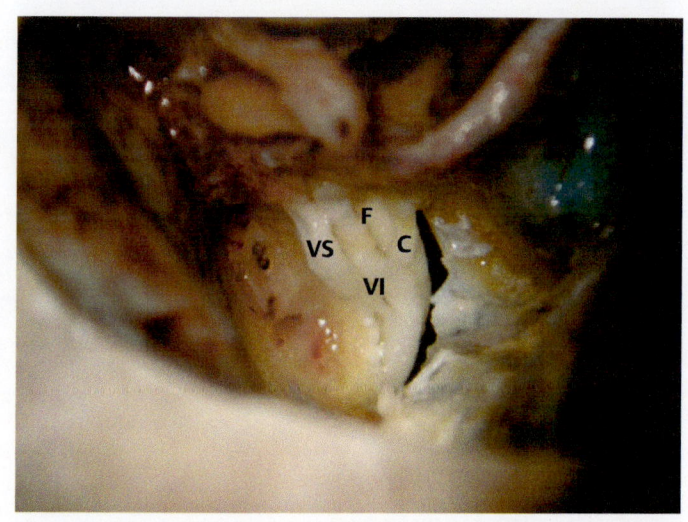

Fig. 12-19. Nervos do MAI: facial (F), coclear (C), vestibular superior (VS) e vestibular inferior (VI).

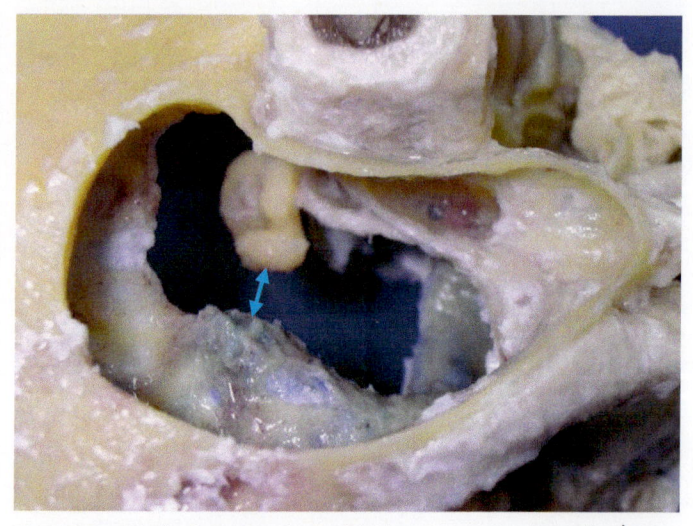

Fig. 12-20. Distância entre o bloco labiríntico e o seio sigmoide. Área de trabalho no acesso retrolabiríntico, que pode ser aumentada com a exposição e retração do seio sigmoide.

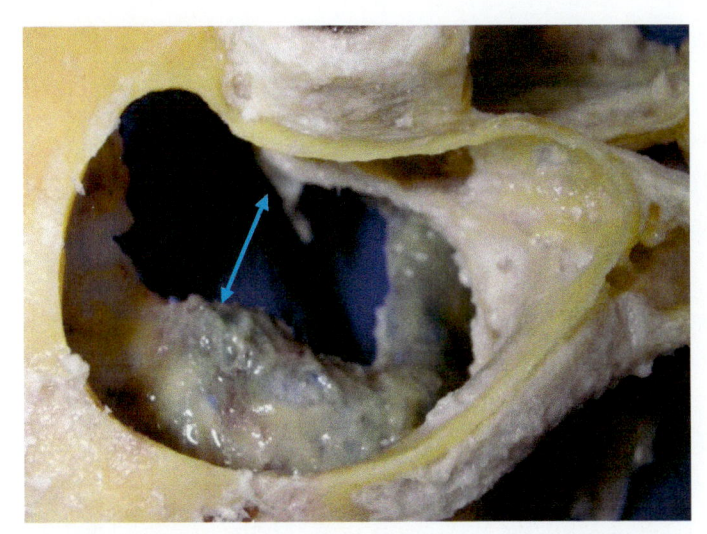

Fig. 12-21. Área disponível para trabalho no acesso translabiríntico (seta), a qual pode ser aumentada com a exposição e retração do seio sigmoide.

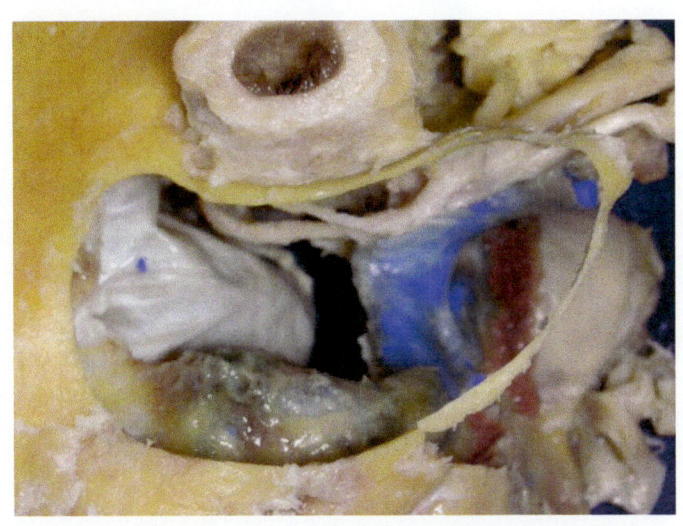

Fig. 12-22. Nesta peça foi realizada a transposição do nervo facial para posição mais anterior. Técnica utilizada em cirurgias onde a posição do nervo facial dificulta a ressecção tumoral, como no caso dos tumores glômicos jugulares.

TÉCNICA CIRÚRGICA

A cirurgia é realizada sob anestesia geral.

O cirurgião deve ter o cuidado de solicitar à equipe de anestesiologistas para limitar o uso de relaxantes musculares à indução anestésica e ao início da cirurgia, uma vez que será realizada a monitorização intraoperatória do nervo facial.

Passo 1

Posicionamento do paciente em decúbito dorsal com a cabeça em rotação máxima para o lado contralateral à lesão tumoral.

A cabeça do paciente pode ser fixada ou não com o Mayfield, conforme a vontade do cirurgião. O suporte de Mayfield limita a movimentação da cabeça do paciente, o que auxilia muito o cirurgião na precisão dos movimentos durante a cirurgia (Fig. 12-23).

Passo 2

Tricotomia em área da cabeça cerca de 3 cm acima da hélice da orelha e 7-10 cm posteriormente ao sulco retroauricular. Em caso de tumores intracanaliculares, a tricotomia pode ser em área menor do couro cabeludo. Colocação dos eletrodos na hemiface do lado da neoplasia para monitorização do nervo facial ipsilateral. Os eletrodos são fixados nos músculos inervados pelo nervo facial, sendo geralmente colocados na musculatura correspondente ao território de inervação dos ramos: temporal, zigomático, bucal e marginal mandibular do nervo facial.

Passo 3

Marcação da incisão retroauricular em "C", sendo cerca de 5-6 cm posterior ao sulco retroauricular e 3-4 cm superior a este mesmo sulco.

Assepsia e antissepsia local do sítio operatório e do abdome, geralmente no flanco esquerdo para a obtenção de gordura abdominal para fechamento do defeito dural. Colocação dos campos cirúrgicos, com cuidado para também deixar preparada a região abdominal. Infiltração do local da incisão com solução de lidocaína e adrenalina 1:100.000.

Passo 4

Incisão cirúgica retroauricular em "C" ou arciforme (se o cirurgião preferir), levantamento do retalho musculoperiosteal por planos (sendo o primeiro plano até a fáscia do músculo temporal e o outro plano até o periósteo). O retalho pode ser preso anteriormente com anzóis (ganchos) ou suturado à pele. A exposição do osso temporal deve ser anteriormente até o zigoma e canal auditivo externo, superiormente 1-1,5 cm

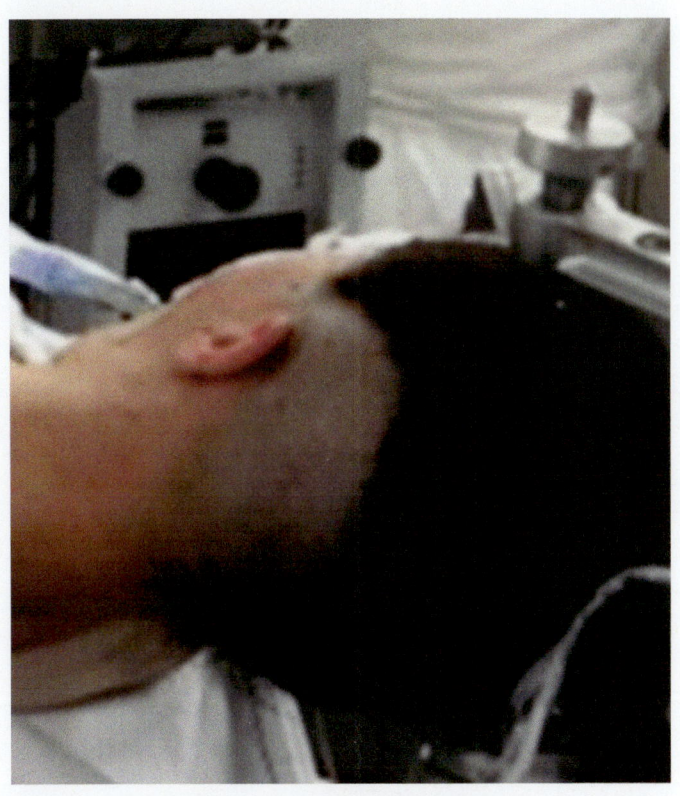

Fig. 12-23. Posicionamento do paciente em decúbito dorsal com a cabeça em rotação para o lado contralateral à neoplasia.

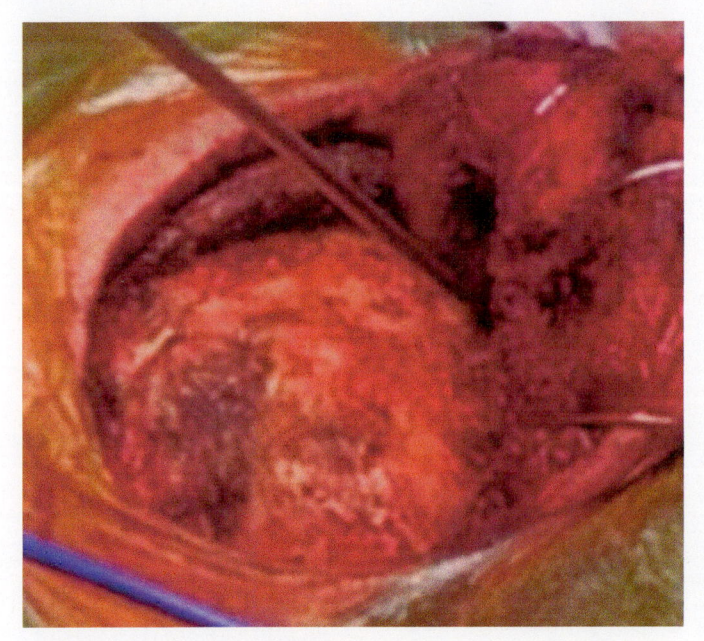

Fig. 12-24. Retalho musculoperiosteal elevado e osso temporal exposto.

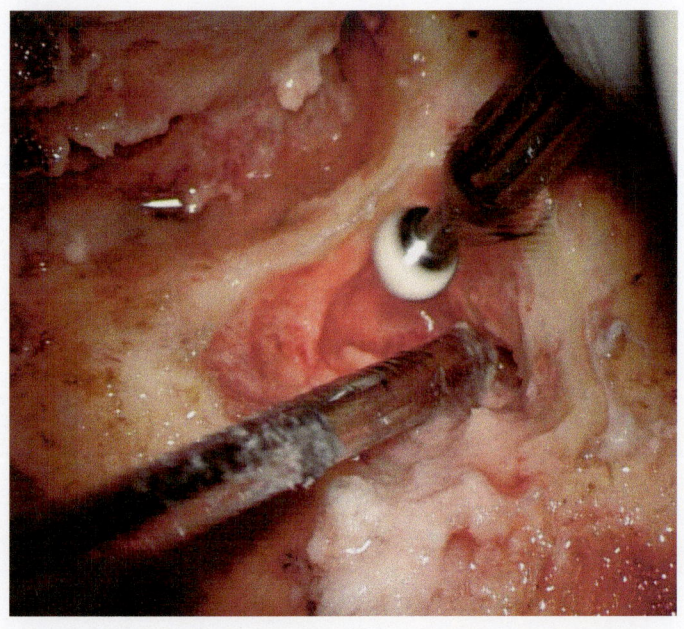

Fig. 12-25. Mastoidectomia com cuidado para preservar a parede posterior do conduto auditivo externo.

acima da linha temporal, inferiormente até a ponta da mastoide e, posteriormente, até a região imediatamente posterior ao seio sigmoide (Fig. 12-24).

Observe a sequência de figuras a seguir são de passos cirúrgicos do acesso translabiríntico alargado. Cada passo ilustrado não é necessariamente do mesmo caso. São casos operados pelos autores deste capítulo.

Passo 5

Realização de mastoidectomia ampla e esqueletização do nervo facial em sua porção vertical até o músculo digástrico (Figs. 12-25 a 12-30).

Brocagem da região do recesso do nervo facial, desarticulação da articulação incudo-estapediana e remoção da bigorna para colocação na tuba auditiva e orelha média juntamente com pequenos pedaços de músculos para se evitar fístulas rinoliquóricas.

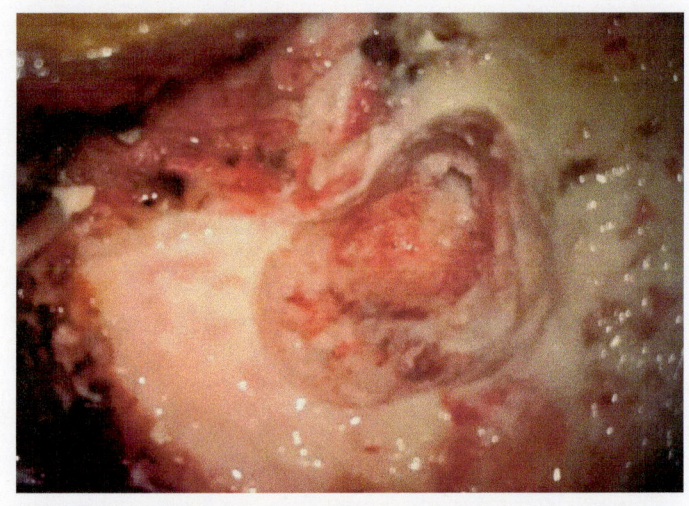

Fig. 12-26. Mastoidectomia com antrostomia. Início da exposição do seio sigmoide e dura da fossa média.

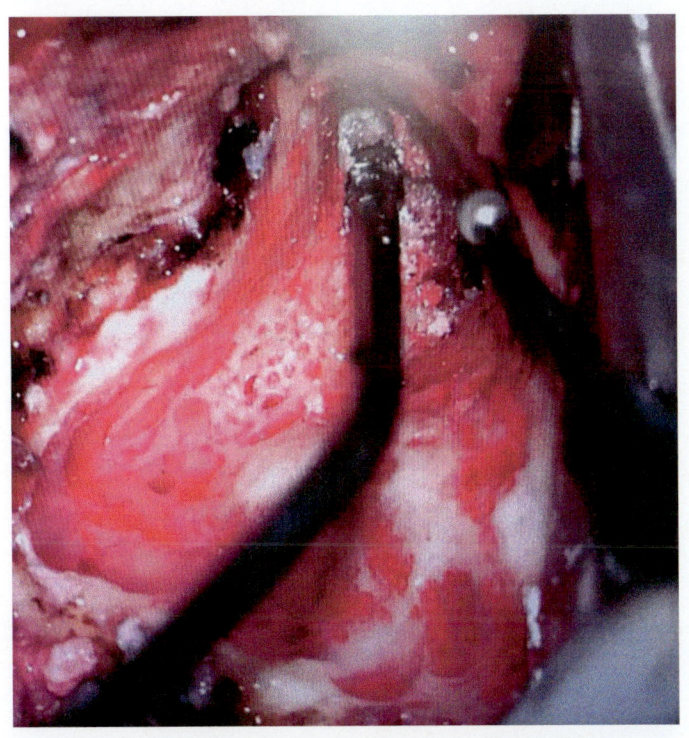

CAPÍTULO 12 ■ PRINCIPAIS ACESSOS CIRÚRGICOS PARA O ÂNGULO PONTOCEREBELAR

Fig. 12-27. Esqueletização da dura-máter da fossa craniana média.

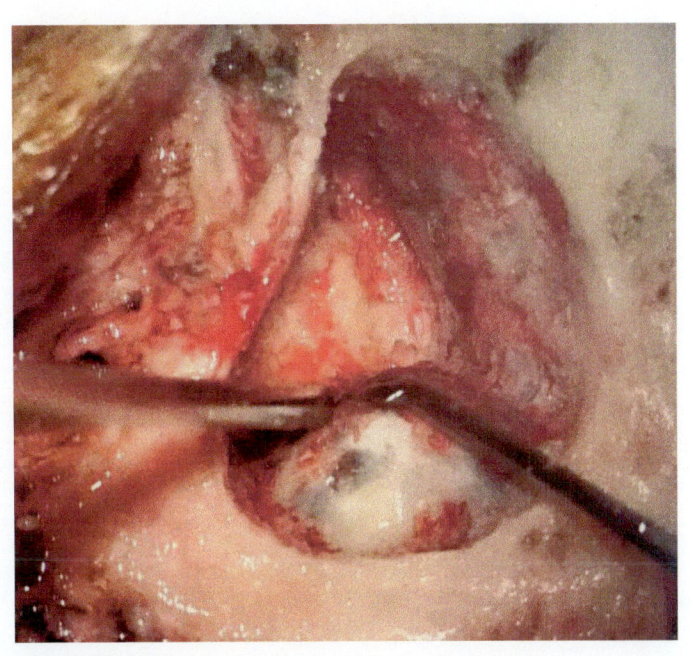

Fig. 12-29. Duras da fossa média e sobre o seio sigmoide esqueletizadas.

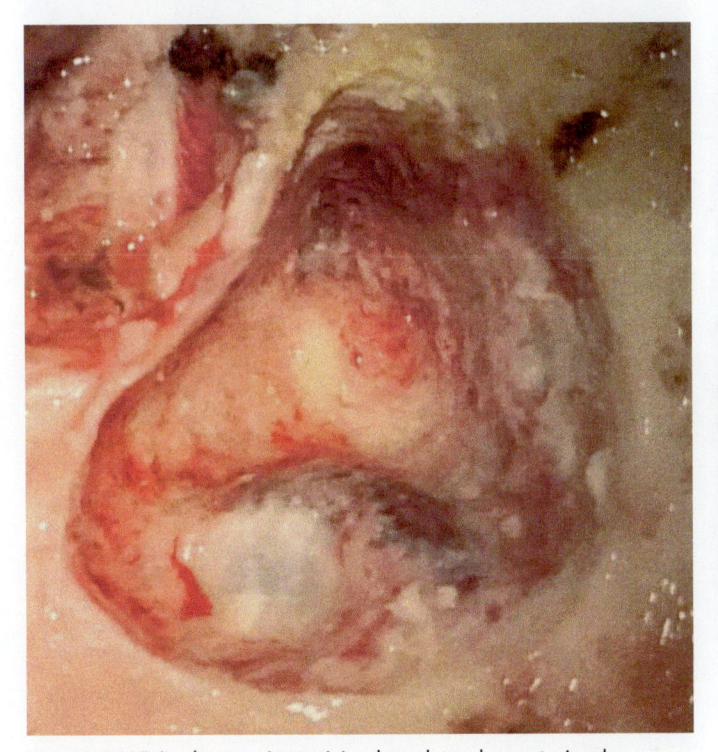

Fig. 12-28 Visão dos canais semicirculares lateral e posterior do labirinto.

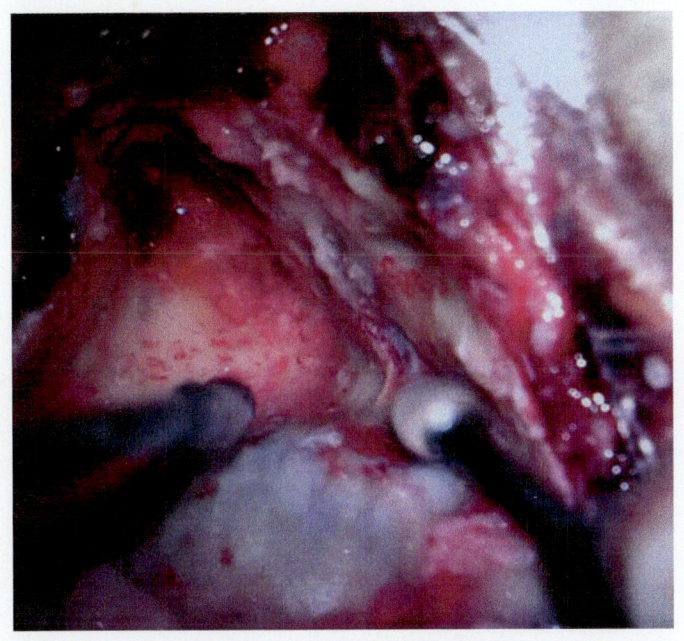

Fig. 12-30. Esqueletização da dura do ângulo sinodural.

Passo 6

Remoção cautelosa do osso sobre o seio sigmoide (até o início do bulbo da veia jugular interna), dura-máter da fossa média e ângulo sinodural (no caso do acesso translabiríntico alargado).

Na remoção do osso sobre a dura da fossa média, deve-se ter muita cautela, a fim de se evitar lesão do seio petroso superior, que pode levar a um sangramento expressivo (Fig. 12-31).[5] Em caso de sangramento do seio petroso superior, deve-se recorrer a um tamponamento local com Surgicel e colocação de cotonoide sobre o Surgicel e aguardar. O Surgicel deve ser mantido no local.

Esta remoção óssea possibilita ganho de espaço para dissecção tumoral através da abertura da dura da fossa posterior medial ao seio sigmoide e através da retração do seio sigmoide ou uso do bipolar em baixíssima intensidade para retração deste seio – principalmente em casos de seios sigmoides um pouco anteriorizados.

Passo 7

Realização de uma labirintectomia completa. Inicia-se pela brocagem do canal semicircular lateral, depois do canal semirucular posterior e, em seguida, do canal semicircular superior (Fig. 12-32).

Passo 8

Após a labirintectomia completa e brocagem das células retrofaciais, faz-se a remoção do osso sobre as duras da fossa posterior e média no nível do meato acústico interno (MAI) com muito cuidado (utilizando um dissector septal ou *freer*).

Esqueletização do MAI em 180 a 270 graus e *bluelining* da dura-máter do MAI com bastante cuidado para não lesar os nervos dentro do meato.

No fundo do MAI estão localizadas a crista transversal e a crista vertical (*Bill's bar*), sendo que esta última separa o nervo facial do nervo vestibular superior. Faz-se a incisão na dura do MAI, identifica-se o nervo facial e demais nervos (coclear e vestibulares superior e inferior). Faz-se a dissecção e separação cautelosa da neoplasia do nervo facial e exérese da porção intracanalicular da lesão tumoral.

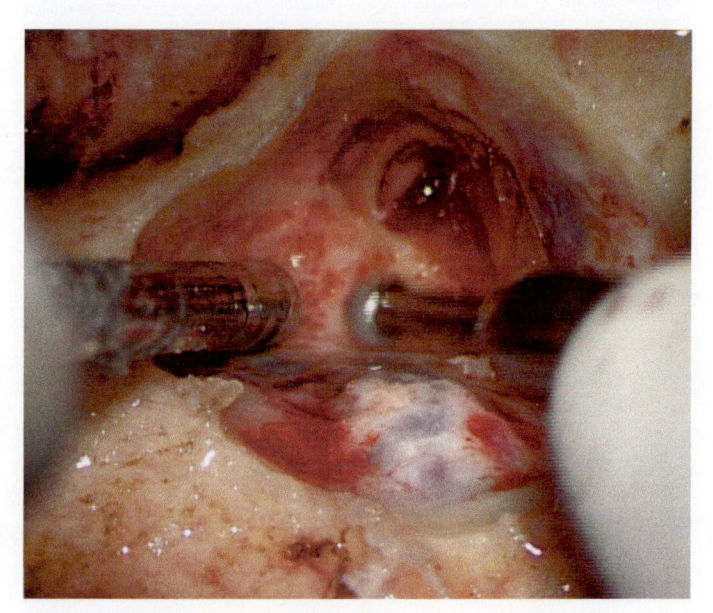

Fig. 12-32. Labirintectomia iniciada.

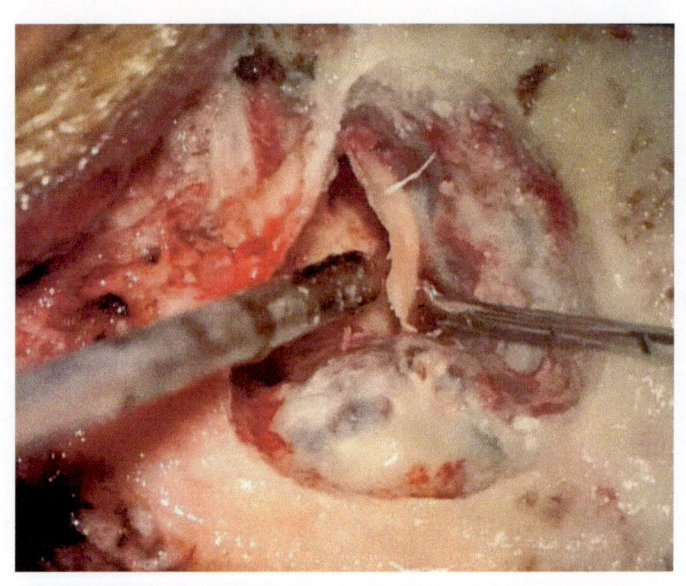

Fig. 12-31. Remoção do osso sobre a dura da fossa média e exposição da mesma (acesso translabiríntico alargado).

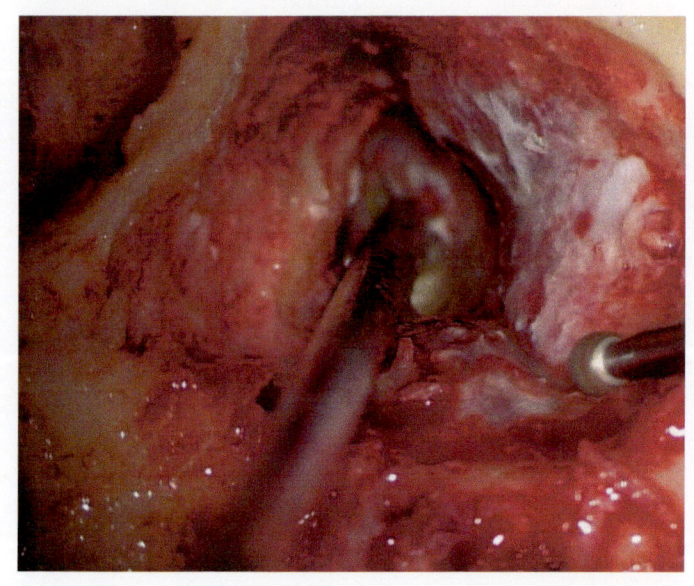

Fig. 12-33. Exposição tumoral (schwannoma vestibular) posteriormente ao MAI (meato acústico interno).

Passo 9

Incisão na dura-máter da fossa posterior e acesso ao tumor. Alguns cirurgiões realizam a descompressão da cisterna do ângulo pontocerebelar com a drenagem de liquor. Em alguns casos esta manobra pode medializar muito o tumor (principalmente em casos de tumores grau II), o que pode aprofundar a neoplasia e dificultar a sua dissecção em certos casos.

Realiza-se o *debulking* do tumor (esvaziamento da porção tumoral intracapsular). Para esta manobra pode-se ou não usar o aspirador ultrassônico. Deve-se evitar ao máximo a cauterização dos vasos intratumorais, para se evitar a transmissão de calor para o nervo facial. Caso haja absoluta necessidade de eletrocoagulação de vasos intratumorais, deve-se fazê-lo com bastante cautela e com o microbipolar em baixíssima potência a fim de se evitar ao máximo a transmissão de ondas de calor ao nervo facial.

Em seguida, realiza-se a dissecção da cápsula tumoral, inclusive separando-a cuidadosamente do nervo facial (que na grande maioria das vezes está posicionado anteriormente), respeitando-se o plano da aracnoide. Pode-se usar o estimulador de nervos para ajudar na localização do nervo facial nesta etapa, em caso de alguma dificuldade para encontrá-lo.

Deve-se ter muita cautela na dissecção da porção tumoral atrelada ao tronco cerebral. É imperativo não haver lesão da AICA (artéria cerebelar anteroinferior), uma vez que pode ocorrer infarto de tronco cerebral no caso de lesão desta artéria (Figs. 12-33 a 12-40).

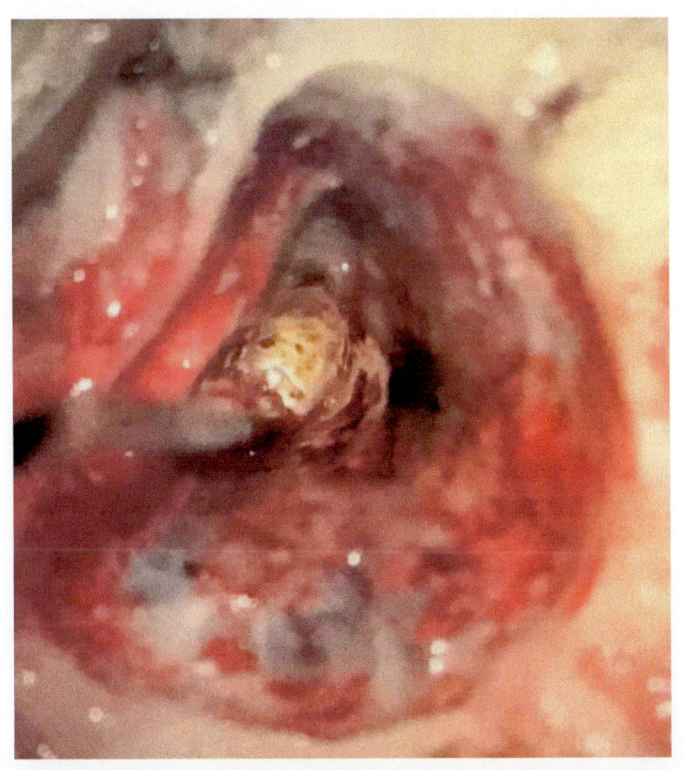

Fig. 12-34. Cápsula óssea observada sobre a neoplasia. Meningioma de ângulo pontocerebelar (APC) neste caso.

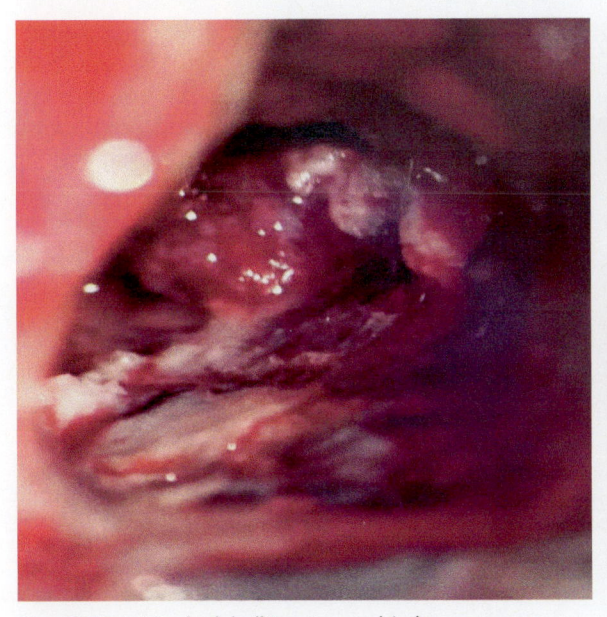

Fig. 12-35. Início do debulking tumoral (schwannoma vestibular grau III).

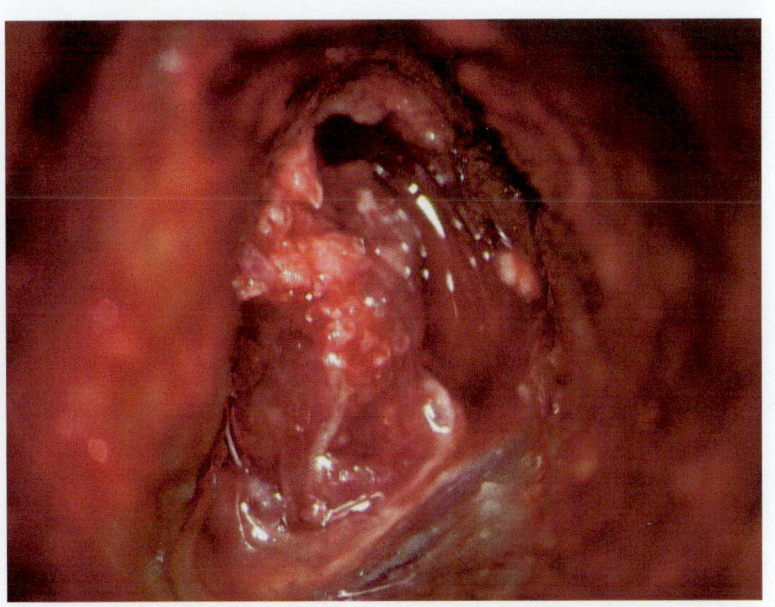

Fig. 12-36. Schwannoma vestibular grau IV. Boa exposição tumoral pelo acesso translabiríntico alargado.

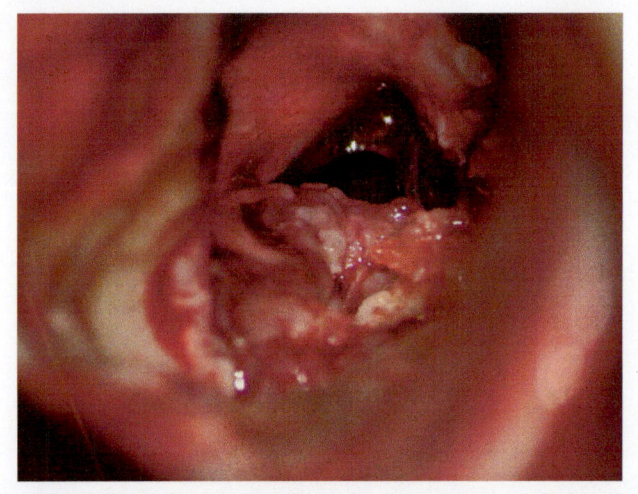

Fig. 12-37. Dissecção do pólo inferior de schwannoma vestibular sobre a a região do bulbo da veia jugular interna.

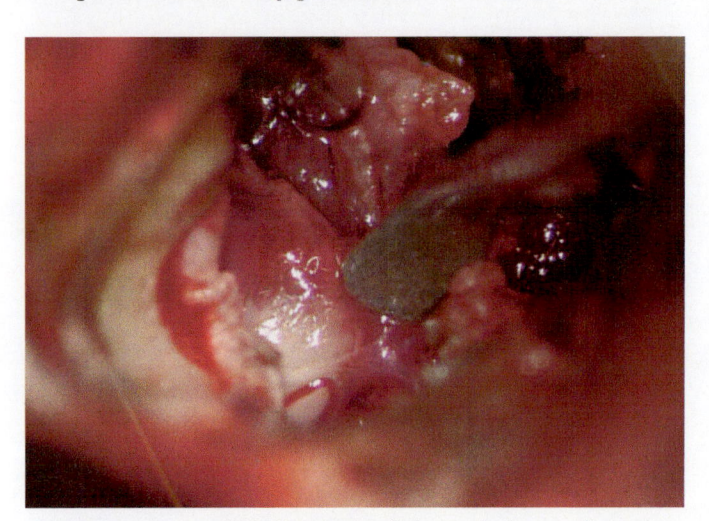

Fig. 12-38. Imagem cística intratumoral observada durante dissecção do pólo inferior de schwannoma vestibular.

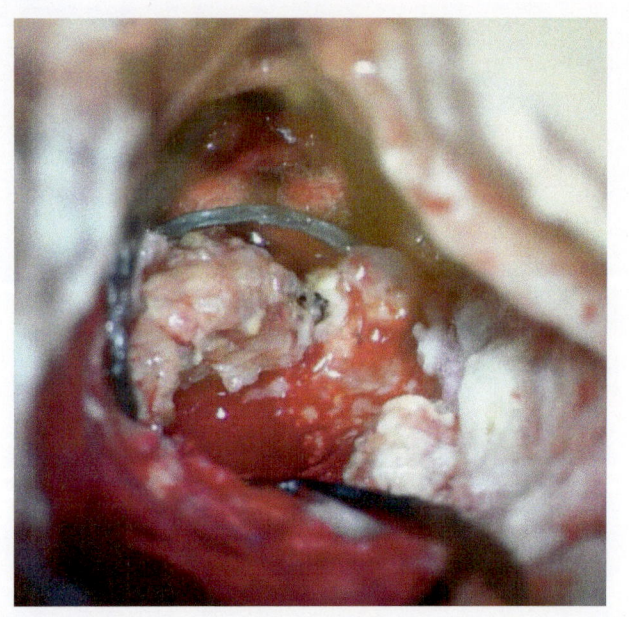

Fig. 12-39. Schwannoma vestibular à direita grau IV. Uso de cotonoide durante a dissecção tumoral para a proteção do tronco cerebral.

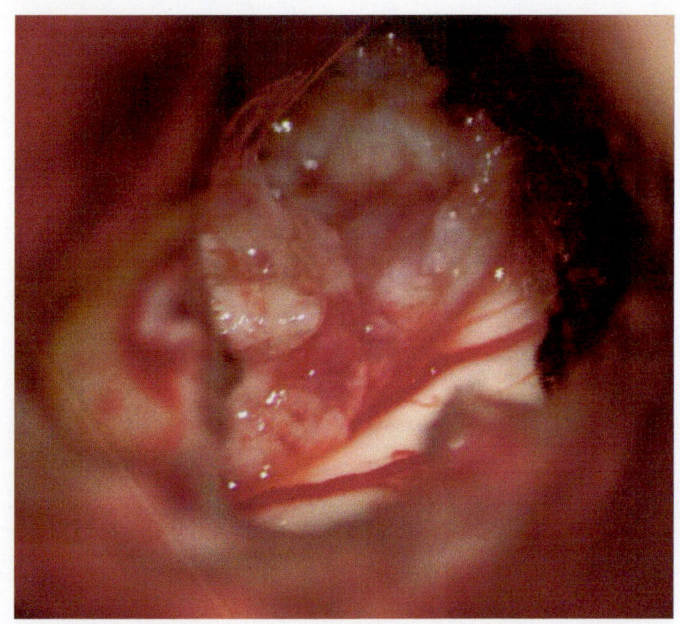

Fig. 12-40. Dissecção da neoplasia (schwannoma vestibular) sobre o tronco cerebral. A dissecção deve ser extremamente cautelosa nesta região com monitorização da frequência cardíaca pelo anestesista.

Passo 10

Após o término da exérese tumoral, faz-se a estimulação elétrica do nervo facial. Em caso de secção ou sacrifício do nervo facial, é mais recomendável fazer a neurotização facial já no mesmo tempo cirúrgico (anastomose terminoterminal quando possível, ou enxertos neurais com nervo sural ou auricular magno, conforme as condições encontradas no intraoperatório, sendo muito importante se evitar a tração do nervo e/ou do enxerto para a obtenção de melhores resultados).

Pode-se colocar hemostáticos em pó específicos como (Bleed STP) para a hemostasia local.

Deve-se atentar sempre à hemostasia dos vasos na região do ângulo pontocerebelar após o término da exérese da neoplasia. Reliza-se a manobra de Valsalva (pelo anestesista) para verificação de evetuais pontos de sangramentos para se minimzarem as chances de hematoma pós-operatório, o que pode se transformar em uma situação de emergência. O acesso translabiríntico é o acesso que permite o acesso mais rápido ao ângulo pontocerebelar no caso de uma eventual complicação como um hematoma pós-operatório (Fig. 12-41).

Passo 11

Obtenção de gordura abdominal. Colocação de fatias de gordura no local do defeito dural. As fatias de gordura se espalham no local onde estava o tumor no ângulo pontocerebelar e na fossa posterior, minimizando as chances de fístulas liquóricas no pós-operatório. Fístulas liquóricas são uma das complicações das cirurgias do neuroma do acústico e da base lateral do crânio (independentemente do acesso utilizado) e podem ocasionar meningite e problemas na cicatrização da ferida operatória e em alguns casos requerem tratamento cirúrgico (reoperação).[6]

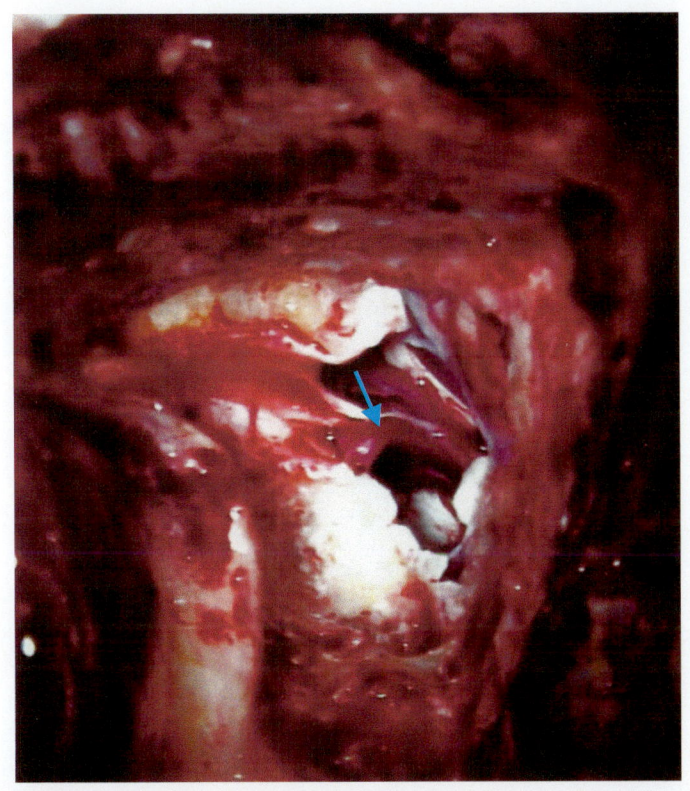

Fig. 12-41. Exérese tumoral total de schwannoma vestibular grau III à direita. Visão do tronco cerebral e da AICA (artéria cerebelar anteroinferior) – seta.

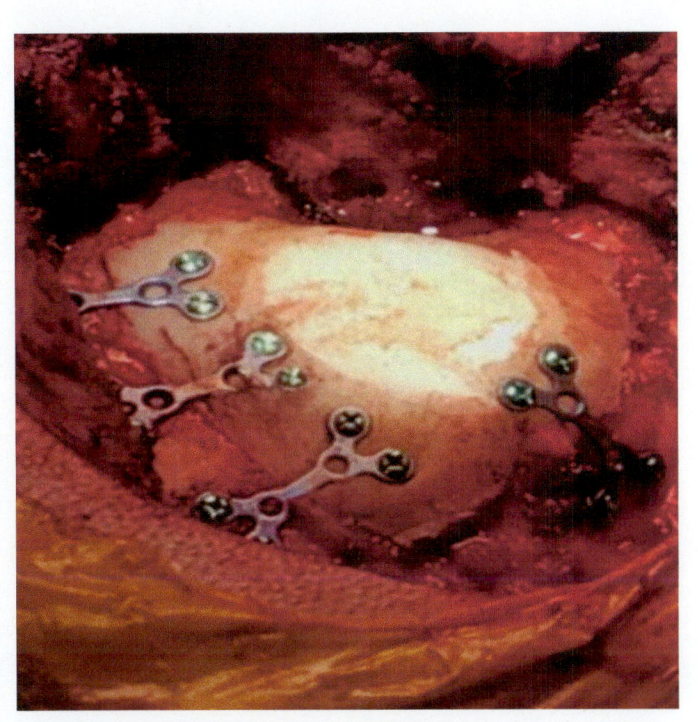

Fig. 12-42. Camada de cimento ósseo fixada com placas e parafusos (colocada sobre a camada de gordura abdominal).

Colocação da bigorna e pequenos pedaços de músculo temporal na na tuba auditiva e orelha média também para se minimizarem os riscos de fístulas liquóricas. Células mastóideas abertas ou expostas devem ser obliteradas com cera para osso.

Além das fatias de gordura, pode-se colocar ou não substitutos de dura-máter e/ou selantes durais.

Sobre a camada de gordura abdominal coloca-se uma camada de cimento ósseo fixada com placas e parafusos (Fig. 12-42).

Em seguida, realiza-se o fechamento da incisão por planos com suturas firmes e próximas umas das outras. Geralmente não se deixam drenos na incisão retroauricular. Na incisão abdominal pode-se ou não deixar dreno a fim de se evitar a formação de seromas no pós-operatório.

Posteriormente, faz-se um enfaixamento levemente compressivo que fica por 48 horas. O paciente pode ser extubado na sala operatória ou na UTI. Transfere-se o paciente para a UTI neurológica para o atento monitoramento pós-operatório de todos os parâmetros e sinais vitais do paciente e condições do curativo e da ferida operatória.

CONSIDERAÇÕES FINAIS

O acesso translabiríntico é a via mais versátil para a base lateral do crânio e uma das mais utilizadas rotas para a abordagem da região do MAI e APC.

No que se refere às técnicas cirúrgicas, verifica-se as seguintes vantagens deste acesso: melhor controle e visualização intraoperatória do nervo facial, possibilidade de exérese cirúrgica de schwannomas vestibulares de quaisquer magnitudes (no caso do acesso translabiríntico alargado) e a visualização direta de toda a extensão do MAI, o que diminui as chances de deixar remanescentes tumorais para trás no meato e eventuais recidivas (em relação ao acesso retrossigmóideo, com o qual não é possível o acesso direto ao tumor na porção mais lateral do MAI).[7] Em caso de eventual hematoma pós-operatório no APC, o translabiríntico é o acesso que permite reabordar mais rapidamente a região do APC em caso de necessidade de cirurgia de urgência.

Além disso, o tempo de internação hospitalar, o tempo de internação em UTI e os custos totais da internação hospitalar são significativamente menores para pacientes submetidos à exérese de neuromas do acústico via translabiríntica em relação ao acesso retrossigmóideo.[8]

A principal desvantagem deste acesso é a perda auditiva profunda ipsilateral ao tumor. As alternativas são o uso de próteses auditivas ancoradas ao osso no mesmo lado da neoplasia (podem ser colocadas no mesmo tempo cirúrgico da ressecção tumoral ou em um segundo tempo) ou o implante coclear em casos bem selecionados (com preservação anatômica e funcional do nervo coclear sem ossificação pós--operatório da cóclea).

REFERÊNCIAS BIBLIOGRÁFICAS

1. Moffat DA, Saunders JE, McElveen JT Jr, et al. Unusual cerebellopontine angle tumours. J Laryngol Otol. 1993;107(12):1087-98.
2. Netto AATC, Redtfeldt RA, Jackson CG, et al. Dumbbell type intracranial meningioma presenting as an aural polyp and a neck mass. Otolaryngol Head Neck Surg. 2003;129:457-60.
3. Day JD, Chen DA, Arriaga M. Translabyrinthine approach for acoustic neuroma. Neurosurg. 2004;54(2):391-6.
4. Aslan A, Tekdemir I, Elhan A, Tuccar E. Surgical exposure in translabyrinthine approaches - an anatomical study. Auris Nasus Larynx. 1999;26(3):237-43.
5. Netto AATC, Meluzzi A, Homa MNO, Amaral MSA. Acoustic neuroma microsurgery: an overview of the three main surgical approaches. Glob J Otolaryngol. 2017;11(5):1-5.
6. Netto AATC, Colafêmina JF, Centeno RS. Dural defect repair. in translabyrinthine acoustic neuroma surgery and its implications in cerebrospinal fluid leak occurrence. J Neurol Surg B. 2012;73:327-30.
7. Roberson Jr. JB, Brackmann DE, Hitselberger WE. Acoustic neuroma recurrence after suboccipital resection: management with translabyrinthine resection. Am J Otol. 1996;17(2):307-11.
8. Semaan MT, Wick CC, Kinder KJ, et al. Retrosigmoid versus translabyrinthine approach to acoustic neuroma resection: a comparative cost-effectiveness analysis. Laryngoscope. 2016;126(3):5-12.

Seção III ACESSO RETROLABIRÍNTICO
Ricardo Ferreira Bento • Paula Tardim Lopes

JUSTIFICATIVA

As lesões da região petroclival oferecem um desafio cirúrgico dada a proximidade com o tronco cerebral, nervos cranianos e vascularização. Por esta razão, várias abordagens cirúrgicas incluindo abordagens subtemporais, transpetrosas anteriores e posteriores, retrossigmóideas e laterais têm sido descritas visando além de acessar essa topografia, também reduzir o risco de lesões nessas estruturas e preservar a função auditiva. A decisão por adotar um acesso retrossigmóideo ou pré-sigmóideo retrolabiríntico geralmente tem como base a anatomia do paciente, a localização da afecção e a preferência e experiência do cirurgião. Para isso, um estudo prévio da anatomia radiográfica pré-operatória muitas vezes limita a técnica a ser adotada e orienta a melhor via de acesso. Essa análise radiológica avalia como principais parâmetros anatômicos o nível de aeração do osso petroso, a altura do bulbo jugular e seio sigmoide e o limite dos canais semicirculares, que podem estar sujeitos à variação nos pacientes.

Portanto, a abordagem retrolabiríntica para o ângulo cerebelopontino para a fossa posterior foi tradicionalmente descrita como uma alternativa para oferecer um acesso rápido e seguro, pois reduz a distância operatória. No entanto, seus principais marcos anatômicos devem ser bem conhecidos para reduzir as chances dessas lesões de estruturas anatômicas.

INDICAÇÕES

Como acesso cirúrgico alternativo, a via pré-sigmóidea, transmastóidea retrolabiríntica descrita por Hitselberger & Pulec, em 1971, para acesso à fossa posterior, foi inicialmente proposta para a correção de problemas funcionais como a neurectomia vestibular seletiva e neurectomia parcial da raiz sensorial do nervo trigêmeo e tem sido empregada recentemente na cirurgia de ressecção de tumores do ângulo pontocerebelar com vistas à preservação do bloco labiríntico e da audição.[1-5]

Em 1980, a abordagem retrolabiríntica foi descrita como opção de acesso para o ângulo pontocerebelar na ressecção de meningiomas petroclivais e biópsia de tumores em tronco encefálico, sendo muito apreciada por otologistas e de forma crescente também pelos neurocirurgiões.[6] Somente em 2002 ela foi descrita pela primeira vez por Bento *et al.* como uma via cirúrgica para o neurinoma do acústico, quando demonstraram que a abordagem retrolabiríntica oferecia segurança ao nervo facial e boa taxa de preservação da discriminação auditiva para 88,9% dos pacientes operados em casos selecionados.[7]

A via de acesso retrolabiríntica também foi proposta por Bento *et al.*, em 2006, como alternativa de acesso para a cirurgia de implante de tronco cerebral.[8,9] Esta técnica é bem sistematizada em relação aos parâmetros anatômicos que devem ser identificados para inserir a placa de eletrodos na região do ângulo ponto cerebelar onde estão os núcleos do nervo coclear. Detalhes desta cirurgia serão expostos em capítulo específico desta sessão.

Esta via também é proposta com a vantagem de diminuir a distância operatória, evitar os principais seios venosos e diminuir a necessidade de retração cerebelar e preservar o bloco labiríntico e a audição.[10-12]

ANATOMIA CIRÚRGICA

Para obter a exposição ideal da região mastóidea na abordagem retrolabiríntica, o cirurgião determina a localização da incisão na pele palpando os marcos ósseos externos. O meato acústico externo, o arco zigomático, a protuberância occipital externa (ínion) e o processo mastoide. Uma linha imaginária que se estende do zigoma e passa superior ao meato acústico externo, chamada linha temporal demarca a extensão superior do osso mastóideo e, portanto, o assoalho da fossa craniana média. A extensão posterior da linha temporal corresponde ao aspecto mais posterior do corpo mastoide, onde o broqueamento se estenderá posterior ao seio lateral em aproximadamente 1 cm, para dar segurança ao cirurgião, na impossibilidade da ressecção completa de uma lesão por essa via, possibilitando expandi-la ou fazer vias de acesso combinadas. Essa técnica retrolabiríntica também é um componente primário de muitas outras exposições mais extensas à base do crânio, incluindo as abordagens translabirintica, transcoclear, infratemporal, transpetrosa e as craniotomias lateral e retrossigmóidea combinadas.

TÉCNICA CIRÚRGICA

A técnica cirúrgica é realizada com o paciente em decúbito dorsal, com a cabeça girada para o lado oposto para que o plano biauricular esteja na vertical e realizada uma incisão em "C" 2 cm atrás do sulco retroauricular, estendendo-se da ponta da mastoide até a porção escamosa do osso temporal. O retalho cutâneo é dissecado anteriormente à porção cartilaginosa do conduto auditivo externo e na ponta da mastoide a ranhura do músculo digástrico e a inserção do músculo esternoclidomastóideo são expostas. Na parte superior da incisão, um fragmento grande de fáscia do músculo temporal é removido para posteriormente ser usado no fechamento dural. É confeccionado um *flap* muscular em forma de "U" para o fechamento da cavidade mastóidea ao término da cirurgia. Uma mastoidectomia do tipo cavidade fechada é realizada e são delineados o ângulo sinodural, os segmentos descendente e horizontal do nervo facial, os três canais semicirculares, o seio sigmoide e o bulbo da jugular (Fig. 12-43). Estas estruturas compõem referências anatômicas importantes quando bem delimitadas para ter uma exposição mais ampla do conduto auditivo interno, contornando a dura-máter do plano meatal em um ângulo de 180 graus para a sua exposição antes da abertura (Fig. 12-44).

Uma fina e depressível camada de osso pode ser deixada na superfície do seio sigmoide, em formato de ilha na sua área central, que facilitará o posicionamento de um retrator.

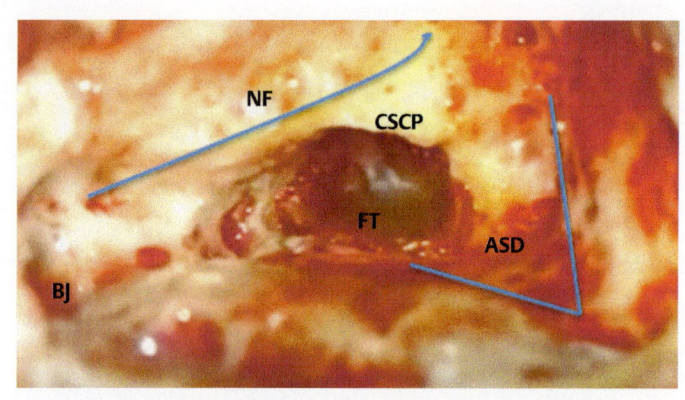

Fig. 12-43. Orelha esquerda brocada, com exposição do ângulo sinodural (ASD), fáscia temporal (FT) posicionada para o fechamento do espaço retrolabiríntico, posterior ao canal semicircular posterior (CSCP) e limitado medialmente pelo canal de falópio com o nervo facial (NF) e inferiormente pelo bulbo da jugular (BJ).

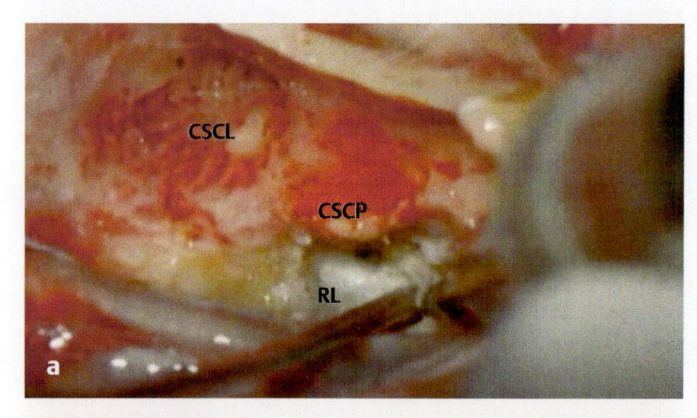

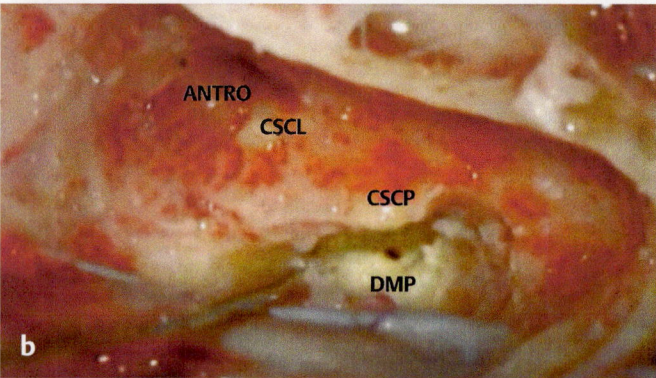

Fig. 12-44. (a, b) Orelha direita sendo operada com visualização do antro. CSCL: Canal semicircular lateral; CSCP: canal semicircular posterior; DMP: dura-máter da fossa posterior no espaço; RL: retrolabirintico.

O broqueamento abaixo do canal semicircular posterior possibilita alcançar o conduto auditivo interno e expor a dura-máter pré-sigmóidea da fossa posterior, que envolve o plano meatal (Fig. 12-45).

As células aéreas retrofaciais também são removidas proporcionando maior exposição da dura pré-sigmoide. Esta área da dura-máter é denominada, anatomicamente, como triângulo de Traumann, e em seu limite inferior está o bulbo jugular, superiormente, o ângulo sinodural e, anteriormente, o canal semicircular posterior.

Após a abertura da dura-máter, o liquor da cisterna é esvaziado parcialmente no espaço subaracnóideo, e possibilita a visualização do ângulo cerebelopontino com o complexo do nervo craniano VII-VIII emergindo da junção pontomedular lateral, da artéria cerebelar inferior anterior (AICA) que pode ser vista em loop próximo a este complexo, o nervo trigêmeo, o plexo coroide, o complexo dos nervos cranianos IX e X e os pares cranianos baixos XI e XII. Devemos estar atentos ao fato de um tumor do ângulo pontocerebelar poder desconfigurar o posicionamento anatômico padrão, ao rechaçar as estruturas (Fig. 12-46). Por esta razão, o monitoramento intraoperatório do nervo facial, dos pares baixos e a eletrococleografia são de extrema importância.

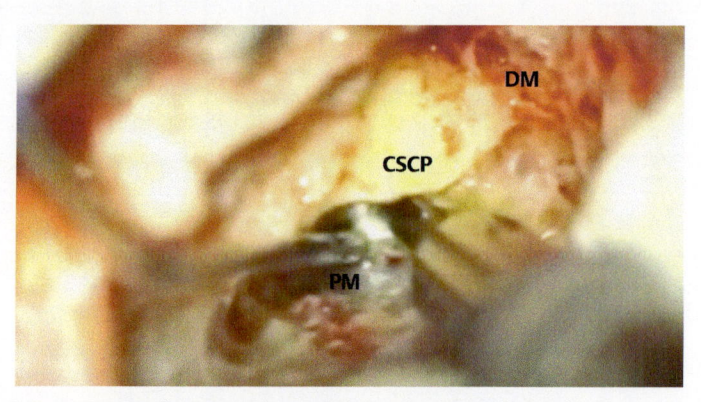

Fig. 12-45. Orelha esquerda sendo brocada abaixo do canal semicircular posterior (CSCP) possibilita alcançar o conduto auditivo interno e expor a dura-máter (DM) pré-sigmóidea da fossa posterior, que envolve o plano meatal (PM).

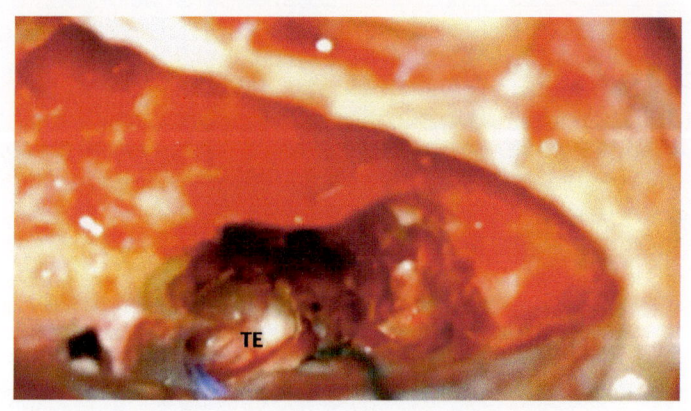

Fig. 12-46. Após abertura da dura-máter da fossa posterior, e esvaziada a cisterna pré-pontina, é visto o tronco encefálico (TE), mas as estruturas podem estar rechaçadas se houver tumor.

Além disso, aproximadamente 1 cm da dura-máter da fossa posterior é exposta com o broqueamento retrossigmóideo complementar. Essa remoção óssea adicional atrás do seio sigmoide permite a retração do seio posteriormente, proporcionando melhor exposição medial ao labirinto ósseo, do espaço a ser brocado realizando o *blue lining* até o limite da visualização da linha azul, que define o labirinto membranoso do canal posterior, evitando a abertura deste.

Com uma angulação microscópica adequada e a retração do seio sigmoide é possível atingir o fundo do meato na maioria dos casos. Naqueles em que isso não é possível, procede-se o broqueamento do canal semicircular posterior com pronta oclusão dele com cera de osso, e em alguns casos, observa-se preservação da audição, apesar do broqueamento labiríntico.[13] Algumas vezes, faz-se necessário utilizarmos o auxílio do endoscópio de 70 graus para inspecionar o fundo do meato auditivo interno e averiguar se há algum remanescente tumoral (Fig. 12-47). Ao final, o defeito da dura-máter é reparado usando um enxerto de fáscia temporal, fragmento de substituto de dura-máter, o *duragen*, e sua oclusão com cola de fibrina (Fig. 12-48).

A cavidade mastóidea é obliterada com enxerto livre de gordura retirado da parede abdominal anterior na fossa ilíaca esquerda do paciente (Fig. 12-49). A ferida é fechada em duas camadas: primeiro, o retalho muscular e, em seguida, o fechamento do subcutâneo com fio absorvível Vicryl 3.0 e da pele com *nylon* 4.0.

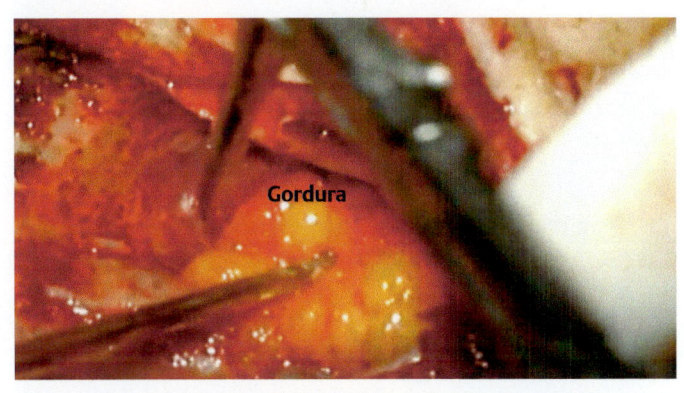

Fig. 12-49. A cavidade mastóidea é obliterada com enxerto livre de gordura retirado da parede abdominal anterior na fossa ilíaca esquerda.

CUIDADOS PÓS-OPERATÓRIOS

No pós-operatório imediato, o paciente é mantido com um curativo compressivo do tipo enfaixamento utilizando 2 faixas crepes ortopédicas estéreis de 10 cm, um algodão cirúrgico Zobec e gases estéreis sobre as orelhas por 3 dias, período em que o paciente permanece em repouso absoluto, sendo a primeira noite monitorizado em unidade de terapia intensiva e deitado em decúbito dorsal horizontal com a cabeceira elevada 30 graus. Após este período, mantém-se mais dois dias em repouso relativo, podendo levantar-se para ir ao banheiro e tomar banho. Durante a sua internação, o paciente receberá antibioticoterapia intravenosa com cobertura para germes que causam infecção em sistema nervoso central, geralmente a cefalosporina de 3ª geração (ceftriaxona 2 gramas a cada 12 horas), dieta laxativa e profilaxia para trombose venosa profunda.

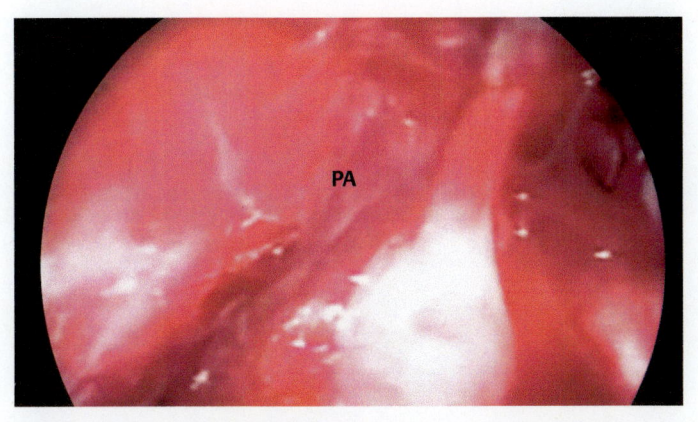

Fig. 12-47. Com auxílio do endoscópio de 70 graus para inspecionar o poro acústico (PA) no fundo do meato auditivo interno e averiguar se há algum remanescente tumoral.

REFERÊNCIAS BIBLIOGRÁFICAS

1. Hitselberger WE, Pulec JL. Trigeminal nerve (posterior root) retrolabyrintine selective section-operative procedure for intractable pain. Arch. Otolaryng. 1972;96:412-5.
2. Kemink JL, Hoff JT. Retrolabyrinthine vestibular nerve section: analysis of results. Laryngoscope. 1986;96:33-6.
3. McElveen JT Jr, Shelton C, Hitselberger WE, Brackmann DE. Retrolabyrinthine vestibular neurectomy: a reevaluation. Laryngoscope. 1988;98:502-6.
4. Nguyen CD, Brackmann DE, Crane RT, et al. Retrolabyrinthine vestibular nerve section: evaluation of technical modification in 143 cases. Am J Otol. 1992;13:328-32.
5. Silverstein H, Norrell H, Rosenberg S. The resurrection of vestibular neurectomy: a 10-year experience with 115 cases. J Neurosurg. 1990;72:533-40.
6. Arriaga M, Shelton C, Nassif P, Brackmann DE. Selection of surgical approaches for meningiomas affecting the temporal bone. Otolaryngol Head Neck Surg. 1992;107:738-44.
7. Bento RF, Brito Neto RV, Miniti A, Sanchez TG. The transmastoid retrolabyrinthine approach in vestibular schwannoma surgery. Otolaryngol Head Neck Surg. 2002;127:437-41.

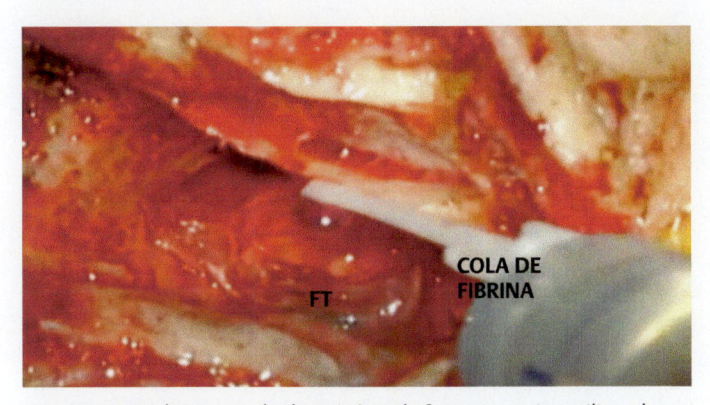

Fig. 12-48. Fechamento da dura-máter da fossa posterior utilizando fragmento de fáscia temporal (FT) e cola de fibrina.

8. Brito Neto RV, Bento RF, Yasuda A, et al. Referências anatômicas na cirurgia do implante auditivo de tronco cerebral. Rev Bras Otorrinolaringol. 2005;71(3):282-6.
9. Bento RF, Monteiro TA, Tsuji RK, et al. Retrolabyrinthine approach for surgical placement of auditory brainstem implants in children. Acta Otolaryngol. 2012;132(5):462-6.
10. Horgan MA, Delashaw JB, Schwartz MS, et al. Transcrusal approach to the petroclival region with hearing preservation. Technical note and illustrative cases. J Neurosurg. 2001;94:660-6.
11. Bento RF, Miniti A, Bogar P. Experiência em 115 casos de cirurgia para exérese de neurinoma do acústico. Revista Brasileira de Otorrinolaringologia. 1995;61(3):204-17.
12. Kanzaki J, Ogawa K, Inoue Y, et al. Quality of hearing preservation in acoustic neuroma surgery. Am J Otol. 1998;19:644-8.
13. Priyanka Reddy BS, Flora Yan BS, Yuan FL, et al. Hearing preservation in patients who undergo labyrinthectomy and translabyrinthine procedures. JAMA Otolaryngol Head Neck Surg. 2020;146(8):1292.

Seção IV ACESSO RETROSSIGMÓIDEO

Joel Lavinsky ▪ Vagner Antonio Rodrigues da Silva ▪ Gustavo Rassier Isolan

JUSTIFICATIVA

O acesso retrossigmóideo é uma modificação do acesso suboccipital que se projeta mais anterior e lateralmente. Permite ampla exposição de estruturas desde o tentório cerebelar até o forame magno. Tem o limite anterior da craniotomia definida através do seio sigmoide e, superiormente, a margem inferior do seio transverso. Esse posicionamento reduz a necessidade de retração cerebelar quando comparado à via suboccipital. A principal vantagem dessa via de acesso é a possibilidade de preservação auditiva e a adequada exposição das estruturas mais inferiores do ângulo pontocerebelar.

INDICAÇÕES

Existe uma grande amplitude de indicações do acesso via retrossigmóidea, especialmente para tumores com pouca extensão intracanalicular e, predominantemente, extracanalicular.

A principal indicação é na cirurgia do schwannoma vestibular, especialmente quando existe possibilidade de preservação auditiva e se o tumor se estende menos de 1 cm para o conduto auditivo interno. A indicação do acesso retrossigmóideo depende do nível de audição no pré-operatório. O paciente candidato deve apresentar uma média tonal melhor que 50 dB e/ou um escore de discriminação da fala melhor que 50%. O acesso retrossigmóideo pode ser realizado para tumores de qualquer tamanho, especialmente em tumores extracanaliculares.

As outras indicações incluem os meningiomas da fossa posterior, cisto epidermoide, condroma, condrossarcoma, condroblastoma, cordoma, schwannoma trigeminal, aneurismas de artéria basilar, descompressão microvascular (V, VII, IX e X) e neurectomias (do trigêmeo, vestibular e glossofaríngeo).

O acesso retrossigmóideo favorece excelente exposição do terço inferior do ângulo pontocerebelar, sendo possível visualizar tumores que se estendem até o forame magno. Enquanto isso, o acesso translabiríntico tem seu limite inferior na altura do bulbo da jugular. Também pode ser útil em cirurgias de revisão em que foram utilizadas outras vias (translabiríntica ou fossa média) nas cirurgias prévias.

PONTOS-CHAVE ANATÔMICOS

O seio transverso está posicionado numa linha horizontal que passa pelo conduto auditivo externo, superior e posteriormente.

O seio sigmoide está numa linha vertical que passa 4-5 cm posterior ao sulco retroauricular e na região do processo mastóideo.

A AICA (artéria cerebelosa anteroinferior) se origina inferior ou medial à artéria basilar e seu trajeto envolve o V, VII e VIII par. Pode formar uma alça entre o VII e VIII par.

A veia petrosa de Dandy costuma se originar na raiz do nervo trigêmeo na ponte. Se abre para o seio petroso superior e é responsável pela drenagem venosa do tronco cerebral e do hemisfério cerebelar.

Por meio do acesso por fossa posterior, no conduto auditivo interno, os nervos vestibulares superior e inferior estão de frente para o cirurgião.

TÉCNICA CIRÚRGICA

Preparo

O uso de furosemida e manitol (1 mg/kg) é muito útil para permitir uma adequada retração cerebelar. É realizada anestesia geral com intubação orotraqueal. Os relaxantes musculares podem ser utilizados somente no período de indução, pois pode comprometer a monitorização do nervo facial. É importante manter com sonda de Foley e meias elásticas.

O paciente recebe a orientação de lavar o cabelo no dia anterior e na manhã da cirurgia com shampoo antisséptico. É realizada tricotomia na área suboccipital e parte superior do pescoço para acesso ao nervo auricular magno, se necessário. O escalpo é lavado com sabão de iodo-povidona e secado. Deve ser também preparada a área do abdome, flanco e lombar para enxerto de gordura e punção lombar, se necessário. Então, os adesivos cirúrgicos são colocados. É sempre indicada a monitorização do nervo facial e, se possível, do V, VIII (potencial evocado auditivo de tronco cerebral) e XI (Fig. 12-50).

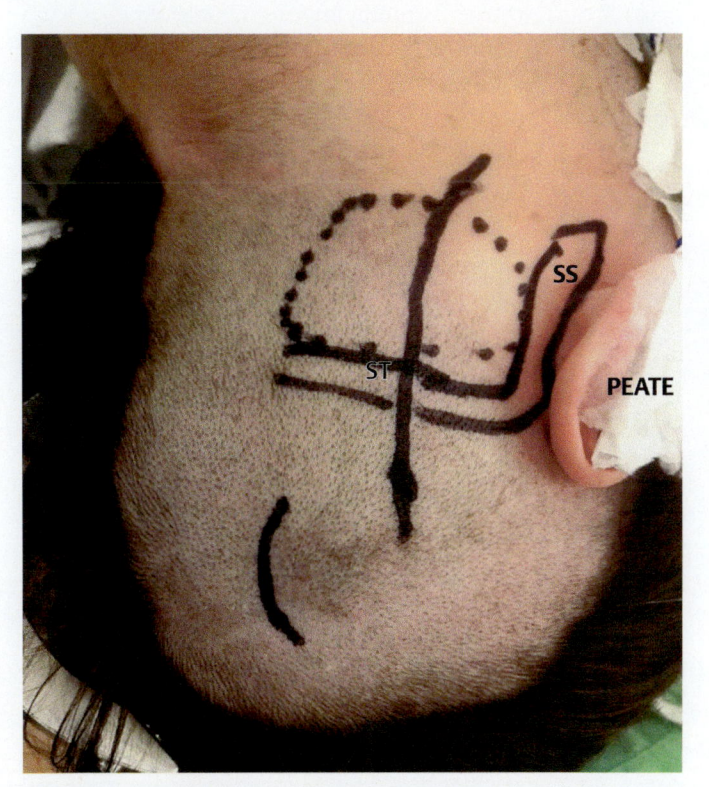

Fig. 12-50. Preparo do sítio cirúrgico com marcação da pele da topografia do seio sigmoide (SS) e do seio transverso (ST) para demarcação dos limites da craniotomia. Monitorização neurofisiológica intraoperatória do nervo coclear por potencial evocado auditivo de tronco encefálico (PEATE).

Posicionamento

O acesso retrossigmóideo pode ser realizado através de três posições cirúrgicas: supino, supino lateral (*park bench*) ou sentado. O suporte de cabeça (*Mayfield*) é fixado na estrutura da mesa cirúrgica. Esse sistema possibilita a exposição da área suboccipital com a rotação da mesa cirúrgica.

Uma exposição apropriada envolve a combinação da rotação da cabeça, flexão do pescoço e elevação do ombro. Deve-se evitar a rotação excessiva do pescoço para não comprometer a perfusão do sistema venoso. Para se realizar rotações da mesa cirúrgica de maneira segura, o paciente deve estar com um suporte de lombar e fixado com faixas (Fig. 12-51).

Incisão

Pode ser realizada uma incisão curvilínea a 3 cm do sulco retroauricular. A incisão inicia 1 cm acima do pavilhão auricular e se estender inferiormente para 1 cm abaixo da ponta da mastoide. Os músculos cervicais devem ser dissecados da mastoide e área suboccipital. O sangramento venoso pelas veias emissárias é controlado com cera de osso. Deve ser exposto até a ponta mastoide e posicionar os retratores.

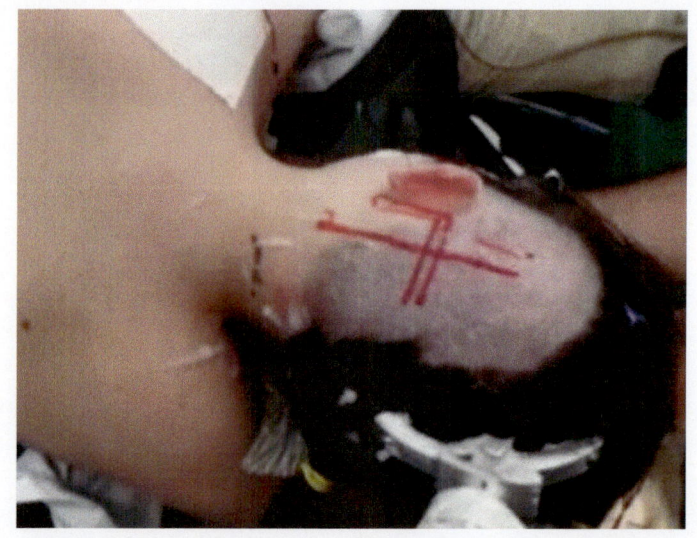

Fig. 12-51. Posicionamento da cabeça no suporte e com a rotação apropriada e flexão do pescoço com o Mayfield.

Retalho

A incisão é estendida ao periósteo sobre a mastoide. Uma incisão em "L" invertido (ou em "U" com base inferior) é realizada no periósteo na margem posterior da mastoide ao longo da inserção superior dos músculos occipitais.

Os músculos suboccipitais são elevados no plano subperiosteal e são retraídos medialmente e inferiormente com um elevador de Lempert. Isso amplia a exposição inferior. O uso do eletrocautério pode facilitar a dissecção dos músculos aderidos na ponta da mastoide. Deve-se controlar o sangramento venoso das veias emissárias com cera de osso antes da craniotomia.

Craniotomia

Uma janela de craniotomia de fossa posterior é realizada com aproximadamente 3 × 3 cm para o acesso retrossigmóideo.

O limite anterior é o seio sigmoide e o limite superior corresponde ao seio transverso. A identificação do seio sigmoide pode ser facilitada através da abertura de uma célula aérea.

A craniotomia pode ser realizada com brocas cortantes e diamantadas. A drilagem pode seguir no sentido do seio sigmoide em direção à junção do seio sigmoide com o transverso.

A técnica mais utilizada é a drilagem de dois a três buracos em contiguidade e que serão unidos posteriormente.

Todas as células aéreas abertas devem ser obliteradas com cera de osso para a prevenção de fístula liquórica (Fig. 12-52).

Retalho de Dura

O osso da craniotomia é separado da dura com um dissector. Deve ser removido e permanecer em solução salina.

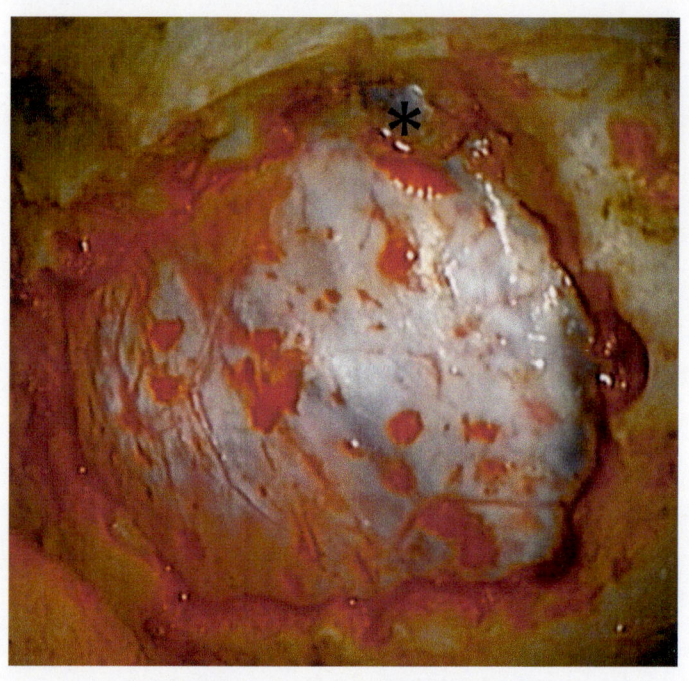

Fig. 12-52. Craniotomia de fossa posterior com limite anterior na junção do seio sigmoide e do seio transverso (*).

Os bordos da craniotomia devem ser ampliados e regularizados com brocas cortantes.

Antes da confecção do retalho de dura, manitol e hiperventilação pode facilitar o relaxamento do cérebro. Uma pequena incisão na dura pode ser realizada para depois promover as incisões completas para o retalho.

Existem vários retalhos descritos na literatura. Um cotonoide pode ser posicionado entre a dura e o cerebelo para proteção durante a confecção das incisões. Depois, os retalhos de dura podem ser ancorados com suturas (Fig. 12-53).

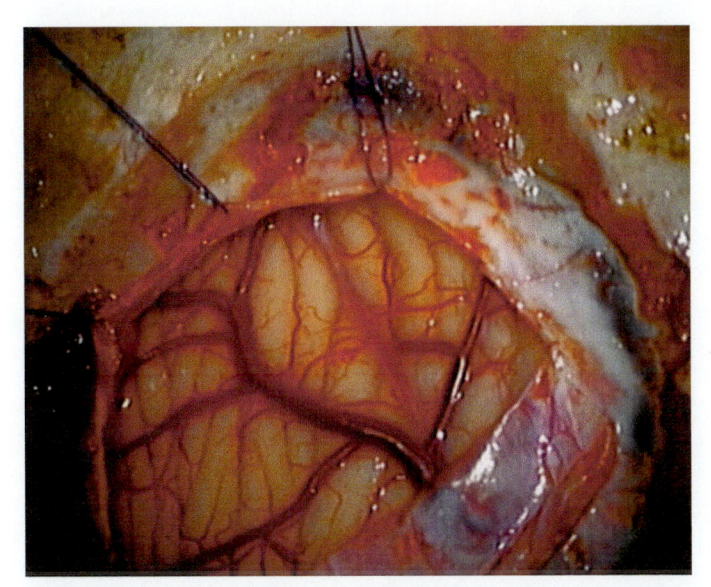

Fig. 12-53. Incisões na dura para a confecção do retalho em "C" com base posterior.

Drenagem de Liquor

Para a drenagem de liquor e melhora da exposição, o paciente deve ficar posicionado na posição de Trendelenburg invertido.

A superfície inferior do cerebelo é gentilmente retraída superiormente contra um cotonoide.

A aracnoide da cisterna magna é aberta inferiormente aos pares cranianos baixos e permite a drenagem de liquor.

Se persistir com dificuldade em relaxar, pode ser realizada punção lombar terapêutica.

Essas medidas permitem a descompressão da fossa posterior, relaxa o cerebelo e se retrai medialmente (Fig. 12-54).

Exposição do Ângulo Pontocerebelar

Nesse momento, o retrator deve ser posicionado mais anteriormente e com retração leve.

Isso permite que a aracnoide sobre o ângulo pontocerebelar seja separada dos pares cranianos baixos. Essa dissecção deve ser realizada desde o tentório até os pares cranianos baixos. Essa dissecção do polo superior do hemisfério cerebelar em relação ao tentório permite um amplo acesso a região mais superior do ângulo pontocerebelar.

Os vasos venosos devem ser coagulados e separados cuidadosamente.

Nesse momento, o nervo trigêmeo pode ser identificado superiormente ao tumor.

O *flocculus* cerebelar pode-se sobrepor às áreas de entrada do VII e VIII pares. Dessa forma, devem ser mobilizados do pedúnculo cerebelar e superfície lateral da ponte.

Deve-se identificar a AICA (artéria cerebelosa anteroinferior) e seus ramos, inferiormente ao VIII par, e a PICA (artéria cerebelosa posteroinferior), na proximidade dos pares cranianos baixos.

Essa exposição já permite a identificação das superfícies do tumor no ângulo pontocerebelar e o VIII par no polo medial do tumor (Fig. 12-55).

Exposição do Conduto Auditivo Interno

O próximo passo é a abertura do conduto auditivo interno. Para adequada exposição da parede posterior do canal, é necessário ampliar a rotação da mesa cirúrgica e reposicionar o microscópio.

É importante localizar adequadamente o conduto auditivo interno através da palpação com um gancho de ângulo reto.

É recomendado posicionar gelatinas de esponja (Gelfoam) nos polos inferior e superior do ângulo pontocerebelar. Essa medida protege a disseminação de *debris* ósseos no espaço subaracnoide.

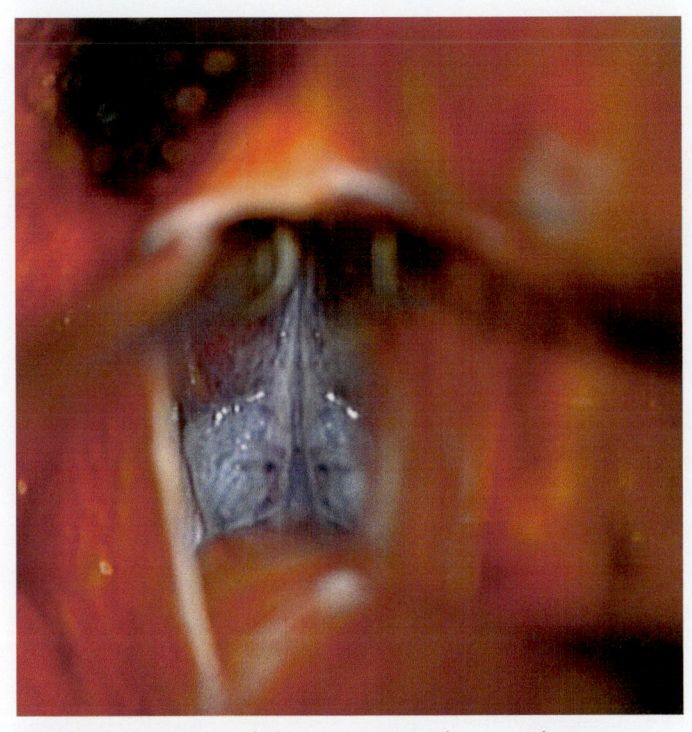

Fig. 12-54. Retração cerebelar para a incisão da aracnoide para drenagem de liquor da cisterna.

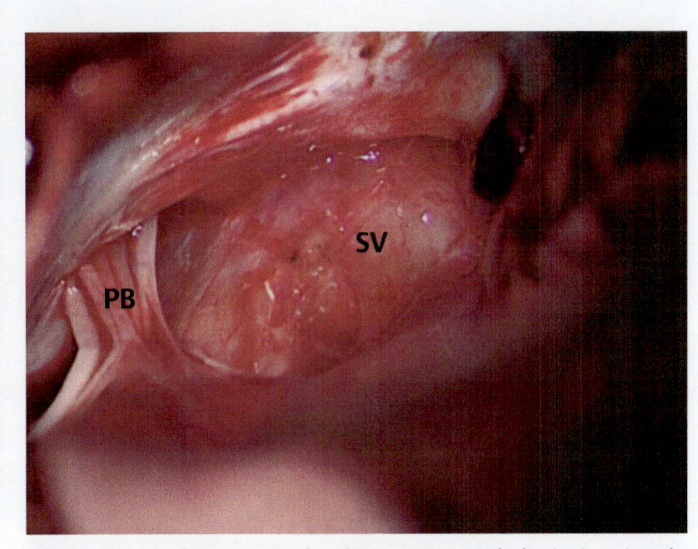

Fig. 12-55. Ampla exposição do schwannoma vestibular (SV) no ângulo pontocerebelar e dos pares cranianos baixos (PB).

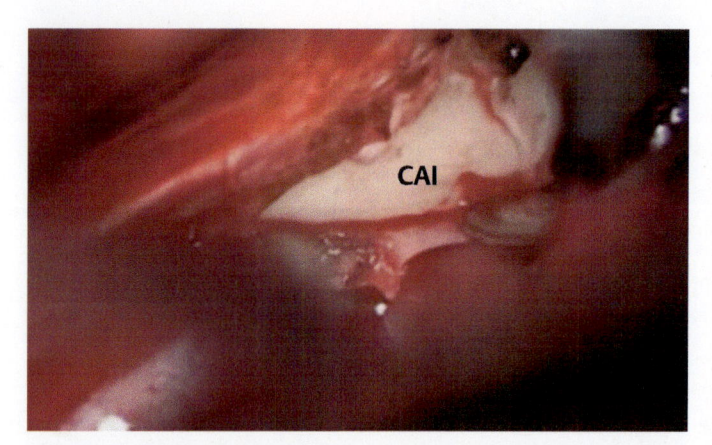

Fig. 12-56. Retalho de dura em U e exposição da parede posterior do conduto auditivo interno (CAI).

A dura é coagulada com o bipolar antes da incisão. Existem vários retalhos de dura já descritos na literatura. O mais frequentemente utilizado é em forma de "U".

A incisão com bisturi e lâmina número 11 inicia na dura área do poro acústico e com a extensão das incisões lateralmente. Depois, um pequeno elevador de Lempert permite o descolamento da dura.

Deve-se ter cuidado ao realizar a incisão inferior, pois o bulbo da jugular pode estar deiscente. Da mesma forma, uma incisão muito lateral pode causar laceração no seio sigmoide.

Esse retalho rodado posteriormente em direção ao tumor, permite uma proteção durante a abertura do conduto auditivo interno com as brocas (Fig. 12-56).

Abertura do Conduto Auditivo Interno

A drilagem do conduto auditivo interno deve ser realizada de medial para lateral na linha que corresponde ao canal.

O canal deve ser aberto no sentido lateral de acordo com a necessidade e a extensão lateral do tumor.

A abertura do canal pode iniciar com uma broca cortante para remover o excesso de osso sobre o canal. Depois, a placa fina residual pode ser dissecada da dura do canal antes da drilagem com uma broca diamantada.

De um modo geral, a exposição é limitada aos 2/3 mediais do canal. A abertura do 1/3 lateral pode resultar na abertura da cruz comum ou do vestíbulo e, consequentemente, comprometer a audição. Estima-se que a exposição de até 5 mm do conduto auditivo interno é segura em relação à função da orelha interna. Em casos selecionados, pode expandir lateralmente até 10 mm. A extensão do tumor no conduto auditivo interno pode ser avaliada previamente através da ressonância magnética com gadolínio para definir a necessidade de exposição.

Após a exposição da dura do canal, calhas ósseas devem ser criadas superior e inferiormente para facilitar a instrumentação do tumor em relação aos nervos do conduto auditivo interno e a identificação positiva do nervo facial. Essas calhas devem ser mais largas no poro acústico e isso permite uma exposição de 180-270° da circunferência do conduto auditivo interno (Fig. 12-57).

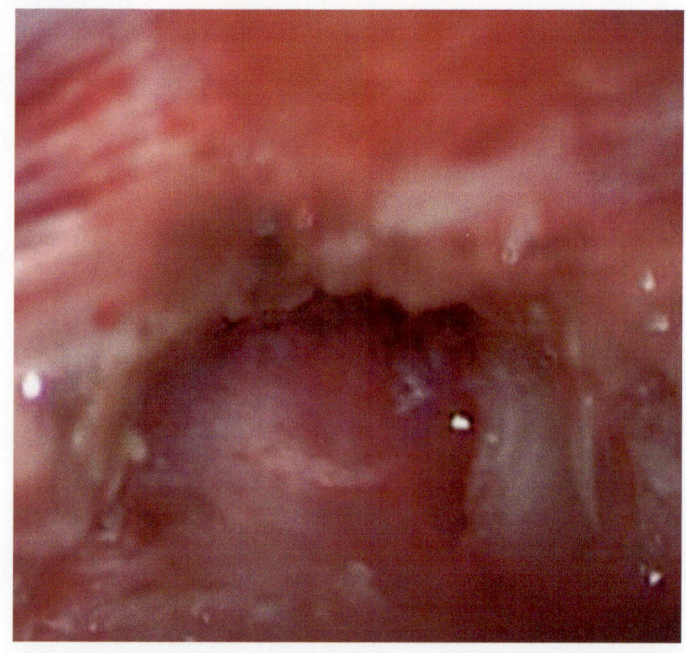

Fig. 12-57. Drilagem da parede posterior do conduto auditivo interno.

Dissecção Intracanalicular

Nesse momento, a dura sobre o conduto auditivo interno é incisada no sentido do canal com microtesouras. Para a criação de retalhos de dura, deve ser realizado uma incisão transversa junto ao poro acústico e outra no fundo do conduto auditivo interno. Esses retalhos são refletidos superior e inferiormente e permitem a exposição do tumor e do conteúdo do conduto auditivo interno.

Na maioria das vezes, a dissecção do tumor deve iniciar no conduto auditivo interno. Ao contrário da região medial ao poro acústico, o nervo facial tem um posicionamento consistente dentro do conduto auditivo interno. Dessa forma, é possível uma identificação positiva com a monitorização eletrofisiológica do nervo facial logo no início da dissecção tumoral.

Dessa forma, a dissecção tumoral deve iniciar lateralmente através da identificação do plano entre o nervo facial e o tumor. O uso de um dissector delicado permite o deslocamento tumor inferiormente na topografia do nervo facial. Essa manobra permite ampla exposição do nervo facial, lateralmente.

Após o estabelecimento desse plano entre o nervo facial e o tumor, um instrumento com ângulo reto pode dissecar o tumor da superfície posterior do nervo coclear e facial. Essa manobra permite a transecção do nervo vestibular superior e inferior com microtesouras.

Essa dissecção desse plano deve progredir em direção ao poro acústico, medialmente. No entanto, deve-se ter cautela para evitar avulsão traumática do nervo coclear e das fibras que se projetam para o modíolo. Dessa forma, é importante acompanhar as alterações nos potenciais evocados auditivos de tronco cerebral durante essa manobra (Fig. 12-58).

Mesmo com preservação anatômica do nervo coclear, pode não ser possível a preservação auditiva. Pode ocorrer interrupção do suprimento sanguíneo para o nervo coclear no ângulo ponto cerebelar (por ramos da artéria labiríntica por uma alça da AICA) ou no conduto auditivo interno (por ramos da artéria labiríntica entre o nervo vestibular inferior e o nervo coclear).

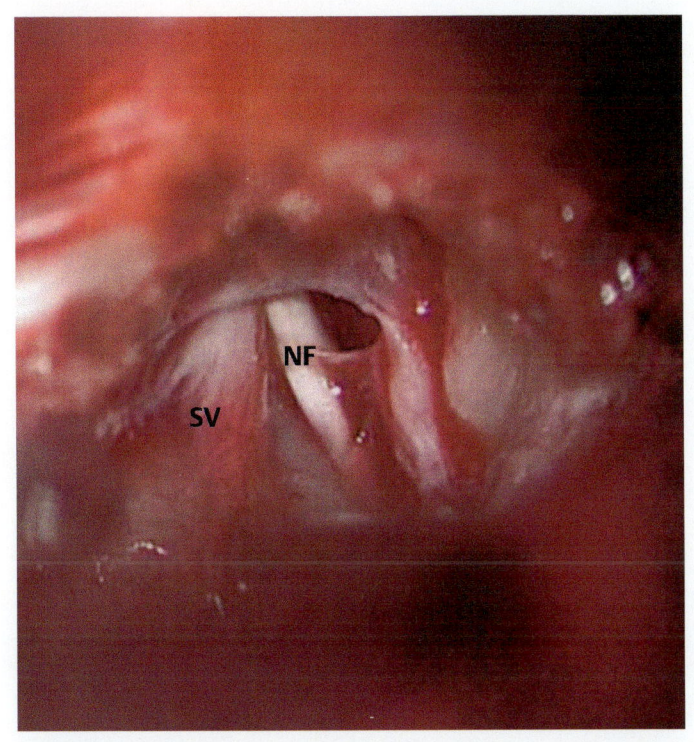

Fig. 12-58. Dissecção do componente intracanalicular do schwannoma vestibular (SV) com identificação do nervo facial (NF).

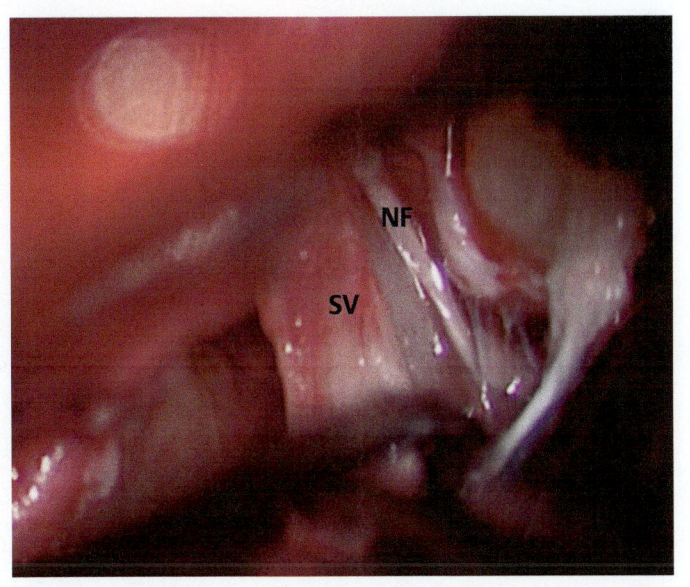

Fig. 12-59. Dissecção do schwannoma vestibular (SV) extracanalicular do nervo facial (NF).

Dissecção Extracanalicular

A cápsula do tumor na porção extracanalicular deve ser estimulada para verificar se apresenta um nervo facial não identificado sob a cápsula.

A cápsula é incisada de forma retangular com uma lâmina de bisturi número 11 na posição medial para prevenir que o fluxo de sangramento da porção mais superior possa comprometer o campo cirúrgico. Deve-se remover o material com microtesouras para exame anatomopatológico.

O próximo passo é o esvaziamento (*debulking*) do conteúdo interno do tumor. Esse esvaziamento pode ser realizado com pinça saca-bocado, dissecção fria com microtesouras ou aspirador ultrassônico. Após a redução do volume, a cápsula pode ser mais facilmente separada do cerebelo, vasos e nervos com o uso de microtesouras.

O plano de dissecção medial do tumor inicia posteriormente ao longo do pedúnculo cerebelar médio. Na medida em que se define um plano de aracnoide, é desenvolvido gradualmente na superfície lateral da ponte.

Nesse momento, é possível identificar o VIII par no tronco cerebral. O VIII par entra no tronco cerebral lateral e imediatamente acima do nervo facial. É frequente um ramo da AICA entre o nervo facial e o VIII par próximo do tronco. Se houver perspectiva de preservação auditiva, os nervos vestibulares devem ser separados no nervo coclear na área proximal ao tronco para permitir um plano de dissecção do tumor. Depois o nervo facial pode ser identificado no tronco numa posição mais anterior na superfície do tronco. De um modo geral, o trajeto do nervo facial é anterior ao tumor, podendo ser mais superior ou inferior.

A dissecção do tumor vai progredir de medial para lateral, especialmente em tumores pequenos. Tumores maiores podem não permitir uma dissecção unidirecional. Muitas vezes é necessária uma rotação do tumor para exposição apropriada do nervo facial. O plano entre o tumor e os nervos deve seguir até o poro acústico e conduto auditivo interno.

É frequente que pequenos fragmentos do tumor estejam aderidos ao nervo facial, impedindo uma ressecção total. Por isso, uma resseção quase total é possível e não costuma gerar recorrência do tumor. Por outro lado, resto tumoral no fundo do conduto auditivo interno ou próximo ao tronco pode ser fonte de recorrência, pois recebem suprimento vascular (Fig. 12-59).

Revisão e Fechamento

Ao final, é importante checar os potenciais evocados auditivos de tronco cerebral em relação ao início da cirurgia. Isso permite uma ideia de prognóstico. No entanto, o mais importante é a estimulação do nervo facial junto ao tronco.

O uso de endoscópio de 90° pode ser útil para inspecionar um possível resto de tumor no fundo do conduto auditivo interno.

Após a ressecção tumoral, o campo cirúrgico deve ser irrigado copiosamente. Deve-se remover os coágulos e cauterizar os pontos de sangramento com o eletrocautério bipolar. É importante solicitar ao anestesiologista para fazer uma manobra de Valsalva por pelo menos 20 segundos e aumentar a pressão arterial. Um sangramento no ângulo pontocerebelar é a pior complicação nesse tipo de abordagem.

As bordas ósseas devem ser cuidadosamente inspecionadas com um gancho angulado. Toda a célula aérea aberta deve ser tamponada e esfregada com cera de osso para prevenção de fístula liquórica. Um pequeno fragmento de músculo ou gordura abdominal pode ser utilizado para tamponar o conduto auditivo interno. Pode ser utilizado um ponto de sutura com fio *mononylon* 6.0 para segurar a gordura ou músculo junto à

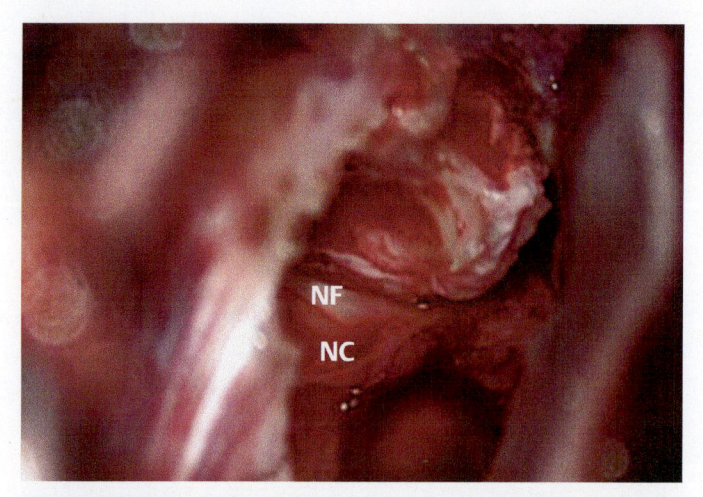

Fig. 12-60. Ressecção tumoral total e preservação do nervo facial (NF) e do nervo coclear (NC).

parede posterior do conduto auditivo interno. Deve-se manter com a monitorização eletrofisiológica vigilante nessa etapa.

A dura é aproximada com suturas. Pode ser necessário o uso de tecido muscular para auxiliar no fechamento.

No fechamento, irrigação abundante deve ser realizada e instilada no espaço subaracnoide. As margens da craniotomia devem ser inspecionadas na busca de células aéreas abertas para serem tamponadas com cera de osso.

A cranioplastia pode ser realizada com cimento ósseo.

O escalpo é fechado com suturas em camadas. Deve ser utilizado um curativo otológico compressivo para prevenção de fístula liquórica (Fig. 12-60).

PÓS-OPERATÓRIO

O curativo deve ser mantido por 2 dias após a cirurgia. As suturas são removidas com 7-10 dias de pós-operatório.

O paciente deve permanecer por pelo menos 24 horas de pós-operatório na unidade de terapia intensiva. O período de internação hospitalar pode variar de 5-6 dias. Os pacientes devem ser estimulados a deambular após 2-3 dias. As meias elásticas devem ser mantidas até a retomada da mobilidade. O retorno as atividades habituais podem variar.

Deve-se estar atento para a possibilidade de fístula rinoliquórica ou pela ferida operatória.

Cefaleia e tonturas podem persistir por vários dias.

COMPLICAÇÕES

As complicações mais comuns são cefaleia crônica e fístula liquórica.

As complicações menos comuns são: meningite séptica ou asséptica, hidrocefalia, disfunção cerebelar e alterações vasculares (hemorragia ou infarto).

Pode ocorrer edema cerebelar em função da intensa e prolongada retração cerebelar, comprometendo o acesso.

Os hematomas da fossa posterior podem ocasionar um alto risco de mortalidade por rápida compressão do tronco cerebral.

Se ocorrer fístula no pós-operatório imediato, pode-se optar por uma atitude conservadora. Se persistir, deve-se optar pela realização de um dreno lombar. Se houver falha, deve ser realizada a reintervenção cirúrgica.

A incidência de cefaleia crônica é maior que em outros acessos. Existem algumas possíveis causas como meningite asséptica, neuralgia occipital e irritação da aracnoide por pó de osso ou sangramento no transoperatório.

BIBLIOGRAFIAS

Mamikoglu B, Esquivel CR, Wiet RJ. Comparison of facial nerve function results after translabyrinthine and retrosigmoid approach in medium-sized tumors. Arch Otolaryngol Head Neck Surg. 2003;129(4):429-31.

Saliba J, Friedman RA, Cueva RA. Hearing preservation in vestibular Schwannoma. J Neurol Surg B Skull Base. 2019;80(2):149-55.

Shelton C. Staged resection of large acoustic neuromas. Otolaryngol Clin North Am. 1992;25(3):609-21.

Shen T, Friedman RA, Brackmann DE, et al. The evolution of surgical approaches for posterior fossa meningiomas. Otol Neurotol. 2004;25(3):394-7.

Seção V ACESSO TRANSÓTICO E TRANSCOCLEAR

Rogério Hamerschmidt ▪ Luis Alencar Biurrum Borba
Lucas Resende Lucinda Mangia

DEFINIÇÃO

Os acessos transótico/transcoclear são abordagens cirúrgicas de base lateral de crânio que permitem alcançar o ápice petroso, o ângulo pontocerebelar (APC) e a porção central da base do crânio. A abordagem transótica mantém o nervo facial no canal de Falópio, enquanto a abordagem transcoclear enseja a total descompressão do nervo facial e sua transposição.[1]

JUSTIFICATIVA E HISTÓRICO

O desenvolvimento do acesso translabiríntico por House no início dos anos 60 revolucionou o tratamento dos tumores de APC. Entretanto, a abordagem de certas lesões na região petroclival permanecia desafiadora e exigiu o surgimento de técnicas estendidas. Nesse contexto, House e Hitselberger desenvolveram a abordagem transcoclear,[2] que surgiu também como opção aos acessos suboccipital ou transpalatal-transclival para tratamento de lesões anteriores ao conduto auditivo interno (CAI). A exenteração completa das regiões pneumatizadas do osso temporal e remoção completa da cápsula ótica permitiram uma exposição ímpar, porém às custas de uma paralisia facial pós-operatória advinda da transposição do nervo facial descrita na técnica inicial. Para reduzir a ocorrência dessa complicação, Fisch descreveu abordagem alternativa, denominada transótica, que mantinha o nervo facial em seu canal original a despeito da exposição cirúrgica ampliada em relação ao acesso translabiríntico.[3-5]

Esses acessos oferecem uma excelente oportunidade de ressecção total de tumores, e com baixos riscos cirúrgicos.[6,7] A remoção tumoral parece ser alcançada com êxito total em mais de 90% dos casos em ambas as abordagens, com índices de recorrência de 7-20%.[6] O alto sucesso cirúrgico deve-se à maior exposição das estruturas e otimização do controle do campo cirúrgico durante a extirpação da doença, incluindo melhor manejo de seu ponto de origem e de seu suprimento sanguíneo. Com as vias transótica/transcoclear, consegue-se expor a região anterior do APC, os nervos cranianos V, VI, VII, VIII, IX, X e XI, o clivo, as artérias basilar e vertebrais e, inclusive, estruturas do tronco encefálico anterior contralaterais. Há menor incidência de fístulas liquóricas pós-operatórias e a necessidade de retração de estruturas do sistema nervoso central é reduzida.[8] A completa perda auditiva e vestibular ipsilateral é inerente ao procedimento. Em relação à paralisia facial, ela parece ocorrer em algum grau em pouco mais da metade dos pacientes e com melhora variável durante o seguimento. A paralisia total é observada residualmente em cerca de 13% dos casos, significativamente maior para a técnica transcoclear, na qual atinge entre 35-40% dos pacientes.[4] Para a abordagem transótica, por sua vez, a preservação da função do nervo facial pode ser até favorecida, levando-se em consideração que a exposição alcançada favorece a separação do nervo de porções mais anteriores de patologias neoplásicas do APC.[6,8]

INDICAÇÕES

Os acessos transótico/transcoclear estão indicados:

A) Para remoção, drenagem ou biópsia de lesões do ápice petroso na ausência de audição funcional.
B) Eventualmente para lesões do ângulo pontocerebelar ou ápice petroso com audição funcionante, porém sem possibilidade de retirada adequada por outras vias cirúrgicas, ou em casos de recidiva exigindo exposição local ampliada.
C) Para retirada de tumores do APC anteriores ao nível do conduto auditivo interno e não passíveis de retirada por via translabiríntica, em especial em casos em que a anatomia do osso temporal é desfavorável (bulbo jugular alto, hipodesenvolvimento e hipopneumatização da mastoide, seio sigmoide anteriorizado e dura da fossa média em posição mais inferior).[9,10] Segundo Fisch, tumores não aderentes ao tronco cerebral de até 2,5cm podem ser retirados pela via transótica com sucesso e segurança.[3,8] Alguns consideram, ainda, a retirada de tumores de até 3,5 cm do APC,[11] enquanto outros descrevem o acesso como mais adequado para tumores da cápsula ótica e/ou vestíbulo.[4]
D) Na ausência de contraindicações relacionadas com a orelha contralateral, em especial a inexistência de perdas auditivas significativas, uma vez que a via transótica/transcoclear incorre em anacusia. Se a função vestibular contralateral for bastante comprometida, outra via alternativa de acesso deve também ser sempre considerada;
E) Na ausência de quadros locais de otite média em atividade ou mal resolvidos.[8]
F) As lesões mais frequentemente abordadas por essas vias são meningiomas da região petroclinoide, lesões intradurais do clivo, cordomas, colesteatomas congênitos de ápice petroso e cistos epidérmicos intradurais. Outras lesões potencialmente abordáveis incluem schwannomas vestibulares, granulomas de colesterol, hemangiomas, abscessos de ápice petroso, schwannomas da cápsula ótica, condrossarcomas, paragangliomas e patologias da artéria basilar.

ANATOMIA CIRÚRGICA

As abordagens transcoclear/transótica visam a determinar ampla exposição de estruturas mediais do osso temporal, permitindo o acesso ao ápice petroso ou, mais adiante, ao ângulo pontocerebelar e estruturas relacionadas. O limite de dissecção anterior é a carótida intrapetrosa. Posteriormente, o limite habitual é o seio sigmoide. Superiormente, encontra-se, ao final da dissecção, o seio petroso superior. Em sentido inferior, a dissecção se estende até o bulbo da jugular e seio petroso inferior.

Ao final da dissecção, com os limites acima descritos, espera-se construir uma área triangular larga, com acesso a estruturas da linha média. Em camadas, de lateral para medial, espera-se a exenteração: da cortical da mastoide, das estruturas da orelha média e do conduto auditivo externo ósseo, do labirinto posterior, vestíbulo e cóclea, do conduto auditivo interno e do ápice petroso. O nervo facial, como explicado, pode ser mantido esqueletizado em sua posição (abordagem transótica) ou ser reposicionado posteriormente (abordagem transcoclear). A projeção medial da região entre o canal de Falópio e a carótida interna petrosa permite acesso à parte anterior da fossa posterior na via transótica, possibilitando a separação precisa, por exemplo na cirurgia para schwannoma vestibular, entre o polo anterior do tumor e o nervo facial intracraniano.[6]

Para situações específicas, esse acesso pode ser combinado com outros, por exemplo, via fossa infratemporal em caso de lesão que se estendam em sentido caudal para o forame jugular ou via fossa média em caso de extensão para essa região.

TÉCNICA CIRÚRGICA

Passo 1. Posicionamento, Preparo e Incisão

O paciente é mantido sob anestesia geral e fica posicionado em posição supina com a cabeça girada para o lado oposto ao cirurgião. A monitorização de nervo facial é mandatória. A área abdominal inferior esquerda é preparada, seguindo-se os passos de antissepsia cirúrgica a fim de coleta de enxerto de gordura abdominal, a ser usado ao final da cirurgia. Seguem-se a preparação do campo cirúrgico, incluindo raspagem da implantação da linha do cabelo retroauricular e infiltração com anestésico local. Após, uma incisão curva é realizada na região retroauricular, a cerca de 3 cm do sulco pós-auricular, se estendendo superiormente desde cerca de 1cm acima do nível do pavilhão até a ponta da mastoide.

Passo 2. Dissecção por Planos e Fechamento do Canal Auditivo Externo

Após incisão da pele, estende-se profundamente o acesso até o periósteo da mastoide e a camada superficial da fáscia temporal. Libera-se, circunferencialmente, o acesso por cerca de 1 cm ao redor da incisão e, mediante incisão do periósteo, descola-se essa estrutura para expor a cortical mastóidea, a raiz do zigoma e a ponta da mastoide. O conduto auditivo externo é então localizado e acessado em sua transição osseocartilaginosa. A pele do canal é seccionada circunferencialmente nessa região e levantada em sentido lateral. Ao nível do meato acústico externo, após retirada do excesso de cartilagem, a pele rebatida lateralmente é suturada com pontos contínuos com fios inabsorvíveis em **fundo de saco**.

> **Dica**
>
> Uma camada extra de reforço de fechamento do meato pode ser adicionada rodando-se anteriormente um retalho de periósteo da mastoide, ou mais comumente a própria cartilagem remanescente usada como reforço no fechamento.

Passo 3. Mastoidectomia e Esqueletização do Nervo Facial

Realiza-se a mastoidectomia, com identificação do seio sigmoide posteriormente, a dura da fossa média superiormente e a região posterior do conduto auditivo externo. O antro mastóideo é aberto e são exenteradas as células da raiz do zigoma entre a parede superior do conduto auditivo ósseo e o tégmen timpânico. Em seguida, faz-se a retirada da pele do canal auditivo ósseo, juntamente com a membrana timpânica, o martelo e a bigorna – após desarticulá-la do estribo. Broqueia-se circunferencialmente o conduto auditivo externo. A tuba auditiva é curetada em sua porção mais lateral e ocluída com músculo temporal coletado dos tecidos moles peri-incisionais e cera de osso. O nervo facial é identificado desde o gânglio geniculado até o forame estilomastóideo. Segue-se a sua esqueletização, fazendo o broqueamento do osso em toda a sua circunferência, o que inclui a abertura das células retrofaciais e ampla exposição da região infralabiríntica (Fig. 12-61). Na via transótica, o nervo é mantido em sua posição original envolto por uma fina espessura de seu canal ósseo.

> **Dica**
>
> Broqueamento retrossigmóideo por cerca de 1-2 cm até o nível da dura pode ser realizado para descomprimir o seio sigmóideo e, posteriormente, facilitar sua retração com o intuito de melhorar visualização do campo, caso necessário. Para esse passo, é fundamental o controle das veias emissárias a fim de se evitar sangramentos indesejados.

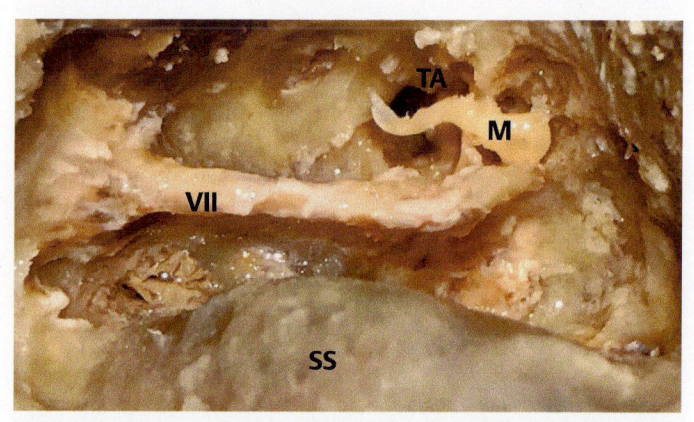

Fig. 12-61. Dissecção de osso temporal esquerdo, com abertura das células retrofaciais e ampla exposição da região infralabiríntica. Conduto auditivo externo, membrana timpânica e os ossículos são removidos. Nervo facial (VII) exposto desde o gânglio geniculado até o forame estilomastóideo, para posterior translocação. Nesta imagem, martelo (M) mantido para referência anatômica. TA: tuba auditiva; SS: seio sigmoide.

Passo 4. Translocação do Nervo Facial (Passo Exclusivo da Via Transcoclear)

O nervo facial, como dito anteriormente, é esqueletizado desde o primeiro joelho até o forame estilomastóideo. O nervo petroso superficial maior é cortado em sua origem na região do gânglio geniculado e, em seguida, o nervo facial pode ser cuidadosamente refletido posteriormente, para fora do seu canal.

> **Dica**
>
> Sempre deve-se evitar manipulações excessivas do nervo facial, em especial na região próxima ao gânglio geniculado. Mantê-lo sempre protegido e úmido com irrigação copiosa de soro fisiológico.

Passo 5. Exposição Anteromedial em Direção ao APC

Segue-se a abertura dos canais semicirculares e do vestíbulo, mantendo-se o cuidado de não lesionar o nervo facial em seu segundo joelho. O osso da cápsula ótica é removido cuidadosamente inicialmente determinando os limites posteroinferiores do conduto auditivo interno (Fig. 12-62). Procede-se o broqueamento do osso localizado inferiormente ao CAI, até o bulbo jugular. O primeiro joelho da artéria carótida petrosa é exposto, inferior e anterior ao promontório coclear. Esqueletiza-se o bulbo jugular, determinando o limite inferior de dissecção e, após a retirada do estribo, procede-se o broqueamento cuidadoso da cóclea (Fig. 12-63). Esse broqueamento começa pelo giro basal e é levado adiante ao redor da carótida interna, expondo

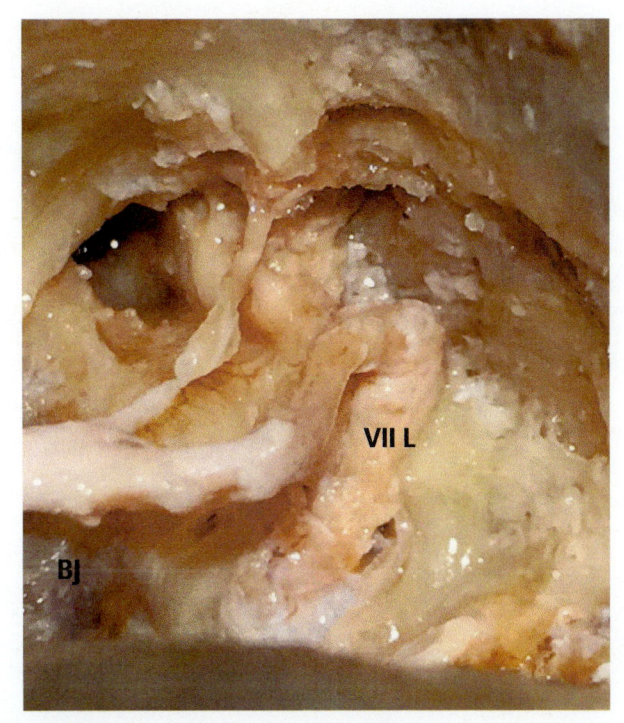

Fig. 12-62. Dissecção de osso temporal esquerdo. O osso da cápsula ótica é removido de forma cuidadosa, inicialmente, determinando os limites posteroinferiores do conduto auditivo interno, após exenteração dos canais semicirculares e abertura do vestíbulo. Nota-se a porção labiríntica do nervo facial (VII L) e a entrada do conduto auditivo interno e sua relação com o bulbo da jugular (BJ).

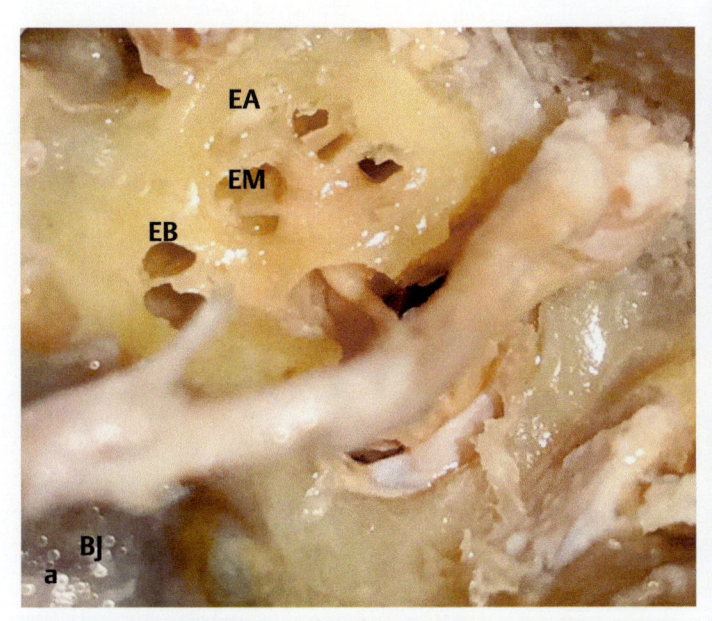

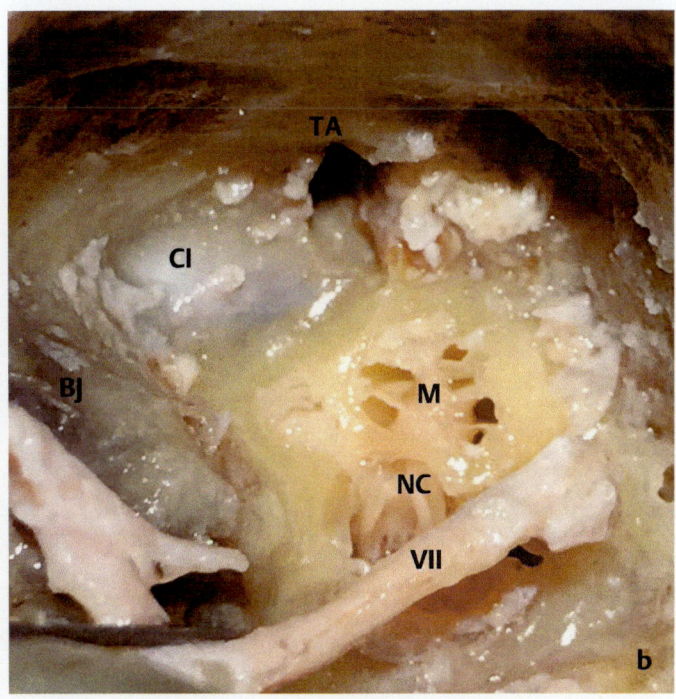

Fig. 12-63. (a) Dissecção de osso temporal esquerdo. Esqueletoniza-se o bulbo jugular (BJ) determinando o limite inferior de dissecção e procede-se ao broqueamento cuidadoso da cóclea, sendo o limite anterior o joelho da artéria carótida interna logo abaixo da tuba auditiva. EB: espiral basal; EM: espiral média; EA: espiral apical. (b) Dissecção de osso temporal esquerdo. Exposição dos giros basal, médio e apical da cóclea com os limites inferior (bulbo da jugular (BJ)) e anterior (joelho carotídeo e sua relação com a tuba auditiva (TA)) da dissecção. Nervo facial deslocado posteriormente, permitindo a visão do nervo coclear (NC) entrando no modíolo (M). CI: carótida interna; VII: nervo facial.

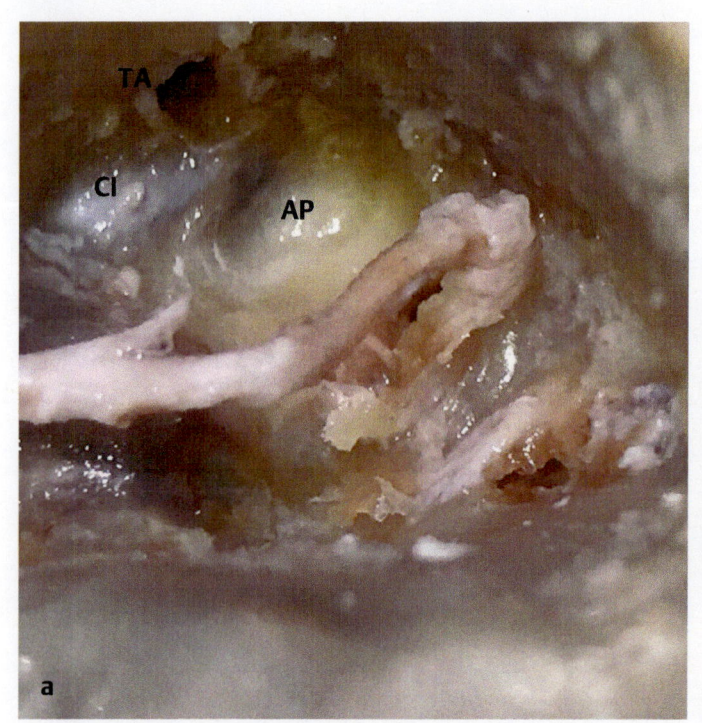

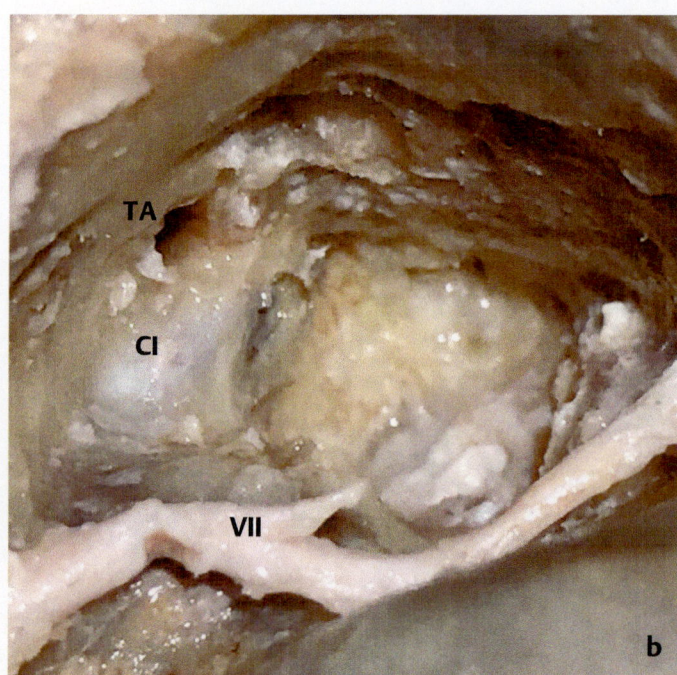

Fig. 12-64. (a) Dissecção de osso temporal esquerdo. Com a retirada da cóclea, expõe-se o ápice petroso, que pode ter aspectos variados em termos de pneumatização. Notam-se os limites da dissecção, bulbo da jugular, carótida interna (CI), segmento labiríntico do nervo facial, tuba auditiva (TA). AP: Ápice petroso. **(b)** Dissecção de osso temporal esquerdo. Nervo facial sobre a superfície dural, seio sigmoide e bulbo da jugular. Remanescente coclear removido, com exenteração completa até o ápice do osso petroso. TA: tuba auditiva; CI: carótida interna; VII: nervo facial.

a porção anteroinferior do conduto auditivo interno. Apenas a parede anterossuperior do CAI é mantida como suporte ao segmento intrameatal do nervo facial. Superiormente, o seio petroso superior pode ser seguido até o cavo de Meckel. Com a retirada da cóclea, expõe-se o ápice petroso, que pode ter aspectos variados em termos de pneumatização. Essa região pode ser abordada em caso de lesões locais ou mesmo broqueada a fim de se expor doenças mais mediais (Fig. 12-64).

> **Dica**
>
> Com a remoção das estruturas citadas, espera-se a definição de um campo cirúrgico coberto por dura limitado inferiormente pelo bulbo jugular, seio petroso inferior e porção vertical da carótida petrosa e superiormente pelo nervo facial em seu segmento timpânico.

Passo 6: Abertura da Dura e Tratamento da Lesão-Alvo

Em caso de lesões do APC, abre-se a dura anteriormente ao CAI e essa abertura é estendida o quanto for necessário para abordagem da doença em questão. Os nervos cranianos V, VII e VIII são identificados. Em caso de avanço medial e adiante da dissecção, encontra-se a artéria basilar e o VI nervo anterossuperiormente e as artérias vertebrais posteroinferiormente.

Passo 7: Fechamento e Pós-Operatório

Após tratamento da lesão-alvo, as bordas da dura-máter são reaproximadas e o nervo facial é reposicionado. Técnicas alternativas incluem reconstrução e reforço da dura com enxertos autólogos musculofasciais ou mesmo artificiais. Gordura abdominal previamente coletada da região abdominal inferior esquerda é utilizada, em fitas, para obliterar a cavidade, até o nível da cortical da mastoide. Coloca-se gentilmente a gordura na cavidade cirúrgica a fim de se formar um leito para o nervo facial, nos casos em que ele foi transposto no intraoperatório. Alguns cirurgiões também usam cola de fibrina nesse passo. Segue-se o fechamento por planos dos tecidos retroauriculares. Faz-se um curativo compressivo cobrindo o sítio cirúrgico, à semelhança do acesso translabiríntico. Um dreno lombar em geral é mantido por 3-5 dias, período no qual o paciente é mantido internado e com estímulo de deambulação precoce.

REFERÊNCIAS BIBLIOGRÁFICAS

1. Jackler RK. Surgical neurotology: an overview. In: Jackler RK, Brackmann DE. Neurotology, 2nd ed. Philadelphia: Elsevier Mosby. 2005:702-4.
2. House WF, Hitselberger WE. The transcochlear approach to the skull base. Arch Otolaryngol. 1976;102(6):334-42.
3. Fisch U, Mattox D. The transotic approach to the cerebellopontine angle. In: Fisch U, Maddox D. Microsurgery of the Skull Base. New York: Thieme; 1988. p. 1-69.

4. Gantz BJ, Fisch U. Modified transotic approach to the cerebellopontine angle. Arch Otolaryngol. 1983;109:252-6.
5. Fisch U, Pillsbury HC. Infratemporal fossa approach to lesions in the temporal bone and base of the skull. Arch Otolaryngol. 1979;105:99-107.
6. De la Cruz A, Teufert KB. Transcochlear approach to cerebellopontine angle and clivus lesions: indications, results, and complications. Otol Neurotol. 2009;30:373-80.
7. Sanna M, Mazzoni A, Saleh E, et al. The system of the modified transcochlear approach: a lateral avenue to the central skull base. Am J Otol. 1998;19(1):88-98.
8. Browne JD, Fisch U. Transotic approach to the cerebellopontine angle. Otolaryngol Clin N Am. 1992;25:331-46.
9. Chen JM, Fisch U. The transotic approach in acoustic neuroma surgery. J Otolaryngol. 1993;22:331-6.
10. Xia Y, Zhang W, Li Y, et al. The transotic approach for vestibular schwannoma: indications and results. Eur Arch Otorhinolaryngol. 2017;274:3041-7.
11. Wang ZM. Microsurgery of the ear. Shanghai: Shanghai Science and Technology Education Press; 2004. p. 309-17.

Seção VI ACESSO TRANSCANAL TRANSPROMONTÓRIO ENDOSCÓPICO AO CONDUTO AUDITIVO INTERNO

João Paulo Peral Valente ▪ *Rafael Vicente Lucena* ▪ *Raphael Martinelli Anson Sangenis*

JUSTIFICATIVA

Com a evolução da qualidade dos sistemas de videocirurgia e da instrumentação relacionada, a utilização do endoscópio na cirurgia otológica tem ganhado notável interesse nos últimos anos e tem proporcionado um melhor conhecimento anatômico da orelha interna, média e externa.[1,2]

O acesso transcanal transpromontório endoscópico ao CAI, descrito por Marchioni *et al.* (2013), permite o acesso ao conduto auditivo interno (CAI) usando o conduto auditivo externo (CAE) como um corredor natural, sendo desta forma uma via mais direta e menos invasiva, evitando por exemplo a necessidade de craniotomia (Fig. 12-65).[2,3]

No contexto da cirurgia dos schwannomas vestibulares, este acesso permite a ressecção de tumores da orelha interna, CAI e inclusive com extensão para o ângulo pontocerebelar (APC). Nesta situação, Marchioni advoga a necessidade de extensão do acesso por incisão endaural e canaloplastia, permitindo o manejo bimanual do tumor e eventual uso do microscópio. Este acesso foi denominado transcanal transpromontório endo/microscópico expandido, que descreveremos neste capítulo.[4,5]

INDICAÇÕES

O acesso transcanal transpromontório endoscópico (exclusivo ou expandido) pode ser indicado para ressecções de schwannomas nas seguintes situações:

- *Schwannomas intralabirínticos sem extensão ao CAI:* pacientes sem audição funcional com tumor em crescimento e/ou sintomático (p. ex., tonturas, vertigens). Talvez seja a melhor indicação pela possibilidade de acesso transcanal exclusivo, alta probabilidade de ressecção total do tumor, baixos riscos e não necessidade de fechamento do CAE em fundo cego.
- *Schwannomas do CAI com ou sem extensão ao APC:* pacientes com audição não funcional e com tumor em crescimento e/ou sintomático (p. ex., tonturas, vertigens). Apesar da não necessidade de craniotomia, normalmente nestas situações há necessidade de expansão do acesso e fechamento do CAE em fundo cego. Por isso, pela restrição anatômica desta via e pela literatura ainda escassa, a indicação nestes casos ainda é controversa.

CONSIDERAÇÕES ANATÔMICAS

Para acessar o CAI por via transcanal (com ou sem extensão) é importante que o cirurgião tenha conhecimento dos pontos de estreitamento anatômico desta via:

A) *conduto auditivo externo:* quando necessário pode ser facilmente ampliado (canaloplastia).
B) *Orelha média:* nesta região, lateral ao CAI, o acesso é limitado por uma área delimitada pelos segmentos timpânico e mastoideo do nervo facial, nervo petroso superficial maior (e/ou dura-máter da fossa média), artéria carótida interna e bulbo da jugular (Fig. 12-66). Em razão da variação anatômica destas estruturas (especialmente do bulbo da jugular), a área desta região também pode alterar bastante.[7]
C) *Poro acústico interno:* área mais medial do acesso; é importante ressaltar que esta via expõe melhor a face inferior do CAI, ao contrário dos acessos mais posteriores (translabiríntico, retrolabiríntico e retrossigmóideo) que proporcionam uma visão direta da face posterior do CAI.

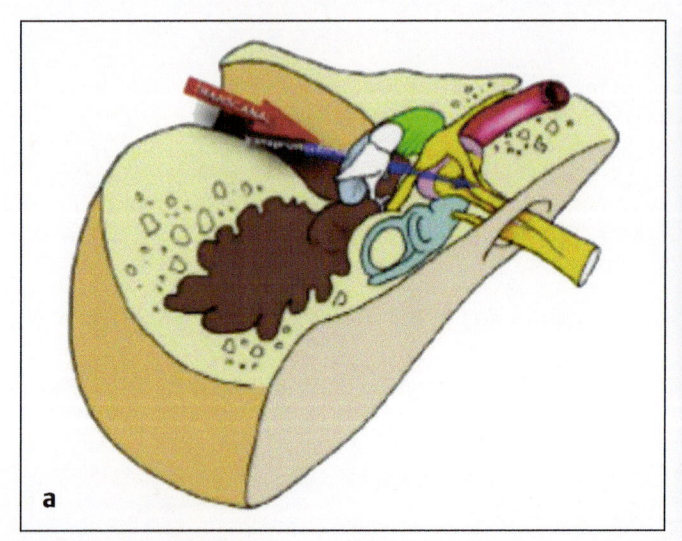

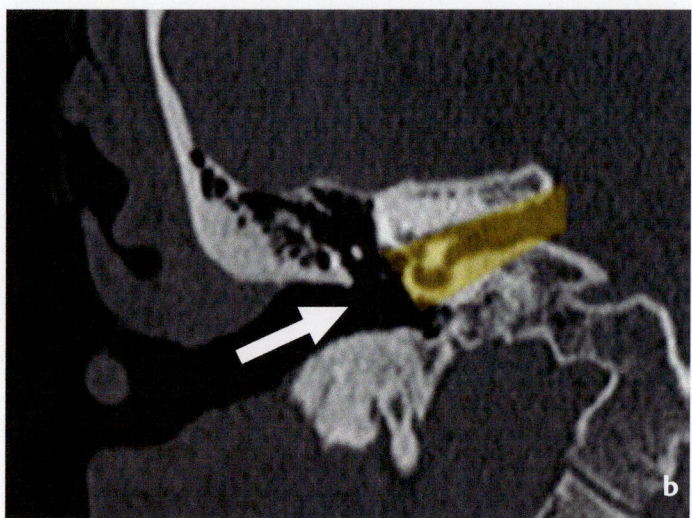

Fig. 12-65. Esquemática (**a**) e tomografia computadorizada (**b**) mostrando a via de acesso transcanal transpromontório ao conduto auditivo interno (CAI). (Adaptada de Alicandri-Ciufelli M et al. Acquisition of surgical skills for endoscopic ear and lateral skull base surgery: a staged training programme.)[6]

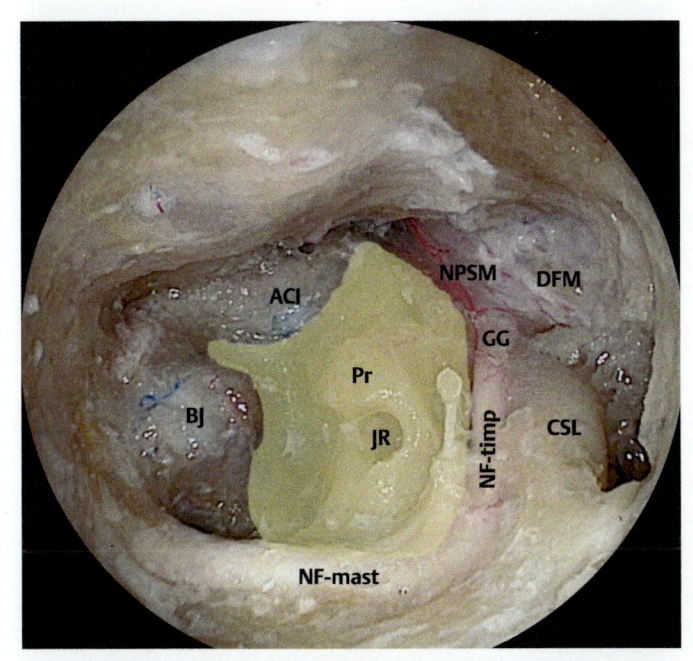

Fig. 12-66. Área de estreitamento na orelha média e seus limites anatômicos (em amarelo). Orelha esquerda. ACI: artéria carótida interna; DFM: dura-máter da fossa média; NPSM: nervo petroso superficial maior; CSL: canal semicircular lateral; BJ: bulbo jugular; Pr: promontório; NF-mast: segmento mastóideo do nervo facial; NF-timp: segmento timpânico do nervo facial; JR: janela redonda; GG: gânglio geniculado.

TÉCNICA CIRÚRGICA

Passo 1: Sala de Cirurgia, Posicionamento do Cirurgião e do Paciente

A sala de cirurgia deve ser organizada de forma semelhante à cirurgia microscópica otológica, exceto pela necessidade do sistema de videocirurgia, que sugerimos estar posicionado exatamente na frente do cirurgião (Fig. 12-67).

Os pacientes, da mesma forma, devem ser posicionados em posição tradicional: decúbito dorsal com a cabeça girada para o lado contralateral.

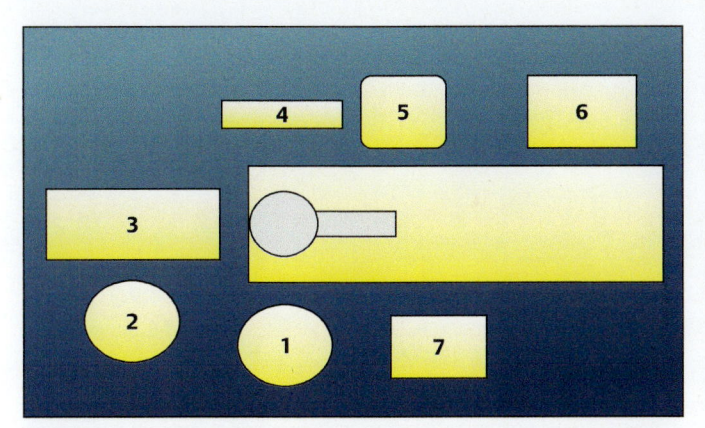

Fig. 12-67. Sugestão de organização da sala de cirurgia. 1. Cirurgião; 2. auxiliar; 3. mesa com instrumentos; 4. rack/monitor; 5. microscópio; 6. anestesista; 7. outros.

> **Dica**
> Manter o monitor de vídeo ao nível dos olhos do cirurgião evita hiperextensão ou hiperflexão do pescoço.

Passo 3: Incisão Endaural

No caso do acesso transcanal expandido ao CAI há a necessidade da realização de incisão intertrago-heliciana com extensão para parede posterior do conduto auditivo externo para melhor exposição (Fig. 12-68).

> **Dica**
> Mesmo para tumores pequenos do CAI, sugere-se a realização do acesso transcanal expandido pela possibilidade de dissecção bimanual do tumor, minimizando os riscos de lesão neurovascular.

Passo 4: Ampliação do CAE (Canaloplastia)

Neste passo faz-se a ampliação do CAE ósseo (canaloplastia), com remoção de toda pele adjacente e da membrana timpânica. Atenção deve ser tomada para não haver violação da ATM (articulação temporomandibular), situada anteriormente ao CAE.

> **Dica**
> Na porção medial e posterior do CAE, é importante a dissecção do nervo corda do tímpano (Fig. 12-69), que serve como posterior reparo anatômico para a identificação do segmento mastoideo do nervo facial.

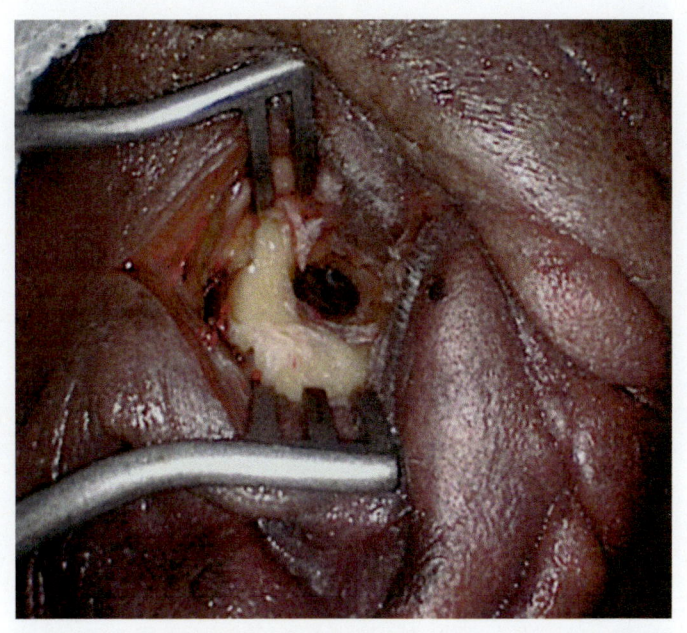

Fig. 12-68. Incisão intertrago-heliciana para acesso endaural. Orelha direita.

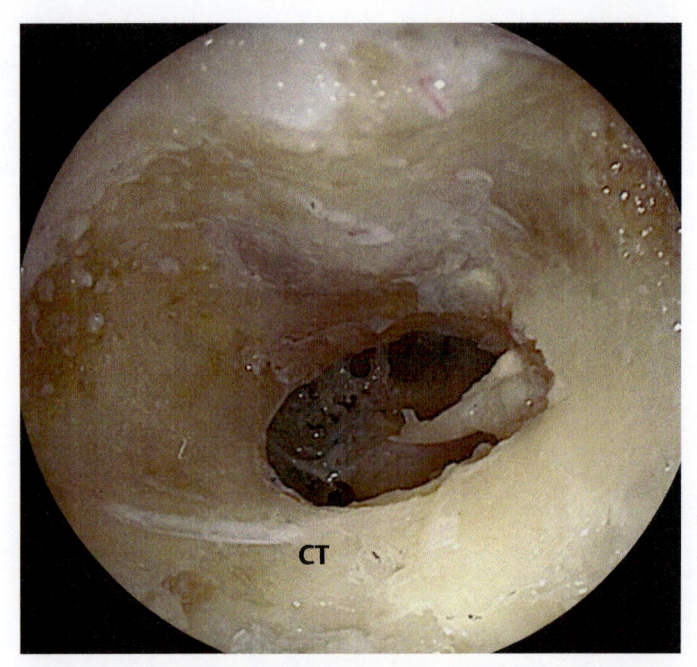

Fig. 12-69. Canaloplastia. Nervo corda do tímpano (CT) em destaque na porção medial e posterior do CAE. Orelha esquerda.

Passo 5: Dissecção do Hipotímpano

Ao adentrar na orelha média, sugere-se primeiramente realizar a dissecção do hipotímpano, com identificação das suas duas principais estruturas anatômicas: artéria carótida interna e bulbo da jugular (Fig. 12-70).

> **Dica**
>
> Manter a dissecção anterior ao nervo corda do tímpano evita lesão inadvertida do nervo facial (segmento mastoideo).

Passo 6: Epitimpanectomia e Identificação dos Limites Anatômicos da Orelha Média

Neste ponto procede-se a epitimpanectomia com identificação de toda cadeia ossicular e do tégmen timpânico (Fig. 12-71). Com a remoção do martelo e bigorna, é possível identificar claramente todo o trajeto do segmento timpânico do nervo facial. Após isso, segue-se então para a identificação e esqueletização do segmento mastóideo do nervo facial. A dissecção junto ao tégmen timpânico permite a localização da dura-máter da fossa média e do nervo petroso superficial maior. Ao fim deste tempo cirúrgico, o cirurgião deve visualizar todas as estruturas anatômicas da orelha média que delimitam o acesso ao CAI, conforme descrito na Figura 12-66.

> **Dica**
>
> É essencial identificar todas as estruturas anatômicas para que o acesso seja o mais amplo possível. Isso aumenta a exposição e, portanto, a segurança da abordagem.

Passo 8: Cocleotomia e Exposição do Vestíbulo

O acesso se desenvolve agora para a dissecção das estruturas da orelha interna. Primeiramente, remova o estribo e amplie o nicho da janela oval (pode ser feito com cureta otológica ou broca cirúrgica), identificando os recessos esférico e elíptico do vestíbulo. Finalizada esta etapa, pode-se então realizar a cocleotomia, ou seja, a abertura dos três giros ou espiras da cóclea e identificação do modíolo (Fig. 12-72).

> **Dica**
>
> O segmento labiríntico do nervo facial pode ser identificado na área entre o recesso esférico do vestíbulo e o giro médio da cóclea.

Fig. 12-70. Identificação das estruturas do hipotímpano. Orelha esquerda. BJ: bulbo jugular; ACI: artéria carótida interna; CT: nervo corda do tímpano.

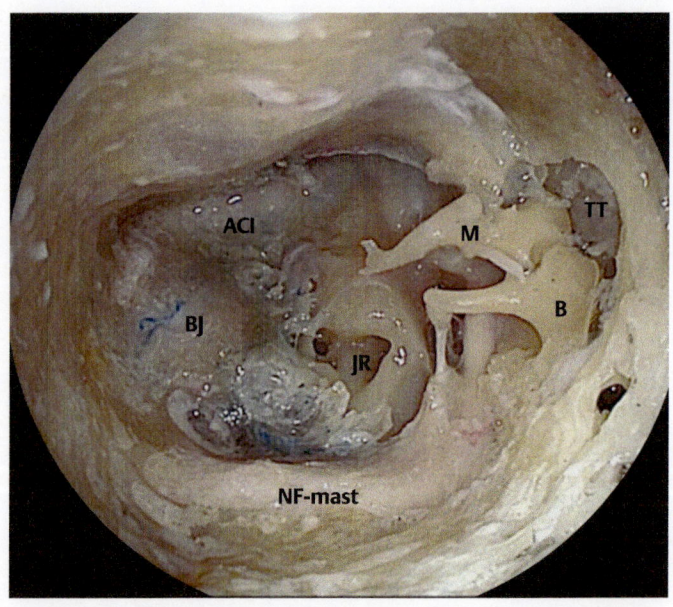

Fig. 12-71. Epitimpanectomia. Orelha Esquerda. ACI: Artéria carótida interna; BJ: bulbo jugular; JR: janela redonda; M: martelo; B: bigorna; TT: tégmen timpânico.

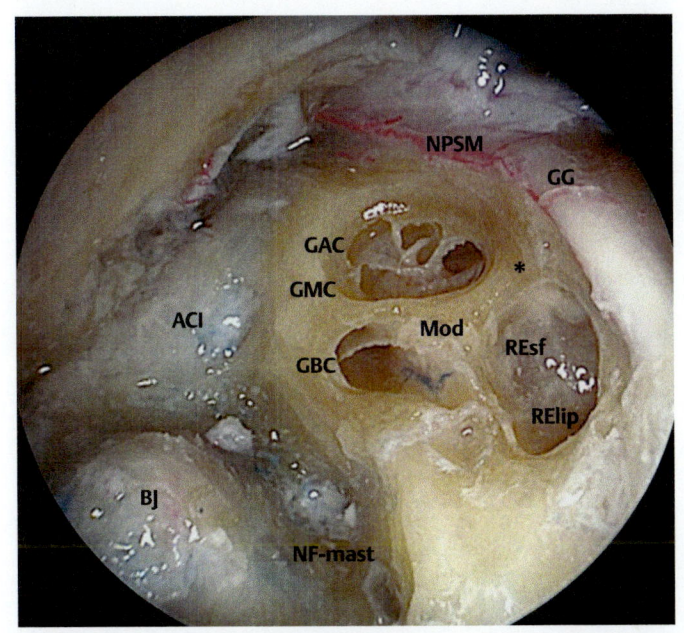

Fig. 12-72. Abertura do vestíbulo e cocleotomia. Orelha esquerda.
BJ: bulbo jugular; ACI: artéria carótida interna; GBC: giro basal da cóclea; GMC: giro médio da cóclea; GAC: giro apical da cóclea; REsf: recesso esférico; RElip: recesso elíptico; NPSM: nervo petroso superficial maior; GG: gânglio geniculado; Mod: modíolo; *: segmento labiríntico do nervo facial.

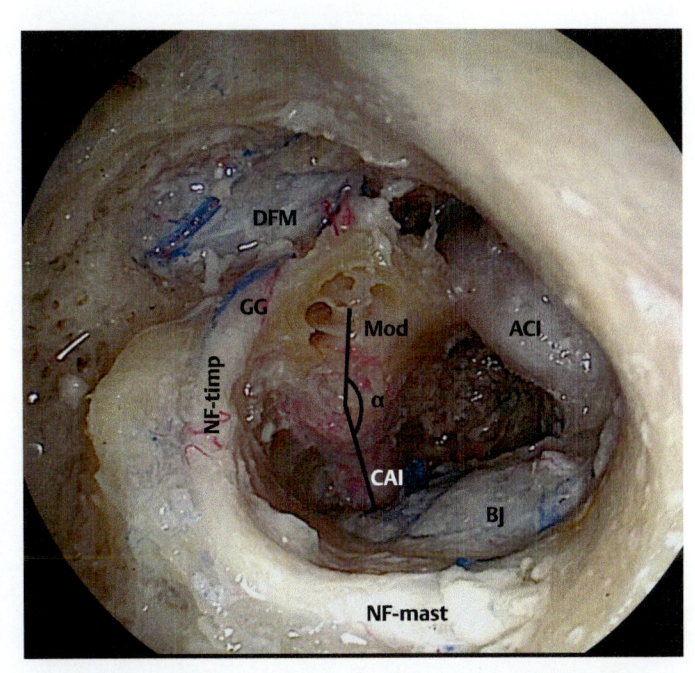

Fig. 12-74. Identificação do conduto auditivo interno (CAI). Orelha direita. BJ: bulbo jugular; α: ângulo modíolo-CAI; ACI: artéria carótida interna; GG: gânglio geniculado; NF-timp: segmento timpânico do nervo facial; NF-mast: segmento mastóideo do nervo facial; DFM: dura-máter da fossa média.

Após a identificação do CAI, este deve ser esqueletizado ao menos 180°, seguindo os mesmos preceitos dos acessos clássicos. Como já mencioando, neste acesso teremos uma melhor exposição da face inferior do CAI (Fig. 12-73).

> **Dica**
>
> Nosso grupo, em estudo anatômico ainda não publicado, sugere que o modíolo da cóclea seja usado como reparo para identificação do CAI. Nossas dissecções mostraram que o ângulo entre modíolo e CAI normalmente é de 150°, com pouca variação anatômica (Fig. 12-52).

Passo 10: Abertura da Dura-Máter do CAI e Exploração do Conteúdo Intradural

Após esqueletização do CAI, realiza-se a abertura da dura-máter (CAI e fossa posterior adjacente). Neste ponto poderão ser identificados os conteúdos neurovasculares da região (Fig. 12-75). Em casos de dissecção tumoral, o procedimento deve seguir os mesmos métodos de dissecção tumoral convencionais, com objetivo de remover a lesão e preservar as estruturas neurovasculares adjacentes.

> **Dica**
>
> Sugerimos sempre a realização deste tempo cirúrgico a 3 ou 4 mãos, permitindo que o cirurgião principal possa realizar a dissecção tumoral de forma bimanual. Além disso, a dissecção prévia do segmento labiríntico do nervo facial auxilia na identificação do seu componente meatal (Fig. 12-75).

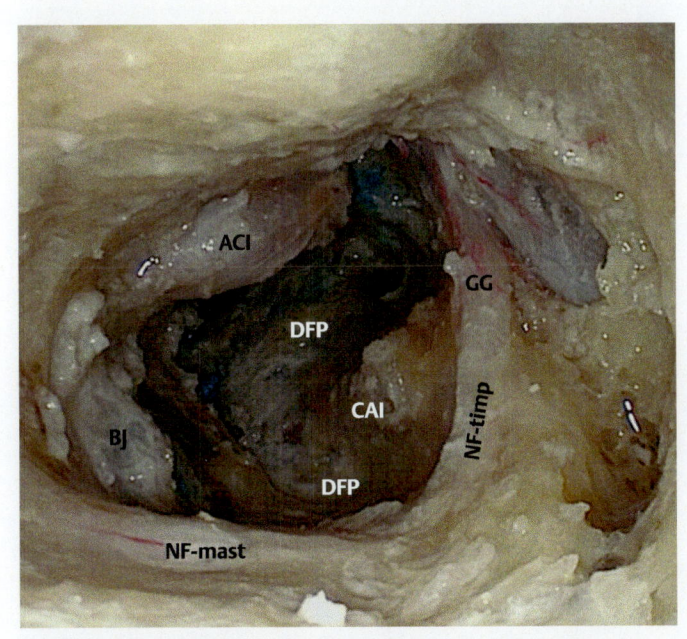

Fig. 12-73. Identificação e esqueletização do CAI. Orelha esquerda. BJ: bulbo jugular; ACI: artéria carótida interna; DFP: dura-máter fossa posterior; GG: gânglio geniculado; CAI: conduto auditivo interno; NF-timp: segmento timpânico do nervo facial; NF-mast: segmento mastóideo do nervo facial.

Passo 9: Identificação e Esqueletização do CAI

Há poucos trabalhos na literatura abordando os métodos para identificação do CAI através do acesso transcanal. Komune *et al.* sugerem que uma área triangular formada pelo processo cocleariforme e os pilares do nicho da janela redonda seriam a projeção lateral do CAI na orelha média.[8]

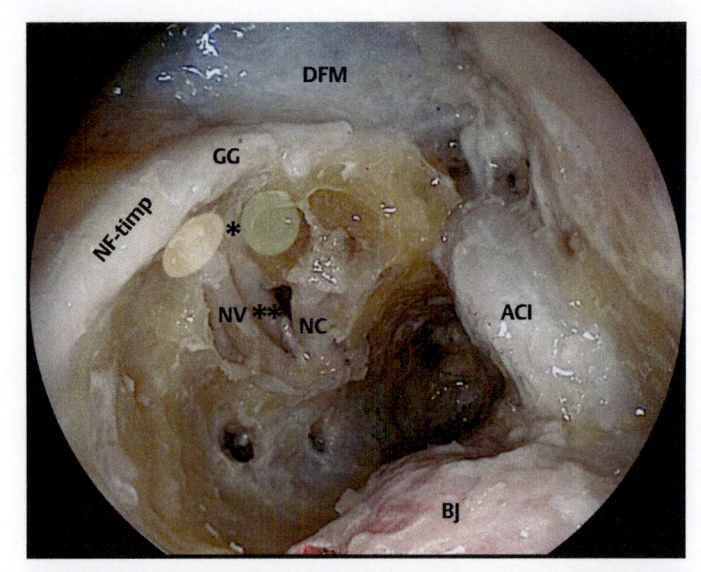

Fig. 12-75. Conteúdo neural do conduto auditivo interno (CAI). Orelha direita. BJ: bulbo jugular; ACI: artéria carótida interna; DFM: dura-máter da fossa média; GG: gânglio geniculado; NF-timp: segmento timpânico do nervo facial; NV: nervo vestibular superior; NC: nervo coclear; *: segmento labiríntico do nervo facial; **: segmento meatal do nervo facial. Área em amarelo: recesso esférico do vestíbulo; Área em Verde: giro médio da cóclea.

Passo 11: Fechamento

Após a remoção do tumor, realiza-se a obliteração do defeito dural da fossa posterior com gordura (normalmente obtida da região abdominal). O óstio da tuba auditiva deve também ser ocluído com fragmento de músculo ou fáscia temporal. O defeito ósseo do CAE, por sua vez, é preenchido com o restante de gordura. Por fim, realiza-se o fechamento em fundo cego do conduto auditivo externo. Todas essas medidas visam reduzir o risco de fístula liquórica pós-operatória.

> **Dica**
> Atenção especial deve ser prestada no momento de obliteração do defeito dural junto ao CAI e fossa posterior. O plug de gordura deve estar posicionado de maneira hermética sem, no entanto, exercer pressão demasiada sobre o nervo facial.

Passo 12: Pós-Operatório

Apesar de ser um acesso menos invasivo, recomendamos os mesmos cuidados pós-operatórios dos acessos tradicionais ao CAI:

- *Recuperação pós-operatória em UTI*: normalmente por 24 horas, sendo paciente liberado para enfermaria de acordo com evolução neurológica/clínica e tomografia de controle.
- *Medicações*: recomendamos antibiótico profilático (cefuroxima) por 24 horas, corticosteroide (dexametasona) por 5 dias, além de medicamentos sintomáticos se necessário (analgésicos, antieméticos, antivertiginosos).
- *Repouso relativo*: mesmo que com algumas restrições, estimulamos deambulação precoce para prevenção de eventos tromboembólicos.
- *Tempo de internação*: com boa evolução, sem evidências de fístula liquórica ou infecção, geralmente o paciente é liberado do hospital 3 a 4 dias após o procedimento.
- *Remoção de pontos (CAE)*: normalmente entre 10 a 14 dias após a cirurgia.

Na Figura 12-76 podemos observar um exemplo de aplicação prática do acesso transcanal transpromontório endoscópico expandido ao CAI.

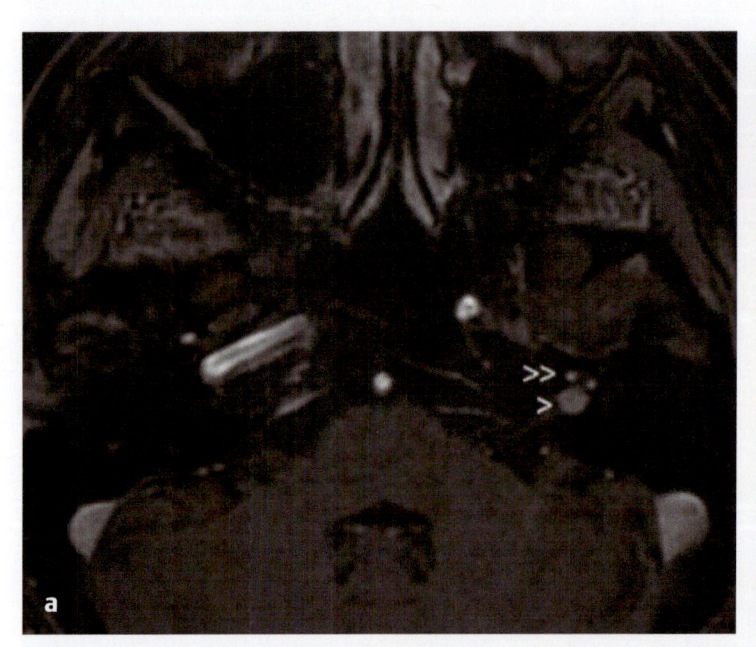

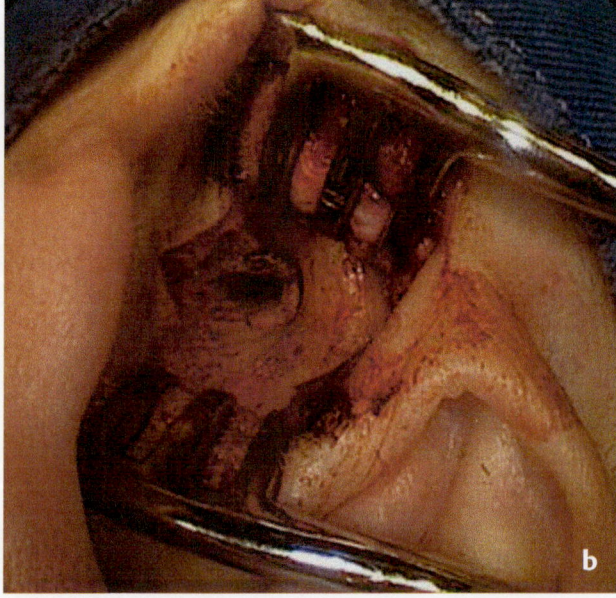

Fig. 12-76. Schwannoma intralabiríntico com extensão para o conduto auditivo interno (CAI) em orelha esquerda. (**a**) Ressonância magnética mostrando a lesão tumoral à esquerda (>: componente meatal; >>: componente intracoclear). (**b**) Acesso endaural e exposição do conduto auditivo externo (CAE). *(Continua.)*

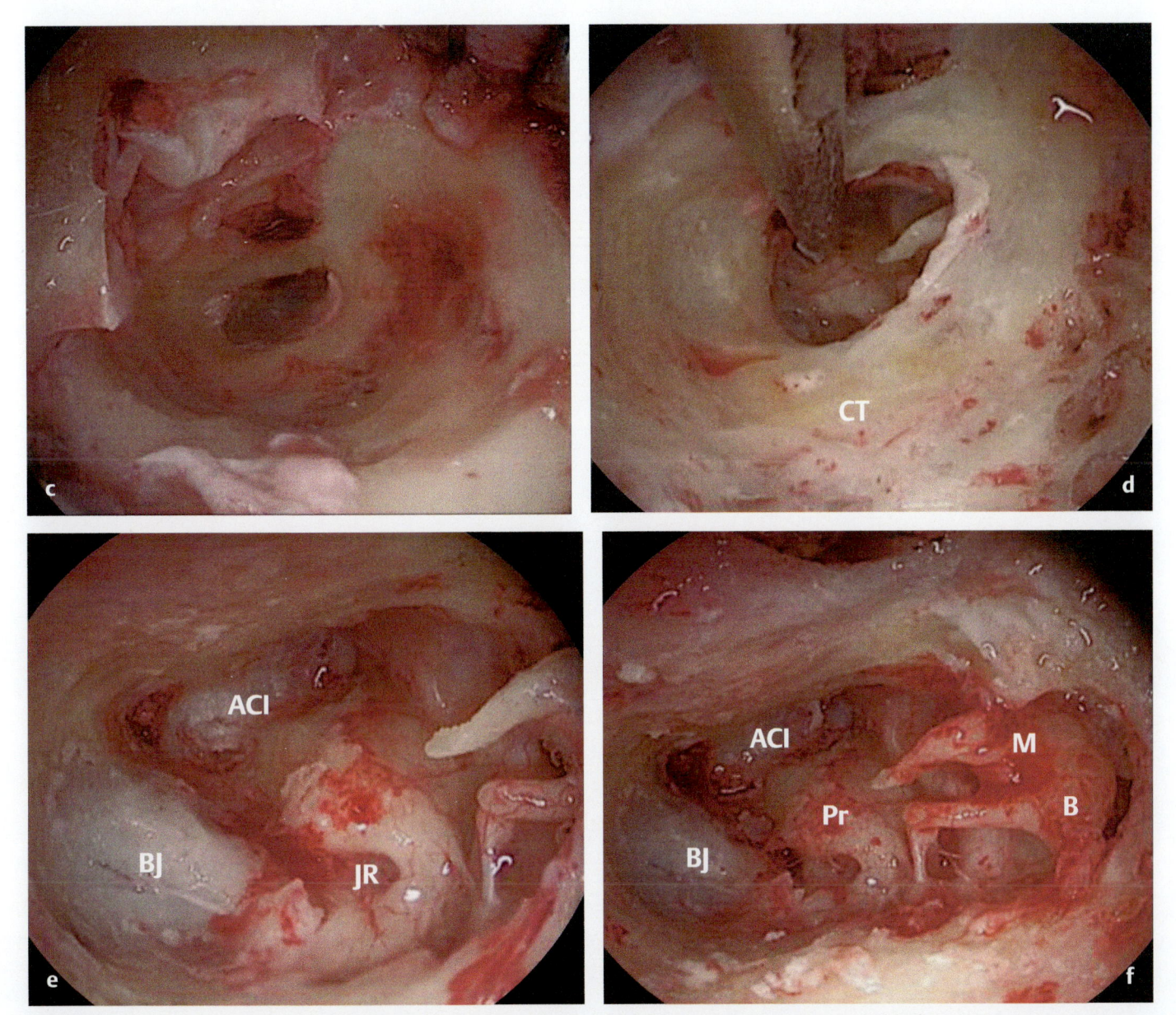

CAPÍTULO 12 ■ PRINCIPAIS ACESSOS CIRÚRGICOS PARA O ÂNGULO PONTOCEREBELAR 171

Fig. 12-76. *(Cont.)* (**c**) Canaloplastia. (**d**) Identificação do nervo corda do tímpano. (**e**) Dissecção das estruturas do hipotímpano. (**f**) Epitimpanectomia. *(Continua.)*

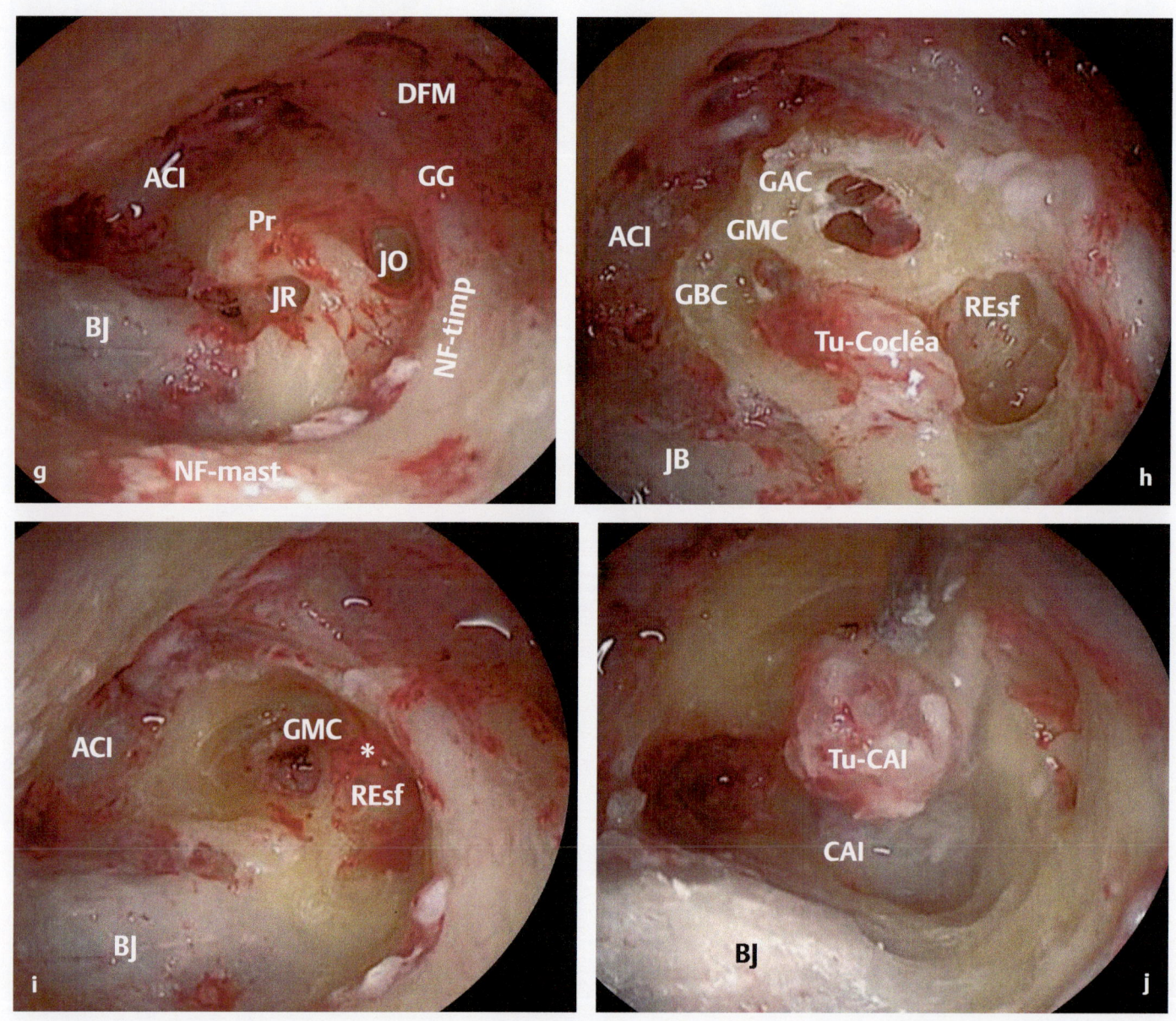

Fig. 12-76. *(Cont.)* (g) Exposição das estruturas da orelha média que delimitam o acesso transpromontório ao CAI. (h) Cocleotomia e exposição do componente intracoclear do tumor. (i) Remoção completa da porção intracoclear. (j) Identificação e esqueletização do CAI. *(Continua.)*

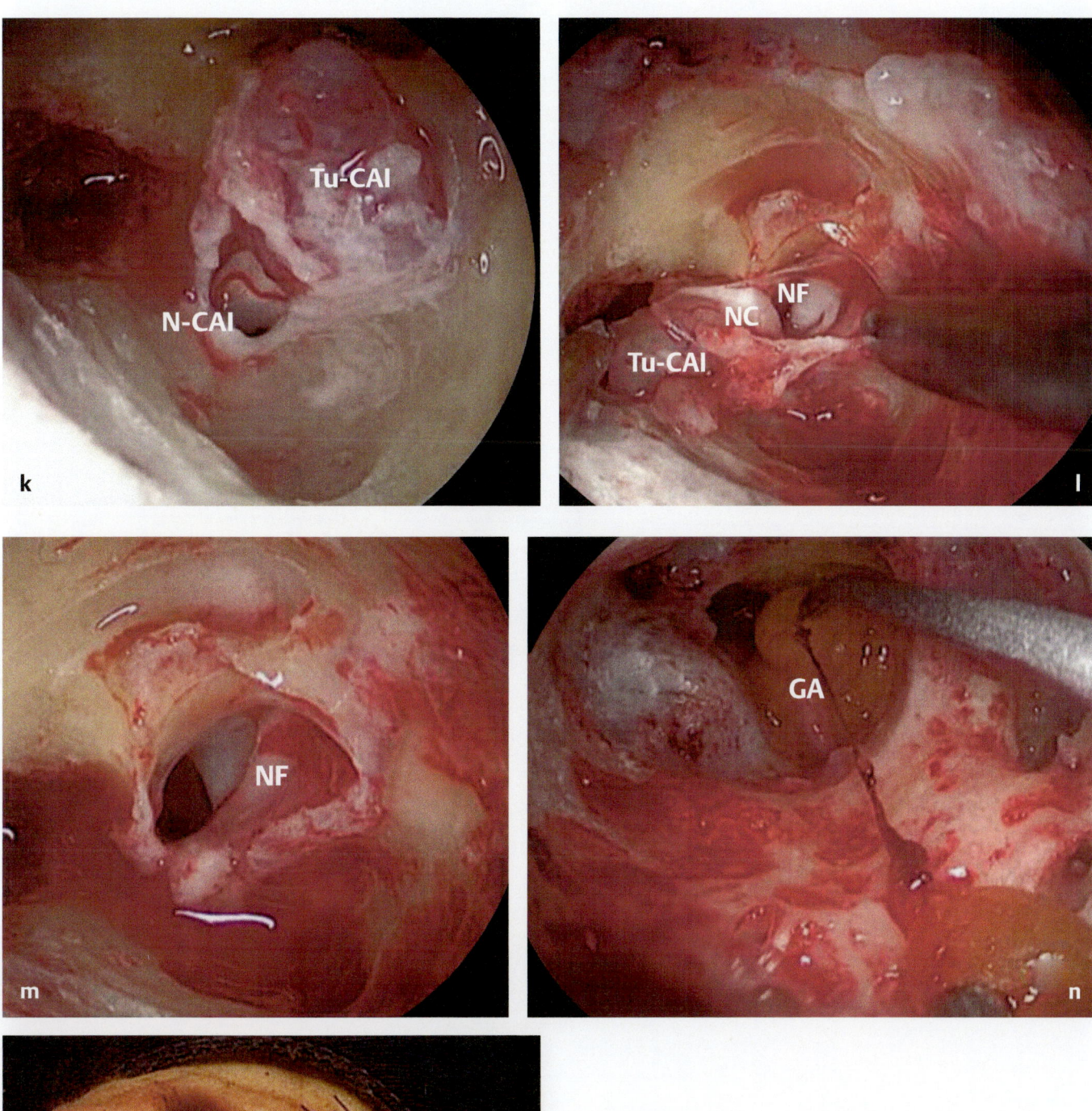

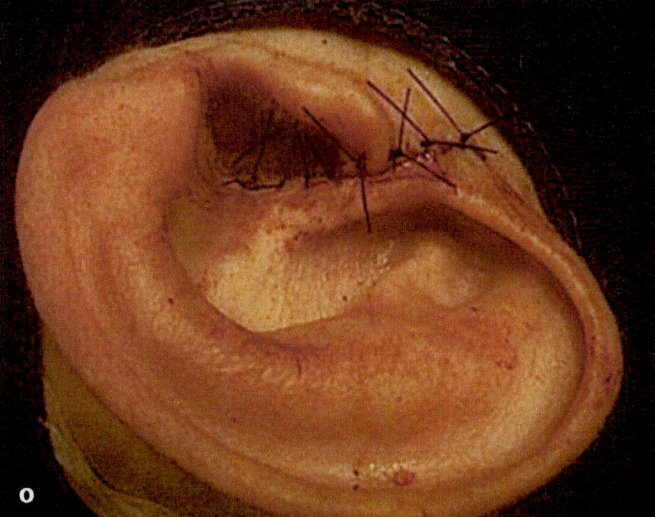

Fig. 12-76. *(Cont.)* (**k**) Abertura da dura-máter, com identificação do conteúdo neurovascular do CAI. (**l**) Remoção do componente intrametal do tumor. (**m**) Aspecto final, com preservação anatômica do nervo facial. (**n**) Fechamento do defeito dural com gordura abdominal. (**o**) Fechamento em fundo cego do CAE. CT: Nervo corda do tímpano; BJ: bulbo jugular; ICA: artéria carótida interna; NC: nervo coclear; NF: nervo facial; NF-mast: segmento mastóideo do nervo facial; NF-timp: segmento timpânico do nervo facial; JR: janela redonda; M: martelo; B: bigorna; DFM: dura-máter da fossa média; Pr: promontório; GG: gânglio geniculado; JO: janela oval; GBC: giro basal da cóclea; GMC: giro médio da cóclea; GAC: giro apical da cóclea; REsf: recesso esférico do vestíbulo; Tu-Cóclea: tumor intracoclear; Tu-CAI: tumor intrameatal; GA: gordura abdominal.

REFERÊNCIAS BIBLIOGRÁFICAS

1. Marchioni D, Alicandri-Ciufelli M, Piccinini A, et al. Inferior retrotympanum revisited: an endoscopic anatomic study. Laryngoscope [Internet]. 2010;120(9):1880-6.
2. Marchioni D, Soloperto D, Masotto B, et al. Transcanal transpromontorial acoustic neuroma surgery: results and facial nerve outcomes. Otol Neurotol [Internet]. 2018;39(2).
3. Presutti L, Alicandri-Ciufelli M, Cigarini E, Marchioni D. Cochlear schwannoma removed through the external auditory canal by a transcanal exclusive endoscopic technique. Laryngoscope [Internet]. 2013;123(11):2862-7.
4. Marchioni D, Carner M, Soloperto D, et al. Expanded transcanal transpromontorial approach: a novel surgical technique for cerebellopontine angle vestibular schwannoma removal. Otolaryngol Neck Surg [Internet]. 2018;158(4):710-5.
5. Zanoletti E, Mazzoni A, Martini A, et al. Surgery of the lateral skull base: a 50-year endeavour. Acta Otorhinolaryngol Ital [Internet]. 2019;39(1):S1-146.
6. Alicandri-Ciufelli M, Marchioni D, Pavesi G, et al. Acquisition of surgical skills for endoscopic ear and lateral skull base surgery: a staged training programme. Acta Otorhinolaryngol Ital [Internet]. 2018;38(2):151-9.
7. Cömert E, Kiliç C, Cömert A. Jugular bulb anatomy for lateral skull base approaches. J Craniofac Surg [Internet]. 2018;29(7).
8. Komune N, Matsuo S, Miki K, Rhoton AL. The endoscopic anatomy of the middle ear approach to the fundus of the internal acoustic canal. J Neurosurg [Internet]. 2017;126(6):1974-83.

ACESSOS PARA A FOSSA INFRATEMPORAL

CAPÍTULO 13

Seção I — PETROSECTOMIA SUBTOTAL
André Luiz de Ataíde ▪ *Otávio Pereira Lima Zanini* ▪ *Thomas Linder*

JUSTIFICATIVA
O termo *petrosectomia subtotal* foi introduzido por Ugo Fisch há mais de 30 anos.[1] Em sua obra denominada *Microsurgery of the Skull Base*, a técnica é descrita passo a passo, mantendo princípios importantes que serão utilizados neste capítulo.[2] O princípio geral é evitar o contato da orelha média e do osso temporal com o meio externo, bloqueando as vias de comunicação através da tuba auditiva e do conduto. Evita-se a entrada de agentes infecciosos do meio externo em direção à cavidade operatória. Em sentido contrário, são interrompidas as vias de saída, passo importante para o controle adequado de fístulas liquóricas. A petrosectomia subtotal fornece exposição máxima das estruturas no osso temporal sob observação direta do microscópio, sendo passo fundamental nos procedimentos de acesso à fossa infratemporal do tipo A, B e C, assim como no acesso transótico ao ângulo pontocerebelar. Pode ser associada à labirintectomia simples, quando necessário. O uso da petrosectomia subtotal também pode ser combinado a implantes ativos de orelha média, se a função da orelha interna estiver preservada, ou a implantes cocleares, se a cóclea e o nervo coclear estiverem íntegros.

RACIONAL DA TÉCNICA
Realizar a exenteração completa de todos espaços pneumatizados acessíveis no osso temporal, incluindo as células retrossigmóideas, retrofaciais, antrais, retrolabirínticas, supralabirínticas, infralabirínticas, supratubárias e pericarotídeas. Remanesce apenas uma fina camada de cortical óssea pela esqueletização da dura-máter da fossa posterior e média, do bulbo jugular, da artéria carótida interna e do nervo facial. A cavidade é isolada do meio externo pelo fechamento do conduto auditivo externo, em fundo cego, por duas camadas, obliteração da tuba auditiva e preenchimento da fenda timpanomastóidea com gordura e/ou retalho do músculo temporal.

O termo *petrosetomia subtotal* indica que, ao final do procedimento, além da cortical óssea recobrindo as estruturas esqueletizadas, remanescem algumas células aéreas suprameatais e apicais, mediais à cápsula ótica. Porém, quando necessário, a cápsula ótica, o labirinto, o conduto auditivo interno e todos os tratos celulares podem ser incluídos na ressecção.

Em casos de infecção do osso temporal não controlável pelo procedimento ou doença residual, a cavidade pode ser deixada aberta junto a uma meatoplastia ampla, sendo esta uma situação de exceção.

DESTAQUES CIRÚRGICOS
- Incisão da pele retroauriculotemporal.
- Fechamento do conduto auditivo externo em fundo cego por duas camadas.
- Remoção da pele do conduto auditivo externo, membrana timpânica, martelo e bigorna.
- Exposição e exenteração completa dos espaços pneumatizados acessíveis no osso temporal.
- Obliteração da tuba auditiva.
- Obliteração da cavidade utilizando enxertos livres de gordura abdominal e/ou retalho do músculo temporal (quando aplicável).

INDICAÇÕES
A petrosectomia subtotal pode ser indicada como procedimento isolado para:

- Fístulas liquóricas espontâneas, congênitas, traumáticas ou pós-cirúrgicas.
- Fraturas do osso temporal envolvendo a cápsula ótica.
- Doenças crônicas da orelha média gerando infecções recorrentes, refratárias aos tratamentos cirúrgicos prévios, em que a restauração do sistema de condução da audição é inviável ou ineficaz.
- Colesteatomas supra ou infralabirínticos.
- Tumores (benignos e malignos).

Além disso, a petrosectomia subtotal é o primeiro passo a ser combinado com as demais técnicas de acesso à base lateral do crânio, como:

- Acesso transótico ao ângulo pontocerebelar.
- Acesso à fossa infratemporal tipo A, B ou C.

O uso da petrosectomia subtotal associada a implantes auditivos é indicado como alternativa quando presentes:

- Otites crônicas e/ou pós-operatórios de técnica de cavidade aberta.

- Malformações da orelha interna com risco de fístula perilinfática/*gusher*.
- Obliteração ou ossificação da cóclea que requeiram broqueamento extenso.

PASSOS CIRÚRGICOS
Preparo
Realiza-se tricotomia ampla de aproximadamente 7 cm acima e atrás da orelha (Fig. 13-1). É necessário preparar a área onde serão coletados os enxertos de gordura abdominal, geralmente no quadrante inferior esquerdo do abdome ou região periumbilical. A região posterior da face e a região cervical ficam acessíveis no campo operatório, para a eventual necessidade de exploração do nervo facial na parótida ou para coleta de enxerto do nervo auricular magno. Em casos específicos, a necessidade do uso de enxerto de interposição neural deve ser antecipada. Pode-se preparar a perna ipsi ou contralateral. A distância entre os cotos neurais, aferida no intraoperatório, irá estimar a necessidade de enxertos maiores, como o nervo sural.

Incisão da Pele
Há duas formas apropriadas para incisão da pele:

1. Nos casos de **cirurgia primária,** uma incisão retroauricular em formato de "L" é utilizada. Neste caso, o músculo temporal é preservado na sua posição original e a fáscia temporal pode ser acessada quando necessário (Fig. 13-2).[3]
2. Em **cirurgias revisionais** (p. ex., com fáscia temporal não preservada), ou quando há **necessidade de obliteração completa com músculo temporal**, uma incisão em formato de "S" é programada, desde a região temporal até 2 cm abaixo da ponta da mastoide (Fig. 13-3).[3] A incisão é realizada em dois tempos: primeiro se executa a incisão retroauricular ao longo da linha de implantação do cabelo (quanto mais posterior, maior será a exposição); em segundo momento, ao término do procedimento, completa-se superiormente a incisão para possibilitar a confecção do retalho do músculo temporal.

Fechamento do Conduto Auditivo Externo
Executa-se a dissecção por planos anatômicos. No plano musculoperiosteal, confecciona-se um retalho grande de periósteo da mastoide, pediculado anteriormente. Cuidado deve ser tomado para manter tecido suficiente na base do retalho, evitando fragilizá-lo, uma vez que será utilizado como segunda camada no fechamento do conduto auditivo externo.

O plano de elevação é continuado anteriormente. Na região de junção osteocartilaginosa, o conduto auditivo externo é completamente transeccionado. Durante este processo e previamente ao corte, uma pinça hemostática curva é introduzida nos tecidos entre a região anterior do canal e a parótida, protegendo o nervo facial e o tecido vascularizado da glândula (Fig. 13-4).

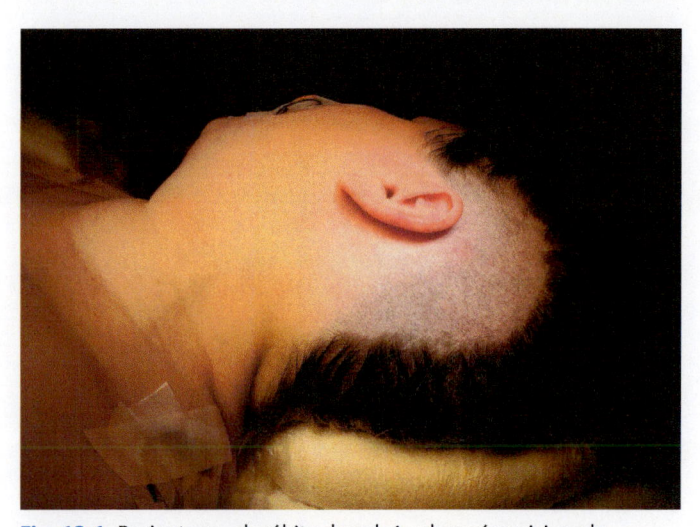

Fig. 13-1. Paciente em decúbito dorsal. A cabeça é posicionada em 45° para o lado oposto do cirurgião. Tricotomia ampla de aproximadamente 7 cm superior e posterior à orelha é executada.

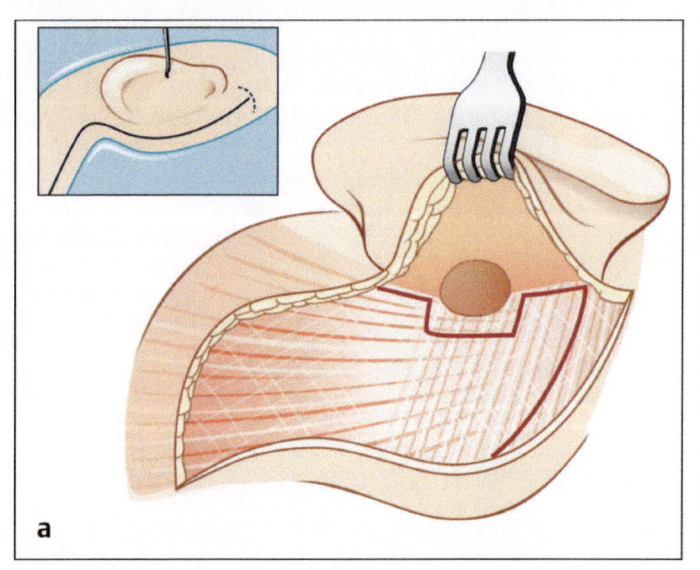

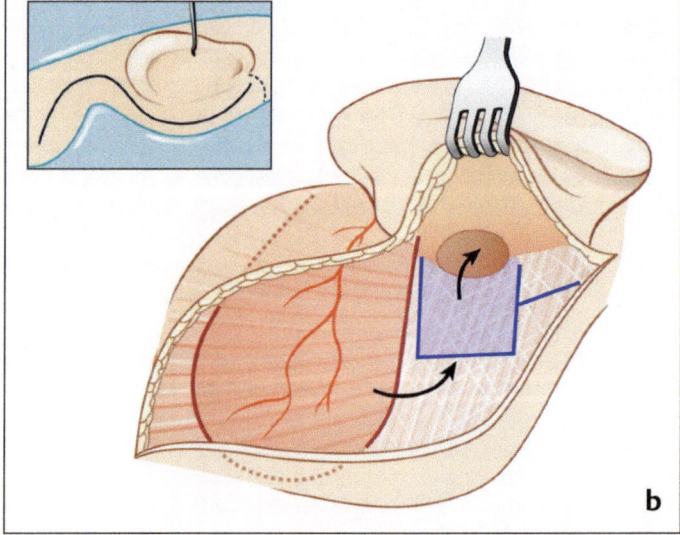

Fig. 13-2. Incisão em formato de "L" e método de confecção dos retalhos. Utilizada como acesso na petrosectomia subtotal como indicação primária.[3]

A pele da porção externa do canal é elevada por 1 cm, a partir da incisão de transecção em direção ao meato, com o uso de **tesouras**. Aconselha-se iniciar pela região anterior em razão da presença de tecido cartilaginoso que facilita a identificação do plano de dissecção correto. Cuidado deve ser tomado para evitar danos ao tecido, podendo-se utilizar de microscopia ou lupas binoculares nesta etapa.

Completada a dissecção, duas suturas de reparo são aplicadas à pele do conduto já elevada. Com o auxílio de pinças hemostáticas curvas, as suturas são cuidadosamente trazidas para fora pelo orifício do meato, conduzindo à eversão da pele. Três suturas de Vicryl são aplicadas e completam a primeira camada de fechamento do conduto auditivo externo (Fig. 13-5).

Como segunda camada, o retalho de periósteo confeccionado previamente é dobrado anteriormente sobre o orifício do canal. O retalho é fixado com suturas à cartilagem do canal nas regiões anterior, superior e inferior.

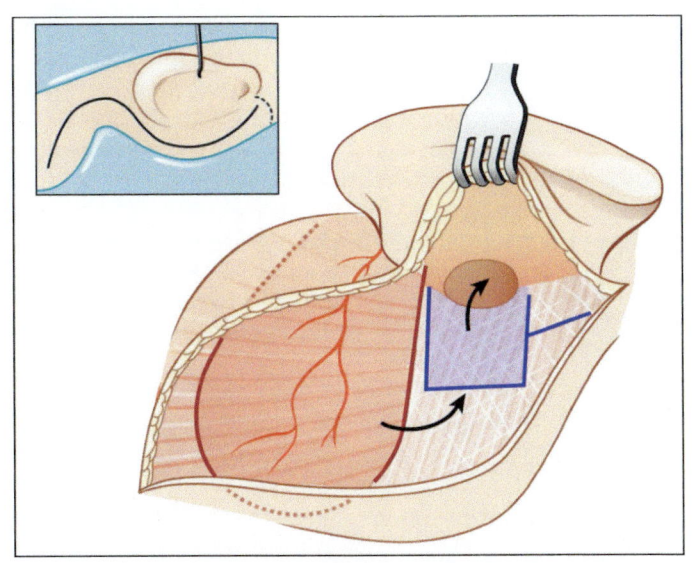

Fig. 13-3. Incisão em formato de "S" e método de confecção dos retalhos. Utilizada como acesso na petrosectomia subtotal em pacientes com histórico de cirurgia prévia ou na necessidade de uso do retalho de músculo temporal.[3]

Exenteração da Fenda Pneumatizada da Orelha Média

A pele recobrindo a porção óssea do conduto é elevada. A dissecção deve ser meticulosa o suficiente para não permitir a presença de epitélio escamoso residual após sua remoção. Nesta primeira etapa, a porção mais lateral é removida para não interferir no processo de **drilagem** subsequente.

A mastoide é exposta amplamente, desde sua ponta até região acima da *linea temporalis*. Uma incisão de relaxamento no músculo temporal e fixação por sutura de reparo pode ser útil para exposição adequada (Fig. 13-6). Anteriormente, a exposição deve se estender sobre o conduto auditivo externo e ser suficiente para visualizar o início do processo zigomático.

A campo de exposição é mantido com o uso de dois **retratores autostáticos articulados**, aplicados superior e inferiormente no sentido anteroposterior.

A mastoidectomia é iniciada na região externa com **drilagem** ampla, acima do nível da dura-máter da fossa média e posterior à posição do seio sigmoide. Tal abordagem permite uma evolução progressiva com remoção de rebordos ósseos e auxilia na identificação das estruturas. Com o processo de **esqueletização**, uma fina camada óssea é deixada íntegra

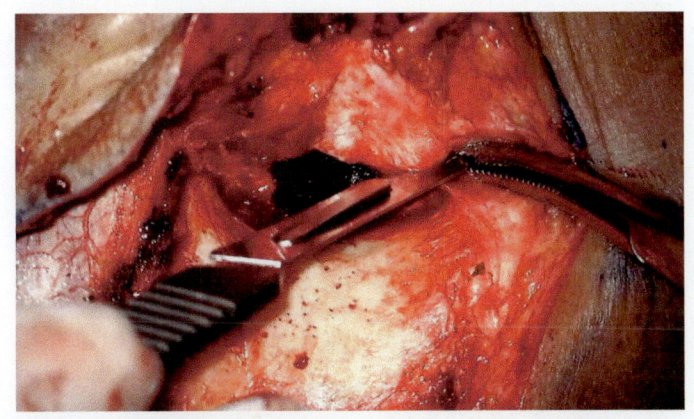

Fig. 13-4. Incisão da parede anterior na transecção do conduto auditivo externo. Uma pinça hemostática curva é utilizada para proteger o tecido da parótida e o nervo facial, evitando danos acidentais.

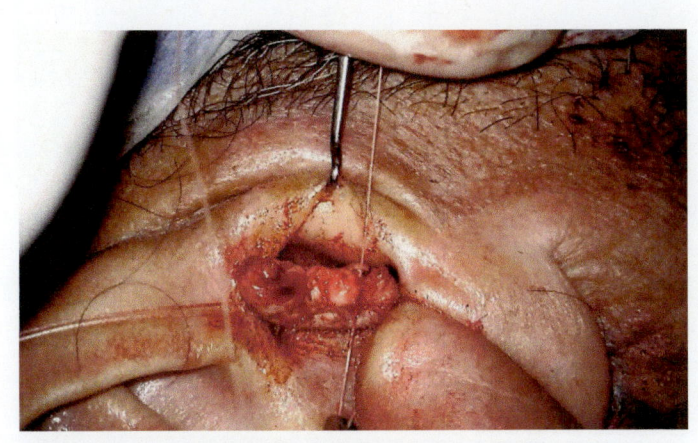

Fig. 13-5. A pele do conduto auditivo externo é evertida e exteriorizada. Três suturas com Vicryl garantem o fechamento da primeira camada do conduto em fundo cego.

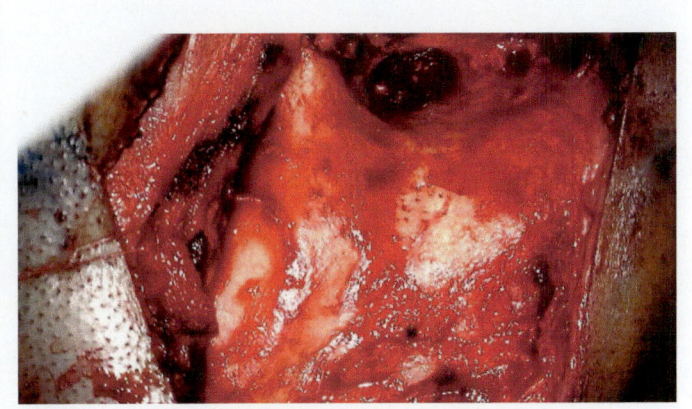

Fig. 13-6. A mastoide é amplamente exposta. Uma incisão de relaxamento no músculo temporal, combinada a uma sutura de reparo auxilia na melhor visualização do campo operatório.

recobrindo a dura e o seio sigmoide, sendo possível identificá-los por visualização através do osso (Fig. 13-7).

As estruturas e espaços são identificados de forma sequencial: dura-máter da fossa média (*tegmen mastoideum*), seio sigmoide, ângulo sinodural, células da ponta da mastoide e antro mastóideo. Nesta etapa, a **drilagem** é realizada com movimentos amplos, lentos e contínuos, com remoção do osso em camadas progressivas de fora para dentro. O conduto auditivo externo é rebaixado simultaneamente até o nível da pele residual, sem atingi-la.

A remoção do epitélio escamoso contido na pele residual e na membrana timpânica é necessária, dando sequência segura ao procedimento, uma vez que a cavidade será obliterada.

A pele no conduto auditivo externo é cuidadosamente elevada com o auxílio de um microdissector (*microdissector Fisch*) até o nível do ânulo timpânico. A membrana timpânica é elevada, dando acesso ao mesotímpano. A articulação incudoestapediana é identificada e separada, com o auxílio do **gancho de 1,5 mm**. Trabalho cuidadoso é necessário na preservação de possível audição residual, nos casos em que se pretenda manter a cápsula ótica. O colo do martelo é seccionado com um **maleótomo**. O tendão do músculo tensor do tímpano é seccionado com o auxílio de **microtesouras Belucci**. Após estas etapas, a membrana timpânica é completamente removida em conjunto com a pele residual no conduto auditivo externo. O nervo corda do tímpano é geralmente ressecado, sendo possível preservá-lo na minoria dos casos, quando não houver infiltração pela doença.

Dando sequência, adequado controle do nervo facial deve ser obtido. A ranhura do músculo digástrico é identificada e, mantendo-se lateral à ranhura, a **drilagem** em direção ao conduto é executada, com identificação progressiva do primeiro ponto de referência do nervo facial: **as fibras periosteais do forame estilomastóideo** (Fig. 13-8).

O rebaixamento do conduto auditivo externo é continuado. Na região superior, acompanhando a esqueletização do **tégmen**, a parede do conduto auditivo externo é removida. A cabeça do martelo e a bigorna são removidas. Na ausência de tecido patológico nesta topografia, outros pontos de referência do nervo facial podem ser identificados: a **porção timpânica do nervo facial** sob visualização direta e seu trajeto inferior ao **canal semicircular lateral**. A borda inferior do **canal semicircular posterior** também pode ser utilizada como referência anatômica, uma vez que a trajetória da porção piramidal do nervo facial é esperada 2 mm anterior a esta estrutura (Fig. 13-9). Tendo pontos de referência suficientes, o rebaixamento do conduto auditivo externo pode ser completado e o canal do nervo facial esqueletizado.

Todos os tratos pneumatizados acessíveis no osso temporal devem ser removidos. Sugere-se utilizar a seguinte ordem de passos: células retrossigmóideas, retrofaciais, retrolabirínticas, supralabirínticas, infralabirínticas, pericarotídeas e supratubárias (Fig. 13-10).[4]

A remoção das células supralabirínticas deve ser executada com cuidado. Conhecimento amplo da anatomia no local é necessário. O espaço está situado entre a dura-máter da fossa média, as porções timpânica, genicular e labiríntica do nervo facial, e as ampolas dos canais semicirculares lateral e superior. Atenção especial deve ser destinada para se evitar dano acidental à porção labiríntica do nervo facial, que tem trajeto limítrofe com este espaço, formando ângulo de menos de 20° com a porção timpânica do nervo facial. Na abordagem efetiva das células infralabirínticas, o cirurgião pode necessitar remover amplamente a porção inferior do osso timpânico, além de esqueletizar o forame carotídeo e o bulbo jugular.

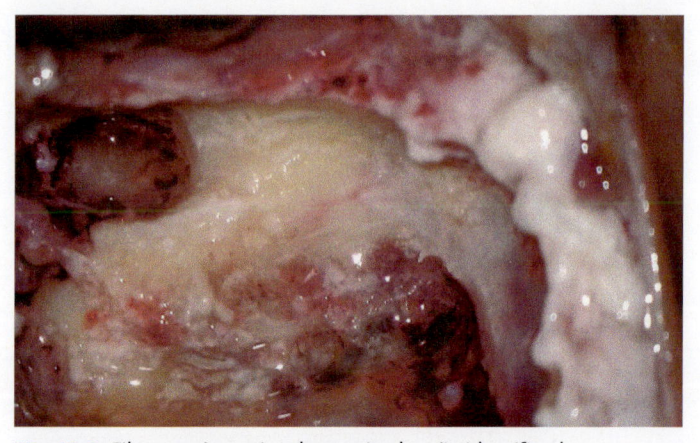

Fig. 13-8. Fibras periosteais esbranquiçadas são identificadas lateralmente, circundando a região do forame estilomastóideo.

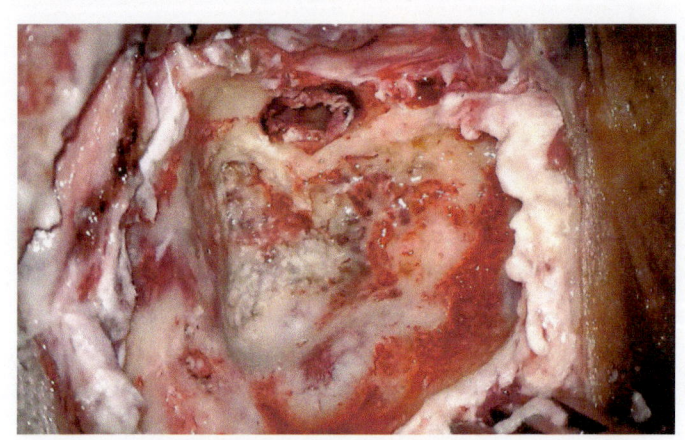

Fig. 13-7. Identificação da dura-máter da fossa média e do seio sigmoide, recobertos por uma fina camada de cortical óssea. Dá-se início ao processo de esqueletização das estruturas.

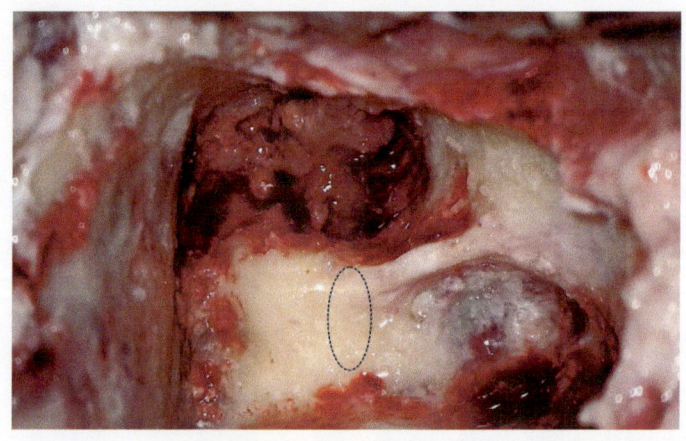

Fig. 13-9. A trajetória da porção piramidal do nervo facial é estimada 2 mm anterior ao bordo inferior do canal semicircular posterior.

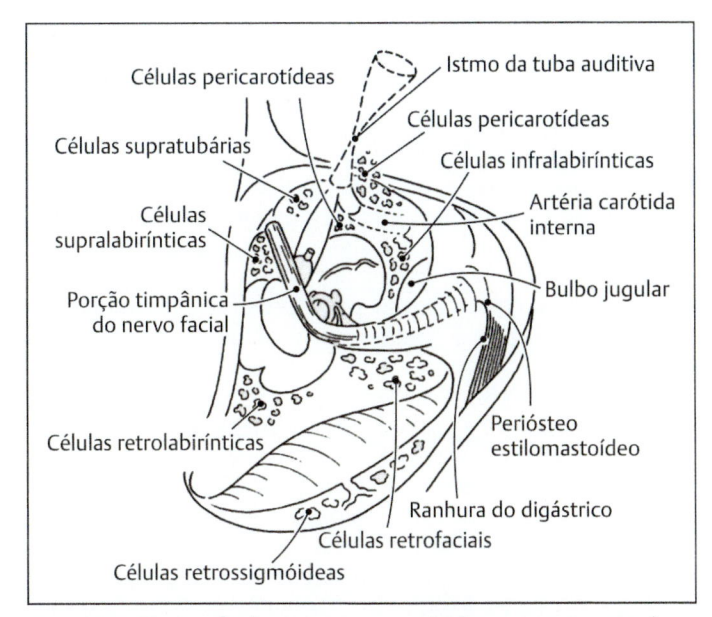

Fig. 13-10. Topografia dos tratos pneumatizados no osso temporal. A exenteração de todos os espaços acessíveis é realizada de forma sistemática.[2]

A remoção da supraestrutura do estribo pode ser realizada com o auxílio de **tesouras de crurotomia**. Este passo evita possível subluxação do estribo durante a remoção da doença por entre as *crura*, além de criar maior espaço para manipulação do nervo facial em procedimentos de descompressão ou transposição. Primeiramente, corta-se a *crus* anterior, seguida da *crus* posterior e, por último, o tendão do estribo.

Obliteração da Tuba Auditiva

O fechamento da tuba auditiva, tal como o fechamento do conduto auditivo externo, constitui passo importante para garantir o isolamento da cavidade operatória, sem contato com o meio externo. A remoção das células pericarotídeas conduz à região medial da tuba auditiva. Nesta etapa, cuidado deve ser tomado quanto à possível presença de deiscência do canal carotídeo. A mucosa residual na região da tuba auditiva é coagulada com **pinça de cauterização bipolar**. A obliteração é efetuada com quantidade suficiente de cera de osso, que é acomodada e moldada ao local com leve pressão efetuada sobre cotonoides (Fig. 13-11). Uma adicional camada com enxerto de músculo ou fáscia é justaposta ao local. Para fixação, pode-se fazer uso de **cola de fibrina.**

Obliteração da Cavidade Operatória

A remoção da ponta da mastoide pode ser executada nesta etapa, de forma opcional. Traz vantagens e desvantagens. Como vantagem, remover este anteparo anatômico possibilita a migração dos tecidos circunjacentes em direção à cavidade, reduzindo o espaço da mesma. Isto é importante em ossos temporais bastante pneumatizados. A desvantagem acaba sendo cosmética, pois a região pode sofrer retração e ser perceptível com o processo cicatricial. Preservar a ponta permite a colocação dos enxertos de gordura de forma mais estável na cavidade, sendo, portanto, nossa opção preferida.

Com a adequada esqueletização da ranhura do músculo digástrico e das fibras periosteais do forame estilomastóideo, tornam-se frágeis os pontos de fixação da ponta da mastoide. Uma leve pressão sobre a mesma conduz a sua fratura. Dissecção cuidadosa é efetuada, sempre justaposta ao osso. Assim, remove-se a fixação dos músculos esternoclidomastóideo e digástrico, com especial atenção na região anterior (pela proximidade do forame estilomastóideo). O procedimento é seguro, utilizando uma **tesoura curva grande** e trabalhando rente ao osso.

Enxertos de gordura abdominal são obtidos nos sítios previamente preparados (quadrante inferior esquerdo do abdome ou periumbilical). A cavidade é preenchida com os enxertos cortados em tamanhos adequados para sua melhor disposição. Cola de fibrina pode auxiliar na fixação, mas o uso não é obrigatório.

Na cirurgia primária, com fáscia temporal preservada, a incisão em formato de "L" utilizada para acesso permite a confecção de um retalho grande da fáscia temporal, pediculado ao longo da *linea temporalis*. O retalho é rodado inferiormente para cobrir por completo os enxertos de gordura. Deve ser fixado por suturas aos tecidos moles adjacentes, preservando o músculo temporal na posição original.

Caso a fáscia temporal não esteja disponível (em cirurgia revisional), ou caso a obliteração da cavidade tenha de ser efetuada com retalho de músculo temporal, a parte superior da incisão em formato de "S" é executada, estendendo-se o corte como programado (Fig. 13-12).[4] Isso dá acesso ao músculo temporal. Um retalho englobando os dois terços posteriores do músculo é confeccionado.

A cauterização previamente aos cortes ajuda a reduzir o sangramento. O músculo é rodado inferiormente em direção à cavidade, sendo fixado aos tecidos moles e ao músculo esternoclidomastóideo. É importante realizar um corte triangular, de aproximadamente 5 mm, na zona de flexão do retalho, para evitar que o músculo protrua em direção à orelha de forma desagradável.

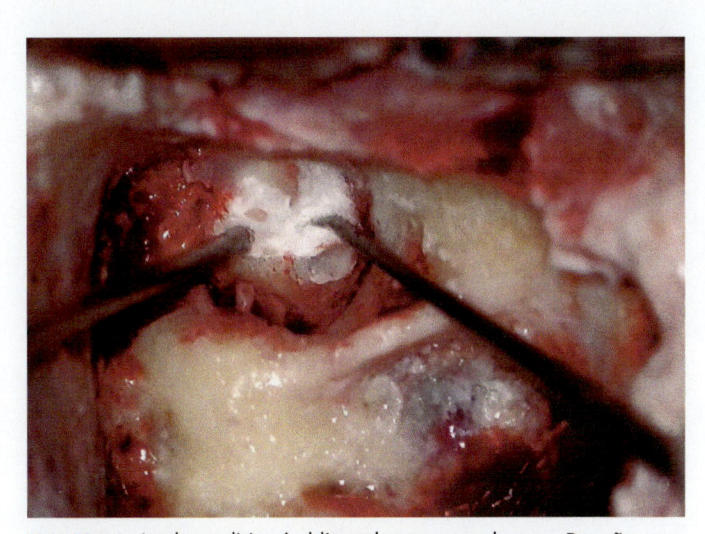

Fig. 13-11. A tuba auditiva é obliterada com cera de osso. Pressão é exercida indiretamente para permitir moldagem adequada. Posteriormente, um enxerto musculotemporal recobre o local, reforçando o fechamento.

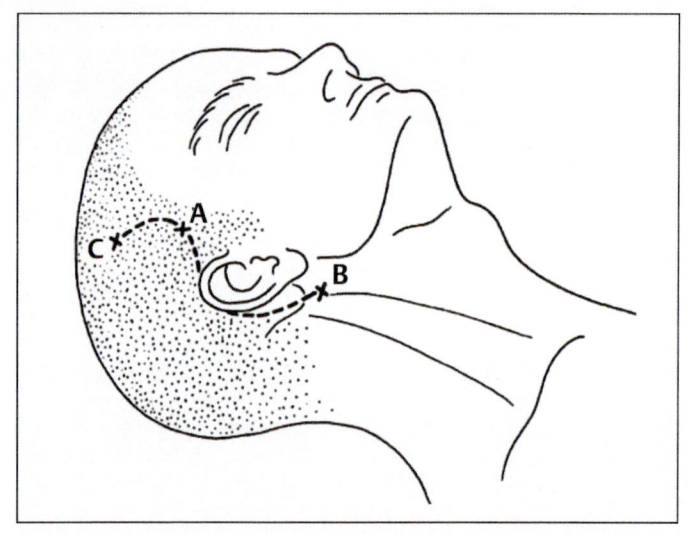

Fig. 13-12. Imagem exemplificando a incisão em formato de "S". Nesta etapa se realiza a parte superior da incisão (A-C) para se ter acesso ao músculo temporal.[2]

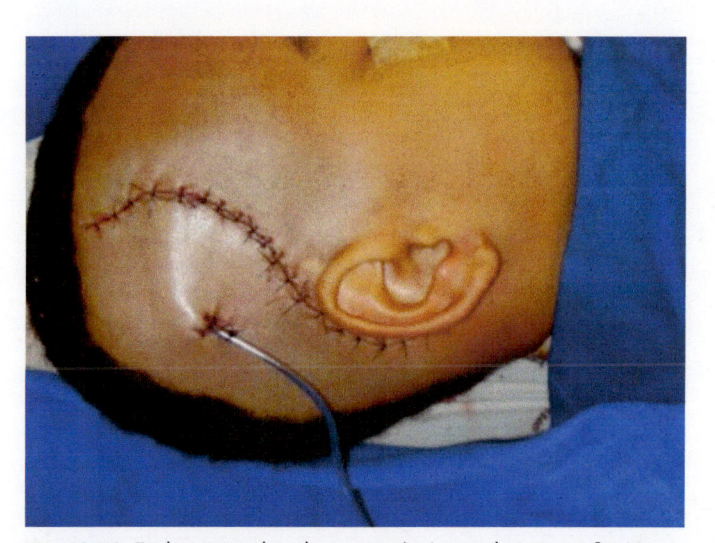

Fig. 13-13. Fechamento dos planos anatômicos e dermatorrafia. Um dreno de sucção é aplicado ao local para evitar coleções. Em casos de fístula liquórica, o dreno de sucção não é recomendado.

A ferida operatória é fechada por camadas e a pele suturada. Utilizam-se, geralmente, pontos simples com fios de *nylon*. Um dreno de sucção é acomodado à porção escamosa do osso temporal (Fig. 13-13). No entanto, em casos de fístula liquórica ativa ou suspeita, não se deve utilizar drenos de sucção. Como alternativas, pode-se não utilizar dreno algum ou utilizar dreno de capilaridade, que deve ser removido no dia seguinte. Realiza-se curativo compressivo com o cuidado de evitar dobrar ou pressionar em demasia o pavilhão auditivo.

ACOMPANHAMENTO PÓS-OPERATÓRIO

O curativo compressivo é mantido por 1-2 dias. O dreno de sucção, se presente, deve ser removido quando apresentar baixo débito (10 mL/24 horas). Se o procedimento necessitou de abertura do espaço subaracnoide, mantém-se o curativo compressivo por 2-5 dias e remove-se o dreno capilar, se utilizado, no primeiro dia após a cirurgia. Os pontos da sutura são removidos em 8-12 dias. A ferida abdominal no local de coleta dos enxertos deve ser revisada, e, caso utilizado dreno, este deve ser removido quando tiver débito baixo. As suturas absorvíveis no conduto auditivo externo são mantidas por 4 semanas, geralmente necessitando sua remoção neste tempo.

Os exames de imagem para seguimento vão depender da patologia para a qual o procedimento foi proposto. De modo geral, aconselha-se realizar tomografia computadorizada do osso temporal com 1 ano de pós-operatório. O exame tem objetivo de estimar se a obliteração da tuba auditiva foi satisfatória, pois é capaz de detectar a presença de ar na cavidade. Uma vez realizado, tal exame tem a vantagem de trazer um *feedback* interessante para o cirurgião, o qual, em aprendizado contínuo, pode avaliar a eficácia de seu trabalho na **drilagem** e exenteração dos tratos celulares do osso temporal.

Na hipótese de se constatar falha na obliteração da tuba auditiva, não parece ser necessária reintervenção, mas destina-se maior atenção ao paciente quando acometido por infecções nas vias aéreas superiores. Na vigência de tais quadros, recomenda-se utilizar antibióticos em suspeitas de etiologia bacteriana, assim como orientar o paciente para não assoar o nariz com força.

Nos casos de otite média crônica colesteatomatosa, a ressonância nuclear magnética em sequências de difusão não ecoplanar pode ser útil na tentativa de excluir doença residual. Não é um procedimento obrigatório, sendo uma opção desde que não haja demais contraindicações para tal.

Inevitavelmente, a petrosectomia subtotal com obliteração da cavidade gera como sequela uma perda auditiva condutiva total. Estratégias de reabilitação auditiva são possíveis e devem ser programadas de forma individualizada.

SITUAÇÕES ESPECIAIS

É importante citar que algumas situações especiais apresentam um racional específico para uso desta abordagem, assim como possíveis adaptações na técnica.

Lesões Acometendo a Cápsula Ótica

O sítio operatório habitual apresenta limites anatômicos precisos. No entanto, alguns processos patológicos não respeitam tais limites. O cirurgião deve estar preparado para lidar com variáveis situações. Doenças acometendo as estruturas da orelha interna, assim como regiões adjacentes de difícil acesso, podem necessitar da remoção da cápsula ótica. Nestes casos, é comum o fato de as funções vestibulococleares já estarem gravemente comprometidas.

Otorreia Crônica

Patologias envolvendo o osso temporal podem determinar otorreia crônica persistindo mesmo após múltiplas cirurgias. Fatores associados a esta situação costumam ser: quadros inflamatórios crônicos, más condições de ventilação, presença de doença residual, imunidade local alterada e viabilidade tecidual comprometida. Há relatos na literatura de pacientes submetidos a múltiplas cirurgias sem sucesso.[5] Em um dos casos, o paciente teve de ser submetido a 26 intervenções cirúrgicas.[6] A petrosectomia subtotal pode ser empregada nestes casos. A exenteração de todos tratos pneumatizados acessíveis (removendo amplamente doença e mucosa inflamada) e a obliteração da cavidade operatória são os racionais para se obter sucesso no controle destes casos.

A situação ideal se apresenta na vigência de otorreia crônica/infecções recorrentes e perda auditiva severa/profunda, quando não há chances para reconstrução da orelha média. Tais pacientes não se beneficiam dos conceitos de cirurgia cavidade aberta ou de obliteração da mastoide, mas se beneficiam da petrosectomia subtotal.

Infecção Ativa da Cavidade

Em pacientes apresentando infecção ativa no osso temporal, especialmente se irradiação local prévia, quando o controle não tenha sido suficiente após término do procedimento, não se recomenda o uso de enxertos de gordura para obliteração da cavidade. Há risco de infecção e necrose do enxerto. Nestes casos, o uso isolado de retalho vascularizado do músculo temporal é apropriado.

A opção de não obliterar a cavidade pode ser tomada em alguns casos, desde que o procedimento não tenha resultado em dura-máter exposta ou fístula liquórica ativa. São casos de exceção em que uma meatoplastia ampla deve ser executada.

Fístula Liquórica

A petrosectomia subtotal pode ser utilizada no controle das fístulas liquóricas, sejam elas traumáticas, congênitas, espontâneas ou iatrogênicas. Deve-se ponderar a indicação da técnica com a inevitável perda auditiva condutiva resultante do procedimento. No entanto, a petrosectomia subtotal traz a segurança de criar sobreposição de barreiras na contenção da fístula. É utilizada como terapia de resgate para fístulas liquóricas recidivadas por falha em demais abordagens.[7] Em algumas situações, como a de pacientes portadores de malformações da orelha interna, candidatos à cirurgia de implante coclear, a técnica pode ser utilizada de forma profilática na tentativa de antecipar possível complicação com *gusher*. A incisão da pele em formato de "L" pode ser efetuada regularmente na cirurgia de implante coclear. Dentre outras vantagens, tal acesso permite a conversão para petrosectomia subtotal se o paciente apresentar fístula liquórica durante o procedimento.

Nas fístulas de alto débito, cuidado deve ser tomado para garantir uma barreira de fechamento eficaz. Nestes casos não se recomenda utilizar dreno de sucção. Se necessário, apenas um dreno por capilaridade, que deve ser removido no dia seguinte. O objetivo é evitar solução de continuidade na pele. Este racional também é aplicado quando programada cirurgia concomitante de prótese auditiva ancorada no osso, modelo percutâneo. Sugere-se realização em dois estágios ou em um segundo momento, para não comprometer a barreira eficaz de contenção da fístula.

Implantes Auditivos

A petrosectomia subtotal pode ser combinada ao uso de dispositivos auditivos implantáveis. A característica de cada uma destas tecnologias é variável, com critérios de indicação específicos. O julgamento da melhor alternativa para reabilitação auditiva engloba uma série de fatores: integridade da cóclea e nervo coclear, reserva coclear, interferência e viabilidade para exames de imagem no adequado controle pós-operatório. A opinião e consentimento do paciente é de grande importância nesta decisão. As expectativas quanto aos possíveis resultados devem estar bem alinhadas.

Uma vez definidas as alternativas de reabilitação, nos casos aplicáveis, o procedimento pode ser executado de forma concomitante à petrosectomia subtotal ou em segundo estágio. A decisão é individualizada conforme a patologia em questão.

Algumas variações na técnica anteriormente descrita podem ser úteis.

Implante Coclear com Petrosectomia Subtotal

O uso da petrosectomia subtotal associada ao implante coclear foi descrito há mais de 20 anos.[6,8] Inicialmente, ressaltava-se sua aplicação em pacientes que tinham critérios audiológicos adequados, mas que acabavam tendo o procedimento negado em virtude das chamadas **contraindicações locais**.[8]

Nos dias atuais, a técnica se tornou amplamente aceita.[9,10] É particularmente útil em casos de otite média crônica (colesteatomatosa ou não), assim como pós-operatórios de cavidade aberta. A técnica possibilita a máxima exposição do osso temporal, com grande chance de remoção radical do processo patológico (mínima chance de doença residual). Evita recorrência da doença (pele e membrana timpânica são removidas), além de limitar o risco de meningite por isolar a cavidade do meio externo no processo de obliteração.[9]

A petrosectomia subtotal atualmente transpõe as suas indicações clássicas e passa a ser utilizada como técnica de acesso na cirurgia do implante coclear. Isto é relevante em situações com risco elevado para fístula liquórica/*gusher* ou quando a exposição máxima do promontório para acesso à cóclea deve ser obtida (como nos casos de obliteração/ossificação extensa da cóclea).

Os pacientes candidatos a implante coclear com petrosectomia subtotal podem-se apresentar em duas situações: com ou sem cirurgias prévias. Nos casos já operados, o tecido periosteal na mastoide provavelmente estará comprometido. Esta distinção entre cirurgia primária ou revisional traz pequenas modificações na técnica de acesso da petrosectomia subtotal.

Na petrosectomia subtotal com implante coclear como cirurgia primária, é utilizada a incisão em formato de "L". O descolamento da pele e tecido subcutâneo cria um retalho pediculado posteriormente. Para fechamento do conduto, é necessário criar um pequeno retalho periosteal, semelhante à técnica clássica acima descrita. O tecido periosteal restante é incisado superiormente até a *linea temporalis*. Inferiormente realiza-se o corte contornando a ponta da mastoide. Cria-se um retalho musculoperiosteal pediculado posterossuperiormente. No final do procedimento, uma pequena falha tecidual constará na região do periósteo utilizado para fechamento do conduto auditivo externo. A falha pode ser preenchida com um enxerto de fáscia temporal fixado por suturas. Isto vai manter os enxertos de gordura contidos, obliterando a cavidade operatória. Nas indicações primárias, não é necessário confeccionar retalho do músculo temporal, o qual ocupa seu local habitual contribuindo para proteção do componente interno do implante coclear. Dispensa-se, nestes casos, o uso de dreno de sucção.

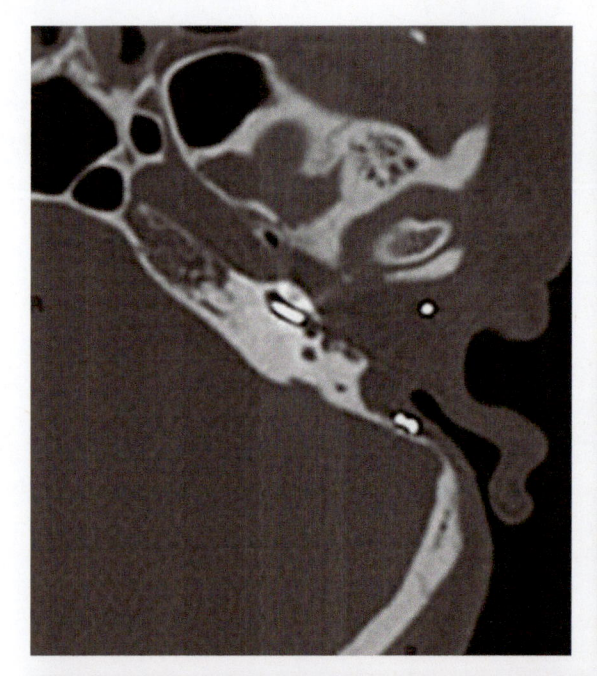

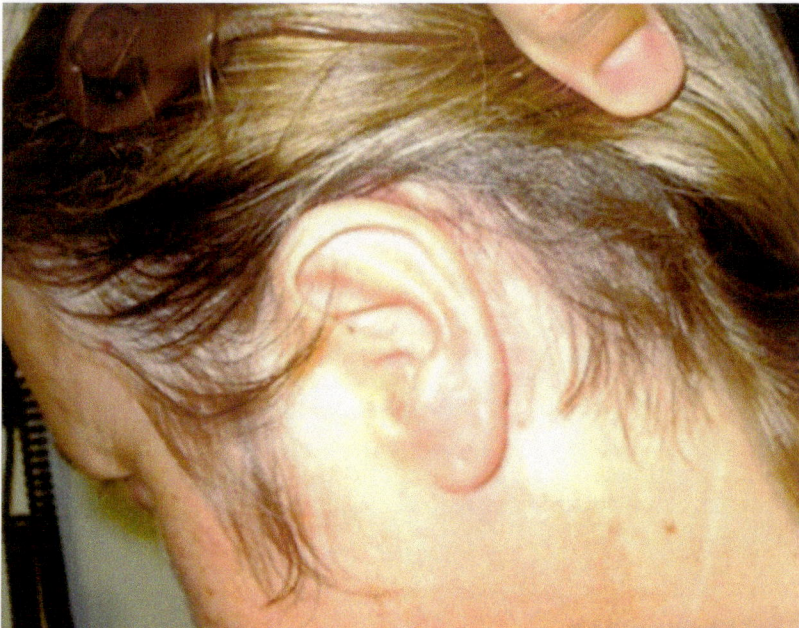

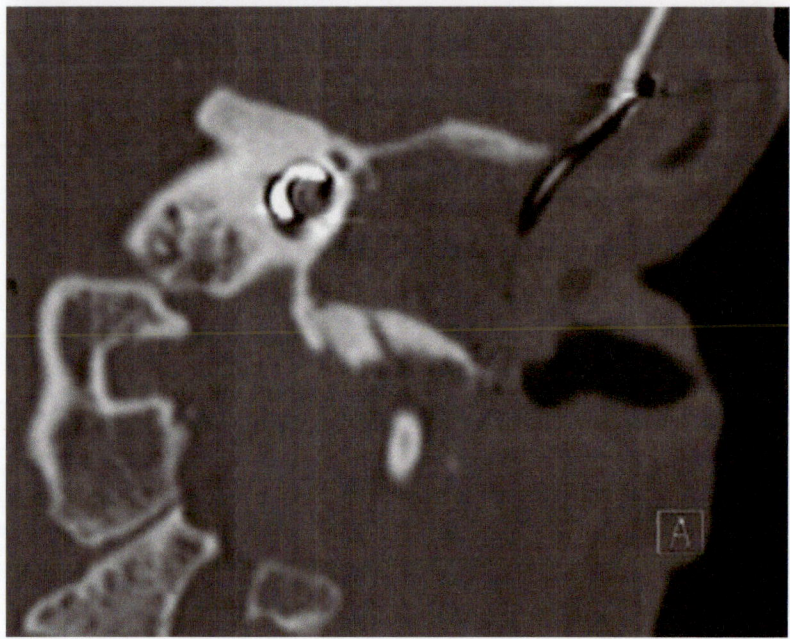

Fig. 13-14. Aspecto pós-operatório em cirurgia de petrosectomia subtotal com implante coclear. A tomografia computadorizada de ossos temporais demonstra posicionamento correto dos eletrodos. Pode-se verificar a exenteração dos tratos pneumatizados do osso temporal.

A população de pacientes candidatos à petrosectomia subtotal com implante coclear é representada por casos revisionais em sua maioria, uma vez que costumam ser frutos de uma sequência evolutiva desfavorável de otites crônicas. Nestes casos, o acesso tradicional em formato de S é executado (Fig. 13-14). O retalho periosteal remanescente geralmente é suficiente para a segunda camada de fechamento do conduto auditivo externo. É comum a presença de meatoplastia (da cirurgia prévia), o que não impede, mas dificulta a eversão e fechamento da pele na primeira camada. Esta etapa deve ser executada de forma minuciosa e com cuidado. Ao término do procedimento, o retalho do músculo temporal é confeccionado para fechamento da cavidade.

A cirurgia pode ser executada em um ou dois estágios. Na presença de otorreia com supuração contínua, cavidades pós-operatórias instáveis e úmidas, colesteatomas extensos ou ossos temporais previamente irradiados, sugere-se realização em dois estágios.[9]

Implante Ativo de Orelha Média e Petrosectomia Subtotal

O uso da petrosectomia subtotal associada ao sistema *Vibrant Soundbridge* foi descrito em 2009.[11] O procedimento pode ser útil em pacientes com otite média crônica ou osteorradionecrose e perda auditiva mista. Em tais situações, a presença de otorreia crônica ou alterações anatômicas podem impossibilitar o uso de aparelhos auditivos convencionais. No racional de indicação, somam-se as vantagens da petrosectomia subtotal para resolução segura da otorreia com o benefício compensatório da vibroplastia na reabilitação auditiva. Em decorrência do *status* comprometido da cadeia ossicular, subsequente à petrosectomia subtotal, a técnica de acoplamento à janela redonda é utilizada. O procedimento serve como alternativa aos aparelhos auditivos ancorados no osso e tem estabilidade de resultados no longo prazo.[12]

Prótese Auditiva Ancorada no Osso e Petrosectomia Subtotal

A petrosectomia subtotal apresenta múltiplas indicações. Como sequela do procedimento, a perda auditiva condutiva total é inevitável. O uso de aparelho auditivo convencional não é possível, uma vez que o conduto auditivo externo está fechado. No entanto, a reserva coclear, estimada pelos limiares auditivos de via óssea, pode variar desde a normalidade até a completa perda de função.

Na perda auditiva puramente condutiva, ou nas perdas mistas com limiares razoáveis de via óssea, a prótese auditiva ancorada no osso pode servir como estratégia de reabilitação para orelha ipsilateral.

Quando não for possível preservar a cápsula ótica na petrosectomia subtotal ou em situações patológicas em que o dano sensorial seja severo, pode-se indicar a prótese auditiva ancorada no osso para estimular a orelha contralateral (efeito *CROS*), na tentativa de melhorar a discriminação da fala e remover o efeito sombra da cabeça. Os limiares auditivos na orelha contralateral devem ser avaliados e permitir a execução desta estratégia.

Em ambas indicações, é mais comum o uso dos dispositivos percutâneos. Os mesmos interferem menos nas avaliações por imagem, pois têm menor janela de sombra na ressonância nuclear magnética. É importante salientar que o local de implantação destes dispositivos pode ter sua anatomia alterada, por conta do retalho do músculo temporal criado na petrosectomia subtotal.

O procedimento pode ser executado de forma concomitante à petrosectomia subtotal em um ou dois estágios. Quando o procedimento cirúrgico envolver a abertura do espaço subaracnoide, é recomendável a implantação do dispositivo em dois estágios ou em segundo momento. Nestas situações, as vantagens da petrosectomia subtotal em conter uma evolução para fístula liquórica não podem ser quebradas pela presença do dispositivo percutâneo.

Racional para Uso da Petrosectomia Subtotal no Implante de Tronco Encefálico

As situações clínicas para candidatura ao implante de tronco encefálico costumam ser complexas. A característica comum nestes pacientes, além da perda auditiva profunda bilateral, é o fato de não se poder contar com a viabilidade da cóclea ou do nervo coclear.

As vias de acesso utilizadas costumam ser retrossigmóidea ou translabiríntica. Conforme a indicação, o procedimento de implantação ocorre concomitante à ressecção do tumor no ângulo pontocerebelar, como no caso de pacientes com neurofibromatose tipo 2. Dentre as complicações mais frequentes podemos citar a fístula liquórica, algumas vezes necessitando reintervenção cirúrgica para correção. Menos frequentemente, mas não menos grave, meningite e contusão cerebelar podem ocorrer.[13]

Uma possível alternativa para minimizar tais complicações seria a utilização da petrosectomia subtotal, junto ao acesso transótico ao ângulo pontocerebelar. Otimizar a ressecção do tumor, melhorar a visualização e identificação das estruturas, assim como possibilitar selamento adequado para prevenir complicações seriam os racionais para uso da técnica.

As limitações seriam casos de incerteza quanto à capacidade de preservação ou quanto à função adequada do nervo coclear (como nos tumores de ângulo pontocerebelar). A indicação para implante coclear ou implante de tronco encefálico pode ser limítrofe e a decisão tomada no intraoperatório. Nestes casos, não estaria indicada a remoção da cóclea, como no acesso transótico habitual.

MENSAGEM FINAL AO LEITOR E AGRADECIMENTOS

Neste capítulo foram resumidos aspectos técnicos e fundamentos para utilização da petrosectomia subtotal em diversas situações. O procedimento em si é considerado o primeiro passo do cirurgião na cirurgia de base lateral do crânio.

O desenvolvimento desta técnica viabilizou o acesso a regiões nunca antes exploradas, criando alternativas curativas em vez de paliativas. Tal proeza é fruto da dedicação, estudo e trabalho de muitos profissionais, em especial do idealizador desta técnica.

O professor Ugo Fisch sempre prezou pelos detalhes. Aprendeu e ensinou que cada detalhe pode ser o *turning point* para o sucesso. Aplicou este princípio nas suas cirurgias e no ensino. Estimulou o interesse e a propagação do conhecimento, com especial interesse voltado à base lateral do crânio.

Os autores deste capítulo prestam sinceras homenagens ao médico, mentor e amigo Ugo Fisch.

RECURSOS COMPLEMENTARES

Alguns casos clínicos exemplificando o uso da técnica são disponibilizados para apreciação do leitor:

Alguns vídeos estão disponíveis on-line no canal Luzern Otology and Skull Base Surgery na plataforma YouTube: https://www.youtube.com/channel/UCJALlaWAwcPORjoPCHb1ElQ.

O *website* da *Fisch International Microsurgery Foundation* também contém materiais didáticos em vídeo: www.fimf.ch.

REFERÊNCIAS BIBLIOGRÁFICAS

1. Coker NJ, Jenkins HA, Fisch U. Obliteration of the middle ear and mastoid cleft in subtotal petrosectomy: Indications, technique, and results. Ann Otol Rhinol Laryngol. 1986;95(1):5-11.
2. Fisch U, Mattox D. Microsurgery of the skull base. Stuttgart, Germany: Georg Thieme Verlag; 1988.
3. Szymański M, Ataide A, Linder T. The use of subtotal petrosectomy in cochlear implant candidates with chronic otitis media. Eur Arch Oto-Rhino-Laryngology. 2016;273(2):363-70.
4. Fisch U, Mattox D. Microsurgery of the Skull Base. Stuttgart, Germany: Georg Thieme Verlag; 1988.
5. Prasad SC, Roustan V, Piras G, Caruso A, Lauda L, Sanna M. Subtotal petrosectomy: Surgical technique, indications, outcomes, and comprehensive review of literature. Laryngoscope. 2017;127(12):2833-42.

6. Issing PR, Schönermark MP, Winkelmann S, et al. Cochlear implantation in patients with chronic otitis: Indications for subtotal petrosectomy and obliteration of the middle ear. Skull Base Surg. 1998;8(3):127-31.
7. Thomeer HGXM, Schreurs C, van Doormaal TPC, Straatman LV. Management and outcomes of spontaneous cerebrospinal fluid otorrhoea. Front Surg. 2020:1-7.
8. Bendet E, Cerenko D, Linder TE, Fisch U. Cochlear implantation after subtotal petrosectomies. Eur Arch Oto-Rhino-Laryngology. 1998;255(4):169-74.
9. Szymański M, Ataide A, Linder T. The use of subtotal petrosectomy in cochlear implant candidates with chronic otitis media. Eur Arch Oto-Rhino-Laryngology. 2016;273(2):363-70.
10. Free R H, Falcioni M, Di Trapani G, et al. The role of subtotal petrosectomy in cochlear implant surgery-a report of 32 cases and review on indications. Otol Neurotol. 2013;34(6):1033-40.
11. Linder T, Schlegel C, DeMin N, Van Der Westhuizen S. Active middle ear implants in patients undergoing subtotal petrosectomy: New application for the vibrant soundbridge device and its implication for lateral cranium base surgery. Otol Neurotol. 2009;30(1):41-7.
12. Henseler MA, Polanski JF, Schlegel C, Linder T. Active middle ear implants in patients undergoing subtotal petrosectomy: long-term follow-up. Otol Neurotol. 2014;35(3):437-41.
13. Deep NL, Roland JT. Auditory brainstem implantation: candidacy evaluation, operative technique, and outcomes. Otolaryngol Clin North Am. 2020;53(1):103-13.

Seção II ACESSO PARA FOSSA INFRATEMPORAL – FISCH TIPO A
Ronaldo Nunes Toledo • Silvio da Silva Caldas Neto • Oswaldo Laercio Mendonça Cruz

JUSTIFICATIVA

Esse acesso permite a visualização do forame jugular, artéria carótida interna e nervo facial, além das estruturas da orelha média e do labirinto (cóclea e canais semicirculares). Dependendo da extensão da lesão, usualmente permite a preservação do nervo facial, artéria carótida interna e labirinto, deixando como sequela própria do acesso uma perda auditiva condutiva pela remoção das estruturas da orelha externa e média. Hoje em dia, na maioria das cirurgias para remoção de paragangliomas, consegue-se também a preservação funcional dos nervos bulbares (IX, X e XII).

INDICAÇÕES

Esse acesso é indicado, fundamentalmente, para a abordagem do forame jugular, da região infralabiríntica, e região medial e anterior da porção ascendente da artéria carótida interna petrosa. Dependendo do desenvolvimento do osso temporal, usualmente permite também o acesso à porção medial da carótida horizontal em direção ao ápice petroso.

Desta forma, sua principal indicação é para tratamento cirúrgico dos paragangliomas jugulo-timpânicos tipo C1, C2 e alguns C3 da classificação de Fisch, podendo também ser empregado nos tumores com extensão intracraniana, tanto extradurais (De) quanto intradurais (Di), pois permite o acesso à fossa posterior através da meninge pré-sigmóidea e retrolabiríntica, à semelhança do acesso pré-sigmóideo.

Da mesma forma, outros tumores do forame jugular, como schwannomas e meningiomas, podem ser abordados por meio desta técnica.

ANATOMIA CIRÚRGICA

Como veremos a seguir, esse acesso exige a remoção de toda a apófise mastoide e do osso timpanal, como em uma petrosectomia subtotal, para a exposição de todas as estruturas intratemporais: caixa do tímpano, nervo facial, bulbo da jugular (anteroinferiomente), cóclea, canais semicirculares (limite medial), artéria carótida interna (limite anterior), dura-máter da fossa média (limite superior), seio sigmoide e dura-máter da fossa posterior (limite posterior). Inferiormente, o acesso temporal se encontra com o acesso cervical que nos apresenta a artéria carótida interna e a veia jugular interna nos seus trajetos cervicais, o nervo facial no seu trajeto extratemporal, e, os nervos IX, X, XI e XII nas suas respectivas posições no pescoço.

Para melhor visualização do limite posterior e inferior do forame jugular e lesões mais extensas, é sempre desejável a retirada do ventre posterior do músculo digástrico e do esternoclidomastóideo, que são rebatidos inferiormente.

TÉCNICA CIRÚRGICA

Alguns dos passos da descrição técnica a seguir são específicos para a cirurgia do paraganglioma, que é o tumor mais comum dessa região. Porém, de modo geral, é a mesma para qualquer lesão do forame jugular.

Posicionamento

Paciente em decúbito dorsal com a cabeça fletida para o lado oposto ao da cirurgia. Usualmente colocamos um coxim sob o ombro de modo a proporcionar um estiramento do pescoço, o que facilita a dissecção cervical.

Incisão

Inicia-se na região temporal, aproximadamente 3 cm acima do limite anterior do pavilhão auricular (não prolongando anteriormente para evitar lesão da artéria temporal superficial e ramo frontal do nervo facial), estendendo-se pela região retroauricular com forma circular descendente, até o bordo anterior do músculo esternocleidomastóideo, onde inicia trajeto inferior cervical acompanhando este músculo até o nível da bifurcação carotídea ou osso hioide (Fig. 13-15).

Retalho Musculoperiosteal

O retalho musculoperiosteal é pediculado superiormente. Inicia-se com a incisão anterior, contornando o canal auditivo externo a aproximadamente 1 cm, prolongando-se superiormente até a região da linha temporal. A incisão inferior desinsere porção inferior do músculo temporal e esternocleidomastóideo da ponta da mastoide e ganha trajeto ascendente a pelo menos 3 a 4 cm do limite anterior até o nível superior da incisão anterior. É então rebatido superiormente expondo toda a região mastóidea e occipitomastóidea. Durante a realização da incisão posterior do retalho musculoperiostal, cuidado especial deve ser dado às artérias e veias occipitais, que podem ser facilmente lesionadas na porção posteroinferior da incisão (Fig. 13-16).

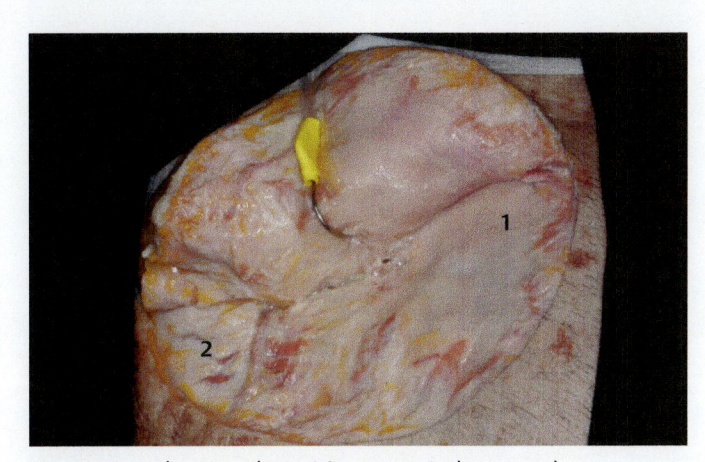

Fig. 13-15. Lado esquerdo. Incisão retroauricular com pele e subcutâneo rebatidos anteriormente com exposição do retalho musculoperiosteal. *1.* Região do músculo temporal; *2.* região cervical.

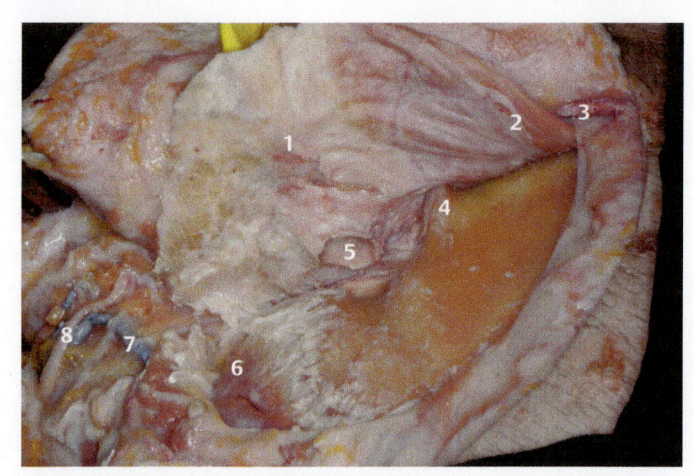

Fig. 13-16. Retalho musculoperiosteal rebatido anteriormente (usualmente na cirurgia faz-se a incisão anterior, aqui na peça não representada) com incisão transfixante do conduto auditivo externo (5) e exposição da cortical óssea. *1.* Retalho musculoperiosteal, *2.* parte do músculo temporal compondo o retalho musculoperiosteal; *3.* artéria temporal superficial; *4.* raiz do zigoma; *6.* inserção do músculo esternoclidomastóideo na apófise mastóidea; *7.* veia occipital; *8.* nervo auricular magno.

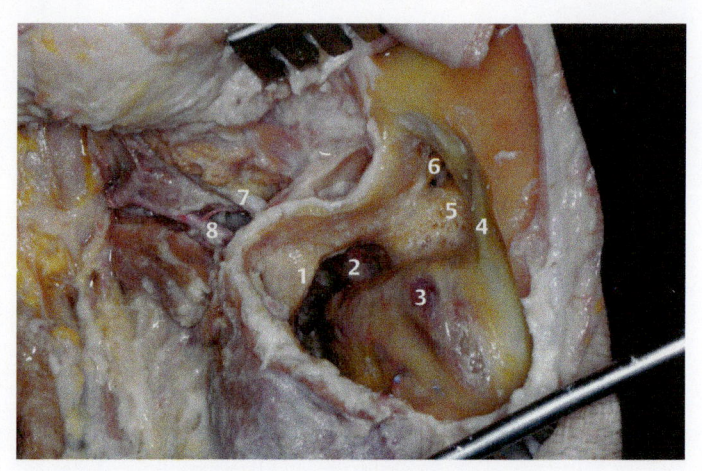

Fig. 13-17. Mastoidectomia com esqueletização de reparos anatômicos. *1.* Incisura digástrica; *2.* bulbo jugular; *3.* seio sigmoide; *4.* dura da fossa média esqueletizada; *5.* bloco labiríntico; *6.* apófise curta da bigorna; *7.* nervo facial extratemporal; *8.* artéria occipital.

Oclusão do Canal Auditivo Externo (CAE)

Descolando o pequeno retalho musculoperiosteal remanescente anteriormente, realiza-se a incisão transfixante do CAE incluindo a sua porção anterior, prolongando-se até a glândula parótida. Realiza-se a dissecção dos contornos do CAE removendo parte da sua estrutura cartilaginosa. A pele e tecido subcutâneo remanescente são evertidos lateralmente (para fora do CAE) e suturado para sua oclusão. A partir do pequeno retalho musculoperiosteal anterior e tecido subcutâneo, realiza-se, a seguir, um segundo retalho posicionado anterior e inferiormente para vedar a porção do CAE que foi evertida.

Mastoidectomia

Realiza-se a seguir a remoção de toda mastoide, incluindo sua ponta, com a remoção da inserção muscular (músculos digástrico e esternoclidomastóideo). Faz-se a esqueletização do seio sigmoide, expondo-se a dura pré- e retrossigmóidea. Identifica-se a porção mastóidea do nervo facial e, com a ressecção das células retrofaciais, atinge-se o limite posterior do forame jugular ou da lesão tumoral. Em muitos casos, no entanto, o tumor se estende para a cavidade mastoide, sendo necessária sua remoção para a identificação das estruturas mencionadas (Fig. 13-17).

Dissecção Cervical

Nesta etapa costumamos realizar a dissecção cervical para nos fornecer os reparos anatômicos necessários à dissecção da lesão após a finalização da petrosectomia subtotal. Como mencionado, a etapa cervical identifica o nervo facial extratemporal até a parótida e, inferiormente, os grandes vasos (artéria carótida e veia jugular interna) e nervos IX, X, XI, e XII, com liberação inferior dos músculos esternoclidomastóideo e digástrico. Essa dissecção deve-se prolongar o mais superiormente possível para a visualização dos limites inferiores do forame jugular ou do tumor (Figs. 13-18 e 13-19).

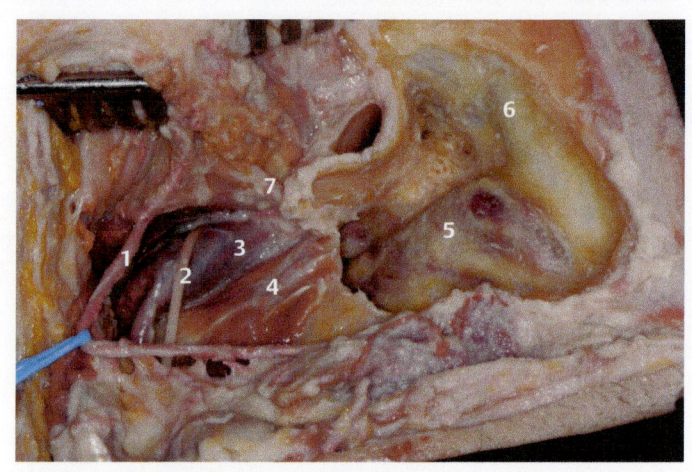

Fig. 13-18. Mastoidectomia e exposição da região cervical alta. *1.* Artéria occipital; *2.* nervo acessório; *3.* veia jugular interna; *4.* músculo retolateral da cabeça; *5.* seio sigmoide; *6.* dura da fossa média esqueletizada; *7.* nervo facial extratemporal.

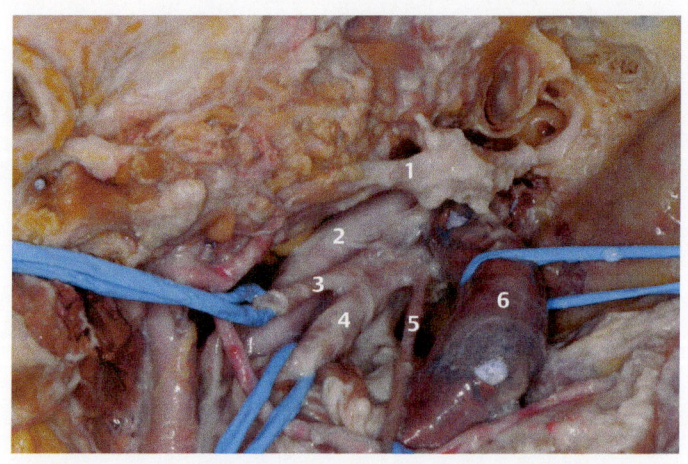

Fig. 13-19. Visão cervical do forame jugular. *1.* Nervo facial; *2.* artéria carótida interna; *3.* nervo glossofaríngeo; *4.* nervo vago; *5.* nervo acessório; *6.* veia jugular interna.

Petrosectomia Subtotal

Remove-se o osso timpanal e estruturas remanescentes do CAE, incluindo a membrana timpânica, martelo e bigorna. Usualmente preserva-se o estribo. Após a remoção do osso timpanal e estruturas do CAE e caixa do tímpano, podemos identificar a artéria carótida interna, no seu trajeto ascendente, joelho e início do segmento horizontal removendo-se os limites ósseos da tuba auditiva e parede posterior da articulação temporomandibular (ATM). Nesta fase é possível identificar os limites anterior e superior do forame jugular ou do tumor (Fig. 13-20).

Manejo do Nervo Facial Intratemporal

O nervo facial permanece, inicialmente, na sua posição realizando-se a remoção de todas as células infrafaciais e porção posterior do osso timpanal, unindo-se os espaços anterior e posterior, ficando o facial dentro de uma ponte óssea sobre os limites laterais do forame jugular. Preferimos sempre tentar manter o facial na sua posição original, protegido por um invólucro ósseo. Porém, isso obriga o cirurgião a trabalhar anteriormente, posteriormente e medialmente ao nervo para a dissecção do forame jugular, mas proporciona resultado funcional quase sempre melhor que a transposição anterior do facial. Em casos de lesões com extensão anterior ao forame jugular e envolvimento circunferencial da artéria carótida interna petrosa, a transposição anterior do nervo facial facilita o manejo do tumor e um controle mais seguro da artéria carótida interna. Para isso, é necessário esqueletizá-lo desde o forame estilomastóideo até o gânglio geniculado e removê-lo do seu canal ósseo, rotacionando-o anteriormente, expondo completamente o forame jugular e artéria carótida interna petrosa. Dependendo da extensão da ressecção óssea superior ao CAE e havendo osso remanescente na raiz do zigoma, cria-se um neocanal ósseo para acomodar o facial que será suturado anteriormente à parótida por meio dos remanescentes fibrosos que o envolve na região do forame estilomastóideo (Figs. 13-21 e 13-22).

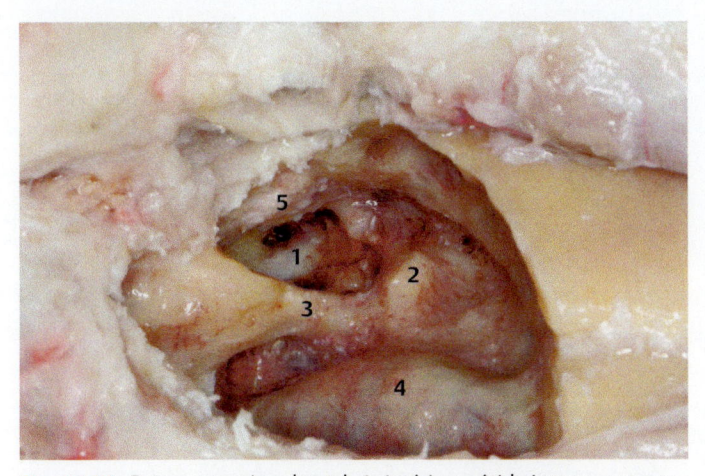

Fig. 13-20. Petrosectomia subtotal. *1.* Artéria carótida interna petrosa; *2.* canal lateral; *3.* canal ósseo com nervo facial – segmento mastóideo; *4.* seio sigmoide; *5.* cápsula da articulação temporomandibular.

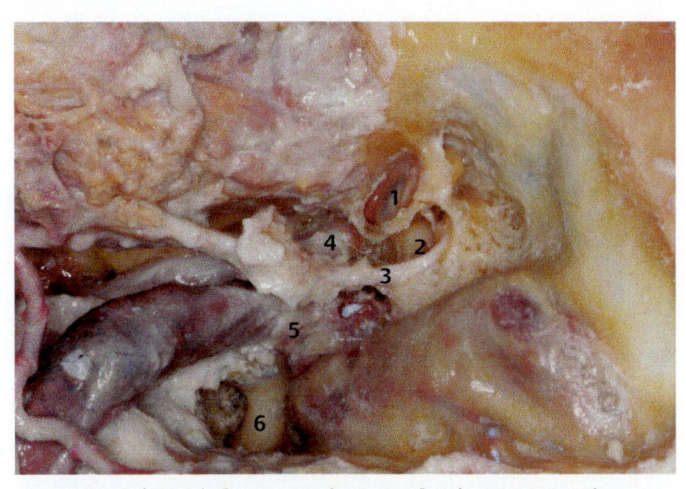

Fig. 13-21. Relação do forame jugular, nervo facial e estruturas adjacentes. *1.* Membrana timpânica; *2.* janela redonda; *3.* nervo facial; *4.* artéria carótida interna petrosa, visão do seio sigmoide até a veia jugular interna com o bulbo jugular (5) em evidência e o canal do hipoglosso (6).

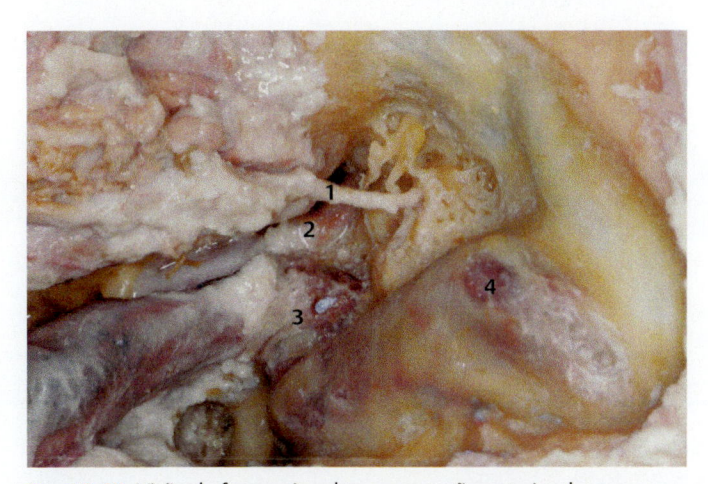

Fig. 13-22. Visão do forame jugular com rotação anterior do nervo facial (1). *2.* Artéria carótida interna petrosa; *3.* bulbo da jugular; *4.* seio sigmoide.

Ligadura do Seio Sigmoide

É um passo específico para a cirurgia dos paragangliomas. Após toda a exposição do forame jugular ou do tumor, procede-se à ligadura do seio sigmoide para iniciar-se a remoção tumoral. Para tal é necessário remover todo osso sobre o seio sigmoide e da dura-máter anterior (pré-sigmóidea) e posterior (pós-sigmóidea) ao mesmo. Normalmente realizamos uma ligadura extradural, criando-se um túnel interdural, dissecando-se os folhetos da dura-máter que delimitam posteriormente o seio sigmoide e a fossa posterior. Isso permite a ligadura do seio sem abertura da fossa posterior e a ocorrência de fístula liquórica já nesta etapa.

Dissecção do Tumor

No caso do paraganglioma, incisa-se o seio sigmoide e procede-se a dissecção e remoção de superior para inferior do tumor até o forame jugular. A parede posterior do seio sigmoide deve ser mantida para proteção dos nervos bulbares que estão posteriormente à mesma no forame jugular. Ao penetrar-se

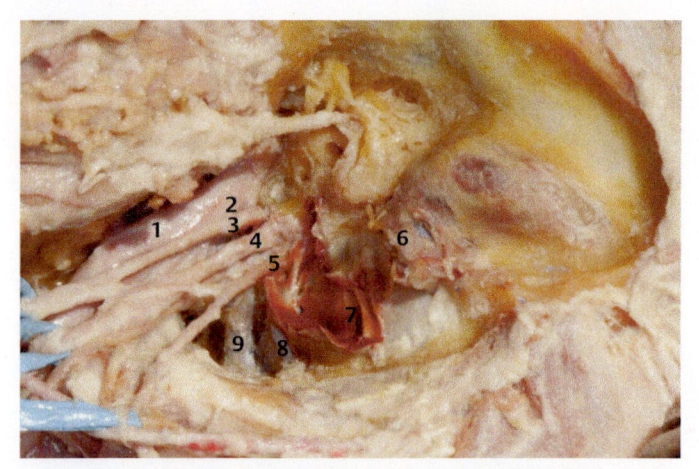

Fig. 13-23. Visão do forame jugular, especialmente sua parede anterior, após remoção da veia jugular e ligadura do seio sigmoide (6). *1.* Artéria carótida interna; *2.* cadeia simpática pericarotídea; *3.* nervo glossofaríngeo; *4.* nervo vago; *5.* nervo acessório; *7.* parede posterior do seio sigmoide; *8.* veia emissária condilar posterior; *9.* canal do hipoglosso.

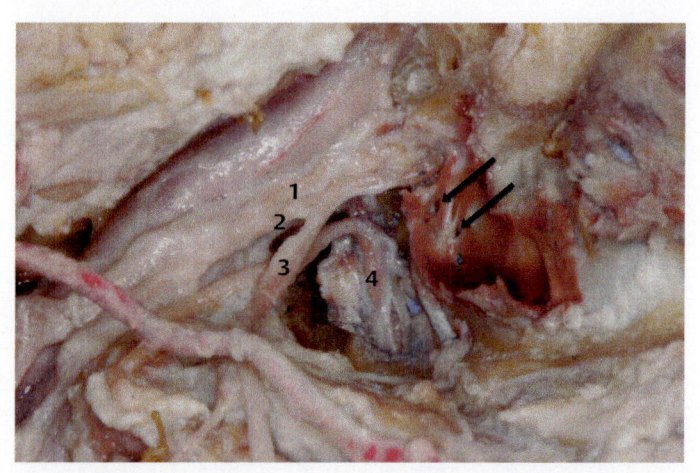

Fig. 13-24. Visão aproximada do forame jugular. *1.* Nervo glossofaríngeo; *2.* nervo vago; *3.* nervo acessório; *4.* nervo hipoglosso e aberturas do seio petroso inferior na parede posterior do seio sigmoide (setas).

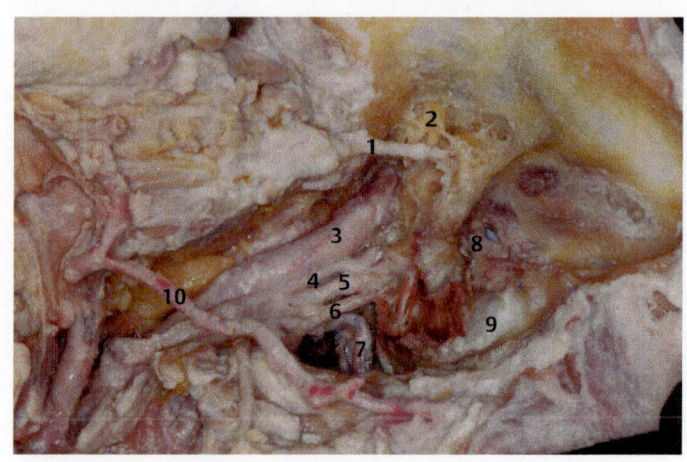

Fig. 13-25. Visão geral do acesso infratemporal tipo A com rotação anterior do nervo facial (1). *2.* Cadeia ossicular (mantida nesta peça para melhor visualização das relações anatômicas); *3.* artéria carótida interna; *4.* nervo glossofaríngeo; *5.* nervo vago; *6.* nervo acessório; *7.* nervo hipoglosso; *8.* seio sigmoide ligado; *9.* dura da fossa posterior; *10.* artéria occipital.

no forame jugular, sangramento venoso profuso pode ocorrer em consequência da exposição das aberturas do seio petroso inferior, que devem ser tamponadas com algum agente hemostático (Surgicel®, Spongostan®). A seguir inicia-se a remoção da porção anterior do tumor que mantém relação com a carótida interna petrosa. Normalmente é necessário realizar o contorno da carótida interna ascendente, com remoção óssea inferiormente à ATM e tuba auditiva. Nos tumores C3 e C4, o acesso infratemporal tipo A é insuficiente para exposição completa dos mesmos. Nesses casos, onde há o envolvimento da porção horizontal e lacera da artéria carótida interna, é necessário associar o acesso infratemporal tipo B de Fisch para exposição adequada da artéria carótida interna nestes segmentos. Isto implica na remoção do osso anterior à cóclea e medial à tuba auditiva, além da região do hipotímpano com eventuais células infralabirínticas e infracocleares até o ápice petroso e clivo. Nesta fase recomenda-se o uso de brocas diamantadas para controle do sangramento e preservação da artéria carótida e cápsula ótica coclear. A redução da massa tumoral pode ser conseguida com uso de bipolar e remoção fracionada para permitir a melhora da visualização dos limites tumorais e estruturas adjacentes. É importante destacar que, nos casos de schwannomas ou meningiomas do forame jugular, em geral, não é necessária a ligadura ou abertura do seio sigmoide para a remoção do tumor (Fig. 13-23).

Ligadura da Veia Jugular Interna

Para a remoção final do tumor é necessária a ligadura da veia jugular interna na sua porção superior cervical, ou na altura do limite inferior do tumor intraluminal. Procede-se com dissecção de inferior para superior até encontrarmos os limites das exposições previamente descritas. Como mencionado anteriormente, a preservação, sempre que possível, da parede medial (dural) do forame jugular durante a dissecção do mesmo, ajuda na proteção dos nervos IX, X e XI que por ali trafegam em direção à sua porção cervical e reduz o risco de injúria neural. Se houver envolvimento dos nervos bulbares pelo tumor, a tendência atual é a de se deixar restos tumorais aderidos a essas estruturas para a sua preservação funcional, e, se necessário, complementação do tratamento com radioterapia adicional (Figs. 13-24 e 13-25).

Acesso Intracraniano

Nos tumores extradurais (De), essa etapa costuma ser menos complexa com o descolamento do tumor da meninge podendo ser realizado sem grandes lesões durais proporcionando menor chance de fístulas pós-operatórias. Nos casos de tumores intradurais (Di) que invadem a fossa posterior, procede-se à incisão da dura-máter pré-sigmóidea para a exposição dos limites tumorais intracranianos. Esta etapa é realizada pelo neurocirurgião com as técnicas habituais de microdissecção. Em casos de tumores muitos extensos dentro da fossa posterior, pode-se considerar cirurgias em duas etapas com remoção da porção intracraniana por acesso suboccipital retrossigmóideo.

Fechamento

Após a remoção do tumor, usualmente procede-se a esqueletização final dos contornos ósseos ao redor da porção superior do forame jugular com remoção do osso infralabiríntico e das células infralabirínticas residuais, que usualmente estão infiltradas pelo tumor. Isso ajuda também na hemostasia que é completada com bipolar e material hemostático. Realiza-se a oclusão da tuba auditiva com retalho muscular, periósteo, patê de osso ou cera de osso, e preenche-se toda a cavidade com gordura abdominal. O retalho musculoperiosteal temporal é deslocado inferiormente e suturado ao ventre posterior do músculo digástrico e no músculo esternoclidomastóideo, proporcionando boa sustentação à gordura que preenche a cavidade. As incisões cervical e temporal são fechadas por planos. Na ausência de incisão dural ou fístula liquórica transoperatória, um dreno cervical pode ser posicionado.

Curativo Externo

Curativo com gaze e faixas crepe semicompressivo é realizado e removido após 48 horas.

Cuidados Pós-Operatórios

Esses pacientes devem ser rigorosamente observados nos primeiros dias de pós-operatório pelo risco de lesões neurais que podem proporcionar disfagia e/ou aspiração, com repercussão respiratória grave. A assistência de fonoaudiólogas é essencial desde os primeiros dias para a realização de exercícios e manobras que permitam melhor defesa dos pacientes a essas complicações. Nos casos com alteração funcional do nervo facial, os cuidados oculares são importantes desde as primeiras horas. Nos pacientes com risco de fístula liquórica a monitorização é importante, com repouso no leito em decúbito elevado a 45°. Nesses casos também se recomenda a anticoagulação profilática. É discutida a necessidade de colocação profilática do dreno lombar nos casos de grandes alterações durais, já no final da cirurgia. Normalmente preferimos aguardar e colocar o dreno apenas nos casos em que a fístula se manifeste no pós-operatório.

BIBLIOGRAFIAS

Cruz OLM, Costa SS. Otologia clínica e cirúrgica paragangliomas do osso temporal. Rio de Janeiro: Revinter; 2000. p. 331-8.

Fisch U, Fagan P, Valavanis A. The infratemporal fossa approach for the lateral skull base. Otolaryngol Clin North Am. 1984;17:513-52.

Goel A, Torrens M, Kazanas S. Operative sull base surgery (Torrens, Al-Mefty, Kobayashi Eds). Surgical anatomy of the sphenoid bone and cavernous sinus. Churchill Livingstone; 1997. p. 21-43.

Jackler R. Atlas of skull base surgery and neurotology approaches to jugular foramen and infratemporal fossa. Thieme; 2009. p. 108-27.

Sanna, Saleh, Khrais et al. Atlas of microsurgery of lateral skull base. Approaches to the jugular foramen. Thieme; 2008:147-78.

Seção III ARTÉRIA CARÓTIDA INTERNA INTRAPETROSA: MANEJO EM BASE LATERAL DE CRÂNIO

Rubens Vuono de Brito Neto

JUSTIFICATIVA

A artéria carótida interna (ACI) constitui o grande desafio em cirurgias da base do crânio. Seu trajeto tortuoso e complexo, com variações anatômicas constantes tornam a dissecação cirúrgica um desafio, e a correta identificação de sua posição e trajeto em meio aos tumores desta região só é possível os cirurgiões mais experientes. Também limita a exérese de lesões, extensão de cirurgias e até a definição de inoperabilidade de certos tumores. Costumo fazer um paralelo ao manejo do nervo facial em cirurgias otológicas. Assim como este nervo é o desafio nas cirurgias de orelha média e mastoide, e todo otologista deve se sentir confortável em disseca-lo, o cirurgião de base de crânio deve sentir-se confortável no manejo desta artéria, e só então realizar cirurgias mais avançadas.

As cirurgias da base lateral do crânio tiveram seu grande desenvolvimento nos anos 60s e 70s do século XX, onde praticamente todos os acessos cirúrgicos e conceitos de tratamento das doenças desta região anatômica sedimentaram-se. Os anos subsequentes refinaram estas técnicas cirúrgicas, as ampliaram e sistematizaram, e trouxeram novos tratamentos, como a radiocirurgia, e novos conceitos, como a busca pela manutenção da função de pares cranianos envolvidos pela doença e reabilitação de sequelas. Mas permanece inalterado o limite que a artéria carótida interna impõe ao alcance cirúrgico, ao prognóstico e à dificuldade de seu manejo frente à doença.

Vamos nos ater neste texto ao segmento intrapetroso da ACI. Apresenta um trajeto sinuoso dentro do osso petroso, tendo seu limite inferior no forame carotídeo e estendendo-se ao forame *lacerum*, superiormente. Podemos dividir este trajeto em 3 segmentos, horizontal (adjacente ao assoalho da tuba auditiva, ao gânglio de Gassen e nervo petroso superficial maior), um joelho ou sifão (junto ao ápice da cóclea) e uma porção ascendente (medial à cóclea e ao bulbo da veia jugular). A variação anatômica é grande, principalmente em relação à extensão arterial exposta, descoberta de osso, e do seu percurso, e, portanto, é fundamental o estudo desta anatomia previamente à cirurgia.

PROPEDÊUTICA ARMADA

Podemos avaliar a ACI por meio de diversos exames de imagem que se complementam. É importante ressaltar que o cirurgião deve conhecer a indicação de cada um destes exames e evitar a sobreposição ou os requisitar de forma supérflua.

Tomografia de Ossos Temporais

Exame fundamental, mostra com clareza toda a extensão do canal carotídeo intrapetroso, determinando sua relação anatômica com a cóclea, deiscências e erosões tumorais. É fundamental no planejamento cirúrgico, determina o risco cirúrgico pela avaliação da integridade óssea do canal carotídeo (Fig. 13-26)

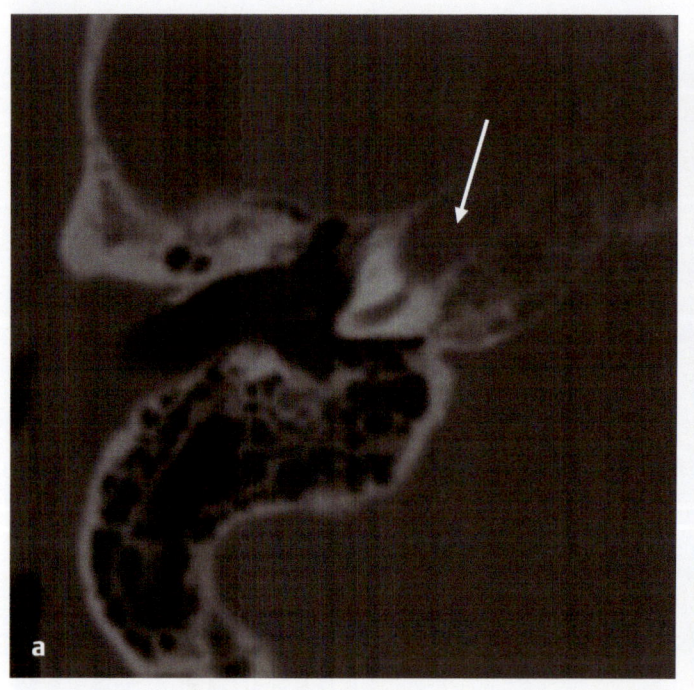

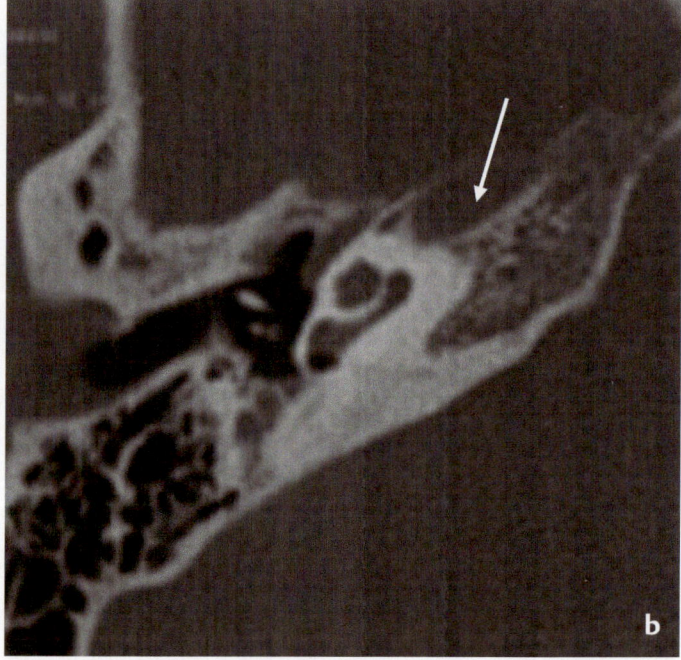

Fig. 13-26. (a, b) Relação da ACI com a cóclea em TC axial. Notem a variação de distância junto ao sifão (setas).

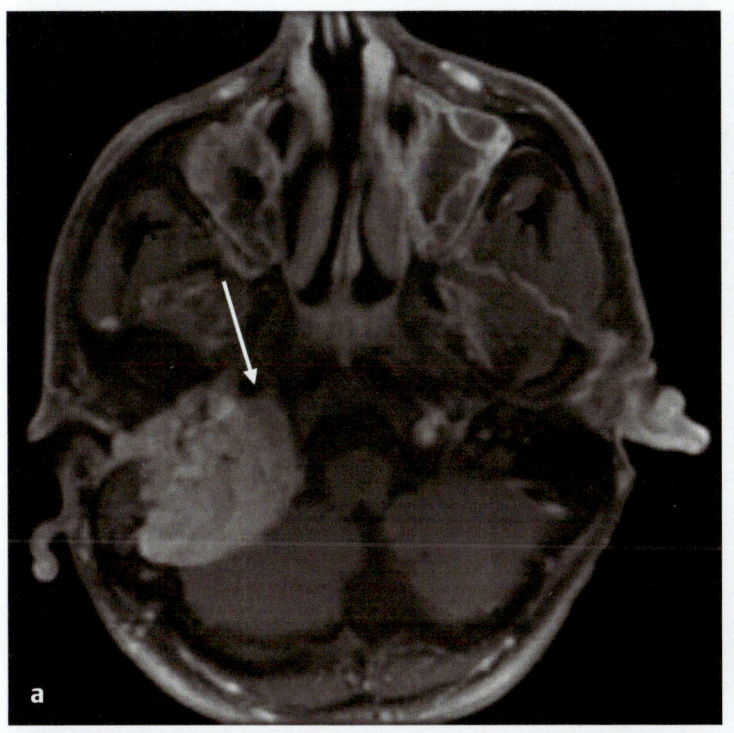

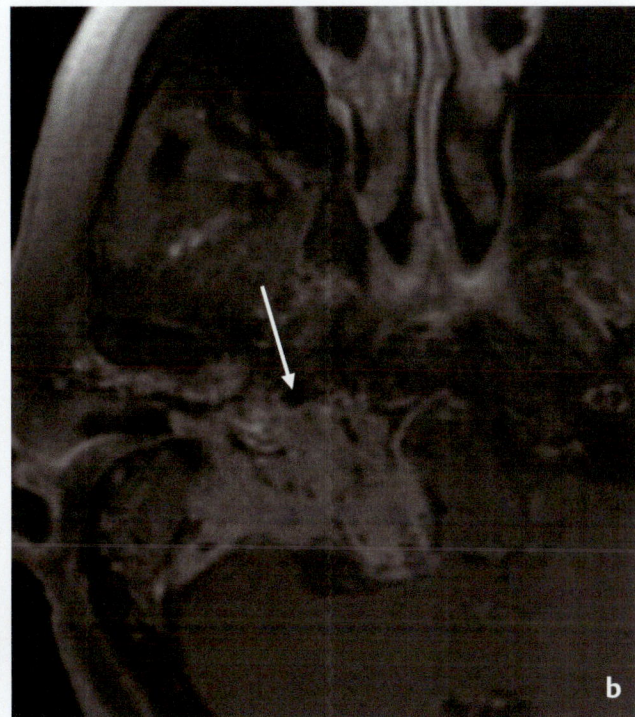

Fig. 13-27. (a, b) Seta mostra a ACI e sua relação com paragangliomas jugulares em cortes axiais de RM.

Ressonância Magnética (RM)
Importante na avaliação do comprometimento de doenças e tumores na extensão carotídea, fluxo e obstruções, presença de tratamentos prévios (*stents*, manipulações). É fundamental no planejamento cirúrgico, determina a extensão do acesso cirúrgico e a possibilidade de exérese completa previamente à cirurgia. Determina a necessidade de exames complementares prévios à cirurgia (Fig. 13-27).

Angio-TC
Complementa a TC observando o fluxo arterial, obstruções e integridade do canal carotídeo. Raramente necessário.

Angio-RM
Complementa a RM identificando permeabilidade de fluxo, obstruções tumorais, eficácia de tratamentos pré-operatórios (RDT, *stents*) e circulação colateral.

Arteriografia
Talvez o exame que possibilite o maior número de informações relacionadas com ACI e importante para o manejo pré-operatório. Identifica a permeabilidade arterial, a vascularização correta de lesões tumorais (quais os ramos principais da artéria carótida externa, ACI e artérias vertebrais que nutrem a lesão). Determina também a permeabilidade e a anatomia do retorno venoso (sempre assimétrico), além de permitir procedimentos de preparo cirúrgico ou de tratamento da artéria no pré-operatório (Fig. 13-28).

MANEJO NO PRÉ-OPERATÓRIO
Temos duas maneiras distintas (escolas de pensamento) antagônicas na estratégia cirúrgica de tumores que englobam a ACI.

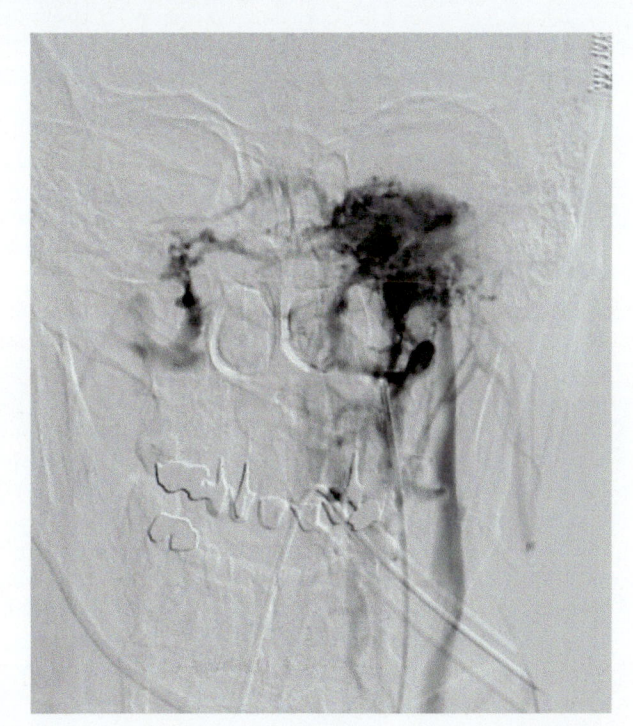

Fig. 13-28. Arteriografia e vascularização tumoral prévia à cirurgia.

A escola dita conservadora preserva a artéria sempre que há fluxo, mesmo que para isto necessite deixar remanescentes tumorais junto à adventícia arterial ou em regiões mediais ao seu trajeto, onde não se consegue acesso com a artéria íntegra. Esta estratégia baseia-se em fatos importantes, como o crescimento lento de muitos tumores desta região, benignidade histológica da lesão, e meios alternativos de tratamento de

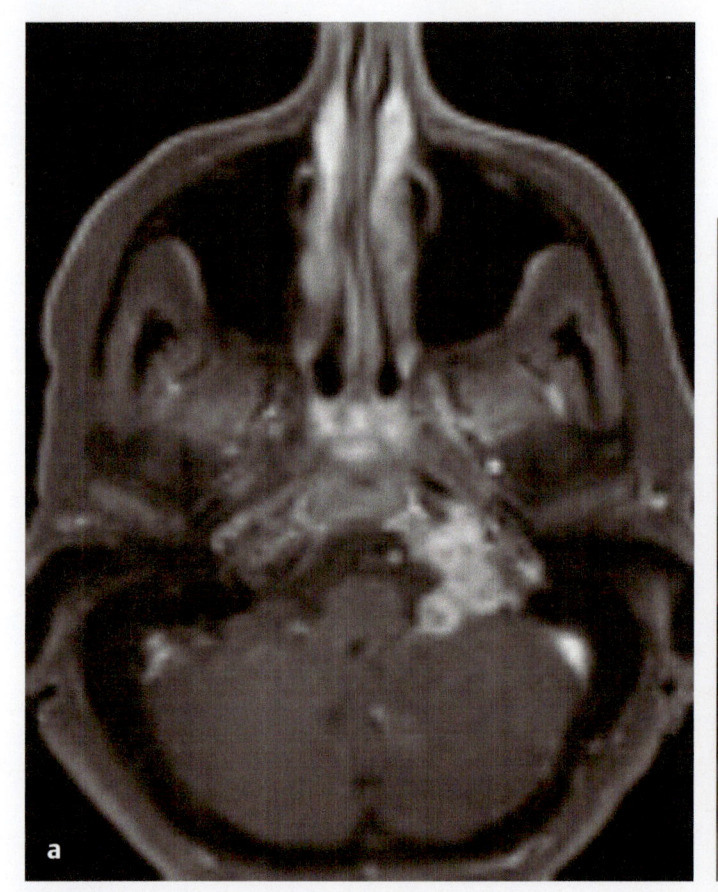

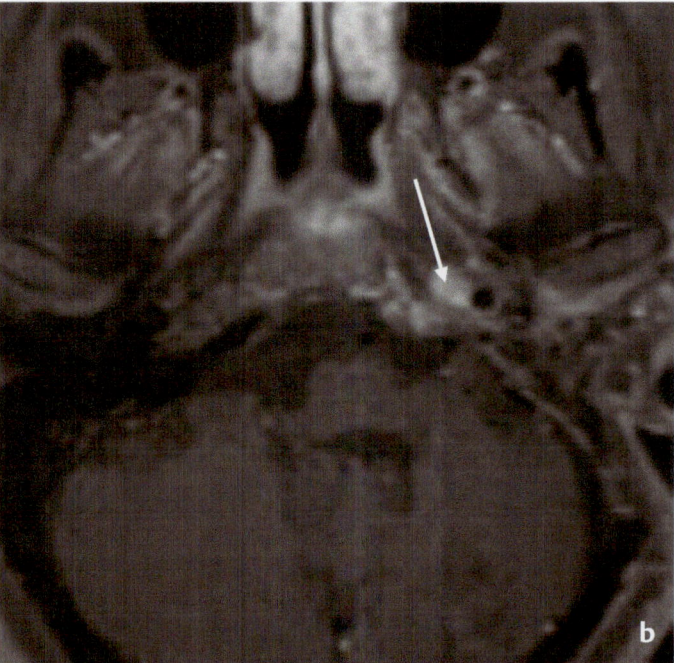

Fig. 13-29. (a) Pré-operatório de tumor glômico. (b) Pós-operatório mostrando resíduo tumoral medial à ACI (seta).

lesões residuais, como a radiocirurgia (quando se fala aqui em lesões residuais são definitivamente residuais, e não grande parte de tumores como encontrado em muitos pós-operatórios) (Fig. 13-29).

A escola não conservadora tem como objetivo a exérese completa da lesão, mesmo que isto determine a obliteração prévia da ACI (oclusão definitiva com balão por arteriografia) para sua exérese junto à lesão ou à colocação de *stents* que permitam a dissecação da adventícia arterial e grande manipulação durante a cirurgia (Fig. 13-30). Aqui vale alguns comentários. Como disse anteriormente, o acometimento desta artéria é um dos critérios de irressecabilidade de tumores, e em tumores malignos é sinal de prognóstico ruim, indicando tratamentos paliativos. Portanto, quando se pensa em *stents* ou obliteração arterial, normalmente são indicados em cirurgias para tumores benignos, de grande dimensão, com o objetivo de ampliar a segurança do procedimento. Devemos, portanto, pesar os custos deste preparo (antiagregantes de uso contínuo, a obliteração *per si*) em relação aos custos da necessidade de tratamento adjuvante (RDT) para lesões residuais na escolha entre estes dois conceitos de manejo e preparo pré-cirúrgico. Todo cirurgião, portanto, deve estar familiarizado com ambas as doutrinas, e a escolha do manejo é individualizada em relação ao tipo histológico e extensão tumoral, característica do paciente e experiência da equipe médica.

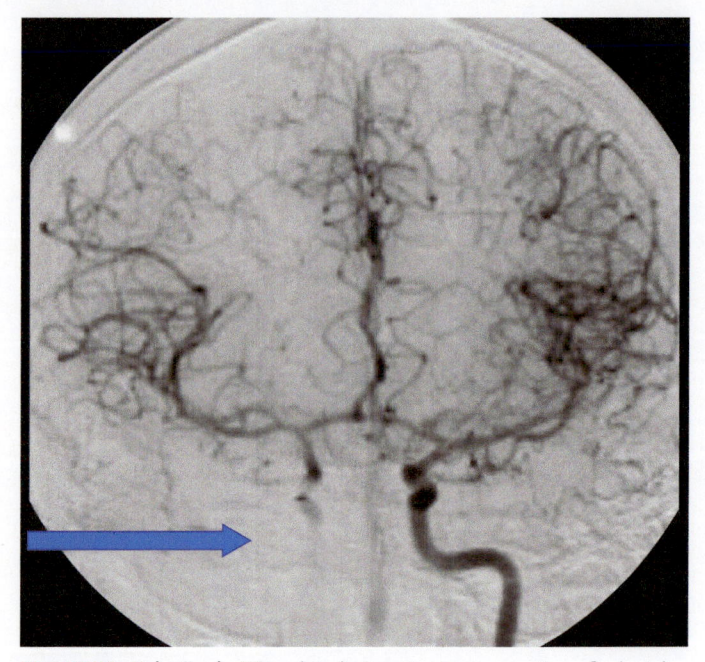

Fig. 13-30. Oclusão da ACI prévia à cirurgia vista na angiografia (seta).

MANEJO INTRAOPERATÓRIO

Neste parágrafo descreverei minha conduta intraoperatória em qualquer cirurgia de base lateral de crânio. Sempre, independente da extensão tumoral, identifico a ACI (assim como em cirurgias de orelha média é obrigatória a identificação do nervo facial). São três as referências anatômicas para esta dissecação: a tuba auditiva, a cóclea e o bulbo jugular.

Em acessos transpetrosos, a identificação da ACI deve ser feita primeiramente em sua porção horizontal, no assoalho da tuba auditiva (Fig. 13-31). A melhor maneira de se fazer com segurança esta identificação é remover toda a parede lateral e superior da tuba auditiva com broca diamantada até o limite da asa do osso esfenoide. Isto é realizado após a ressecção completa do osso timpânico (obrigatória em toda petrosectomia de preparo). Se há lesão tumoral intratubária esta deve ser ressecada usando-se uma broca diamantada até a exposição do joelho carotídeo. Quando o paciente não tem audição esta tarefa é muito facilitada retirando-se a cóclea. Após a identificação do segmento horizontal junto ao joelho carotídeo, disseca-se a ACI inferiormente ao bulbo jugular, abrindo o canal carotídeo (Fig. 13-32). Desta forma temos o início e o fim do trajeto carotídeo intrapetroso identificados por referências anatômicas fixas e conhecidas pelo cirurgião.

Em acessos por fossa média a identificação da ACI é mais fácil, pois o segmento horizontal (que se projeta nesta região) é muito superficial, deiscente ocasionalmente. Após a identificação do nervo petroso superficial maior no assoalho da fossa média pode-se visualizar o canal carotídeo adjacente a ele, na profundidade (Fig. 13-33). Feita a identificação deve-se brocar medialmente à artéria e expor sua parede lateral junto ao ápice petroso para ampliar a exposição.

LIMITE E CRITÉRIO DE NÃO RESSECABILIDADE

Muito se debate enquanto se deve estender um tratamento cirúrgico em tumores malignos de base lateral de crânio. Nossa opinião, com base em uma casuística grande no ICESP USP, é a que tumores malignos que invadam carótida interna não devam ter indicações cirúrgicas, a não ser por questões de higiene (infecções), ou como preparo a tratamentos adjuvantes como quimioterapia ou RDT (casos muito selecionados). A cirurgia não aumenta sobrevida e, ao contrário, pode ser a causa de rápida expansão tumoral, principalmente quando há lesão de dura-máter concomitante. Consideramos, portanto, o acometimento da ACI uma contraindicação cirúrgica quando envolvida por carcinomas de osso temporal ou tumores malignos desta região.

CONSIDERAÇÕES FINAIS

A ACI é o grande desafio na cirurgia da base lateral do crânio, seja pela complexidade anatômica e dificuldade de manipulação cirúrgica, risco inerente desta manipulação, complexidade do preparo pré-cirúrgico e limites à ressecção tumoral.

Todas estas questões devem ser familiarizadas pelos cirurgiões que tratam doenças nesta região complexa, exigindo-se um treinamento contínuo em laboratórios de anatômica, cirurgias sequenciais durante a curva de aprendizado e muita dedicação de toda equipe envolvida.

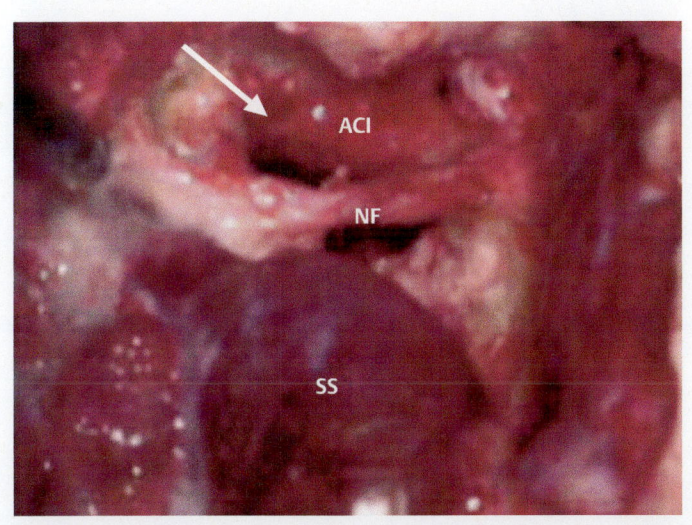

Fig. 13-31. ACI dissecada em toda extensão petrosa em petrosectomia total direita. Seta mostra o assoalho da tuba auditiva. NF: nervo facial. SS: seio sigmoide.

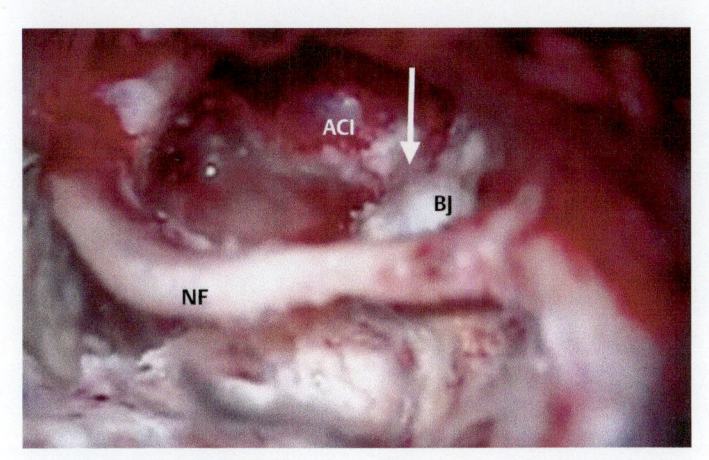

Fig. 13-32. Seta aponta ACI e sua relação com o bulbo jugular (BJ) em acesso transcoclear direito.

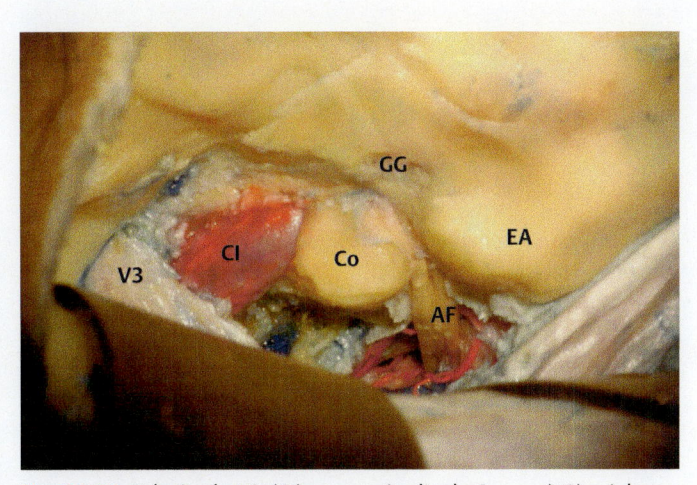

Fig. 13-33. Relação da ACI (CI) com o gânglio de Gassen (V3), cóclea (Co) em visão por fossa média.

RESSECÇÃO DO OSSO TEMPORAL

CAPÍTULO 14

José Ricardo Gurgel Testa ▪ Luiz Carlos Alves de Sousa

JUSTIFICATIVA

Tumores malignos podem acometer o osso temporal como lesões primárias, metastáticas ou por contiguidade de lesões de estruturas circunvizinhas, mas são raros.[1] Tumores de pele e da parótida que invadem o osso temporal são 10 vezes mais comuns.[2]

O carcinoma espinocelular (CEC) é o tumor primário de osso temporal mais comum, seguido, em ordem decrescente, de incidência por carcinoma basocelular, adenocarcinoma, carcinoma adenoide cístico, carcinoma mucoepidermoide, ceruminoma, melanoma e sarcoma.[3]

O CEC do canal auditivo externo ou da orelha média ocorre em cerca de 1-6 casos por milhão anualmente. Pode ter prognóstico ruim, caso não seja diagnosticado e tratado precocemente com ressecção cirúrgica ampla, associada a esvaziamento cervical e/ou parotidectomia. A radioterapia geralmente é utilizada como tratamento adjuvante.[4]

Carcinomas primários, particularmente da mastoide, têm prognóstico ainda pior em função de o diagnóstico vir a ser feito em estágios avançados do tumor. Independentemente da origem do câncer primário, a ressecção permanece como o tratamento de escolha.[5]

A orelha média, mastoide e o osso temporal podem, eventualmente, ser invadidos por tumores de áreas adjacentes, como meningiomas, gliomas, neurilemoma e cilindroma da glândula parótida, além de carcinoma epidermoide e melanoma da pele do canal auditivo externo e pavilhão auricular e, por último, tumores malignos da nasofaringe.[6]

O sintoma mais precoce de carcinomas do ouvido é a otorreia, por vezes sanguinolenta, seguido por otalgia intensa e, mais tardiamente, paralisia facial. É necessário por parte do otologista alto nível de suspeição, pois esses sintomas iniciais podem simular um quadro de otite externa ou média crônicas. É essencial o exame histológico de todo pólipo ou tecido de granulação removido do ouvido.

Quando carcinomas extensos envolvem a orelha média e mastoide, a única possibilidade de cura é através de uma excisão subtotal em massa do osso temporal, incluindo, se necessário, uma porção de dura, seio sigmoide, glândula parótida e mandíbula sem tentar preservar o nervo facial, que geralmente está acometido.[7]

Em sua série, Wierzbicka et al. analisaram, retrospectivamente, 20 pacientes com tumores da base lateral do crânio. Dentre eles 11 tinham carcinomas primários no osso temporal (10 carcinomas de células escamosas e um melanoma maligno). Os 9 pacientes tinham neoplasias em lóbulo profundo da parótida que infiltraram o osso temporal. Todos eles foram submetidos à ressecção lateral, subtotal ou total do osso temporal.

A escala modificada de Pittsburg para neoplasias que se originam no canal auditivo externo foi utilizada para classificar os tumores. Biópsia pré-operatória foi realizada em todos os casos. A monitorização da progressão destas lesões e dos linfonodos cervicais foi feita por meio de tomografia computadorizada, ressonância magnética e ultrassonografia.[8]

Tumores malignos do osso temporal são raros em crianças. Os sarcomas são os mais comuns, sendo o rabdomiossarcoma o mais encontrado. Com algumas ressalvas, a apresentação clínica é similar ao que se encontra nos adultos. O diagnóstico diferencial destas lesões malignas na população pediátrica deve ser feito com a histiocitose de células de Langerhans. Tumores primariamente originando-se no conduto auditivo externo ou no comportamento timpanomastóideo geralmente são manejados com algum tipo de ressecção do osso temporal.[9]

Um paciente que sabidamente é portador de câncer primário, que vem a apresentar sintomas otológicos, deve ser suspeito de estar desenvolvendo metástase do osso temporal. Os mais comuns desses tumores primários são do pulmão, mama, rim e próstata.

Ocasionalmente podem ocorrer variantes malignos de tumores benignos do osso temporal e seu diagnóstico depende do exame histológico. O manejo de glomo, meningiomas e schwannomas malignos é difícil e controverso, sendo cada caso avaliado individualmente.[10]

PETROSECTOMIAS

Para programar as cirurgias de câncer do osso temporal usamos o estadiamento de Pittsburg modificado (Quadro 14-1).[11] Para este estadiamento usamos a avaliação clínica e exames de imagem.

O tratamento principal é a remoção total do tumor do osso temporal e estruturas adjacentes, se possível em monobloco e associação de radioterapia nos casos limítrofes ou mais avançados.[12]

Todos os pacientes devem ter o diagnóstico confirmado com biópsias com anestesia local.

Para o procedimento principal sempre deve ser feito com anestesia geral com intubação endotraqueal, controle de pressão venosa central e arterial. A reposição de perdas sanguíneas por vezes é necessária.

A participação de equipes multiprofissionais é muito interessante na abordagem destes tumores.[13]

Quadro 14-1. Estadiamento de Modificado por Moody et al.[11]

T	Classificação
T1	Tumor limitado ao MAE sem erosão óssea ou evidência de envolvimento de tecidos moles
T2	Tumor limitado ao MAE com erosão óssea (sem envolvimento de toda a espessura ou envolvimento limitado de tecidos moles (< 0,5 cm)
T3	Tumor erodindo toda a espessura do MAE ósseo com envolvimento limitado de tecidos moles (< 0,5 cm) ou envolvimento da orelha média e mastoide
T4	Tumor erodindo a cóclea, o ápice petroso, parede medial da orelha média, canal carotídeo, forame jugular, ou dura-máter, ou com envolvimento extenso (> 0,5 cm), com envolvimento da ATM ou processo estiloide ou evidência de paralisia facial
N	**Classificação**
N1	Sem linfonodos regionais envolvidos
N2	Linfonodo regional isolado < 3 cm de tamanho
N2a	Linfonodo ipsilateral isolado de 3-6 cm de tamanho
N2b	Múltiplos linfonodos ipsilaterais
N2c	Linfonodo contralateral
N3	Linfonodo regional > 6 cm de tamanho
	Estadiamento geral
	I T1 N0
	II T2 N0
	III T3 N0
	IV T4 N0 ou qualquer T N+

A área cirúrgica deve ser preparada com tricotomia, escovação com degermantes e antissépticos.

As ressecções podem ser de quatro níveis de profundidade ou extensão e, de preferência, com remoções em monobloco (Fig. 14-1):

- Ressecção do meato acústico externo.
- Ressecção parcial ou lateral do temporal.
- Ressecção subtotal.
- Ressecção total.

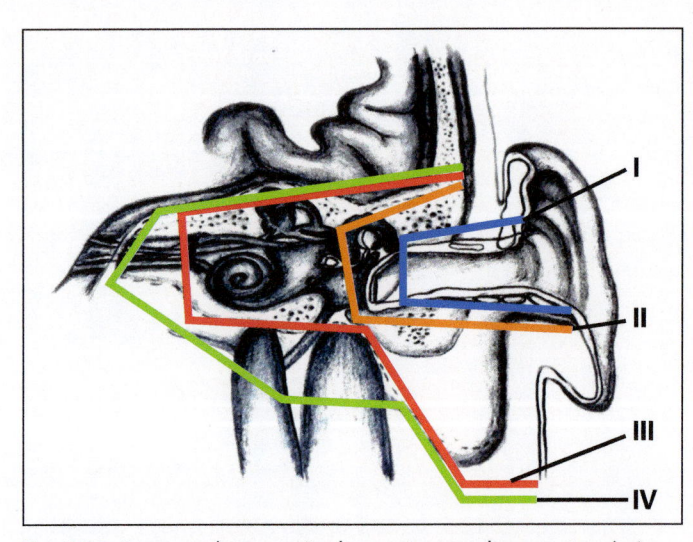

Fig. 14-1. Esquema de ressecção do osso temporal em quatro níveis. (Desenhos da Dra. Ana Beatriz Oliveira Assis – Residente de primeiro ano do Hospital Paulista de Otorrinolaringologia.)

TÉCNICA CIRÚRGICA

Passo 1. Posicionamento

O paciente deve ficar em decúbito dorsal horizontal com a cabeça rodada para o lado contralateral. Geralmente se coloca um coxim abaixo dos ombros e a cabeça fica com leve hiperextensão para facilitar a exposição da região da parótida. O cirurgião se coloca no lado da orelha a ser operada e o microscópio fica posicionado na cabeceira ou à frente do paciente. O auxiliar geralmente fica entre o cirurgião e o microscópio e o(a) instrumentador(a) fica do lado oposto ao cirurgião.

> **Dica**
>
> O uso de protetores de superfícies, manta térmica, monitorização de pressão arterial média e pressão venosa central, além de sondagem vesical são recomendadas visto que a cirurgia é de longa duração, podendo ter perda sanguínea significativa. Faz parte do protocolo usar antibioticoterapia profilática e o uso sistemático da monitorização dos nervos facial e bulbares baixos.

Passo 2. Incisão

Geralmente se marca com caneta cirúrgica apropriada em forma de "C" desde a região temporal, 4 cm acima do pavilhão auricular, passando atrás do pavilhão e terminando na região da segunda dobra do pescoço sobre o músculo esternoclidomastóideo (Fig. 14-2).

> **Dica**
>
> O uso de bisturi mono e bipolar ajuda muito este processo, reduzindo o sangramento.

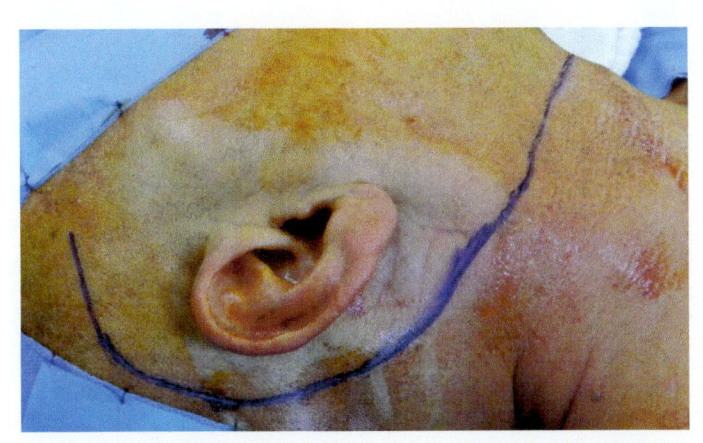

Fig. 14-2. Marcação da incisão retroauricular. (Arquivo pessoal Dr. José Ricardo Gurgel Testa.)

> **Dica**
> Uso de brocas cortantes na cortical da mastoide e diamantadas para o isolamento do bloco labiríntico e do nervo facial mastóideo e timpânico.

Dissecção da parótida e identificação do nervo facial e do osso timpanal e arco zigomático, completando os outros 180 graus do meato acústico externo. Secção do MAE logo acima da membrana timpânica, preservando-a e a cadeia ossicular (Fig. 14-4).

> **Dica**
> Fazer exame de congelação das margens neste momento e, se necessário, ampliar o procedimento para uma ressecção lateral.

Passo 3. Dissecção do Retalho Cutâneo
Dissecção de posterior para anterior até aproximadamente 10 cm da região pré-auricular (Fig. 14-3).

> **Dica**
> O tumor no meato acústico externo deve ser topografado e uma margem de segurança deve ser marcada (geralmente 1 cm de pele sadia). Se possível o fechamento do meato pode ser feito em fundo cego. Quando a lesão é maior, a correção do defeito pode ser realizada com retalhos microcirúrgicos. Biópsias das margens remanescentes devem ser realizadas neste momento e se houver positividade uma ampliação de margens pode ser feita.

Passo 4. Varia de Acordo com o Nível de Extensão da Ressecção do Osso Temporal

Ressecções do Meato Acústico Externo
Transfixação do meato acústico externo em toda sua circunferência lateral à lesão tumoral.
Realização de ampla mastoidectomia fechada com isolamento de aproximadamente 180 graus do meato acústico externo.

Ressecções Parciais ou Laterais
O procedimento é muito parecido, mas com o plano de ressecção incluindo a membrana timpânica, o martelo e a bigorna. A reconstrução pode ser feita com timpanoplastia sobre o estribo e retalhos de pele para a confecção da parede anterior do meato acústico externo ou com o fechamento total do meato em dois ou três planos.

> **Dica**
> O plano de clivagem do meato acústico externo deve ser logo acima da timpanotomia posterior com a proteção do nervo facial e podendo ou não preservar o nervo corda do tímpano. Antes de manipular a cadeia ossicular deve-se desarticular a bigorna do estribo para evitar o trauma acústico.

Ressecções Subtotais
Geralmente após a identificação o nervo facial extratemporal é dissecado e são reparados o tronco temporal e o cervical (Fig. 14-5). O músculo temporal é descolado de seu leito e rodado anteriormente, geralmente ficando pediculado na região zigomática, e vai servir para cobrir o defeito no final da

Fig. 14-3. Elevação do retalho cutâneo. (Arquivo pessoal Dr. José Ricardo Gurgel Testa.)

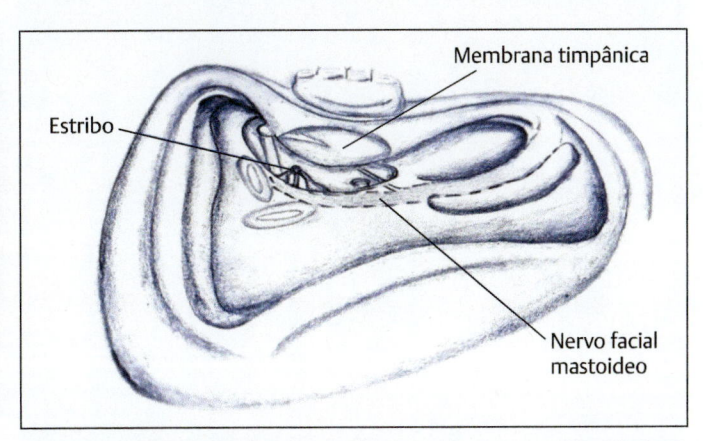

Fig. 14-4. Esquema de abordagem da mastoide nas ressecções do MAE ou laterais. (Desenhos da Dra. Ana Beatriz Oliveira Assis – Residente de primeiro ano do Hospital Paulista de Otorrinolaringologia.)

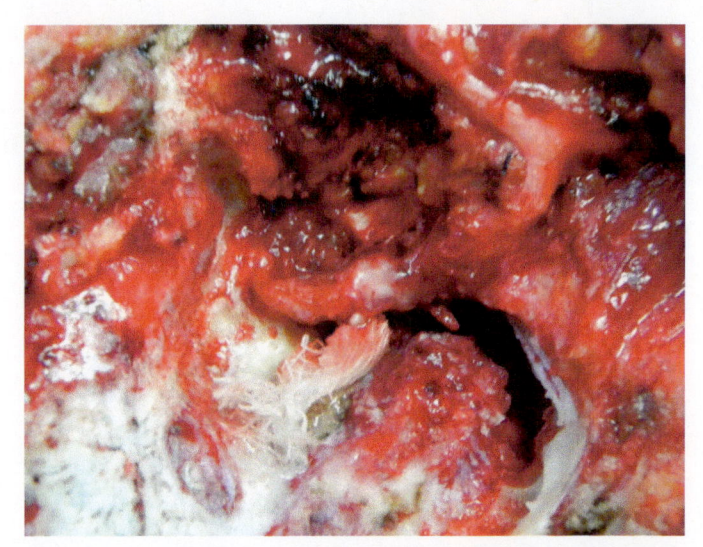

Fig. 14-5. Dissecção do nervo facial. (Arquivo pessoal Dr. José Ricardo Gurgel Testa.)

cirurgia. O arco zigomático é seccionado. Pode ser realizada uma craniotomia temporal e descolamento da meninge até o canal semicircular superior. Descolamento da meninge da fossa posterior em conjunto com o seio sigmoide até o bloco labiríntico. Posteriormente se faz uma secção superior e posterior até a identificação dos vasos da base do crânio. O segmento vertical da artéria carótida interna é identificado a partir da carótida comum no pescoço. A identificação dos nervos bulbares do IX ao XII deve ser realizada para sua preservação. A abertura da cavidade glenoide é realizada e geralmente é removido o côndilo mandibular. O bloco temporal é removido e, posteriormente, e a tuba auditiva é obliterada ou suturada. Dependendo da extensão da lesão pode-se estender a ressecção para toda a parótida com sacrifício de parte ou de todo o nervo facial. Geralmente se realiza um esvaziamento cervical seletivo nos pescoços negativos e um radical modificado em pescoços positivos (Fig. 14-6).

> **Dica**
>
> Nesta abordagem devemos usar brocas diamantadas para expor as meninges e o seio sigmoide. Deve-se ter disponíveis neste momento a cera para osso e hemostáticos como o Surgicel e Gelfoam. Pode ser necessário o uso de substitutos de dura-máter e colas de fibrina.

Ressecções Totais

Geralmente se procede à ligadura da artéria carótida interna que foi previamente testada com testes de oclusão em arteriografias com balão. As secções do bloco labiríntico não preservam o nervo facial ou o meato acústico interno. No final do procedimento a tuba auditiva deve ser suturada na faringe e a fístula liquórica fechada com fragmentos de músculo autólogo ou substituto de dura-máter (Fig. 14-7).

> **Dica**
>
> Geralmente a ressecção do ápice petroso com a ligadura e a remoção da carótida interna se fazem em um bloco independente do monobloco principal do tumor.

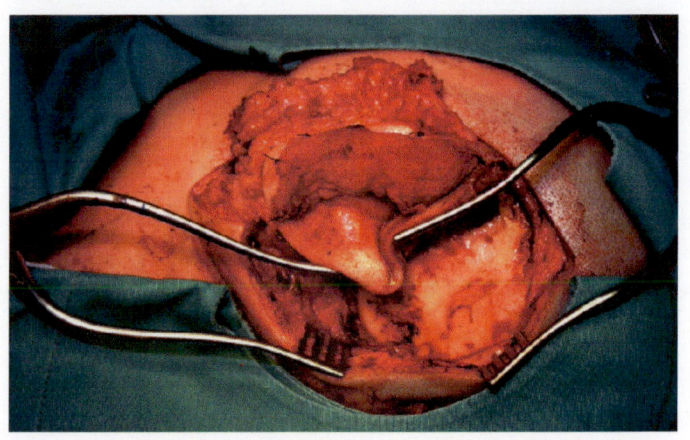

Fig. 14-6. Ressecção subtotal do temporal. (Arquivo pessoal Dr. José Ricardo Gurgel Testa.)

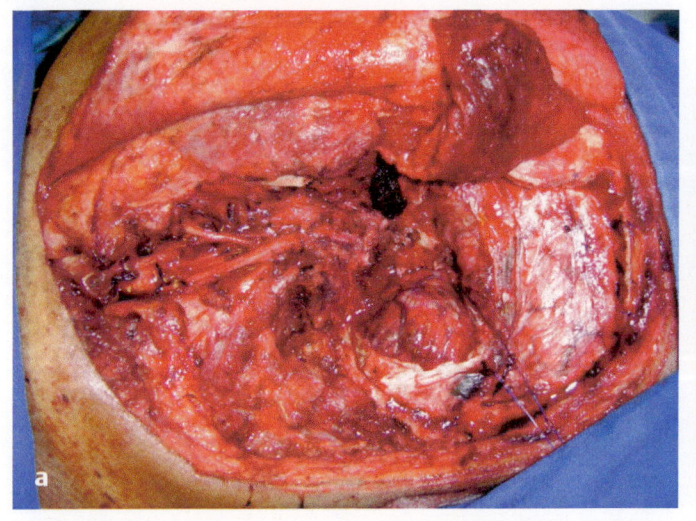

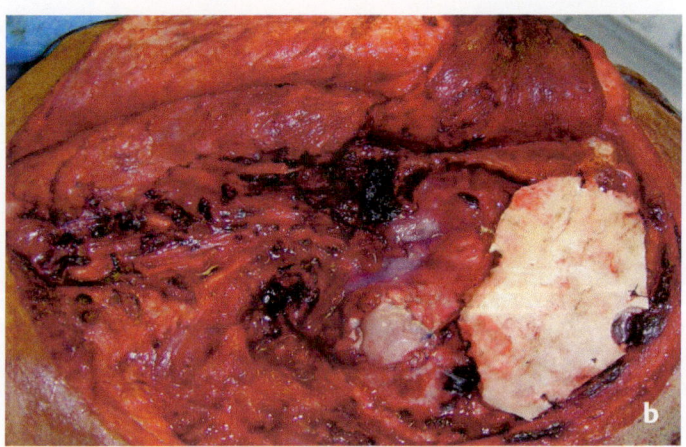

Fig. 14-7. (a) Ressecção total do temporal. (b) Reconstrução da meninge e calota após ressecção total do temporal. (Arquivo pessoal Dr. José Ricardo Gurgel Testa.)

REFERÊNCIAS BIBLIOGRÁFICAS

1. Paparella DA, Shumrick JL, Gluckman WL, Meyerhoff WB. Otolaryngology. Volume II - Otology Neuro-otology. 3rd ed. 1990. p. 1457-88.
2. Simo R, Homer J. Follow-up of head and neck cancers. In: Roland NJ, Paleri V (Eds.). Head and neck cancer: Multidisciplinary management guidelines. London: ENT-UK. 2011:362-6.
3. Bacciu A, Clemente IA, Piccirillo E, et al. Guidelines for treating temporal bone carcinoma based on long-term outcomes. Otol Neurotol. 2013;34:898-907.
4. Moody SA, Hirsch BE, Myers EN. Squamous cell carcinoma of the external auditory canal: an evaluation of a staging system. Am J Otol. 2000;21:582-8.
5. Moffat DA, Wagstaff SA. Squamous cell carcinoma of the temporal bone. Curr Opin Otolaryngol Head Neck Surg. 2003;11:107-11.
6. Makins AE, Nikolopoulus TP, Ludman C, O'Donoghue GM. Surgery of the ear. 3rd ed. Shambaugh & Glasscock; 1980. p. 599-612.
7. Wierzbicka M, Kopéc T, Szyfter W, et al. Efficacy of petrosectomy in malignant invasion of the temporal boné. Br J Oral Maxillofa Surg. 2017;54:778-83.
8. Gluth MB. Rhabdomyosarcoma and other pediatric temporal bone malignancies. Otolaryngol Clin N Am. 2015;48:375-90.
9. Moody AS, Hirsch BE, Myers EM. Squamous cell carcinoma of the external auditory canal: a evaluation of a staging system. Am J Otol. 2000;21 (4):582-8.
10. Lovin BD, Gidley PW. Squamous cell carcinoma of the temporal bone: A current review, Laringoscope. 2019;4:684-92.
11. Krengli M. The management of skull base tumours. A challenge claiming for a multidisciplinar collaboration; Reports of pratical oncology and radiotherapy. 2016;21:285-7.

ACESSO CIRÚRGICO AO ÁPICE PETROSO

CAPÍTULO 15

Maurício Noschang Lopes da Silva ▪ Sady Selaimen da Costa ▪ Marcelo Miguel Hueb

JUSTIFICATIVA

O crânio humano, em especial a sua base, apresenta ampla complexidade anatômica, da mesma forma que o cérebro e as estruturas neurais e vasculares aí localizadas apresentam complexidade funcional de extrema relevância, seja em nível das fossas cranianas anterior, média ou posterior. Estas fossas ou espaços têm clara delimitação anatômica, sendo o ápice petroso, assunto deste capítulo, a região medial da porção petrosa do osso temporal, entre a asa maior do esfenoide e a porção anterobasilar do osso occipital.

Apesar da sua intrincada anatomia e desta variabilidade de estruturas neurais e vasculares, lesões neste local podem evoluir assintomaticamente por longo período de tempo. O diagnóstico pode ser incidental ou decorrer de suspeição pelo acometimento destas estruturas. Exames de imagem assumem capital importância neste diagnóstico, seja isoladamente em uma única modalidade ou, mais frequentemente, de modo associado, abrangendo a tomografia computadorizada, a ressonância nuclear magnética e até mesmo os exames contrastados vasculares.

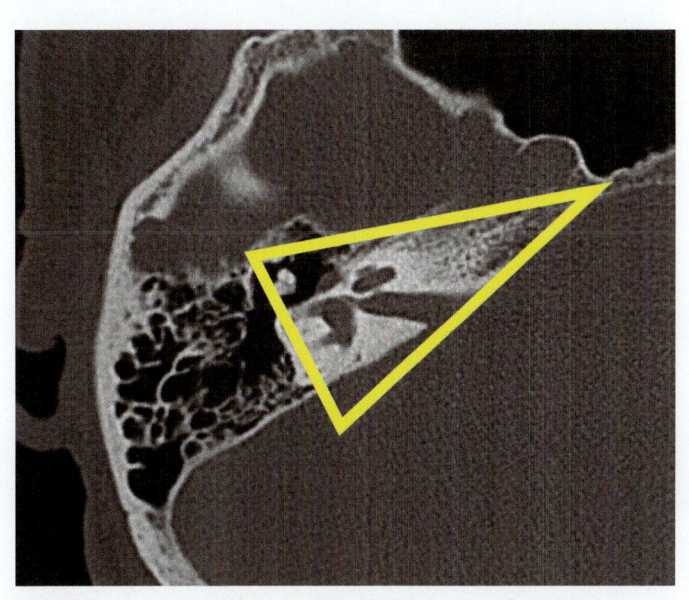

Fig. 15-1. TC (corte axial) com triângulo representando o ápice petroso.

TOPOGRAFIA E ANATOMIA

O ápice petroso (AP) é uma estrutura em forma de pirâmide na porção mais medial do osso petroso. Está posicionado de maneira oblíqua na base do crânio com o ápice anteromedial e a base posterolateral (Fig. 15-1). A base da pirâmide é a cápsula ótica, primariamente a coclear. O semicanal do tensor do tímpano e a porção intrapetrosa da artéria carótida interna formam o aspecto mais lateral da pirâmide. A superfície superior da porção petrosa do temporal forma o assoalho da fossa média e sua porção medial contribui para a formação da parede lateral e anterior da fossa posterior. Esta face está em íntima relação com o ângulo pontocerebelar, canal auditivo interno e aqueduto vestibular. Na face inferior do ápice petroso situa-se a fossa jugular e o seio petroso.

Quando visto de cima, o ápice petroso pode ser dividido em anterior e posterior. Essa divisão é possível ao traçar uma linha sobre o canal auditivo interno. A porção anterior é maior e contém osso esponjoso e medula óssea. Também é chamada de porção anterocarótica. A porção posterior é a mais densa, pois deriva da cápsula ótica. Também é definida como perilabiríntica. Há pneumatização no ápice petroso em cerca de 30% das pessoas. A ocorrência de pneumatização da região infralabiríntica, anterior, superior ou posteromedial comunica o ápice com a mastoide ou orelha média. Essa comunicação funciona como via de disseminação de doenças da mastoide e orelha média até o ápice petroso.

No ápice petroso localizam-se diversas estruturas vasculares e nervosas importantes. A artéria carótida interna penetra na base do crânio pelo canal carotídeo, que está situado no corpo do osso temporal anteriormente ao forame jugular. Ao longo desse trajeto, a artéria é denominada de porção petrosa da carótida interna (CIP). A CIP apresenta-se envolta em uma bainha de tecido conjuntivo firme e divide-se em um segmento vertical (proximal) e um horizontal (distal) unidos pelo **joelho**. Na região anterior do ápice podemos reconhecer o canal de Dorello, na porção mais medial, que contém o nervo abducente (sendo não um canal ósseo, mas apenas uma dobra dural); o cavo de Meckel, anterossuperior, que contém o gânglio de Gasser e as raízes do nervo trigêmeo (Fig. 15-2). Por fim, outra estrutura de suma importância, junto ao limite posterior, é o canal auditivo interno (CAI) com os nervos vestibulococlear e facial.

PRINCIPAIS LESÕES DO ÁPICE PETROSO

Existem diversas doenças que podem acometer o AP, sejam de origem local, adjacente ou até mesmo metastática. De uma maneira geral, podem ter origem infecciosa (osteomielite, apicite), inflamatória (granuloma de colesterol, granuloma eosinofílico, cistos de colesterol, mucocele), congênita (colesteatoma), e neoplásica (primárias ou metastáticas, como

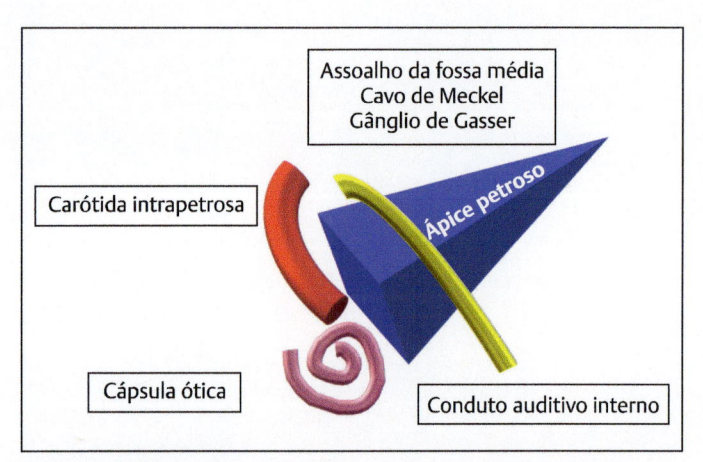

Fig. 15-2. Desenho representando a localização das principais estruturas do AP.

schwannomas, meningiomas, cordomas e condrossarcomas). Invasão local pode decorrer de processos oriundos da orelha média/mastoide, como mastoidites e colesteatomas. Além destas podem ocorrer aneurismas de carótida, cefaloceles, quistos, granulomas e a displasia fibrosa. Alterações ou variações anatômicas como assimetrias de pneumatização, de dimensões da medula óssea e até mesmo hiperpneumatização, apesar de não serem consideradas patológicas, também podem ser encontradas. As lesões mais frequentes são descritas a seguir.

GRANULOMA DE COLESTEROL

É a anormalidade mais comum no AP. Somado à mucocele e ao colesteatoma, totalizam mais de 90% das afecções dessa região. O granuloma de colesterol é um cisto intraósseo com fluido escuro e viscoso e tecido de granulação no seu interior. Na microscopia podem ser vistos cristais de colesterol birrefringentes com reação granulomatosa tipo corpo estranho. A cápsula é bem espessa, mas sem epitelização. A prevalência estimada é de 0,6 casos por 100.000 de indivíduos. Geralmente são encontrados em pacientes com otite média crônica e estão sempre presentes em osso pneumatizado. Apesar de a pneumatização do ápice petroso ocorrer em torno de 1/3 dos casos, estas lesões ainda assim estão entre as mais frequentes desta região.

COLESTEATOMA OU EPIDERMOIDE

Esta doença é rara, correspondendo a 4-9% das lesões do AP. Os colesteatomas podem ser lesões congênitas (também chamados de epidermoide) ou adquiridas. A formação do epidermoide envolve remanescentes celulares epiteliais embrionárias. As possibilidades são desenvolvimento anormal do primeiro arco branquial, células multipotenciais embrionárias ou células da cápsula ótica ectópicas.

Por outro lado, o colesteatoma adquirido se origina na orelha média e chega ao AP por vias pré-formadas; isto, evidentemente, pode ser caracterizado nos exames de imagem, pelo acometimento associado da orelha média e da mastoide. Apesar de as origens serem distintas, os colesteatomas adquiridos e congênitos têm aparência idêntica à histopatologia.

MUCOCELE

Apesar de muito mais frequentes nos seios paranasais, podem ser encontrados no ápice petroso. Formam-se quando o espaço aerado fica obstruído por muco das células secretoras, geralmente associadas ao comprometimento da mastoide. A aparência e o diagnóstico desta lesão aos exames de imagem podem estar associados à reabsorção óssea na tomografia computadorizada e, principalmente, quando com conteúdo hiperproteico, hiperintensa em T1 e T2 na ressonância nuclear magnética.

PETROSITE OU ABSCESSO

É uma entidade cada vez mais rara após a era dos antibióticos. Ocorre em 2 a cada 100.000 pacientes com otite média aguda (OMA). Apresentava significativa mortalidade e morbidade, pois a única abordagem no passado era cirúrgica. Resulta de um prolongamento da infecção da orelha média e mastoide pelas células aeradas. Os patógenos mais comuns são *Haemophilus influenzae*, *Streptococcus pneumoniae* e *streptococcus β-hemolítico*. Os *Staphylococcus* e *Pseudomomnas* são mais prevalentes nos pacientes com osteomielite de base de crânio e otite média crônica (OMC). A tríade clássica da petrosite na síndrome de Gradenigo inclui dor retro-orbital, otorreia e paralisia do músculo retolateral, por inflamação do nervo abducente. O quadro álgico pode, eventualmente, melhorar em casos de otorreia súbita e profusa.

EFUSÃO

Chamada de líquido **retido** ou **sequestrado**. Ocorre em 1% de todas RM de crânio e parece ser a alteração radiológica mais comum do ápice petroso. Pode ser resultado de infecção da orelha média ou mastoide. Na maioria das vezes é assintomática.

ABORDAGEM CIRÚRGICA DO ÁPICE PETROSO

A variabilidade de diferentes doenças que envolvem o AP e a complexidade da anatomia são responsáveis pelo desenvolvimento de diversas técnicas cirúrgicas desta região. O grau de invasividade e a morbidade aceita em cada cirurgia obviamente dependem da agressividade da doença em questão. Alguns acessos descritos a seguir são suficientes para remover grandes tumores, mas podem requerer sacrifício da audição ou do nervo facial. Outros são mais conservadores, mas apenas possibilitam drenagens restritas do AP.

ACESSO VIA FOSSA MÉDIA

Esta técnica possibilita uma visão da região superior do AP. Sua principal vantagem é a capacidade de preservar a orelha interna e suas funções. Contudo, o cirurgião precisa treinamento específico nesta abordagem. Cabe ressaltar, ainda, o risco de lesões no parênquima cerebral decorrentes da retração necessária do lobo temporal e fístulas liquóricas, sobretudo em idosos.

ACESSOS INFRACOCLEAR E INFRALABIRÍNTICO

A ressecção das células infracocleares, quando esse trato é bem desenvolvido, cria uma rota direta ao ápice. Essa técnica preserva a cóclea e permite algum grau de instrumentalização do AP. Entretanto, a exposição é reduzida e as indicações se resumem a doenças que demandem apenas drenagens. A disseminação das técnicas de cirurgia endoscópica impulsionou a retomada desta abordagem, visto que as ópticas conferem uma visualização distal mais ampla mesmo por meio de acessos com passagens ou canais estreitos.

O acesso infralabiríntico, por sua vez, permite a remoção de doenças no aspecto mais posterior do ápice. Ele também visa preservar a função da orelha interna. Sua principal limitação é em pacientes cuja anatomia apresenta o bulbo jugular alto e seio sigmoide saliente. Nesses casos a manipulação da doença fica muito restrita.

ACESSO ENDOSCÓPICO TRANSESFENOIDAL

Esse acesso endoscópico transnasal requer muita familiaridade com a anatomia da base anterior e lateral do crânio. O desenvolvimento das cirurgias transesfenoidais de hipófise e sua grande prevalência levou alguns centros a escolherem essa técnica como preferencial para abordar o ápice petroso. Doenças como colesteatomas congênitos e granulomas de colesterol podem ser operadas quando a artéria carótida percorre em um trajeto favorável.

ACESSO TRANSLABIRÍNTICO

Fornece ampla exposição do ápice petroso, especialmente do segmento posterior. Elimina a função auditiva e vestibular.

ACESSO TRANSCOCLEAR

Confere melhor exposição da parte anterior do ângulo pontocerebelar. Sacrifica a audição e pode causar alterações funcionais no nervo facial em decorrência de transposição do VII nervo.

ACESSO TRANSÓTICO

Seguramente este acesso é o maior ao ápice petroso e permite a remoção das doenças mais agressivas, inclusive neoplasias extensas. Esta técnica associa o acesso translabiríntico e o transcoclear. Por definição, ela acaba com a função auditiva e vestibular quando presentes. Após a remoção da cóclea e labirinto abre-se uma ampla passagem ao AP e a instrumentalização da doença fica facilitada. Contudo, ainda há a limitação do nervo facial. Os segmentos timpânico e mastoide cruzam exatamente no meio do campo cirúrgico. Quando o paciente apresenta previamente paralisia facial completa, pode-se seccionar o nervo e a cirurgia torna-se mais simples. Entretanto, se há a intenção de preservar a estrutura e função do VII nervo pode-se mantê-lo no local cruzando o campo ou realizar a translocação posterior. Por ser o acesso mais amplo, mais familiar ao cirurgião otológico e da preferência dos autores, será detalhado a seguir a partir da ilustração de um caso clínico.

Caso Clínico

Paciente masculino, 53 anos, apresentando colesteatoma congênito em ápice petroso à direita com anacusia e paralisia facial completa há mais de 10 anos (Figs. 15-3 e 15-4). Submetido à cirurgia para remoção da doença com acesso transótico ao AP.

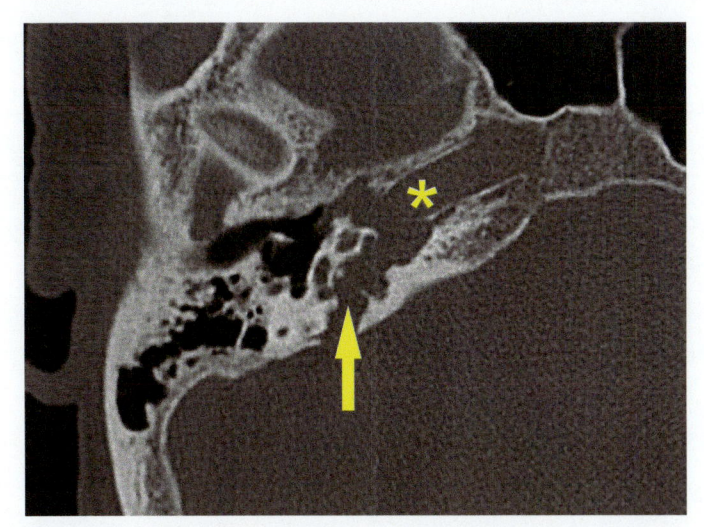

Fig. 15-3. TC (corte axial): colesteatoma em ápice petroso causando erosão em espiras cocleares (seta) e em canal ósseo da carótida intrapetrosa (asterisco).

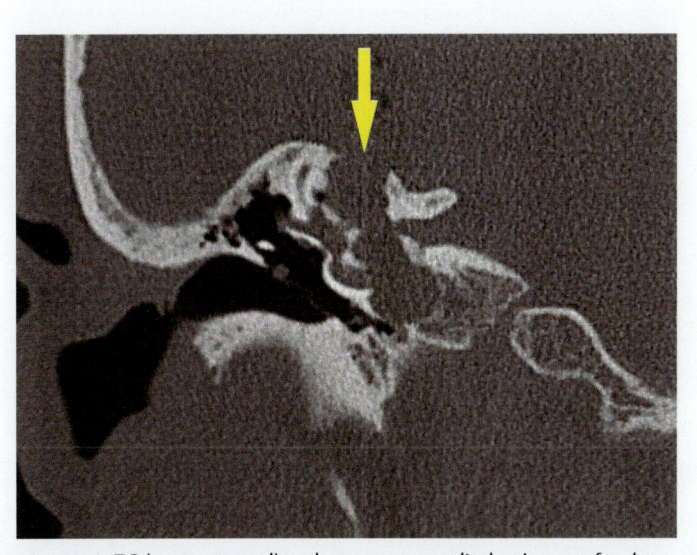

Fig. 15-4. TC (corte coronal): colesteatoma erodindo tégmen, fundo do conduto auditivo interno e espira basal da cóclea.

Preparo, Posicionamento e Incisão

O paciente é submetido à anestesia geral com intubação orotraqueal em decúbito dorsal com cabeça rotada 45° para o lado contralateral. Deve-se proceder à tricotomia ampla de pelo menos 5 cm da região retroauricular e, em seguida, à degermação com sabão antisséptico. Realiza-se a infiltração de anestésico local com vasoconstritor no sítio da incisão. A incisão é retroauricular em "C" ampliada a 3 cm da implantação do pavilhão auricular e deve-se estender da ponta da mastoide ao nível do polo superior da hélice (Fig. 15-5).

Retalhos e Partes Moles

Após a incisão na pele realiza-se o descolamento do retalho de pele e subcutâneo para exposição do plano muscular. Procede-se, então, a confecção do retalho musculoperiosteal com uma incisão em "T" e exposição do osso da mastoide (Fig. 15-6).

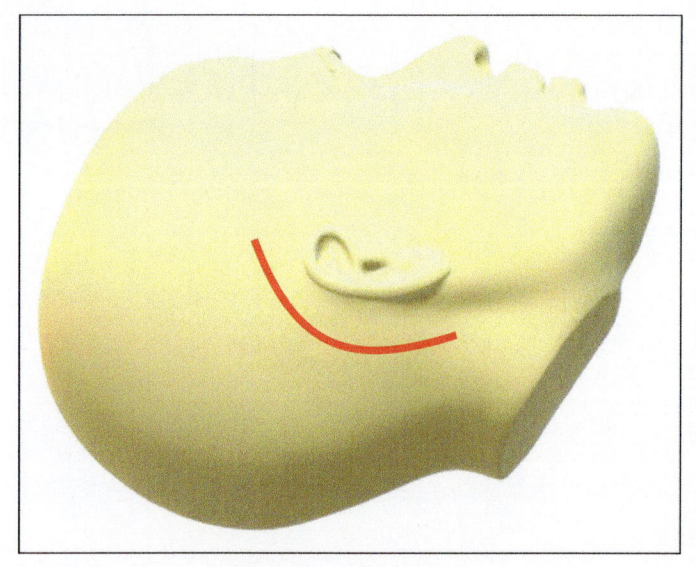

Fig. 15-5. Incisão na pele retroauricular ampliada.

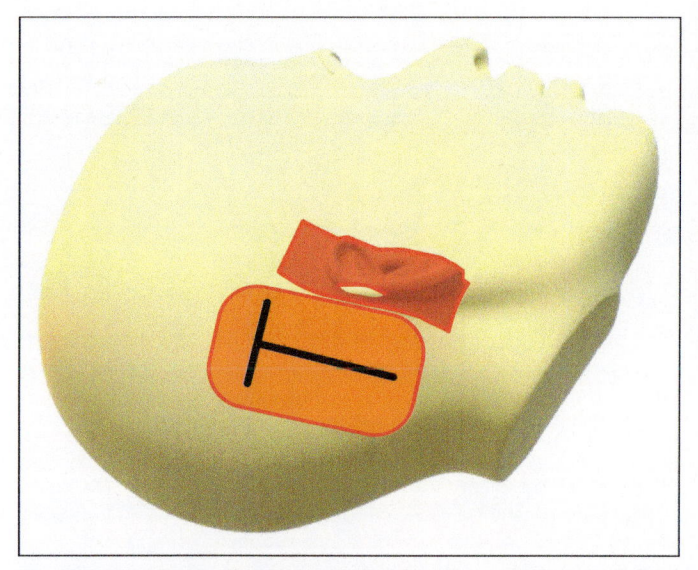

Fig. 15-6. Incisão em "T" no plano muscular para confeccionar retalhos após fixar o retalho de pele anteriormente.

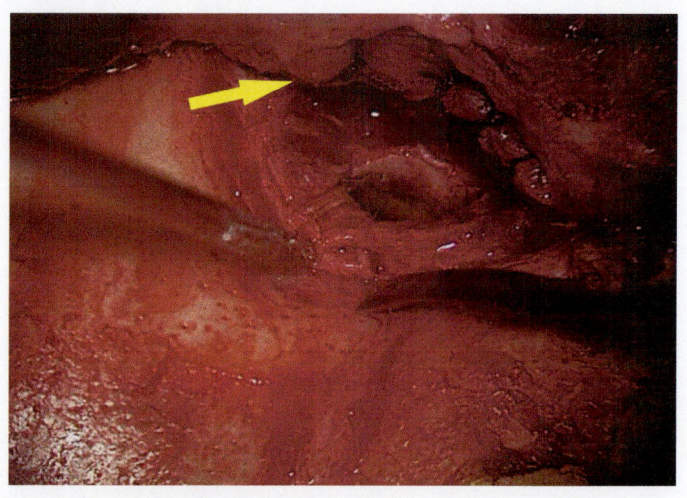

Fig. 15-7. Meato auditivo externo incisado em 360° e suturas de obliteração em fundo cego (seta).

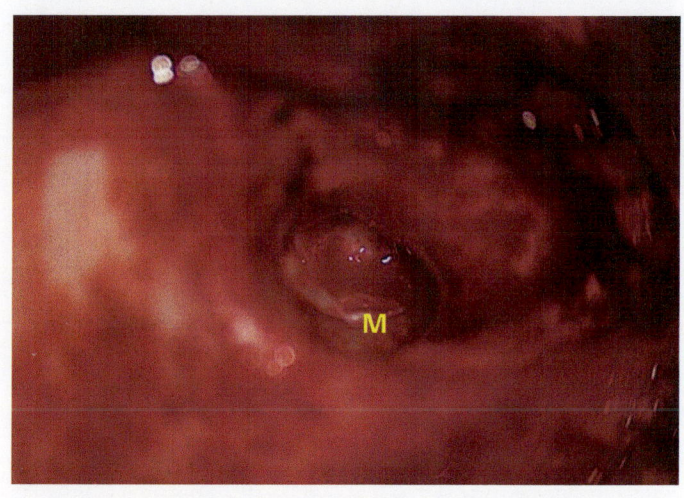

Fig. 15-8. Remoção de toda pele do CAE e membrana timpânica. M: martelo.

Nesse momento realiza-se um passo de suma importância: a obliteração do conduto auditivo externo (CAE). Após seccionar 360° o CAE, deve-se descolar a pele da cartilagem, evertê-la e suturá-la. Um segundo plano de fechamento deve ser realizado com a cartilagem do CAE (Fig. 15-7). Esse tempo cirúrgico não deve ser menosprezado, visto que se for inadequadamente realizado pode induzir a formação de colesteatoma, posteriormente.

Manipulação da Orelha Média

Descolamento do retalho timpanomeatal e acesso à orelha média. Desarticulação incudoestapediana e remoção em bloco da pele do retalho (Fig. 15-8), membrana timpânica, martelo e bigorna. Canaloplastia anterior ampla para exposição da tuba auditiva e posterior identificação da artéria carótida intrapetrosa (CIP). Atenção à remoção completa do ânulos nessa região para não permanecer resíduos epiteliais.

Ressecção Óssea

Petrosectomia subtotal com rebaixamento da parede posterior do CAE, remoção de todos os tratos celulares, identificação da dura da fossa média e fossa posterior (Fig. 15-9). Labirintectomia completa com atenção na manutenção da parede anterior do canal semicircular lateral (CSCL) para proteção do nervo facial (Fig. 15-10). Após a labirintectomia, identifica-se a dura-máter do conduto auditivo interno (CAI) que não deve ser violada para acesso ao AP. O broqueamento do osso esponjoso inferior ao CAI conduz diretamente à porção posterior do ápice petroso. Descompressão do nervo facial (NF) e broqueamento das células retrofaciais (Fig. 15-11a). Nesse momento, deve-se já ter a decisão da conduta em relação ao NF: se será mantido no canal, transposto posteriormente ou seccionado.

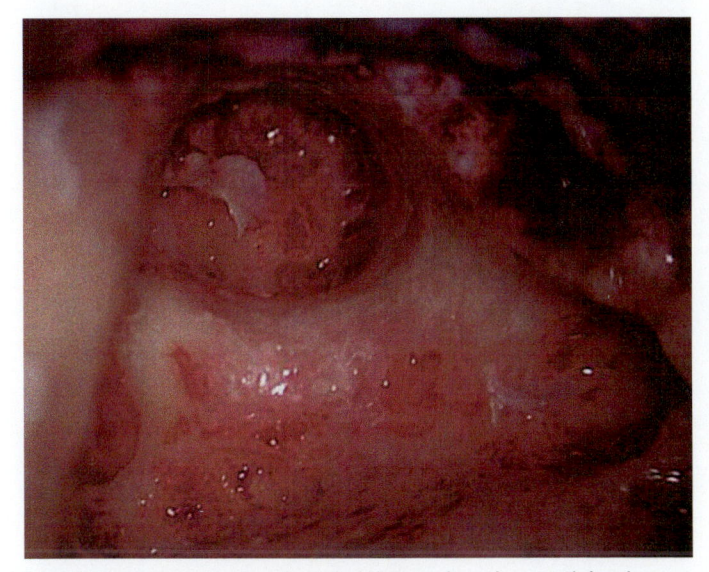

Fig. 15-9. Petrosectomia subtotal: drilagem de todas as células da mastoide, supralabirínticas, retrossigmóideas.

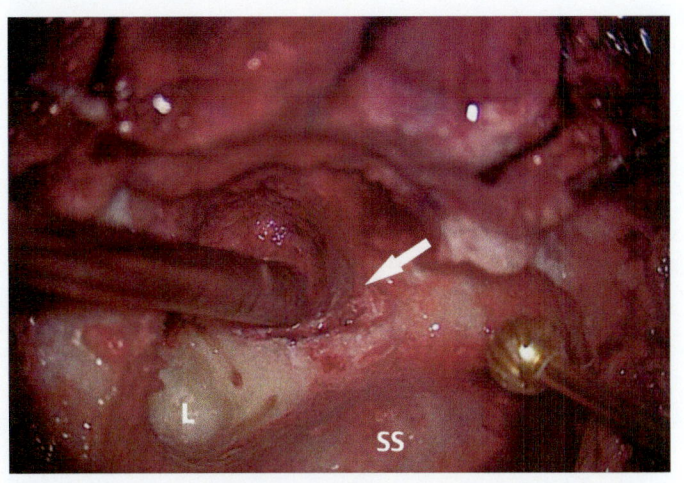

Fig. 15-10. Início da drilagem dos canais semicirculares para realizar a labirintectomia (L). Seta: Nervo facial descomprimido; SS: seio sigmoide.

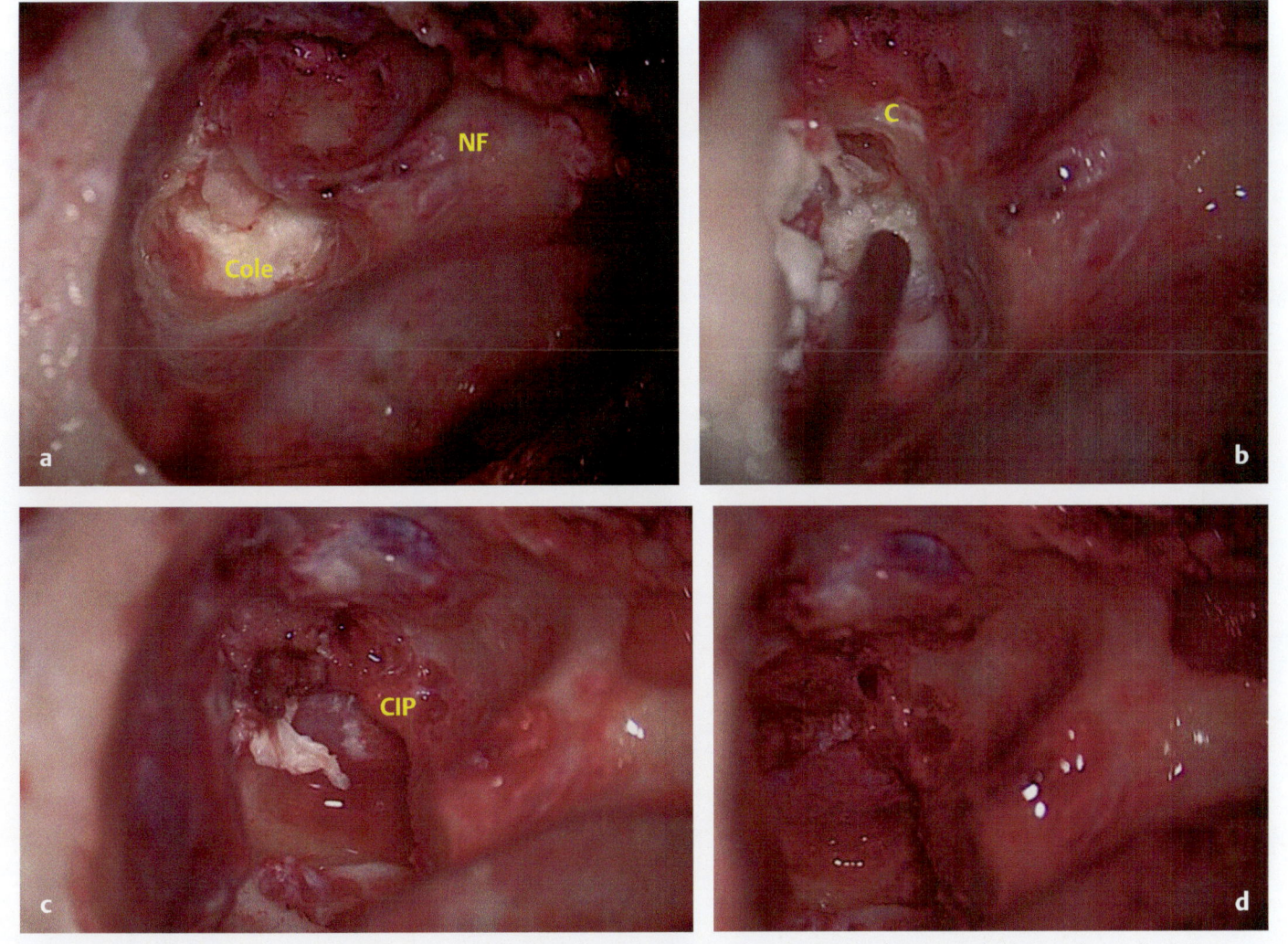

Fig. 15-11. (**a**) Visualização do colesteatoma (cole) após labirintectomia completa. Note o nervo facial (NF) completamente dissecado após a remoção das células retrofaciais. (**b**) Drilagem das espiras cocleares (C). Note que o nervo facial foi seccionado e removido. (**c**) Visualização de colesteatoma sobre a carótida intrapetrosa (CIP) após remoção da cóclea. (**d**) Ápice petroso exposto após remoção da doença.

Inicia-se a abordagem óssea anterior. Realiza-se o broqueamento com broca diamantada da região posteroinferior da tuba auditiva a fim de localizar a CIP, que será o limite anterior do acesso. Broqueamento da cóclea e células infracocleares (Fig. 15-11b, c). A ressecção da cápsula ótica permite visualização ampla da porção anterior do AP (Fig. 15-11d). Como resultado deste acesso, obtém-se amplo quadrilátero limitado superiormente pela dura da fossa média (DFM), inferiormente pelo bulbo jugular, posteriormente pelo seio sigmoide e anteriormente pela CIP (Fig. 15-12).

Fechamento

A tuba auditiva deve ser diligentemente obliterada com tecido conjuntivo, como periósteo. A petrosectomia preenchida por gordura abdominal (Fig. 15-13) que deve ser fixada após a sutura completa da incisão em "T" do retalho musculoperiosteal. Sutura subcutânea e pele.

Cuidados Pós-Operatórios

O paciente não necessita de internação prolongada em casos sem complicações, sendo geralmente 3 dias. É recomendável tomografia computadorizada de crânio no 1º dia de pós-operatório para excluir hematomas, hemorragias ou complicações isquêmicas. No acompanhamento a longo prazo a obliteração do CAE dispensa curativos ou aspirações. Na dependência da doença de base sugere-se a realização de acompanhamento radiológico com Tomografia Computadorizada (Fig. 15-14) ou Ressonância Magnética.

CONCLUSÃO

A abordagem cirúrgica do AP é sempre um desafio ao cirurgião otológico. A complexa anatomia da região e a íntima relação com estruturas nobres e vitais agregam dificuldade e exigem do médico conhecimento e treinamento. Existem diferentes possíveis acessos ao AP e a escolha depende de qual a doença envolvida, do tamanho da exposição necessária, da morbidade e sequelas aceitas, além da experiência do cirurgião.

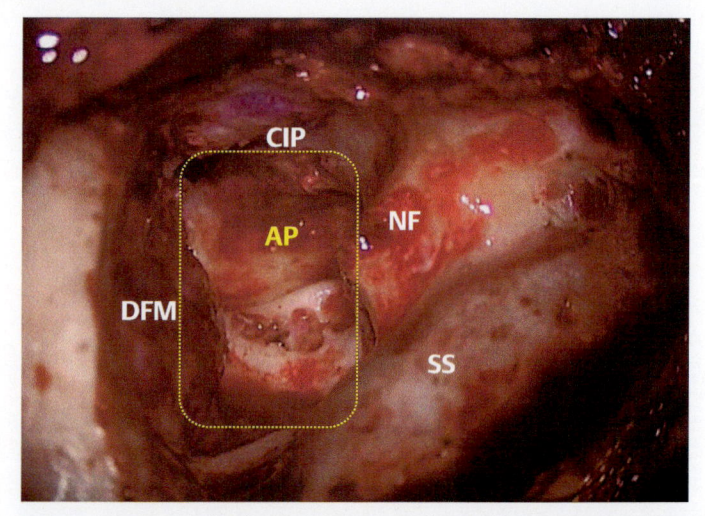

Fig. 15-12. Aspecto final após acesso completo ao ápice petroso (AP). Note o amplo quadrilátero (linha pontilhada) de campo cirúrgico, limitado pela dura-máter da fossa média (DFM). CIP: Carótida Intrapetrosa; SS: seio sigmoide; NF: canal do nervo facial.

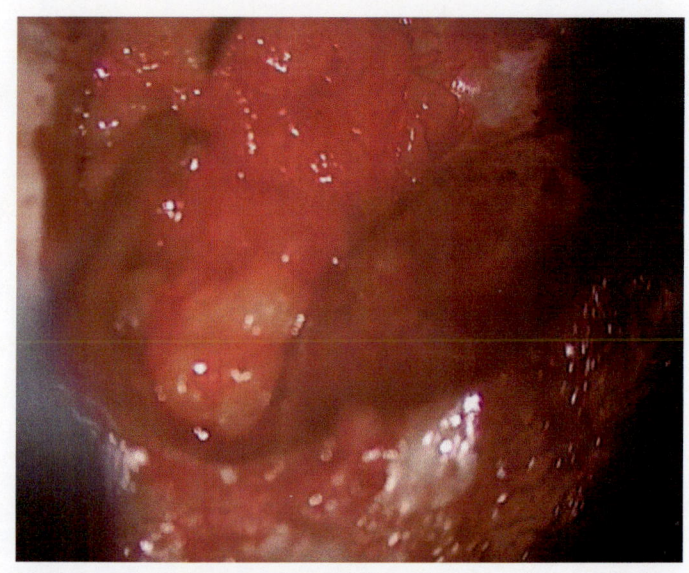

Fig. 15-13. Preenchimento da cavidade com gordura abdominal após oclusão da tuba auditiva.

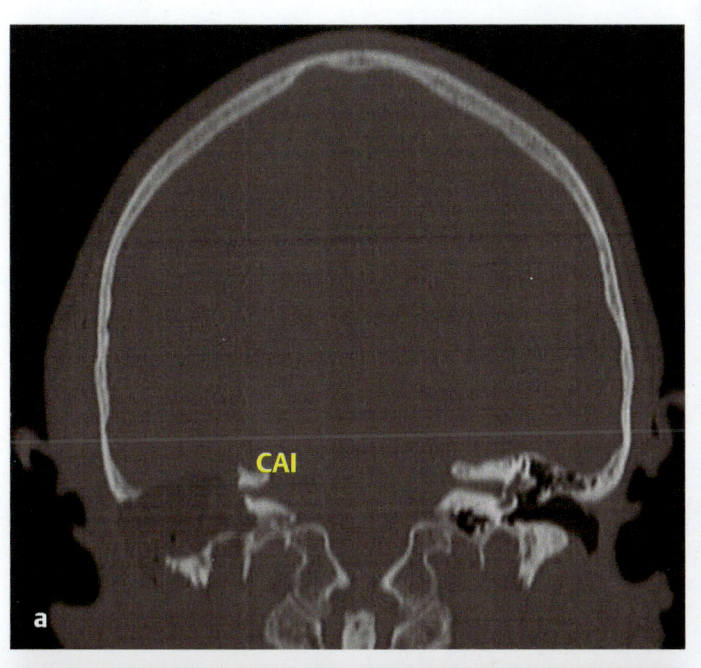

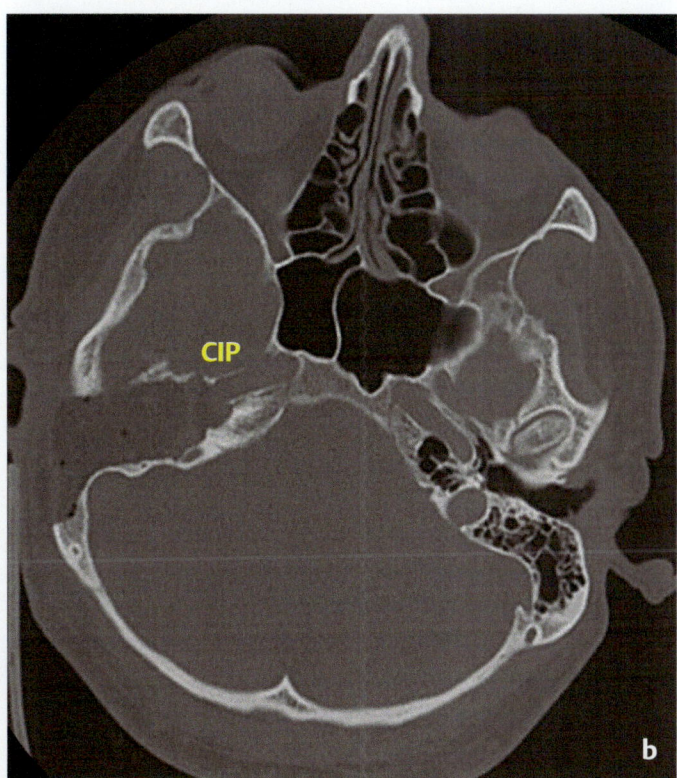

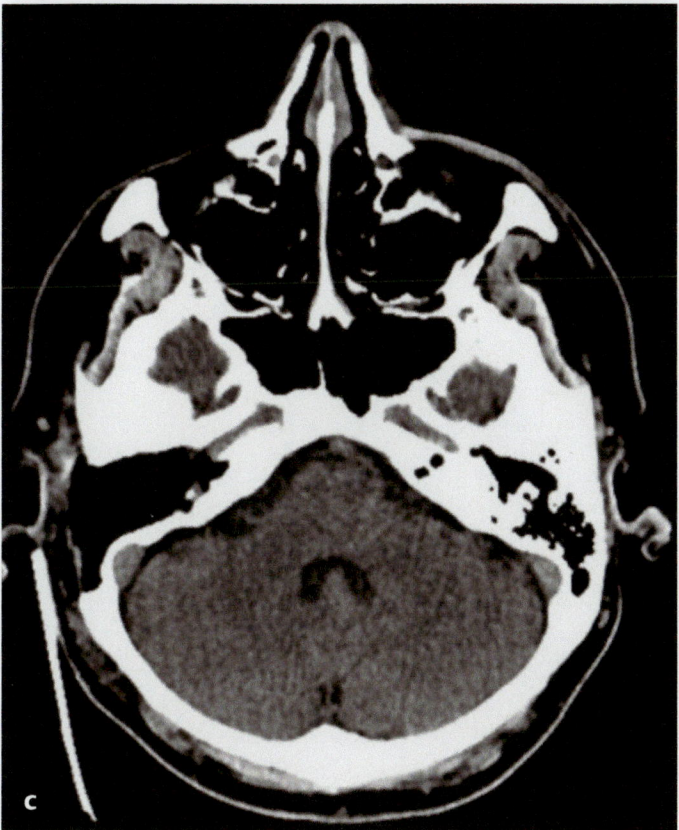

Fig. 15-14. Aspecto tomográfico após abordagem do ápice petroso. (**a**) Corte coronal evidenciando remoção completa da cápsula ótica até o fundo do conduto auditivo interno (CAI). (**b**) Corte axial mostrando ressecção até a artéria carótida intrapetrosa (CIP). (**c**) Corte axial em janela de partes moles demonstrando a remoção completa da doença no AP.

BIBLIOGRAFIAS

Behnke EE, Schindler RA. Dermoid of the petrous apex. Laryngoscope. 1984;94(6):779-83.

Brackmann DE, Toh EH. Surgical management of petrous apex cholesterol granulomas. Otol Neurotol. 2002;23(4):529-33.

Fournier HD, Mercier P, Roche PH. Surgical anatomy of the petrous apex and petroclival region. Adv Tech Stand Neurosurg. 2007;32:91-146.

House WF, De la Cruz A, Hitselberger WE. Surgery of the skull base: transcochlear approach to the petrous apex and clivus. Otolaryngology. 1978;86(5):ORL-770-9.

Isaacson B, Kutz JW, Roland PS. Lesions of the petrous apex: diagnosis and management. Otolaryngol Clin North Am. 2007;40(3):479-519.

Muckle RP, De la Cruz A, Lo WM. Petrous apex lesions. Am J Otol. 1998;19(2):219-25.

Patron V, Humbert M, Micault E, et al. How to perform microscopic/endoscopic resection of large petrous apex lesions. Eur Ann Otorhinolaryngol Head Neck Dis. 2018;135(6):443-7.

Presutti L, Alicandri-Ciufelli M, Rubini A, et al. Combined lateral microscopic/endoscopic approaches to petrous apex lesions: pilot clinical experiences. Ann Otol Rhinol Laryngol. 2014;123(8):550-9.

Sanna M, Saleh E, Khrais T. Transcochlear approaches in: atlas of microsurgery of lateral skull base. 2008;2:80-9.

Silva MNL, Selaimen FA, Costa SS. Lesões do ápice petroso. In: Tratado de otorrinolaringologia. (CIDADE?): (Editora?); 2017. c. 44.

Steward DL, Pensak ML. Transpetrosal surgery techniques. Otolaryngol Clin North Am. 2002;35(2):367-91.

DESCOMPRESSÃO DO NERVO FACIAL

CAPÍTULO 16

Marcos Alexandre da Franca Pereira ▪ Aline Gomes Bittencourt
Maurus Marques de Almeida Holanda ▪ Rubens Vuono de Brito Neto ▪ Joel Lavinsky
Fernanda Helena Baracuhy da Franca Pereira

JUSTIFICATIVA

As lesões neurais resultam em edema e consequente aumento da pressão endoneural, o que pode levar a compressão do sistema de irrigação no *vasa nervorum* do nervo facial, causando-lhe isquemia e degeneração axonal, podendo danificá-lo de forma grave e definitiva, com comprometimento importante de sua função. A descompressão cirúrgica do nervo facial pode ser indicada com o objetivo de diminuir a pressão e o edema sobre o nervo, para com isso, permitir uma melhor irrigação e nutrição do mesmo, e levar à sua recuperação funcional.

INDICAÇÕES

A indicação cirúrgica de descompressão do nervo facial em pacientes com PFP depende da etiologia e das características da evolução clínica. Basicamente, a descompressão do nervo facial pode ser realizada pelas seguintes vias: subtemporal por FCM, onde os segmentos meatal, labiríntico, timpânico e gânglio geniculado do nervo facial podem ser acessados; retroauricular transmastóidea, com acesso ao segmento timpânico, mastóideo e gânglio geniculado; combinada (FCM e transmastóidea), abordando todos os segmentos citados do nervo e, ainda a via retroauricular translabiríntica que permite o acesso a todo o nervo facial, mas leva a prejuízo da função auditiva e vestibular do paciente.

A via FCM é o único tipo de acesso que permite a exposição e manipulação dos segmentos meatal e labiríntico do NF, em pacientes em que é necessária a preservação da audição. Entretanto, em decorrência das grandes variações anatômicas das estruturas contidas no assoalho da FCM, há grande dificuldade em se propor a padronização de uma técnica cirúrgica, para o tratamento da PFP por esta via.

Em qualquer tratamento a relação risco/benefício é um fator determinante, e tratamentos alternativos devem ser abertamente discutidos com o paciente antes da conduta ser definida. Este aspecto assume maior relevância em casos de procedimentos eletivos intracranianos para o tratamento de patologias não fatais, apesar, de no caso de uma PFP, a lesão nervosa poder causar estigmas e desfigurar o paciente.

ANATOMIA CIRÚRGICA DO NERVO FACIAL NA FOSSA CRANIANA MÉDIA

Segundo House, o nervo facial pode ser encontrado, seguindo-se o NPSM até o GG e, então, até o segmento labiríntico do NF. Posteriormente, a barra de Bill e o nervo vestibular superior são identificados e o broqueamento é lateromedialmente, com dissecção do MAI até o poro acústico (Fig. 16-1).

A técnica descrita por Ugo Fisch é denominada **acesso ao plano meatal** e limita o grau de retração da dura-máter e o risco de danos ao segmento labiríntico do NF. Segundo Fisch, o osso sobre a EA é removido, o CSCS é identificado com a sua **linha azul** (visualização do labirinto membranoso por transparência), e um ângulo de 60º a partir do final do seu eixo longo define a zona segura para o broqueamento para localizar o MAI (Fig. 16-2).

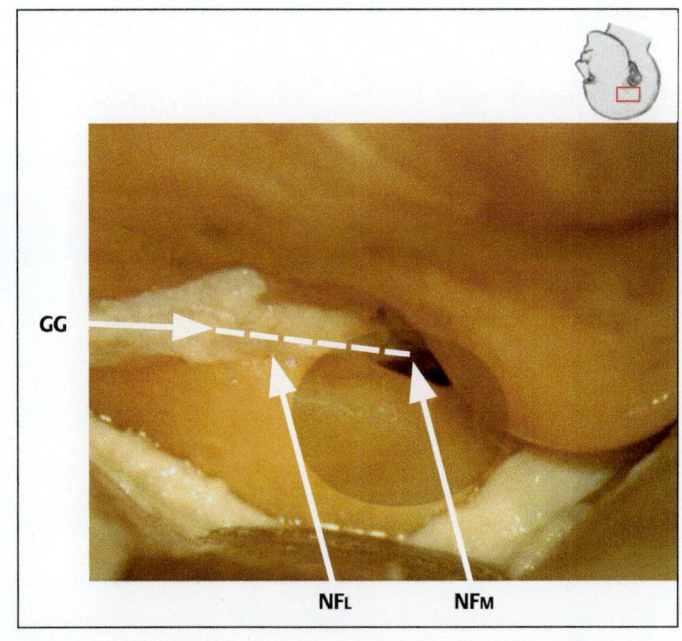

Fig. 16-1. Dissecação da fossa craniana média pela técnica de House. GG: Gânglio geniculado; PM: plano meatal (área escura); NFL: nervo facial segmento labiríntico; NFM: nervo facial segmento meatal.

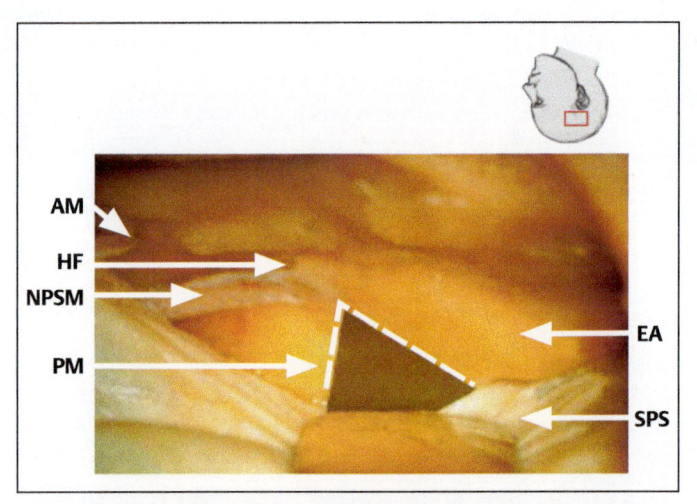

Fig. 16-2. Dissecação da fossa craniana média pela técnica de Fisch. AM: artéria meníngea média; EA: eminência arqueada; HF: hiato do nervo facial; NPSM: nervo petroso superficial maior; PM: plano meatal; SPS: seio petroso superior.

Garcia-Ibañez, propuseram o uso da bissetriz do ângulo formado por linhas imaginárias que atravessam o NPSM e a EA, para alcançar o MAI. Inicia-se a remoção óssea no aspecto mais medial da crista petrosa no plano da bissetriz e prossegue-se até ficar próxima ao poro acústico, onde a dura-máter do MAI pode ser aberta sob ângulo de 270° na direção lateral (Fig. 16-3).

Foi proposto por Catalano e Eden o uso do córtex lateral da escama do osso temporal na raiz do arco zigomático para localizar a cabeça do martelo como uma referência externa para a identificação do MAI. A distância medida entre a cabeça do martelo e a cortical externa, na raiz do zigoma, era 18 mm sobre uma linha perpendicular ao plano de referência. A extensão medial desta linha, pela cabeça do martelo, dividia o MAI ao meio.

Jackler e Gladstone, utilizam uma técnica de dissecção para a identificação do MAI que se iniciava na região medial mais adjacente ao poro acústico na FCM e progride para a direção lateral do ápice petroso, sobre o eixo maior de comprimento do MAI.

Bento *et al.* desenvolveram uma técnica para expor o GG e a porção labiríntica do NF por meio da FCM, explorando o teto da orelha média. A técnica inclui a abertura de 5 mm do *tegmen tympani*, com a visualização direta da cabeça do martelo, corpo da bigorna, processo de cocleariforme e a porção timpânica do NF, que é seguida na posição medial até o GG. O segmento labiríntico do NF é encontrado ao longo de uma linha traçada na posição medial a partir do processo cocleariforme. Este acesso pode ser extremamente útil quando os marcos anatômicos da FCM estão obscurecidos por trauma ou cirurgia prévia.

Cheng *et al.*, chamam **ponto T** a interseção da borda posterior do gânglio trigêmio com o SPS e o apresentam como marcador para localizar o MAI.

Lan e Shiao, dissecam ossos temporais de cadáveres e realizaram tomografias computadorizadas (TC) das peças. Relataram que o MAI pode ser identificado a cerca de 10 mm de distância sobre uma linha em ângulo de 96° entre o GG e o eixo maior do NPSM, sem risco de lesão à cóclea, à porção labiríntica do NF ou ao vestíbulo.

Eren *et al.* localizam a cabeça do martelo a fim de encontrar o GG para descomprimir o NF por meio do acesso via FCM, como Bento *et al.* Cokkeser *et al.* adaptam a técnica de Garcia-Ibañez, para encontrar o MAI, mas iniciam o broqueamento na porção mais medial da bissetriz do ângulo formado entre o NPSM e a EA.

Em 2016, da Franca Pereira MA *et al.* descreveram uma técnica para localização do nervo facial na FCM, usando como pontos de referência a AMM, o NPSM no hiato do nervo facial, a EA, o SPS, e o plano meatal seguido no ápice petroso a partir da sua porção mais anterior e medial (com referência à projeção do poro acústico na FCM) (Fig. 16-4).

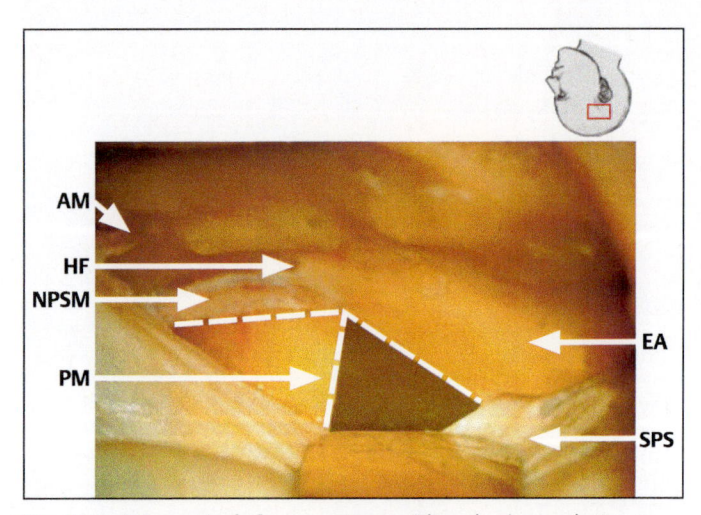

Fig. 16-3. Dissecação da fossa craniana média pela técnica de Garcia-Ibañez. AM: artéria meníngea média; EA: eminência arqueada; HF: hiato do nervo facial; NPSM: nervo petroso superficial maior; PM: plano meatal; SPS: seio petroso superior.

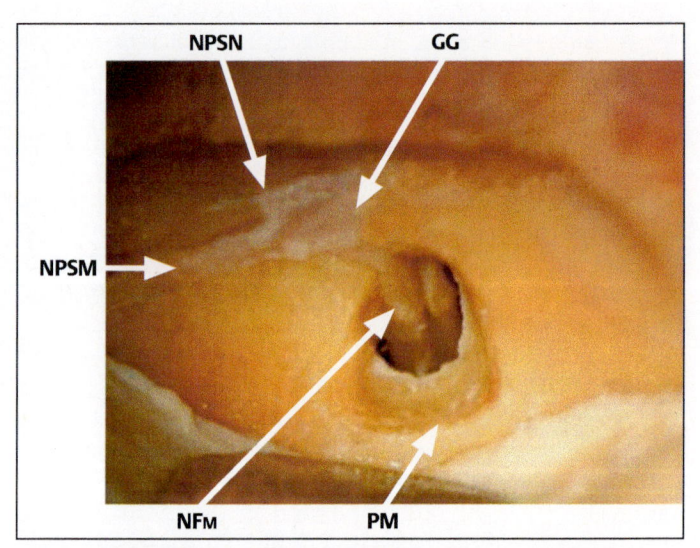

Fig. 16-4. Dissecação da fossa craniana média direta: identificação do conteúdo do meato acústico interno. GG: gânglio geniculado; NPSM: nervo petroso superficial maior; NPSN: nervo petroso superficial menor; NFM: nervo facial porção meatal; PM: plano meatal.

TÉCNICAS CIRÚRGICAS

Diferentes acessos podem ser utilizados para a descompressão do NF. As mais comuns são a via transmastóidea, a translabiríntica e a FCM. A descompressão transmastóidea do NF pode ser realizada por meio de mastoidectomia cavidade fechada ou aberta. A escolha da modalidade de mastoidectomia deve ser baseada na acuidade auditiva do paciente. Em indivíduos com audição presente e funcional, a mastoidectomia cavidade fechada é a melhor opção terapêutica, já que mantém as características da orelha média e meato acústico externo (MAE)

As principais indicações de uso da via transmastóidea são:

- Pacientes com PFP e fraturas do transversas do osso temporal em que o traço atravessa a porção timpânica ou mastóidea do NF, mas não envolvem segmentos mais proximais.
- Pacientes com PFP associada a tumores do NF localizados nos segmentos mastóideo ou timpânico do NF.

A descompressão do NF por mastoidectomia cavidade fechada é realizada da seguinte forma:

A) Realização de mastoidectomia com timpanotomia posterior estendida.
B) O osso que cobre o NF em seu trajeto mastóideo é reduzido com broca de diamante até ficar delgado, com a consistência semelhante à de uma **casca de ovo**. O NF é, então, esqueletizado em torno de 270° em sua circunferência.
C) Esqueletização do segundo joelho do NF principalmente nas regiões anterior e superfícies laterais adjacentes, em até 180° de sua circunferência.
D) A dissecação é avançada em direção à fossa média, com cautela, até que o gânglio geniculado (GG) seja exposto.
E) As camadas finas remanescentes do osso que cobrem o NF são removidas, usando um delicado gancho de curva dupla. Assim, o NF é exposto do GG até o forame estilomastóideo.
F) A bainha perineural do NF é aberta, usando uma faca fina com a borda cortante virada para fora.

Já a descompressão do NF por mastoidectomia cavidade aberta é um procedimento muito mais fácil, do ponto de vista técnico, principalmente porque a audição não precisa ser protegida. É realizada usando os mesmos passos da técnica aberta, mas o MAE não é poupado.

Descompressão do NF por via translabiríntica é realizada sempre que a descompressão do comprimento total do VII NC é necessária; e não há audição útil. O procedimento é praticamente uma expansão da mastoidectomia cavidade fechada.

Após a realização de todos os passos da mastoidectomia cavidade fechada, a dissecação avança para o labirinto (labirintectomia) e é feita a exposição do MAI, viabilizando a descompressão do segmento metal. Por meio dessa técnica, o MAI é exposto de 320 a 360° de sua circunferência (extensões tipo I e II, respectivamente).

Os passos cirúrgicos mínimos realizados para o acesso via FCM são:

A) Infiltração retroauricular com solução de lidocaína 2% e adrenalina 1:80.000.
B) Incisão retroauricular em "C" 0,8 a 1 cm distante do sulco retroauricular, estendendo-se superiormente por cerca de 7 cm na direção da raiz do arco zigomático.
C) Confecção de enxerto de fáscia de músculo temporal.
D) Confecção do retalho muscular e exposição da cortical óssea da região temporal e mastóidea.
E) Craniotomia temporal com retirada de fragmento ósseo retangular, medindo 3 × 4 cm, centrado na raiz do arco zigomático.
F) Pequena abertura da dura-máter com drenagem de liquor para diminuir a tensão e facilitar o afastamento do lobo temporal.
G) Descolamento da dura-máter do assoalho da FCM até a identificação da eminência arqueada (EA), nervo petroso superficial maior (NPSM), crista petrosa e artéria meníngea média.
H) Colocação do afastador de House-Urban.
I) Dissecação do NF.
J) Reposicionamento do fragmento ósseo da craniotomia e sua fixação com pontos de Nylon 2-0.
K) Sutura do retalho muscular com Vycril 3-0.
L) Colocação de dreno Portovac® no espaço subgaleal.
M) Sutura do subcutâneo com Vicryl 3-0.
N) Sutura da pele com Nylon 4-0.

As vias também podem ser combinadas para melhorar o acesso a todos os seguimentos. A via combinada transmastóidea e FCM, por exemplo, é adequada para casos em que é necessária a exposição do comprimento total do NF intratemporal, sem comprometer a audição do paciente.

COMPLICAÇÕES DO ACESSO POR FOSSA CRANIANA MÉDIA

Citamos a seguir as possíveis complicações do acesso via FCM, segundo Bento *et al.*

Anestesia

Isquemia e edema cerebrais, hemólise e insuficiência renal podem estar associados à hipocapnia induzida, diurese osmótica, hipotensão controlada e hipovolemia.

Posicionamento

O paciente é posicionado em decúbito dorsal, com a cabeça e o pescoço rodados. Dependendo do estado da coluna cervical e da duração da operação, a rotação pode acarretar desde torcicolo até quadriplegia. A rotação também pode comprometer o fluxo de sangue arterial e venoso, com risco de isquemia cerebral ou aumento da pressão intracraniana. Adicionalmente, a elevação da cabeça, utilizada para promover a drenagem venosa e diminuir a pressão intracraniana, pode levar à embolia gasosa por meio do seio petroso superior (SPS).

Incisão e Craniotomia

Podem levar a coleções subgaleais de sangue e/ou liquor. Infecção da ferida cirúrgica pode ocorrer e evoluir para a formação de abscesso. Se a incisão for demasiado anteroinferior podem ocorrer laceração ou compressão do ramo temporal do NF.

Elevação da Dura-Máter

Pode lesar estruturas como o GG e o NPSM, além da própria dura-máter, causando extravasamento de liquor e meningite.

Sangramento de pequenos vasos e lesão da artéria meníngea média podem gerar um hematoma epidural. Coleções epidurais subagudas também podem ocorrer e causar a formação de abcesso epidural.

Retração do Lobo Temporal

Pode aumentar a pressão intracraniana e empurrar o lobo temporal na posição medial, causando compressão do tronco cerebral. A retração pode, ainda, estender e lacerar as veias da ponte, gerando sangramento nos espaços subdural e subaracnoide.

REFERÊNCIAS BIBLIOGRÁFICAS

Angeli S. Middle fossa approach: indications, technique, and results. Otolaryngol Clin North Am. 2012;45(2):417-38.

Arìstegui M, Cokkeser Y, Saleh E, et al. Surgical anatomy of the estended middle cranial fossa approach. Skull Base Surg. 1994;4(4):181-8.

Bento RF, Brito RV, Sanchez TG. A rapid and safe middle fossa approach to the geniculate ganglion and labyrinthine segment of the facial nerve. Ear Nose Throat J. 2002;81(5):320-6.

Bento RF, Miniti A, Marone SAM. Tratado de otologia. São Paulo: EDUSP; 1998. p. 498.

Bento RF, Pirana S, Sweet R, et al. The role of the middle fossa approach in the management of traumatic facial paralysis. Ear Nose Throat J. 2004;83(12):817-23.

Bento RF et al. O papel do acesso via fossa média no tratamento da paralisia facial traumática. Rev. Bras. Otorrinolaringol. (São Paulo) 2004;70(4):484-93.

Byron JB, Jonas T, Johnson SD. Newlands – Head & Neck Surgery - Otolaryngology. 2006;1:2065-71.

Catalano PJ, Eden AR. An external reference to identify the internal auditory canal in middle fossa surgery. Otolaryngol Head and Neck Surg. 1993;108:111-6.

Cheng CM, Tang CT, Wang CH, Lin CL. Localization of the internal auditory canal by identifying the intersection of the posterior border of the trigeminal ganglion and the superior petrosal sinus in cadavers. J Clin Neurosci. 2009;16(12):1604-7.

Cokkeser Y, Aristegui M, Naguib MB, et al. Identification of internal acoustic canal in the middle cranial fossa approach: a safe technique. Otolaryngol Head Neck Surg. 2001;124:94-8.

Costantino PD, Ismail AS, Janecka IP. Cranial-base surgery. In: Bailey BJ, Johnson JT, Newlands SD (Eds.). Head and neck surgery – Otolaryngology, 4th ed. Philadelphia: Lippincott Williams and Wilkins; 2006. p. 1828-52.

Djalilian HR, Thakkar KH, Hamidi S, et al. A study of middle cranial fossa anatomy and anatomic variations. Ear Nose Throat. 2007;86(8):474, 6-81.

Doshi J, Irving R. Recurrent facial nerve palsy: the role of surgery. J Laryngol Otol. 2010;124(11):1202-4.

Eren E, Basoglu MS, Gurcan BA, et al. Conquering the castle: a novel technique for the middle fossa approach in facial decompression. Otolaryngol Head Neck Surg. 2012;147(5):907-11.

Fisch U, Rouleau M. Facial nerve reconstruction. J Otolaryngol. 1980;9(6):487-92.

Fisher S. Body experience in fantasy and behavior. Nova Iorque: Appleton-Century-Crofts; 1970.

Franca Pereira MA, Bittencourt AG, de Andrade EM, et al. Decompression of the tympanic and labyrinthine segments of the facial nerve by middle cranial fossa approach: an anatomic study. Acta Neurochir (Wien). 2016;158(6):1205-11.

Garcia-Ibanez E, Garcia-Ibanez JL. Middle fossa vestibular neurectomy: a report of 373 cases. Otolaryngol Head Neck Surg. 1980;88(4):486-90.

Ghonim MA, Pyakurel K, Ibba SV, et al. PARP inhibittion by olaparib or gene knockout blocks asthma-like manifestation in mice by modulating CD4+ T cell function. Journal of tlnaslational Medicine. 2015;13:225.

House WF. Surgical exposure of the internal auditory canal and its contents through the middle, cranial fossa. Laryngoscope. 1961;71:1363-85.

Jackler RK, Gladstone HB. Locating the internal auditory canal during the middle fossa approach: an alternative technique. Skull Base Surg. 1995;5(2):63-7.

Kawase T, Shiobara R, Toya S. Anterior transpetrosal-transtentorial approach for sphenopetroclival meningiomas: Surgical method and results in 10 patients. Neurosurgery. 1991;28:869-76.

Lan MY, Shiao JY. Using greater superficial petrosal nerve and geniculate ganglion as the only two landmarks for identifying internal auditory canal in middle fossa approach. Eur Arch Otorhinolaryngol. 2010;267(12):1867-71.

Milind VK, Christopher S, Sanna M, Anand K. Devaiah otology and neurotology. Otorhinolaryngology – Head and Neck Surgery. 2013;1:696.

Oliveira E, Tedeschi H, Rhoton AL Jr, Peace D. Microsurgical anatomy of the internal carotid artery: Intrapetrous, intracavernous, and clinoidal segments. In: Carter LP, Spetzler RF (Eds.). Neuro vascular surgery. New York: McGraw-Hill; 1995. p. 3-10.

Pariser RJ. multiple hereditary trichoepithelioma and basal cell carcinomas. Journal of Cutaneous Pathology. 1977;13:111-8.

Parry RH. A case of tinnitus and vertigo treated by division of the auditory nerve. J Laryngol Otol. 1904;19:402-6.

Powell CM et al. Spectacular tectonic history of pakistan and its surrounding some constraints from the indian ocean. In Dejong, K. *1979*.

Powell HC, Myers et al. Neurotoxicity of local anesthetics: altered perineural permeabilidade, edema e lesão das fibras nervosas. Anesthesia & Analgesia. 1986;64:29-35.

Wiet RJ, Hoistad R. Surgery of the skull base. In: Snow JB, Ballenger JJ. Otorhinolaryngology head and neck surgery, 16th ed. Hamilton, Ontario: BC Decker; 2002:521-43.

TÉCNICAS DE REINERVAÇÃO DO NERVO FACIAL

CAPÍTULO 17

Edson Ibrahim Mitre ▪ Melissa Ferreira Vianna ▪ Paulo Roberto Lazarini

JUSTIFICATIVA

O longo trajeto do nervo facial, desde a ponte até a musculatura da mímica facial, passando por dentro de um canal ósseo no osso temporal, além da diversidade de fatores etiológicos faz com que a paralisia facial se apresente em diversas situações na prática otorrinolaringológica.

Até recentemente, grande parte dos pacientes eram diagnosticados como portadores de uma forma de paralisia, chamada de idiopática ou de paralisia de Bell, termo esse utilizado na literatura para caracterizar pacientes com quadro agudo de paralisia facial com características periféricas e sem um diagnóstico etiológico definido.[1,2] Além disso, devem ser consideradas as outras etiologias da paralisia facial,[3,4] como os quadros infecciosos e inflamatórios adjacentes, tumores intrínsecos e extrínsecos do nervo facial e os quadros traumáticos (fratura do osso temporal, fratura da mandíbula, lesões por armas de fogo e armas brancas e, infelizmente, a iatrogenia, entre outros).

O aumento da disponibilidade de técnicas laboratoriais para investigação e de exames de imagem possibilitam diagnóstico etiológico mais preciso, tratamento específico e diminuição do número de pacientes com diagnóstico de paralisia facial periférica idiopática ou paralisia de Bell.

As afecções que envolvem o nervo facial são clinicamente evidenciadas, principalmente, pelo prejuízo na função motora da hemiface homolateral ao nervo facial afetado, independente da etiologia. Além da atividade motora dos músculos da mímica da face, o nervo facial também atua na estimulação das glândulas lacrimais e salivares, bem como, na gustação dos 2/3 anteriores da língua. No seu longo trajeto relaciona-se, anatomicamente, com inúmeras estruturas como outros nervos cranianos (V e VIII), orelha interna e média, pavilhão auricular, mandíbula e parótida.

Assim, é fundamental o conhecimento da anatomia do nervo facial, a correta identificação e documentação do grau de comprometimento das funções do nervo facial[5,6] e também a identificação a mais precisa possível do local de lesão do nervo facial (topodiagnóstico) para a correta indicação dos possíveis tratamentos cirúrgicos do nervo facial.

O objetivo do tratamento é a restauração, sempre que possível, da simetria e da função em todas as três zonas faciais (superior, média e inferior). Isto é realizado através da abordagem do lado afetado, do contralateral ou de ambos.

TOPODIAGNÓSTICO

O nervo facial é um nervo misto, com 90% de fibras motoras, constituído por fibras aferentes e eferentes gerais e especiais.

As fibras aferentes viscerais são responsáveis pela gustação dos 2/3 anteriores da língua, dada pelo ramo corda do tímpano. As fibras eferentes viscerais gerais fazem parte do sistema parassimpático, inervando as glândulas lacrimais pelo ramo petroso superficial maior, e as glândulas submandibulares pelo ramo pela corda do tímpano. As fibras eferentes viscerais especiais originam-se do núcleo motor do nervo facial e respondem pelos músculos da mímica facial.[7,8] O local de saída de cada ramo do nervo facial intratemporal possibilita o diagnóstico topográfico da lesão ao longo do seu trajeto pela realização de testes simples.

Teste de Schirmer

Para pesquisa do lacrimejamento – a diminuição, com diferença superior a 30% indica que a lesão do nervo está acima do gânglio geniculado (emergência do nervo petroso superficial maior).

Pesquisa do Reflexo Estapediano

Indica se a lesão está acima ou abaixo da emergência do nervo estapédio, no segmento timpânico do nervo facial.

Avaliação da Gustação dos Dois Terços Anteriores da Língua

Pode ser feita com açúcar, limão ou sal e, quando alterada, indica lesão acima da emergência do nervo corda do tímpano, no segmento mastóideo.

Os estudos de imagem, como a tomografia computadorizada e a ressonância magnética, permitem a identificação do local de acometimento do nervo facial, principalmente, nesta última, pela impregnação do contraste de gadolínio em áreas do nervo com inflamação ou tumor. Desta forma o diagnóstico topográfico torna-se ainda mais preciso.

TRATAMENTO CIRÚRGICO

Os tratamentos clínicos e farmacológicos para as diferentes etiologias da paralisia facial periférica não serão abordados neste capítulo. Abordaremos apenas as diferentes técnicas e possibilidades de tratamento cirúrgico visando à melhor recuperação possível das funções do nervo facial, especialmente da função motora da face, que é o aspecto mais impactante da paralisia facial periférica, tanto fisicamente como emocionalmente.

O tratamento cirúrgico da paralisia facial periférica envolve a atuação do cirurgião no próprio nervo facial ou na musculatura da hemiface paralisada. A técnica a ser escolhida varia de acordo com etiologia da paralisia, o tempo de lesão, a idade do paciente e o prognóstico de sua doença, além da gravidade dos defeitos estéticos e funcionais instalados. O grau de paralisia e o tempo de instalação da paralisia são os pontos mais importantes na escolha da técnica cirúrgica a ser empregada.

Entre as técnicas que atuam diretamente no nervo facial estão a descompressão facial, as reparações e derivações nervosas e os enxertos neuromiovasculares. Todas essas técnicas procuram reabilitar os movimentos faciais perdidos, sendo técnicas de reabilitação dinâmica da face.

A maior dificuldade no tratamento cirúrgico da paralisia facial periférica ocorre nos casos tardios onde as sequelas motoras são importantes. Nestes casos devemos atuar considerando os vários tipos de procedimentos cirúrgicos possíveis e, em certas ocasiões, utilizá-los associados, simultânea ou sequencialmente. Assim, para um mesmo paciente, podemos lançar mão de duas ou mais técnicas que serão apresentadas com o objetivo maior da reabilitação facial.

DESCOMPRESSÃO DO NERVO FACIAL

A descompressão do nervo facial é indicada quando o paciente apresenta sinais importantes de degeneração neural decorrentes da paralisia aguda inflamatória ou traumática. Descrito por Balance & Duel em 1932,[9] e ainda controverso, o procedimento cirúrgico se baseia no princípio que o nervo facial, na vigência de um processo inflamatório, está comprimido no interior do canal ósseo facial em virtude de edema da inflamação (síndrome compartimental). Esta compressão determina uma redução da circulação sanguínea local e favorece a degeneração neural. O alívio desta compressão, por meio desta técnica cirúrgica, permite a melhora da circulação sanguínea e os axônios têm condições para se regenerar (por melhorar o fluxo de substâncias do corpo celular até a terminação neural) e, com isto, pode haver recuperação dos movimentos faciais.

Alguns autores, como Adour[10] e Adour et al.,[11] postulam que a cirurgia não melhoraria o prognóstico da doença enquanto diversos outros,[12] acreditam no seu efetivo auxílio na recuperação da função motora facial em alguns selecionados pacientes. Mas há também autores que advogam a cirurgia para todos os casos de paralisia facial periférica na sua fase aguda[13] e ainda aqueles que, inicialmente adeptos da cirurgia, mudaram sua opinião ao longo do tempo.[8]

Diversos autores, tais como Fowler,[14] entre os anos 40 e 60, consideraram o período crítico para esta cirurgia a evolução de até 2 a 3 meses de instalação da paralisia, relatando resultados favoráveis com a técnica transmastóidea. Fisch, utilizando-se de testes eletrofisiológicos,[15] considerou que a cirurgia deve ser realizada dentro das duas primeiras semanas de evolução, assim que a eletroneurografia demonstre sinais de comprometimento de 90% ou mais dos axônios.[12,16] Passado este período, segundo este autor, haveria degeneração neural irreversível e a fibrose se estabeleceria no nervo. Portanto, a cirurgia deveria ser feita tão logo se note a degeneração nos níveis citados e o retardo na sua indicação poderia levar a um resultado funcional ruim mesmo após a cirurgia.

A descompressão do nervo facial pode ser realizada por via fossa média craniana, onde os segmentos meatal, labiríntico, e gânglio geniculado do nervo facial são acessados, por via transmastóidea, com acesso ao segmento timpânico, mastóideo e gânglio geniculado, por via combinada (fossa média e transmastóidea), abordando todos os segmentos citados do nervo e, ainda, a via translabiríntica que permite o acesso a todo o nervo facial intracraniano, nos casos em que a função auditiva e a vestibular estão totalmente comprometidas previamente. No passado, acreditava-se que o ponto de compressão do nervo em seu canal ósseo estava nos segmentos mastoideo e timpânico. Posteriormente, a cirurgia passou a ser feita com base no teste de lacrimejamento por estabelecer se a lesão neural estaria acima do gânglio geniculado ou abaixo deste. Nesta ocasião, se o paciente apresentasse lacrimejamento normal (lesão infrageniculada), a cirurgia seria realizada apenas no segmento timpânico-mastóideo ou, caso diminuído (lesão suprageniculada), complementada por via fossa média craniana. Estudos de Fisch[12,17] propuseram, pela primeira vez, que o nervo facial apresentaria um ponto de estrangulamento em sua porção meatal, junto ao fundo do meato acústico interno, local onde o nervo apresenta seu menor diâmetro ao longo de seu trajeto intracraniano. Neste local, segundo os autores, o processo inflamatório da paralisia de Bell e o edema decorrente dele determinariam maior compressão neural do que em outros segmentos do nervo facial. Esta mudança de conceito influenciou decisivamente a via de abordagem do nervo facial, e a técnica via fossa média craniana, por possibilitar a descompressão deste ponto, ganhou projeção no meio médico. A recuperação pós-operatória por esta técnica, em geral, é boa (em 80% dos casos) e, quando há alguma sequela, é discreta e não compromete a funcionalidade da musculatura da face.[12,18]

Mais recentemente, estudos de Vianna et al.,[19] em ossos temporais de indivíduos falecidos, comparou o diâmetro do canal ósseo e o diâmetro do nervo facial entre aqueles que haviam apresentado paralisia de Bell ou não durante a sua vida. Ao estabelecer a proporcionalidade entre ambas as medidas, os autores observaram que o canal ósseo do nervo facial era mais estreito nos segmentos timpânico e mastoideo naqueles indivíduos que tiveram a paralisia de Bell em vida. Tal fato traz luz à questão do melhor local do nervo facial a ser descomprimido e justificaria os bons resultados das descompressões transmastóideas.

Na via transmastóidea, uma mastoidectomia ampla é realizada, expondo desde a região epitimpânica anterior à articulação incudomaleolar até a porção mais distal da mastoide, expondo o ventre posterior do músculo digástrico. A parede posterior do meato acústico externo é cuidadosamente afilada medialmente, até a identificação e exposição do canal do nervo facial (Fig. 17-1). A monitorização intraoperatória do nervo facial pode auxiliar os colegas menos experientes nesta etapa, mas nem sempre se obtém resposta à estimulação. Uma vez identificado o canal do nervo facial, este deve ser completamente exposto em pelo menos dois terços de sua circunferência posteriormente, bem como na região do segundo joelho do nervo facial e permitindo a exploração anterior até a região do gânglio geniculado. A utilização de brocas diamantadas permite o afilamento das paredes ósseas do canal do nervo facial e sua posterior remoção cuidadosa com micro curetas e micro dissectores. A exposição do nervo deve ser a mais ampla possível, desde a parte mais proximal até onde o nervo passa pelo músculo digástrico. Nos casos em que não há infecção ou colesteatoma associados, preconiza-se a abertura da bainha epineural com a faca de Beaver, garantindo maior área de expansão para os fascículos neurais.

Para a via fossa média craniana, há necessidade de craniotomia temporal superiormente ao pavilhão auricular, com afastamento do lobo temporal e exposição da porção superior do meato acústico interno. Este é cuidadosamente dissecado e exposto com a utilização de brocas cirúrgicas até a parte mais distal, expondo os nervos facial e vestibulococlear até a parte mais estreita do canal (Fig. 17-2). Na via translabiríntica, reservada aos casos onde houve perda completa e irreversível das funções da orelha interna, o acesso inicial é semelhante ao da via transmastóidea e, agora, procede-se à abertura dos canais semicirculares em direção ao meato acústico interno até sua completa exposição e identificação do segmento meatal do nervo facial.

Nos casos de paralisia de Bell adotamos a via transmastóidea como referência. Quando comparamos 93 casos operados e divididos em dois períodos distintos (anos 1981 a 1985 – sem eletroneurografia e anos 1989 a 1993 – com eletroneurografia) observamos que no último período as cirurgias foram realizadas mais precocemente e o número de pacientes com sequelas foi menor.[20] Mesmo assim, o período crítico de duas semanas é, por muitas vezes, ultrapassado em função da demora do encaminhamento médico para o especialista, ocorrência comum no Brasil, sendo que, em muitas ocasiões, o paciente nos chega com 2 a 3 meses após o início do quadro. Em alguns casos, por conta da condição desfavorável da paralisia, indicamos o procedimento em pacientes com até 40 dias de evolução. Os resultados obtidos ao longo do tempo com estes casos são satisfatórios, o que nos faz manter esta conduta apesar dos estudos em contrário.

A presença de sequelas motoras na síndrome de Ramsay-Hunt é mais frequente que na paralisia de Bell. Em nossa vivência, a descompressão do nervo facial ainda é uma importante ferramenta na terapia destes pacientes muito embora os resultados pós-operatórios sejam incertos. De acordo com Lazarini,[21] pacientes com menos de 28% de fibras neurais funcionantes nos testes de eletroneurografia apresentarão sequelas motoras facial em sua evolução natural. Importante ressaltar que a cirurgia será útil no momento em que se observem sinais de degeneração neural nas primeiras semanas de paralisia.

Nos casos de paralisia facial periférica de origem traumática do osso temporal, não há dúvidas de que a descompressão cirúrgica do nervo facial é amplamente difundida. Nas fraturas do osso temporal, o nervo facial pode ser acometido em grau variado por mecanismos de compressão, torção, estiramento, esmagamento ou secção neural. Pode-se observar edema neural, hematoma, secção parcial ou, até mesmo, total do nervo facial.[22,23] É frequente que espículas ósseas do osso temporal traumatizem o nervo. Outro fato relevante é a multiplicidade do sítio de lesão, uma vez que o nervo facial, por ter um trajeto sinuoso, pode ser afetado em dois ou mais pontos por um mesmo traço de fratura. A indicação cirúrgica dependerá da evolução clínica, da gravidade do trauma, dos exames de imagem e dos testes elétricos do nervo facial (eletroneurografia e eletromiografia). A indicação da via de abordagem do nervo dependerá do segmento lesado.[7,23] Para isto é necessária uma boa avaliação clínica com definição do grau de acometimento, do comprometimento da audição além de uma investigação por imagem pormenorizada do paciente (tanto com tomografia computadorizada como ressonância magnética). É fundamental lembrar que o nervo facial apresenta trajeto sinuoso no interior do osso temporal e assim, em fratura do osso temporal, ser lesado em mais de um segmento.

Em geral, em situações de trauma do nervo facial, a via transmastóidea/transatical tem sido empregada nos casos de fraturas temporais longitudinais (Fig. 17-3), enquanto a via fossa média craniana associada à transmastóidea é utilizada

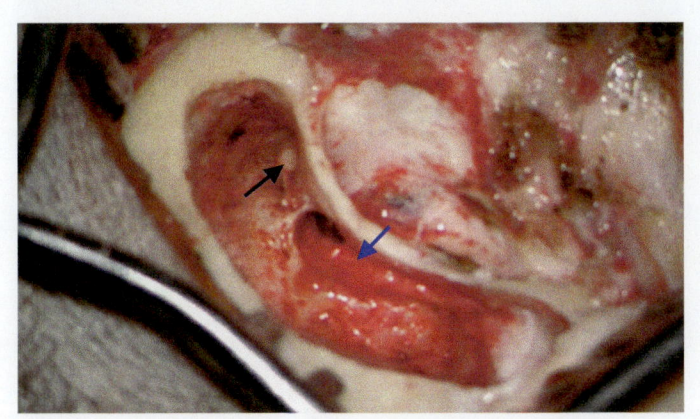

Fig. 17-1. Descompressão de nervo facial (lado direito) por via transmastóidea, com exposição da bigorna (seta preta) e nervo facial no segundo joelho e segmento mastóideo (seta azul) até o músculo digástrico.

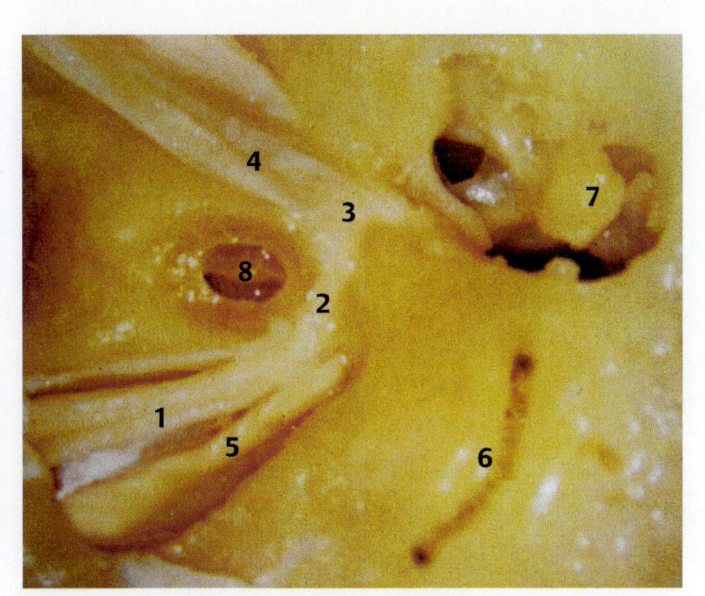

Fig. 17-2. Identificação das estruturas anatômicas via fossa média craniana: 1. nervo facial meatal; 2. nervo facial labiríntico; 3. gânglio geniculado; 4. nervo petroso; 5. nervo vestibular superior; 6. canal semicircular superior; 7. cadeia ossicular; 8. cóclea.

nas fraturas transversais (desde que a audição esteja normal). Na presença de anacusia ipsilateral, a via translabiríntica pode ser usada independentemente do tipo de fratura.

A descompressão do nervo facial nos casos de otite média crônica colesteatomatosa e de complicações de otite média aguda ou de otite externa necrosante envolve uma preocupação adicional, relacionada com a possível contaminação do nervo facial por bactérias provenientes da infecção local. Na presença de paralisia facial periférica por colesteatoma, deve-se fazer a cirurgia para a remoção deste e a abertura do canal ósseo do nervo facial, expondo o nervo no segmento afetado. Já a bainha neural não deve ser aberta porque sua manipulação e uma maior exposição dos axônios podem gerar uma neurite bacteriana e o agravamento do quadro.

Na síndrome de Melkerson-Rosenthal, caso haja sinais de degeneração acentuada de fibras neurais (mais de 72% de fibras na eletroneurografia) deve-se indicar a cirurgia,[20,21] dando-se preferência à descompressão total do nervo facial intratemporal. Felizmente a maioria dos pacientes apresenta evolução favorável, deixando, eventualmente, discretas sequelas funcionais. Outra questão ocorre com o paciente que tem paralisias de repetição. À medida que os episódios se sucedem as sequelas motoras vão se ampliando além do desconforto de estar sempre com a preocupação de que poderá ter uma nova crise a qualquer momento. Nesta situação, a cirurgia de descompressão está indicada e deve ser feita na vigência de um novo episódio do lado com maior número de recidivas ou maior sequela. Os resultados clínicos, em pacientes que acompanhamos, mostram uma boa evolução após o tratamento cirúrgico.

REPARAÇÃO NEURAL

O melhor cenário para a reparação do nervo facial seccionado ocorre quando as bordas dos segmentos proximal e distal do nervo lesado apresentam discreta retração e há mínima perda tecidual. O procedimento cirúrgico deve ser realizado o mais precocemente possível após o trauma.

Sempre que possível, a neurorrafia primária deve ser realizada o mais breve possível, pois, após 72 horas, os neurotransmissores necessários para a despolarização final da placa motora são irreversivelmente depletados e os músculos não respondem mais à estimulação do coto distal do nervo tardiamente. Períodos maiores do que 12 meses do trauma neural impossibilitam bons resultados e inviabilizam a técnica. A avaliação das condições da placa mioneural por eletromiografia permite melhor análise para indicação desta cirurgia. Caso haja fibrilação muscular no exame, este tipo de cirurgia esta contraindicada.

Nos casos de lesões intratemporais, a descompressão cirúrgica dos segmentos pode favorecer a aproximação e até mesmo uma pequena rotação dos cotos neurais para uma sutura ou uso de cola biológica. Quanto menor a tensão e melhor a coaptação no ponto de conexão, melhor o resultado final. Em situações onde a lesão neural foi parcial com perda tecidual menor do que 25% do seu diâmetro, apenas a descompressão distal e proximal pode ser realizada. Lesões parciais maiores do que 25% requerem a descompressão e uso de enxerto neural parcial para conectar os axônios seccionados. Devemos lembrar que quanto menor a necessidade de manipulação neural, melhor o resultado funcional.

O emprego da anastomose neural ocorre mais frequentemente nos traumas do nervo facial em diferentes etiologias: ferimento por arma de fogo ou branca, iatrogenia (Fig. 17-4), traumatismo craniencefálico, bem como após remoção de tumores que envolvam este nervo tanto intra como extratemporal (Fig. 17-5).

Estas técnicas permitem que se restabeleça a ligação entre o coto proximal e o distal do nervo facial por meio da neurorrafia terminoterminal ou por interposição de enxerto neural (nervo sural (Fig. 17-6) ou nervo auricular posterior) quando não for possível a união dos cotos neurais do

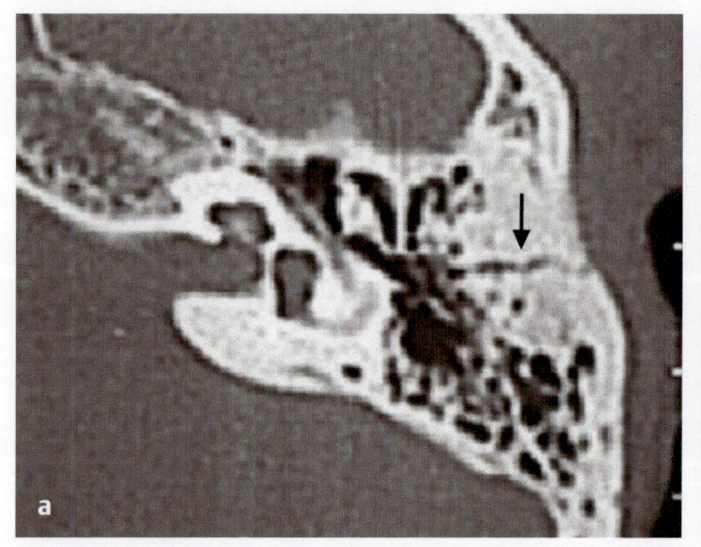

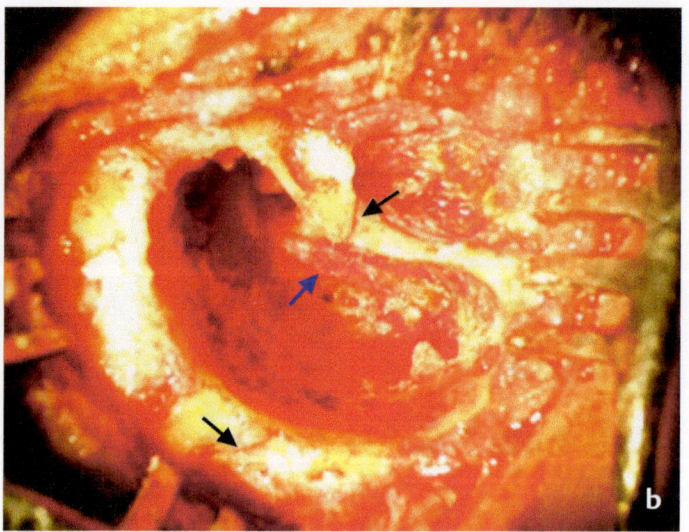

Fig. 17-3. (a) Tomografia computadorizada em corte axial evidenciando fratura (seta preta) do osso temporal esquerdo em paciente com paralisia facial periférica. **(b)** Descompressão de nervo facial (lado esquerdo) por via transmastóidea, com exposição da fratura do osso temporal (setas pretas) e nervo facial no segundo joelho e segmento mastóideo, onde se evidencia edema do nervo facial na região onde houve a fratura do osso temporal (seta azul).

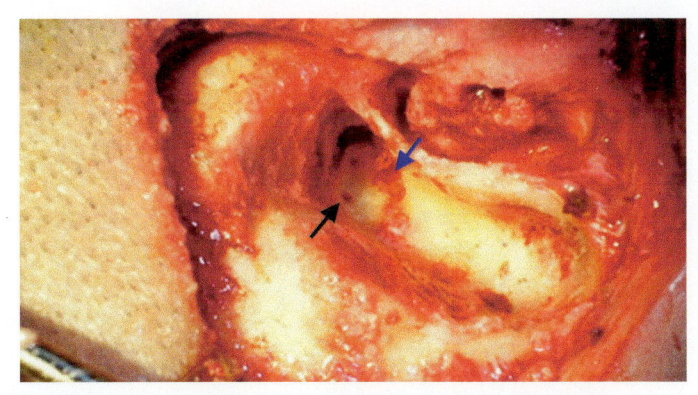

CAPÍTULO 17 ■ TÉCNICAS DE REINERVAÇÃO DO NERVO FACIAL

Fig. 17-4. Mastoidectomia em orelha direita mostrando lesão iatrogênica do nervo facial e do labirinto. Seta azul: nervo facial seccionado na região do segundo joelho; Seta preta: abertura do canal semicircular lateral.

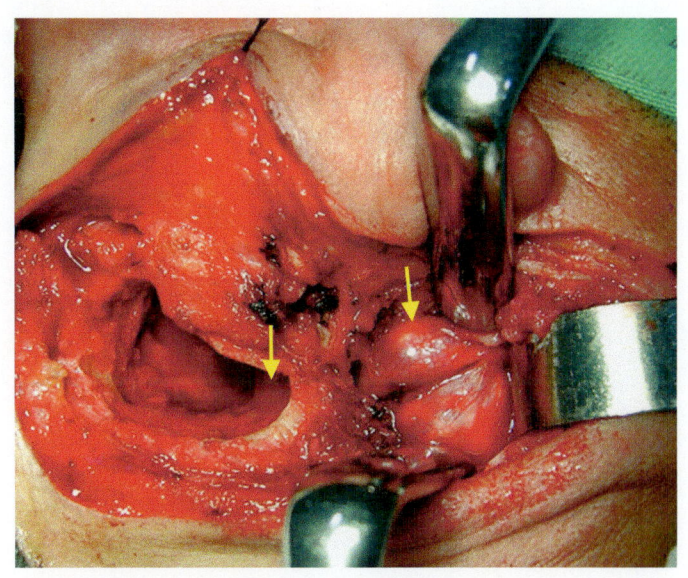

Fig. 17-5. Schwannoma do nervo facial (lado direito) desde a ponta da mastoide (segmento vertical) com extensão extratemporal causando paralisia facial.

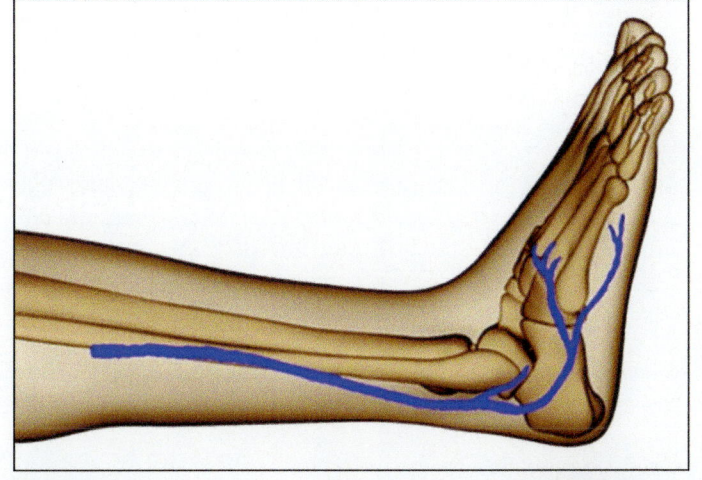

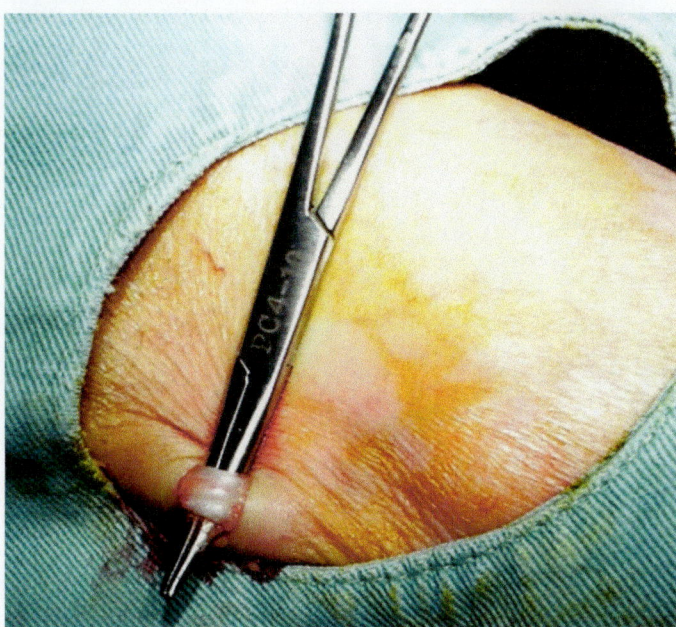

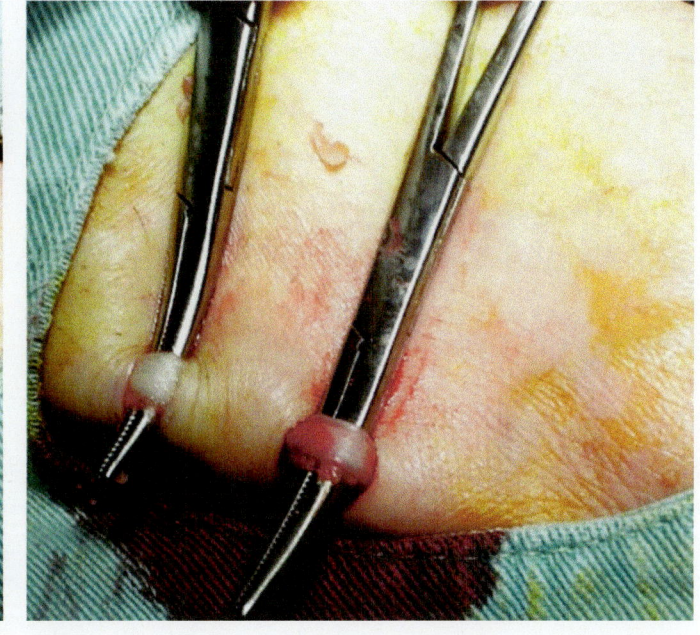

Fig. 17-6. Obtenção de enxerto do nervo sural.

nervo facial sem tensão (Fig. 17-7). Havendo uma pequena perda de tecido neural, deve-se inicialmente tentar o reposicionamento (re-*routing*) do nervo facial e uma neuroanastomose terminoterminal para evitar a utilização de um neuroenxerto.[7,23]

A neurorrafia permite o direcionamento do crescimento das fibras axonais do nervo facial em direção à musculatura facial. O resultado destas técnicas operatórias é variável e estará na dependência da perda de tecido neural que ocorreu, do uso ou não de enxerto, do comprimento do neuroenxerto, quando utilizado, e das condições locais como a vigência de infecção e exposição à radioterapia, entre outras.

A perda de contato entre o coto proximal e distal ao local da lesão determina, com frequência, sincinesias (movimentação involuntária de um grupo muscular durante a movimentação de outro grupo na hemiface comprometida). Estas serão maiores na mesma proporção da perda de tecido neural. Assim, o resultado funcional na anastomose terminoterminal será melhor do que na anastomose com o uso de enxertos neurais.

O procedimento cirúrgico deve ser feito sob microscopia e a aproximação dos cotos neurais ou do enxerto pode ser realizada com fios de sutura 10-0 (Fig. 17-8) ou colas biológicas, técnica introduzida em nosso meio por Bento.[24] A interposição temporária de uma lâmina flexível de silicone entre o campo cirúrgico e o nervo facial pode facilitar a visualização dos cotos neurais para a sutura (Fig. 17-9), que é cuidadosamente removida ao final do procedimento. Temos utilizado a cola biológica nas lesões intratemporais, onde o ponto de aproximação dos cotos neurais permanece apoiado em um leito estável como o osso temporal. O uso de um enxerto de fáscia do músculo temporal sobre o local pode ser útil. Nas lesões extracranianas, principalmente em região parotídea, associamos a sutura epidural com fio *mononylon* 10-0 ao uso da cola biológica para manter a estabilidade da sutura.

Em função do lento crescimento neural (1 mm/dia), os resultados geralmente aparecem após um período prolongado, dependente das situações já expostas. O início da observação de alguma atividade motora da face pode levar de 1 ano e meio a 2 anos para observarmos a reabilitação motora facial, nos casos de lesão intratemporal.

DERIVAÇÃO NEURAL CONTRALATERAL (*CROSS-FACE NERVE GRAFT*)

A utilização do nervo facial da hemiface normal, pode ser uma alternativa no tratamento da face paralisada quando o coto proximal do nervo facial não está disponível para um reparo primário, ou quando a porção proximal do nervo apresenta degeneração irreversível. Pode-se desta maneira, interpor um enxerto de nervo sural entre ramos do nervo facial da hemiface normal com ramos do nervo facial da hemiface paralisada. Esta técnica, descrita em 1975 por Scaramella,[25] é pouco utilizada em nosso meio embora possa servir como alternativa às técnicas convencionais, principalmente nos casos com menos de um ano de evolução onde a deformidade bucal é mais evidente.

Nesta técnica, ramos do nervo facial contralateral são expostos através de uma incisão pré-auricular padrão e a estimulação nervosa dos ramos permite identificar quais podem ser sacrificados sem incorrer em dano funcional ao lado normal (Figs. 17-10 e 17-11). Em geral um ou dois ramos que promovem a elevação da comissura labial e do lábio superior são selecionados. Em seguida, os ramos selecionados seccionados são suturados de forma terminoterminal a um enxerto longo do nervo sural. Então é criado um túnel subcutâneo no lábio superior por onde o enxerto é passado para o lado paralisado da face onde será anastomosado ao ramo mais volumoso do nervo facial deste lado.[7,22,23] Esta técnica também pode ser utilizada como preparação inicial para a utilização de enxertos livres microneuromiovasculares, em casos de sequelas mais tardias de paralisia facial periférica.

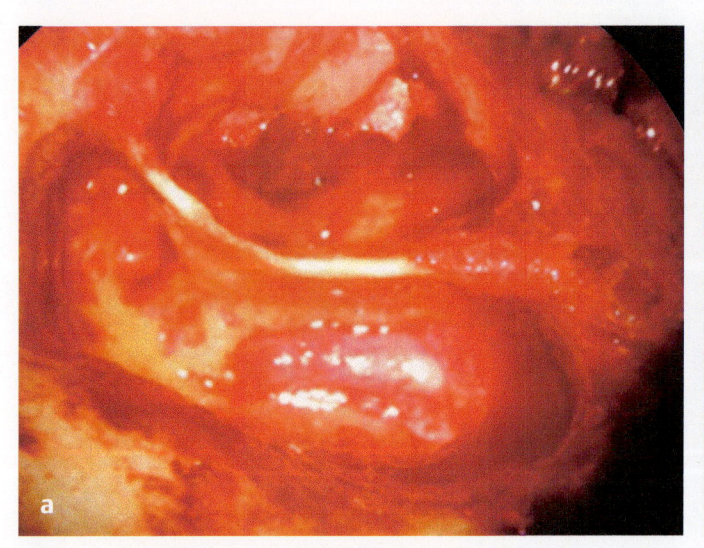

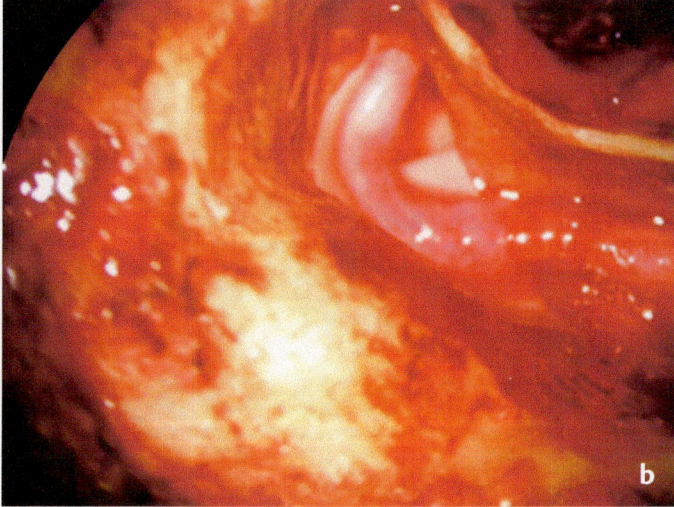

Fig. 17-7. (**a**) Lesão do nervo facial com grande distância entre os cotos, impedindo a neurorrafia primária. (**b**) Neurorrafia com interposição de enxerto do nervo sural entre os cotos do nervo facial lesionado.

CAPÍTULO 17 ■ TÉCNICAS DE REINERVAÇÃO DO NERVO FACIAL

Fig. 17-8. Sutura terminoterminal sob microscopia com fio *mononylon* 10-0, com uso de superfície de contraste sob o nervo para melhor visualização.

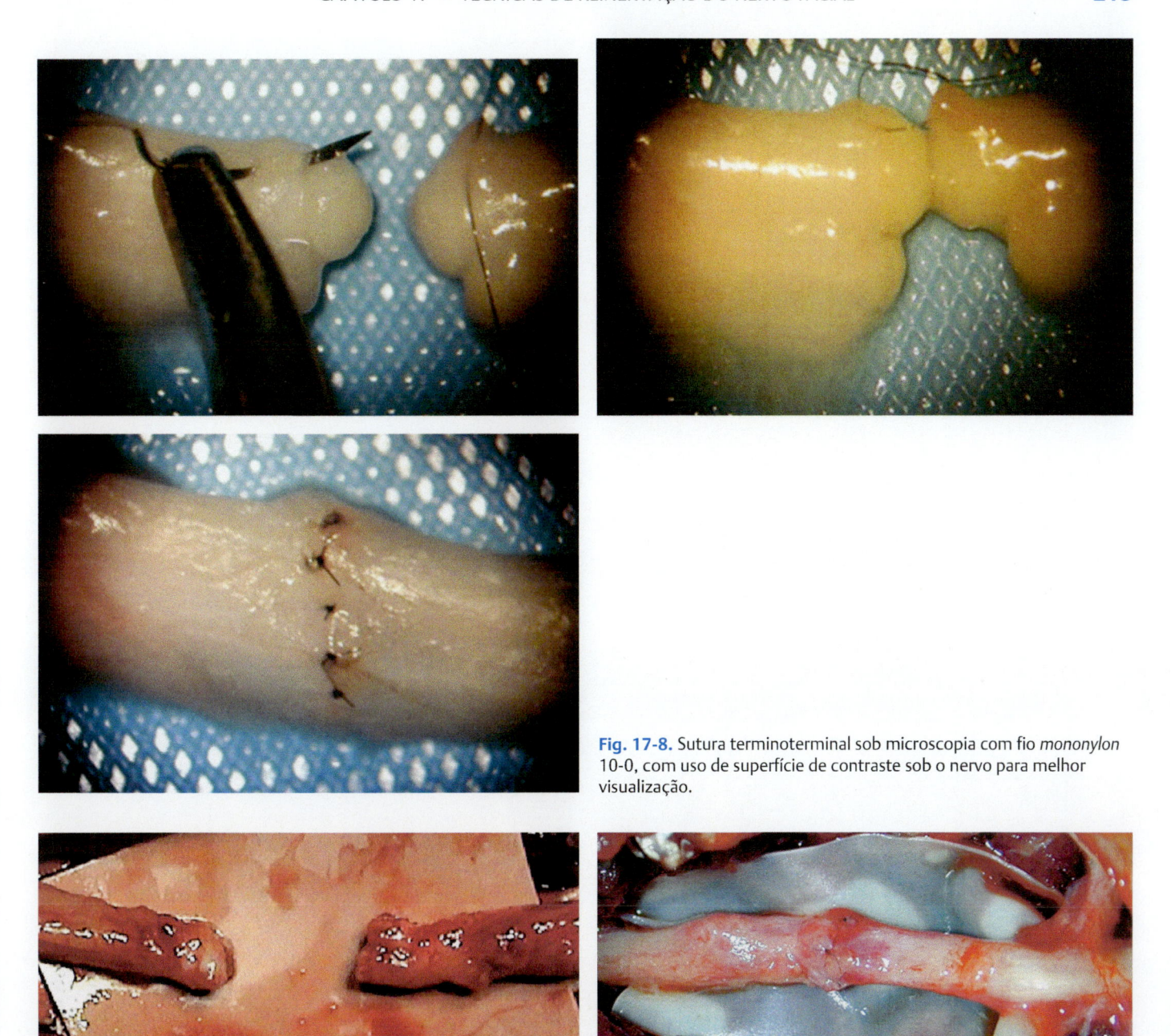

Fig. 17-9. (**a**) Exposição e descolamento dos cotos proximal e distal do nervo facial. (**b**) Sutura terminoterminal sob microscopia com fio *mononylon* 10-0, sobre lâmina de silicone para melhor visualização (abaixo).

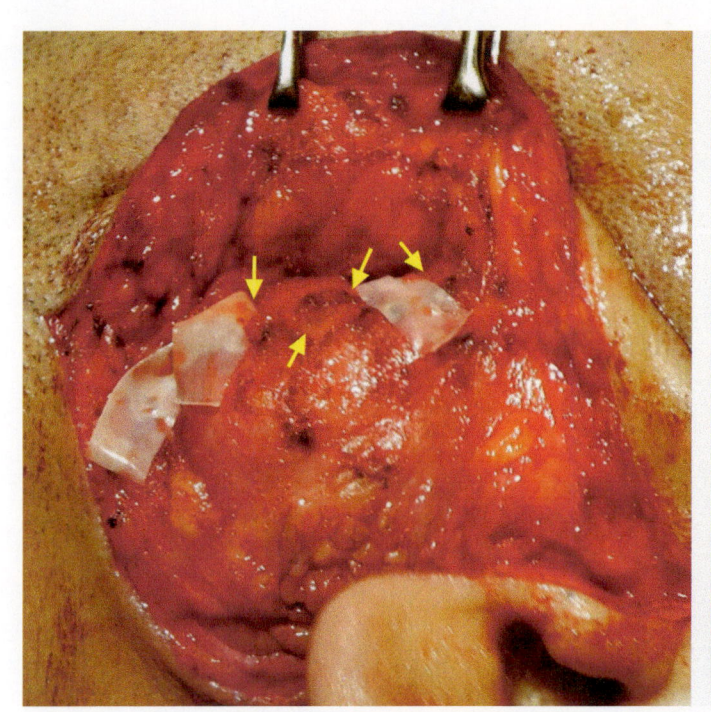

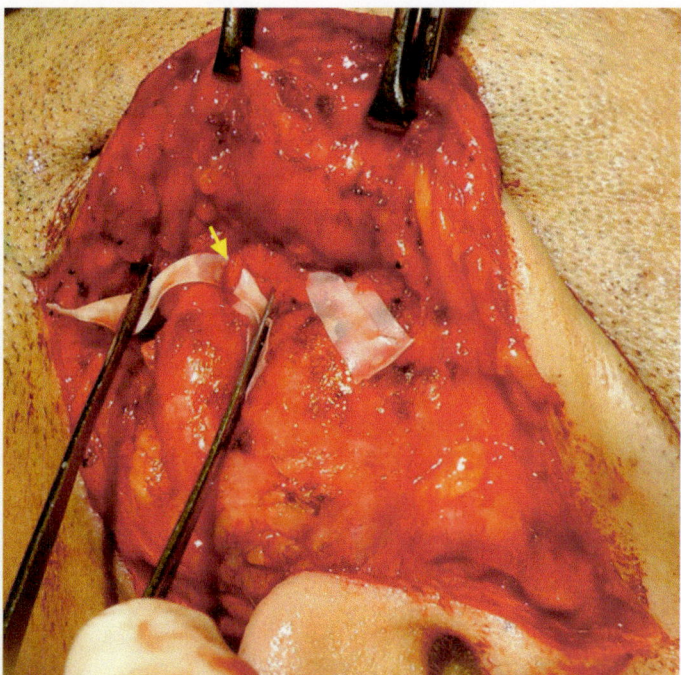

Fig. 17-10. Identificação do nervo facial contralateral à paralisia e de seus ramos, em preparação para *cross-face*.

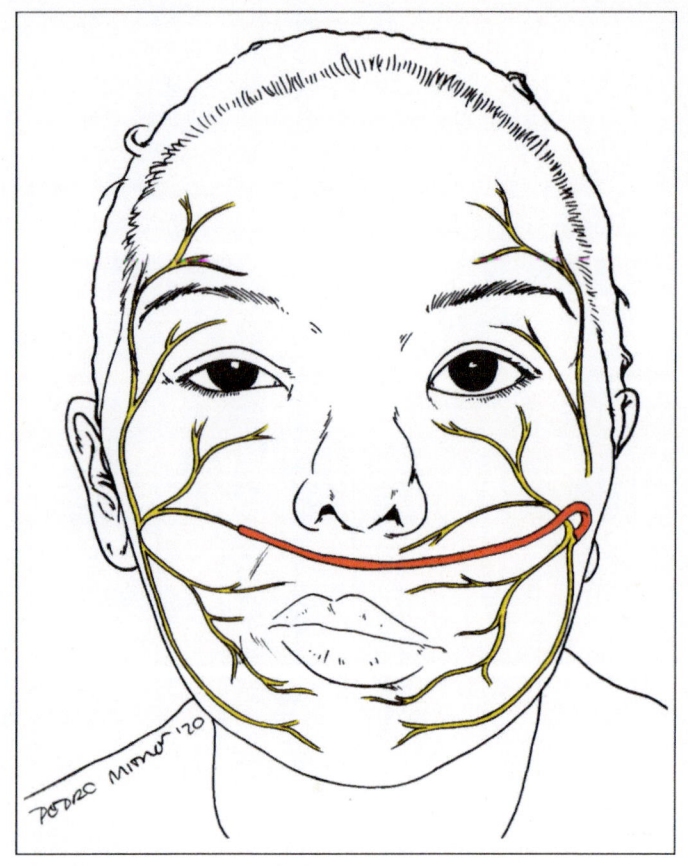

Fig. 17-11. Esquema de enxerto desde um ramo do nervo facial do lado normal (direito) até o lado paralisado (esquerdo) da face, passando por um túnel no lábio superior (*cross-face*).

TRANSFERÊNCIAS NEURAIS – DERIVAÇÃO HIPOGLOSSOFACIAL

A primeira descrição do uso do nervo hipoglosso para reinervação do nervo facial foi proposta por Körte em 1903,[26] sendo apresentadas diversas técnicas desde então, e é indicada na vigência de paralisia facial periférica com quadro clínico desfavorável em torno do 6º mês a 1 ano de evolução, quando a musculatura facial ainda se encontra apta a ser inervada.

Esta técnica também está indicada nos casos em que, após remoção de tumor intracraniano (geralmente próximos à ponte), a possibilidade de anastomose neural seja tecnicamente inviável. Nestas circunstâncias, o procedimento cirúrgico pode ser realizado no mesmo tempo cirúrgico com o objetivo de minimizar o tempo em que o paciente permanecerá com a face paralisada.

No passado, a anastomose era realizada seccionando-se o nervo hipoglosso e interpondo-se, em certas ocasiões, um enxerto de nervo sural unindo este nervo ao nervo facial junto a sua emergência no forame estilomastóideo. Infelizmente, nestas circunstâncias, o paciente evoluía com atrofia da metade da língua do lado operado. Esta sequela pode ser minimizada com o uso de técnicas de neurotização e com a utilização de apenas um grupo de até 25% de fibras neurais do nervo hipoglosso para a anastomose.

Com algumas variações de acordo com as características anatômicas de ambos os nervos, o nervo hipoglosso ipsilateral é exposto proximalmente onde apresenta um padrão monofascicular e então é dissecado distalmente até onde desenvolve um padrão polifascicular. O enxerto neural é suturado de forma términoterminal ao tronco do nervo facial remanescente e a outra extremidade do enxerto é suturada terminolateralmente a um dos fascículos dissecados do nervo hipoglosso, com o cuidado de preservar os fascículos que inervam a parte posterior da língua.[7,22]

Outro ponto a ser lembrado é a presença do enxerto do nervo sural interposto entre os nervos em razão da distância entre o VII e o XII nervos cranianos. A presença de dois pontos de anastomose certamente dificulta a reinervação. Nos casos em que o nervo facial está íntegro no interior da mastoide, podemos dissecá-lo e, assim, estender e rotacionar o nervo facial até o nervo hipoglosso, evitando-se assim a interposição de um enxerto, proporcionando melhores resultados na regeneração neural.

Temos utilizado uma técnica com secção parcial distal do nervo hipoglosso e rotação de uma pequena alça até o tronco do nervo facial também seccionado (Fig. 17-12). Desta forma, procura-se preservar parte das fibras neurais e da função motora da língua.

Esta derivação apresenta resultados satisfatórios com melhora na função motora facial embora aquém do desejável. Geralmente há melhora do tônus da musculatura facial após 6 meses da cirurgia e a movimentação dos músculos da mímica facial dependerá de um estímulo para o nervo hipoglosso que será feito pela compressão da língua contra a arcada dentária homolateral. Nestes casos, o apoio fisioterápico é fundamental na reabilitação destes pacientes.

TRANSFERÊNCIAS NEURAIS – DERIVAÇÃO MASSETÉRICO-FACIAL

O nervo motor do músculo masseter é um ramo da divisão mandibular (V3) do nervo trigêmeo. Ele está sendo cada vez mais usado para reanimação facial e é a opção preferida de alguns autores em decorrência da morbidade mínima do ramo doador e da sua localização anatômica consistente.[27]

A técnica descrita em 2010 por Faria, Scopel & Ferreira consiste na identificação e dissecção retrógrada dos ramos extraparotídeos e periféricos do nervo facial e os ramos zigomático e bucal, separados ou unidos em tronco são seccionados.[28]

O acesso ao ramo neural massetérico é feito por uma incisão pré-auricular com elevação do retalho cutâneo sobre a glândula parótida, seguida por uma incisão transversa na

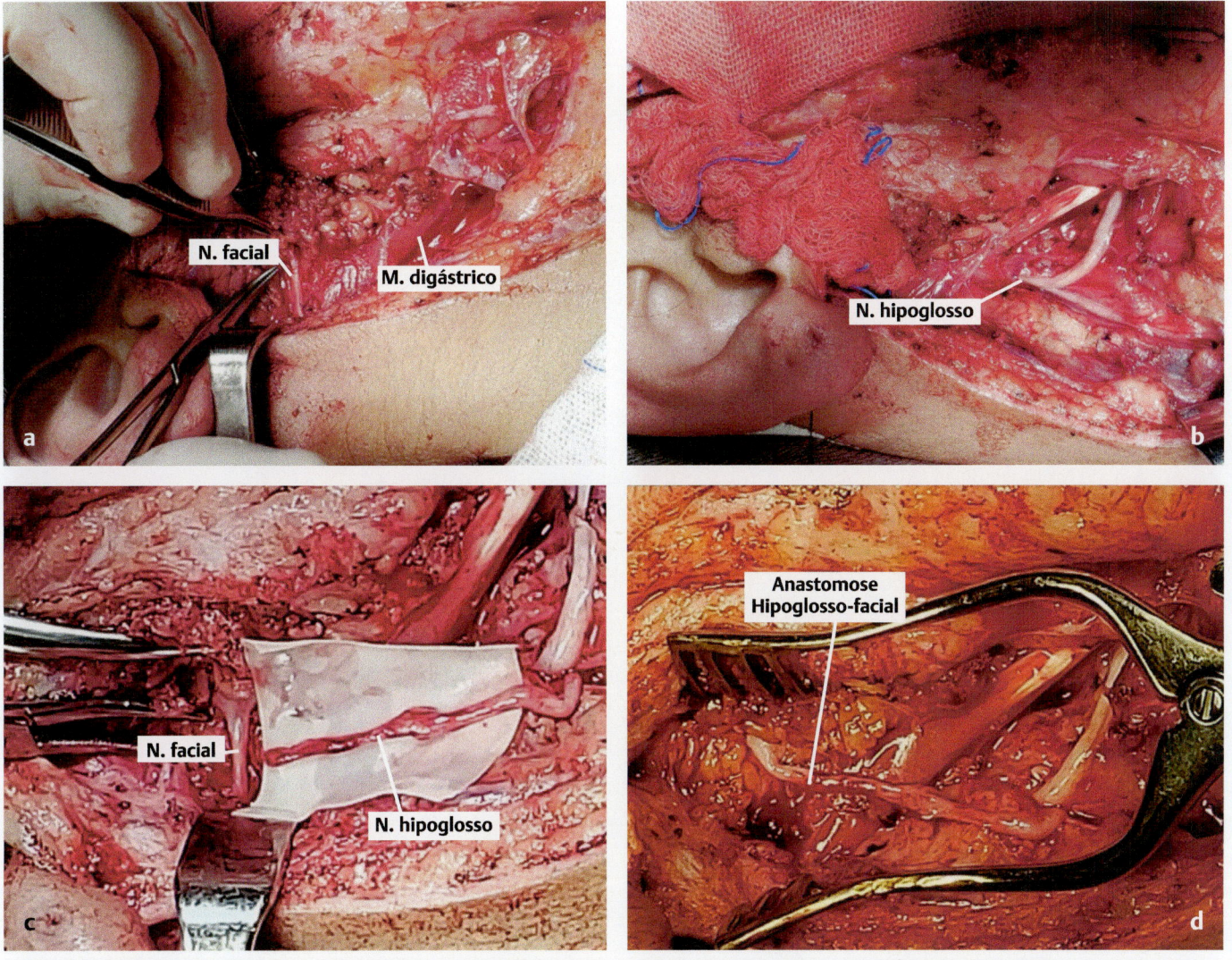

Fig. 17-12. Derivação hipoglossofacial, lado direito. (**a**) Identificação do tronco do nervo facial e musculo digástrico. (**b**) Identificação do nervo hipoglosso e sua alça descendente. (**c**) Rodada alça descendente do nervo hipoglosso em direção ao nervo facial. (**d**) Anastomose terminoterminal.

cápsula parotídea a cerca de 1 cm abaixo do arco zigomático e 3 cm anteriormente ao trago. A seguir é realizada uma dissecção romba através do tecido parotídeo até o músculo masseter para evitar a transecção dos ramos do nervo facial.

Localizado o músculo masseter, este é divulsionado para se chegar à porção mais profunda onde é utilizado um estimulador de nervo para localizar o ramo neural massetérico. O nervo geralmente está localizado a cerca de 1,5 cm em profundidade a partir do sistema músculo-aponeurótico superficial (SMAS). Uma vez identificado o nervo, é seguido anteriormente até onde se ramifica. Geralmente, existe um segmento sem ramificações, com cerca de 1 cm que pode ser seccionado distalmente e rodado lateralmente em direção ao coto distal do nervo facial onde pode ser suturado.

A anastomose terminoterminal é feita com fio 10-0 no epineuro, se possível de forma contínua. Da mesma forma que na derivação hipoglossofacial, a fisioterapia é essencial à reabilitação motora da face paralisada.

TRANSPLANTE DE ENXERTO LIVRE MICRONEUROMIOVASCULAR

Técnica introduzida a partir dos anos 1970, por Harii et al.,[29] ganhou maior projeção com Terzis & Noah,[30] que estabeleceram uma padronização do método. Hoje, esta técnica é o procedimento de escolha nas paralisias faciais tardias. Após 2 anos da paralisia facial, as técnicas de reparação nervosa não podem ser realizadas por incapacidade de os músculos responderem a uma reinervação. Nessa fase a reanimação facial dinâmica pode ser feita por estes transplantes musculares. Num primeiro momento, deve ser realizada a derivação neural contralateral. Um ou dois enxertos de nervo sural são utilizados para a anastomose com um ou mais ramos do nervo facial normal contralateral. O coto distal deste enxerto é levado por via subcutânea para a hemiface paralisada e posicionado próximo à área que receberá o enxerto composto neuromiovascular. Depois de um ano (tempo necessário para o crescimento axonal no interior do enxerto de nervo sural), realiza-se a transposição de um enxerto livre neuromiovascular.

Estes enxertos musculares livres podem ser obtidos a partir do músculo grácil, músculo peitoral menor, músculo reto abdominal ou músculo grande dorsal. Este enxerto é fixado na região do zigoma e no músculo orbicular da boca da hemiface paralisada e os cotos neurais e vasculares são unidos com técnicas de microanastomose ao enxerto do nervo sural e à artéria facial.

CONCLUSÃO

O comprometimento motor da hemiface na paralisia facial periférica é um dos maiores problemas decorrentes das mais diversas etiologias, e a reparação neural deve ser realizada o mais precocemente possível de modo a garantir maiores chances de reinervação e minimizar as sequelas decorrentes da lesão do nervo facial. A descompressão do nervo facial é a técnica mais amplamente difundida e praticada. Quando existe secção do nervo facial, a neurorrafia direta e precoce leva a melhores resultados funcionais. Nos casos em que a placa mioneural ainda está intacta, mas as principais formas de reparo ou enxerto neural não for viável, a transferência nervosa deve ser realizada. De qualquer modo, as técnicas de descompressão, neurorrafia e de enxertos neurais devem ser de conhecimento do médico otorrinolaringologista.

AGRADECIMENTO

Agradecemos ao designer gráfico Pedro Pari Mitre pela edição e elaboração das figuras deste capítulo.

REFERÊNCIAS BIBLIOGRÁFICAS

1. Baugh RF, Basura GJ, Ishii LE, et al. Clinical practice guideline: Bell's palsy. Otolaryngol Head Neck Surg. 2013;149(3):S1-27.
2. Bell C. On the nerves: giving an account of some experiments on their structure and functions which leads to a new arrangement of the systems. Philos Trans R Soc London. 1821:398-424.
3. Patel DK, Levin KH. Bell palsy: Clinical examination and management. Cleve Clin J Med. 2015;82(7):419-26.
4. Peitersen E. Bell's palsy: the spontaneous course of 2,500 peripheral facial nerve palsies of different etiologies. Acta Oto-Laryngologica (Supplement). 2002;122:4-30.
5. House JW, Brackmann D E. Facial nerve grading system. Otolaryngol Head Neck Surg. 1985;93(2):146-7.
6. Mitre E I, Lazarini PR, Dolci JE. Objective method for facial motricity grading in healthy individuals and in patients with unilateral peripheral facial palsy. Am J Otolaryngol. 2008;29(1):51-7.
7. Gordin E, Lee TS, Ducic Y, Arnaoutakis D. Facial nereve trauma: evaluation and considerations in management. Craniomaxillofac Trauma Reconstruction. 2015;8:1-13.
8. May M. Microanatomy and pathophysiology of the facial nerve. the facial nerve. Thieme. 1986:63-73.
9. Balance C, Duel AB. Tratamento cirúrgico das paralisias faciais – BJORL – Brazilian – oldfiles.bjorl.org ›conteudo› acervo, Arch. Otolaryng. 1932.
10. Adour KK, Byl FM, Hilsinger RL, et al. The true nature of Bell's palsy: analysis of 1,000 consecutive patients. Laryngoscope. 1978;88(5):787-801.
11. Adour KK. Current concepts in neurology: diagnosis and management of facial paralysis. New Engl J Med. 1982;307(6):348-51.
12. Fisch U. Surgery for Bell's palsy. Arch Otolaryngol. 1981;107(1):1-11.
13. Pulec J. Early Decompression of the Facial Nerve in Bell's Palsy. Ann Otol Rhinol Laryngol. 1981;90(6):570-7.
14. Fowler Jr EP. The management and treatment of afflictions of the facial nerve within the fallopian canal. Acta Otolaryng. 1939;27:615.
15. Esslen E. Eletromyography and eletroneurography. In: Fisch U (Ed.). Facial nerve surgery. Birminghan: Aesculapius. 1977:93-100.
16. Fisch U. Total facial nerve decompression and electroneurography. In: Silverstein H, Norell H (Ed.). Neurological surgery of the ear. Birminghan: Aesculapius. 1977:21-33.
17. Fisch U. Maximal nerve excitability testing vs electroneuronography. Arch Otolaryngol. 1980;106(6):352-7.
18. Gantz BJ, Rubinstein JT, Gidley P, Woorworth GG. Surgical management of Bell's palsy. Laryngoscope. 1999;109(8):1177-88.
19. Vianna M, Adams M, Schachern P, et al. Differences in the diameter of facial nerve and facial canal in bell's palsy--a 3-dimensional temporal bone study. Otol Neurotol. 2014;35(3):514-8.
20. Lazarini PR, Vianna MF, Alcantara MP, et al. Herpes simplex virus in the saliva of peripheral Bell's palsy patients. Braz J Otorhinolaryngol. 2006;72(1):7-11.

21. Lazarini PR. Valor prognóstico da eletroneurografia do nervo facial na paralisia facial periférica da Síndrome de Ramsay Hunt. São Paulo: USP. 1998.
22. Mohamed A, Omi E, Honda K, et al. Outcome of different facial nerve reconstruction techniques. Braz J Otorhinolaryngol. 2016;82:702-9.
23. Rovak JM, Tung TH, Mackinnon SE. The surgical management of facial nerve injury. Seminars in Plat Surg. 2004;18(1):23-9.
24. Bento RF, Almeida ER, Miniti A. Anastomosis of the intratemporal facial nerve with fibrin tissue adhesive. Eur Arch Otolaryngol. 1994:S387-S388.
25. Scaramella L. Anastomosis between the two facial nerves. Laryngoscope. 1975;85(8):1359-66.
26. Körte W. Ein Fall von nervenpfropfung des nervus facialis auf den nervus hypoglossus. Dtsch Med Wochenschr. 1903;17:293-5.
27. Sainsbury D, Borschel G, Zuker R. Surgical reanimation techniques for facial palsy/paralisis. In: Open acess atlas of otolaryngology, head & neck operative surgery. 2017.
28. Faria JC, Scopel GP, Ferreira MC. Facial reanimation with masseteric nerve: babysitter or permanent procedure? Preliminary results. Ann Plast Surg. 2010;64(1):31-4.
29. Harii K, Ohmori K, Torii S. Free gracilis muscle transplantation with microneurovascular anastomosis for the treatment of facial palsy. Plast Reconstr Surg. 1976;57:133-43.
30. Terzis JK, Noah ME. Analysis of 100 cases of free-muscle transplantation for facial paralysis. Plast Reconstr Surg. 1997;99(7):1905-21.

ABORDAGEM DAS PATOLOGIAS DO SACO ENDOLINFÁTICO

Joel Lavinsky ▪ Marina Pasqualini
Gustavo Rassier Isolan ▪ Luiz Lavinsky

JUSTIFICATIVA

A abordagem do saco endolinfático pode ser feita em virtude de patologias diversas e por meio de diferentes técnicas cirúrgicas, como a descompressão do saco endolinfático na doença de Ménière ou abordagens de tumores do saco endolinfático via transmastóidea, translabiríntica, retrolabiríntica ou retrossigmóidea.

DOENÇA DE MÉNIÈRE

O principal objetivo das cirurgias do saco endolinfático é tratar de pacientes com a doença de Ménière que tiveram insucesso utilizando recursos medicamentosos, psicoterápicos e reabilitadores. Busca suprimir o quadro de vertigens paroxísticas incapacitantes e preservar a audição.

A doença de Ménière é uma doença do ouvido interno com incidência de 15 a 50 casos por 100.000 pessoas da população, caracterizada por ataques recorrentes de vertigem, surdez neurossensorial flutuante, plenitude aural e zumbido persistente. Sua patologia foi demonstrada como hidropsia do ouvido interno por meio de estudos do osso temporal por Hallpike & Cairns em Londres, na Inglaterra, e por Yamakawa em Osaka, no Japão. É considerada refratária quando há ataques frequentes de vertigem, especialmente com perda auditiva progressiva profunda e zumbido persistente, após o uso de variados tratamentos disponíveis.

Nível de Evidência

A doença de Ménière refratária e incapacitante é a condição para indicação do tratamento cirúrgico. A eficácia do tratamento cirúrgico da doença de Ménière ainda é controversa. Isso se deve ao fato de que, por razões éticas, não é viável uma avaliação dos efeitos dessa cirurgia com grupos-controle (placebo), pois se supõe que as cirurgias tradicionais têm efeitos favoráveis.

O critério para o estudo da efetividade do tratamento da doença de Ménière se baseia na publicação da *American Academy of Otolaryngology-Head and Neck Surgery* (AAO-HNS) de 1995 e na Classificação Internacional de Doenças Vestibulares (*International Classification of Vestibular Disorders*, ICVD) proposta na reunião da Sociedade Bárány de 2015. O critério é o número de ataques no pior ouvido, avaliado 6 meses antes da cirurgia e após 18 a 24 meses e 120 meses após a cirurgia.

Há, na prática, somente dois estudos randomizados e controlados sobre cirurgias da doença de Ménière, ambos relacionados com a descompressão do saco endolinfático (DSE). Os dois concluíram que a cirurgia do saco endolinfático não era mais efetiva que o placebo. Porém, contaram com pequena amostragem e características estatísticas discutíveis. Inúmeros estudos de séries de casos mostram semelhantes e expressivos resultados positivos, tanto no que se refere ao controle da vertigem como à preservação auditiva.

A cirurgia de descompressão do saco endolinfático é realizada para diminuir a pressão no espaço endolinfático, preservando a função auditiva e vestibular dos pacientes. Portmann, em 1927, apresentou um artigo sobre uma operação realizada para drenar o saco endolinfático para o alívio da vertigem, que consistia na descompressão do saco endolinfático removendo a parede óssea lateral e fazendo uma pequena incisão no lúmen do saco para permitir a drenagem livre da endolinfa.

Antes de realizar a cirurgia de descompressão do saco endolinfático é necessário determinar a presença e lateralidade da orelha afetada. A história e o exame físico indicam a orelha afetada na maioria dos casos, e os achados audiométricos, incluindo perda auditiva em baixas frequências, perda auditiva plana ou configuração de pico, dão suporte clínico. Estudos eletrofisiológicos, como videonistagmografia (VNG), que podem mostrar fraqueza calórica vestibular periférica, eletrococleografia (ECOG), que podem mostrar razões de potencial de soma/potencial de ação (SP/AP) elevados em células sensoriais cocleares ou potencial miogênico evocado vestibular assimétrico (VEMP) pode indicar o ouvido afetado. A tomografia computadorizada ou a ressonância magnética podem ajudar no planejamento cirúrgico, delineando a natureza da compressão e a localização do nervo facial, além de excluir patologias que podem apresentar quadro similar, como um schwannoma vestibular.

A vantagem da DSE consiste em sua natureza não destrutiva. A técnica é relativamente simples. São realizadas a mastoidectomia simples e uma cuidadosa esqueletização entre o canal semicircular posterior e o bulbo da jugular. O saco endolinfático é encontrado medialmente nas células retrofaciais, em posição inferior ao canal semicircular posterior (Fig. 18-1). A seguir, é realizada uma ampla descompressão, e a exposição final é feita com broca de diamante. O seio lateral pode ser descomprimido e retraído se a mastoide for reduzida, e, então,

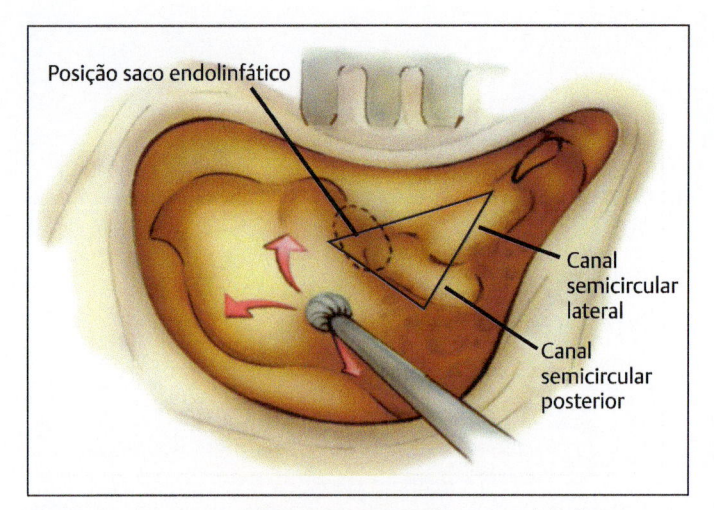

Fig. 18-1. Visão esquemática da exposição do saco endolinfático. (Reproduzida com autorização de Goycoolea et al.)

procede-se de várias formas: somente descomprimindo, realizando uma incisão no saco endolinfático e colocando um *shunt*, que é uma peça de silastic ou silicone em forma de "T", abrindo a parede do saco endolinfático e aplicando corticoide.

Inúmeras modificações a essa técnica têm sido propostas. Em 1954, Yamakawa & Naito propuseram o desenvolvimento de um *shunt* entre o saco endolinfático e o espaço subaracnóideo, com o intuito de evitar a obliteração pós-operatória da incisão de drenagem experimentada com a técnica de Portmann. Esse procedimento de *shunt* entre saco endolinfático/espaço subaracnóideo foi popularizado por House, que, por meio da incisão da parede interna do saco endolinfático, criava uma comunicação com o espaço liquórico, mantida pela inserção de um tubo. Outras alterações sugeridas incluem a colocação de um dreno de politetrafluoretileno no saco endolinfático, a colocação de SILASTIC no lúmen e/ou a descompressão associada do seio sigmoide, a introdução de uma válvula no lúmen do saco endolinfático com vistas à drenagem do excesso de endolinfa, e, por fim, a remoção do osso que recobre o saco endolinfático, sem a necessidade de incisões ou drenos.

As complicações são pouco frequentes, com registro de 1 a 3% de surdez profunda, 4% de paralisia transitória do nervo facial e 0,5% de fístulas liquóricas e meningite. O *shunt* subaracnóideo aumenta o índice de complicações, com 4% de meningite por fístula liquórica.

A lógica dessa cirurgia é muito discutida. Na base, está o entendimento de que o *shunt* drena o excesso de endolinfa e alarga a luz do saco, ampliando a superfície de absorção, enquanto que a descompressão óssea reduz a pressão e aumenta o suprimento de sangue e as trocas.

Temos indicado como primeira opção a cirurgia do saco endolinfático em pacientes com a doença de Ménière intratável com boa audição e em quadros bilaterais com boa audição, por ser um procedimento conservador.

Tumores de Saco Endolinfático

Quanto aos tumores de saco endolinfático (TSE), são tumores adenomatosos papilares raros que surgem do endotélio do saco endolinfático, podendo causar perda auditiva, zumbido, disfunção vestibular ou alteração do nervo facial. Eles podem estar associados à síndrome de Von-Hippel-Lindau, apesar de a maioria ocorrer de modo esporádico. As abordagens cirúrgicas clássicas incluem a abordagem via fossa craniana média (FCM), abordagem translabiríntica (TLA), abordagem retrolabiríntica (RLA) e abordagem transcoclear (TCA), escolhida conforme status auditivo, localização do tumor e envolvimento de estruturas neurovasculares.

Bambakidis *et al.* definiram um sistema de classificação anatômica para TSE, incluindo tumores confinados ao osso temporal e cavidade do ouvido médio como grau I, tumores se estendendo para a fossa posterior como grau II (Fig. 18-2), tumores se estendendo para a fossa posterior e fossa craniana média como grau III e tumores envolvendo a asa esfenoidal ou clivo como grau IV.

Nos estágios I e II poderiam ser adotadas abordagens transmastóidea (Fig. 18-3), translabirínticas, retrolabirínticas e retrossigmóideas. A abordagem retrolabiríntica

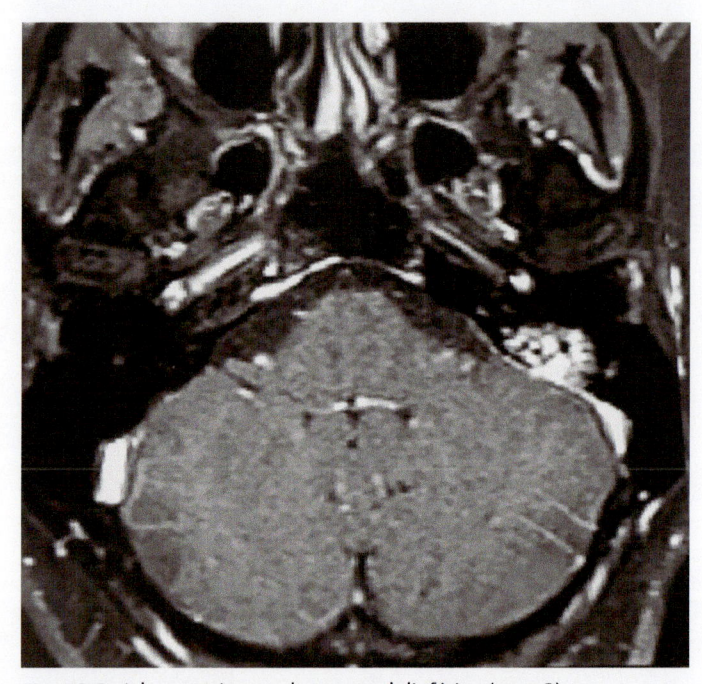

Fig. 18-2. Adenocarcinoma de saco endolinfático (grau 2) intratemporal com limitada extensão para a fossa posterior.

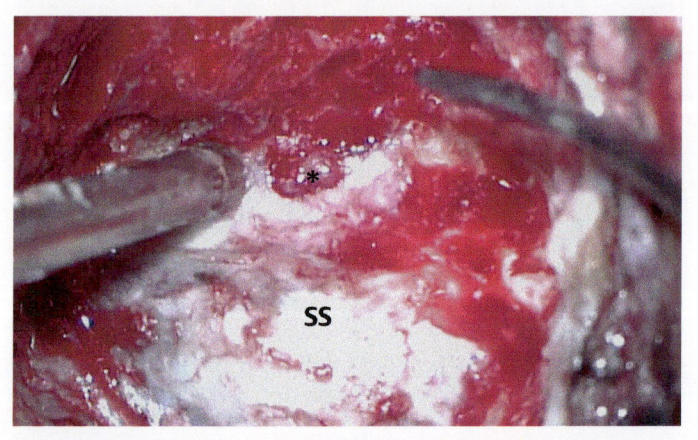

Fig. 18-3. Abordagem transmastóidea para adenocarcinoma de saco endolinfático (*) em estágio I. SS: Seio Sigmoide.

transmastóidea permite a visualização do canal semicircular posterior (CSCP) e a preservação do VII e VIII nervo craniano durante a dissecção do saco endolinfático. Também fornece acesso para ressecar o folheto dural do TSE e transformar em abordagem retrolabiríntica-transdural, se houver envolvimento relevante. A abordagem retrossigmóidea fornece melhor visualização e controle da extensão do tumor no ângulo cerebelopontino e facilita a ressecção dural, mas não há visualização do CSCP durante a dissecção do saco endolinfático e o tumor pode se espalhar por via intracraniana se não houver integridade dural. Quanto aos estágios III e IV, são necessárias abordagens mais complexas, como craniotomia subtemporal com petrosectomia ou transcoclear modificada, dependendo das estruturas envolvidas.

Foi relatado que a ressecção completa do TSE tem taxa de cura a longo prazo superior à 90%. No entanto, com acesso restrito ou envolvimento de estruturas adjacentes, a ressecção subtotal não é incomum e 70% pode ter recidiva com doença progressiva. Para os casos com ressecção incompleta, a radioterapia tem sido proposta como tratamento adjuvante.

Anatomia Cirúrgica

Quanto a anatomia e possíveis achados durante o intraoperatório de descompressão do saco endolinfático, é preconizado atentar para os seguintes pontos:

- O saco não possui uma borda bem demarcada, portanto, identificá-lo pode ser um desafio. Geralmente é visualizado como um espessamento da dura-máter em relação ao canal semicircular posterior.
- O tamanho do saco tende a ser constante à medida que emerge medialmente ao opérculo; o lúmen do saco intradural varia em comprimento e largura e pode estar ausente em alguns casos.
- O espessamento trapezoide da dura-máter na fossa endolinfática marca a posição do saco endolinfático, está sempre presente (mesmo que o saco seja vestigial) e pode ser confundido com o próprio saco.
- Depois que o saco é incisado com a ponta do bisturi falciforme apontada para fora do espaço subaracnóideo, a palpação contundente pode ajudar a identificar o lúmen, que também parece brilhante do revestimento endotelial. Nos raros casos em que o lúmen não é visível, é considerado hipoplásico demais para ser visto e a descompressão da dura é realizada.
- O saco endolinfático deve ser descomprimido o mais proximalmente possível, protegendo o canal semicircular posterior.
- A maneira mais confiável de descomprimir todo o potencial componente intradural do saco é remover o máximo possível de osso da fossa endolinfática, do canal semicircular posterior até o seio sigmoide.
- É importante o cuidado na manipulação óssea próxima do canal semicircular posterior para reduzir o risco de perda auditiva neurossensorial, mas isso também reduz a chance de descomprimir completamente o saco endolinfático.
- Se houver formação de fístula liquórica, é possível aplicar uma camada de Gelfoam e, às vezes, reverter o posicionamento de Trendelenburg. Se a saída de líquido cefalorraquidiano persistir no final da cirurgia, o Gelfoam pode ser compactado na área da fístula e na mastoide antes do fechamento da mesma. O paciente é encorajado a permanecer recostado com a cabeça elevada em 30 graus e evitar o esforço. Podem ser administrados medicamentos emolientes de fezes, antieméticos e supressores de tosse.

Técnica Cirúrgica

Descompressão do Saco Endolinfático

Passo 1. Posicionamento

O paciente fica posicionado em decúbito dorsal com a cabeça girada para o lado oposto para que o plano biauricular esteja na vertical. O cirurgião se posiciona na cabeceira, o seu assistente no lado direito e o microscópio à esquerda. A pele e o tecido subcutâneo devem ser infiltrados com anestésico local, consistindo em lidocaína a 1% com adrenalina, numa concentração de 1:100.000. A incisão retroauricular em forma de "C" deve ser realizada aproximadamente 1 cm posterior ao sulco, através da pele e do tecido subcutâneo até um plano superficial à fáscia temporal. Isso deve ser realizado inferiormente em direção à ponta da mastoide e acima da linha temporal. Com o músculo exposto, o tecido subcutâneo pode ser retraído com um retrator autoestático (Fig. 18-4).

Passo 2. Retalho Periosteal

O plano muscular deve ser incisado em forma de **7** através do músculo e diretamente no osso utilizando-se o cautério monopolar. Um retalho musculoperiosteal de base anterior pode ser elevado usando um elevador Lempert para expor o conduto auditivo posterior ósseo e o córtex mastóideo. A linha temporal deve ser exposta superiormente para identificar a distância até o nível do tégmen mastóideo (Fig. 18-5).

Passo 3. Mastoidectomia

Inicia-se a mastoidectomia com uma broca cortante de 5 mm até o nível do antro e do canal semicircular horizontal.

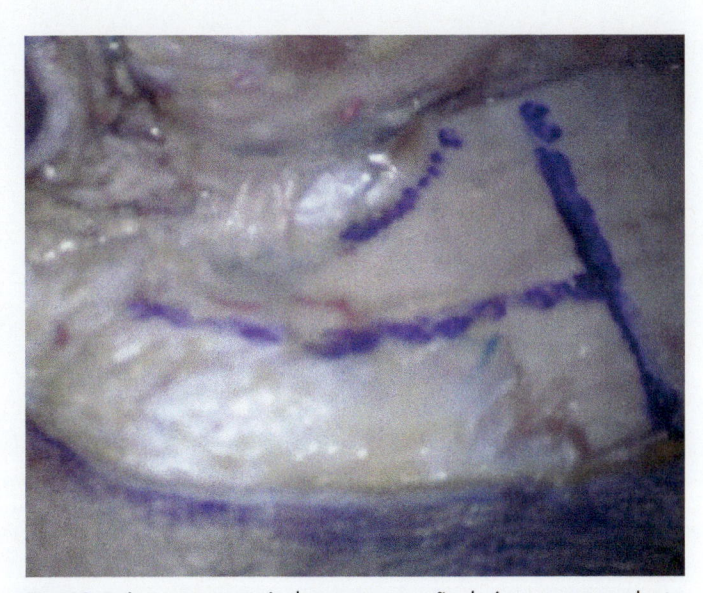

Fig. 18-4. Acesso retroauricular com marcação da área correspondente ao retalho.

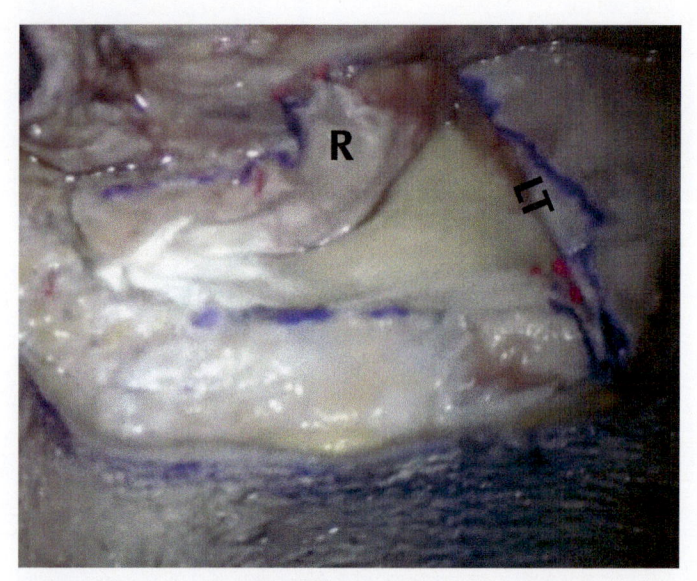

Fig. 18-5. Elevação de retalho (R) periosteal de base anterior em "forma de 7" até a linha temporal (LT).

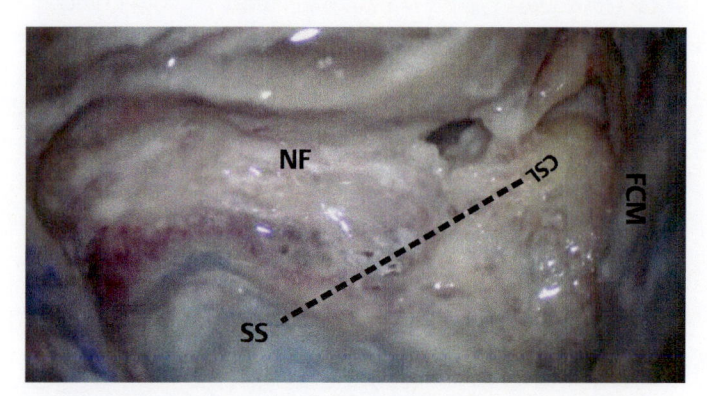

Fig. 18-6. Demonstração da ampla exposição e identificação do seio sigmoide (SS), dura-máter da fossa média (FCM) e do nervo facial (NF) na mastoidectomia. A linha pontilhada corresponde à linha de Donaldson que passa pelo canal semicircular lateral (CSL) e aponta, inferiormente, para a topografia do saco endolinfático na dura-máter da fossa craniana posterior.

A dissecção deve começar superiormente perto da linha temporal para ajudar a demarcar o limite superior da dissecção. A mastoidectomia cortical deve ser realizada inferiormente na região da parede óssea posterior do canal auditivo externo. O osso cortical é removido e amplamente manipulado dissecando profundamente no sentido do quadrante anterossuperior, abaixo do triângulo de McEwan. Quando o antro é atingido, a broca cortante deve ser trocada por uma broca diamantada para facilitar uma dissecção mais cautelosa. Com isso, o canal semicircular horizontal, o seio sigmoide e o tégmen mastóideo podem ser dissecados (Fig. 18-6). Após o afinamento do canal auditivo externo, o nervo facial pode ser identificado distalmente ao segundo joelho, à medida que se transforma no segmento vertical na mastoide. Uma fina camada de osso deve ser deixada ao longo do curso do nervo facial. A porção óssea que recobre o seio sigmoide e a placa dural da fossa posterior são afinados com a remoção das células aéreas retrofaciais.

Passo 4. Identificação e Descompressão do Saco Endolinfático

Ao procurar o saco endolinfático, deve-se imaginar a linha de Donaldson, uma linha imaginária que pode ser desenhada ao longo do canal semicircular horizontal que passa pelo canal semicircular posterior. Na área em que essa linha encontra o seio sigmoide, o saco endolinfático pode ser estimado imediatamente anterior e inferior a essa junção. À medida que o osso nessa área é removido, observa-se uma área mais espessa na fossa posterior (Fig. 18-7), o saco endolinfático. Ao pressionar levemente a fina camada óssea que reveste saco pode revelar o ducto que corre anterolateralmente, à medida que corre da dura na direção do canal posterior. Com o saco endolinfático completamente exposto, ele deve ser aberto utilizando-se um bisturi delicado em foice ao longo do aspecto posterolateral.

Passo 5. Stent (Opcional)

Antes da colocação do *stent* é necessário moldá-lo para correto posicionamento, sendo recortado em forma de **T** a partir de uma folha de silicone. A parte superior do "T" é dobrada sobre si mesma e colocada dentro do saco, de modo que, ao tentar se desenrolar, ele projete-se e abra a camada lateral do saco. A cauda do suporte é colocada fora do saco entre a dura-máter e o osso para ajudar na transferência passiva de endolinfa, o que pode ajudar a aliviar a hidropisia endolinfática. Para descomprimir amplamente a dura-máter e o seio sigmoide adjacente e mantê-los afastados indefinidamente, os espaçadores (pequenas, médias ou grandes tiras de cobertura de silicone) são dobrados e posicionados superior e inferiormente ao saco. Para descomprimir completamente o saco são colocadas tantas tiras de silicone quanto possível, mas não tantas que causem tensão excessiva no saco e atrapalhem a

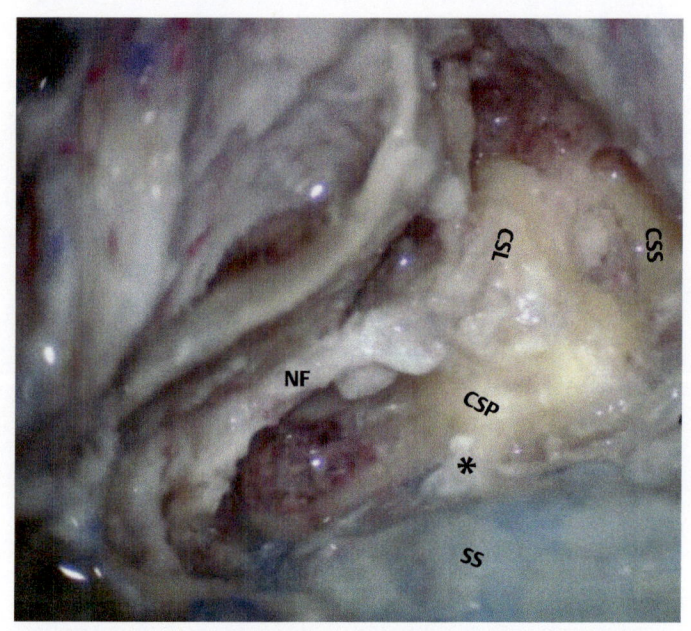

Fig. 18-7. Descompressão do saco endolinfático (*) na dura-máter da fossa posterior com limite no canal semicircular posterior (CSP) e a correspondente linha de incisão do saco. Identificação dos pontos de reparo do nervo facial (NF), canal semicircular lateral (CSL), canal semicircular superior (CSS) e seio sigmoide.

descompressão. Os espaçadores servem como mecanismos suaves, semelhantes a molas, para auxiliar na descompressão a longo prazo da dura-máter e do saco. Ao final, é colocado Gelfoam entre o material do *stent* e a mastoide para evitar uma reação tecidual de fibrose e crescimento de fibroblastos na região do saco.

Passo 6. Fechamento e Pós-Operatório
A camada do periósteo é fechada de maneira interrompida com uma sutura de Vicryl 3-0. O canto da **incisão em 7** é suturado primeiro, seguido pelas outras áreas. A camada subcutânea também é fechada da mesma forma. Um curativo compressivo com gaze e atadura deve ser realizado. Esse curativo é deixado no local por 24 horas.

Passo 7. Cuidados Pós-Operatórios
O paciente recebe prescrição de antibioticoterapia via oral por 7 dias em casa, além de analgésicos e medicações para náusea. Os pacientes são aconselhados a não realizar exercícios físicos pesados por 2-3 semanas após a cirurgia.

Reabordagem Cirúrgica da Descompressão do Saco Endolinfático
Alguns indivíduos podem experimentar recorrência dos sintomas alguns anos após o procedimento, variando de 2 a 30 anos. Esses indivíduos são candidatos a procedimentos de revisão.

Quando o tecido subcutâneo espesso está presente, a remoção é útil para evitar o crescimento de fibroblastos na região do saco. Uma neoformação óssea pode ocorrer sobre o seio sigmoide e a dura-máter que requerem remoção, podendo haver formação de tecido fibroso dentro e ao redor do saco endolinfático e a dura-máter. Todo o tecido cicatricial e implantes de silicone anteriores devem ser removidos para que a descompressão da dura-máter e do saco possa ser realizada.

A maioria dos pacientes que tiveram o procedimento de dilatação do saco endolinfático revisado passa a vida inteira sem sintomas e com remissão completa. Demonstrou-se, assim, que a cirurgia de revisão do saco endolinfático pode ser bem-sucedida no alívio dos sintomas dos pacientes da doença de Ménière que já possuíam intervenção prévia.

BIBLIOGRAFIAS

Aremberg IK. Proposition for endolynphatic sac and duct surgery. In: Arenberg IK, Graham MD (Eds.). Treatment options for Ménière's Disease: endolymphatic sac surgery - do it or don't do it. Michigan: Singular Publishing Group; 1998. p. 19-23.

Gianoli GJ, Larouere MJ, Kartush JM, Wayman J. Sac-vein decompression for intractable Meniere's disease: two-year treatment results. Otolaryngol Head Neck Surg. 1998;118(1):22-9.

Goycoolea MV, Papparella MM, Nissen N. Atlas of otologic surgery. Philadelphia: W B Saunders Co. 1989.

Hallpike C S, Cairns H. Observations on the pathology of Ménière's syndrome. J Laryngol Otol. 1980;94(8):805-44.

House WF. Subarachnoid shunt for drainage of endolymphatic hydrops. A preliminary report. Laryngoscope. 1962;72(6):713-29.

Kitahara T, Kubo T, Okumura S, Kitahara M. Effects of endolymphatic sac drainage with steroids for intractable Meniere's disease: a long-term follow-up and randomized controlled study. Laryngoscope. 2008;118(5):854-61.

Kitahara T. Evidence of surgical treatments for intractable Meniere's disease. Auris Nasus Larynx. 2017.

Mendenhall WM, Suárez C, Skálová A, et al. Current treatment of endolymphatic sac tumor of the temporal bone. Adv Ther. 2018;35(7):887-98.

Portmann G. The saccus endolymphaticus and an operation for draining for the relief of vertigo. Proc R Soc Med. 1927;20(12):1862-7.

Portmann M. The Portmann procedure after 60 years. Am J Otol. 1987;8:271-4.

Pullens B, Verschuur HP, van Benthem PP. Surgery for Meniere's disease. Cochrane Database Syst Rev. 2013;2:CD005395.

Sajjadi H, Paparella MM. Meniere's disease. Lancet. 2008;372(9636):406-14.

Smith WC, Pillsbury HC. Surgical treatment of Meniere's disease since Thomsen. Am J Otol. 1988;9(1):39-43.

Thomsen J, Bretlau P, Tos M, Johnsen NJ. Placebo effect in surgery for Ménière's disease. A double-blind, placebo-controlled study on endolymphatic sac shunt surgery. Arch Otolaryngol. 1981;107(5):271-7.

Welling DB, Nagaraja H N. Endolymphatic mastoid shunt: a reevaluation of efficacy. Otolaryngol Head Neck Surg. 2000;122(3):340-45.

Yamakawa K. Uber die pathologische Veranderungen bei einen Meniere-Kranken. J Otolaryngol Jpn. 1938;44:2310-2.

NEURECTOMIA VESTIBULAR

Aloysio Augusto T. Campos Netto ▪ Alexandre Meluzzi ▪ Paulo Henrique Pires de Aguiar

JUSTIFICATIVA

A neurectomia vestibular ou secção do nervo vestibular é um procedimento cirúrgico realizado há cerca de um século para tratamento da doença de Ménière unilateral incapacitante e refratária ao tratamento clínico.

A secção do nervo vestibular pode ser via retrossigmóidea (suboccipital), retrolabiríntica, fossa média e translabiríntica (infracoclear). Neste capítulo vamos descrever a técnica suboccipital, que é a modalidade mais realizada pelos autores deste capítulo.

A primeira grande série de neurectomias vestibulares via fossa posterior para tratamento de doença de Ménière descrita na literatura foi a de Dandy e Mackenzie, com mais de 700 procedimentos realizados entre 1925 e 1945.[1]

Atualmente esta técnica é mais difundida e realizada em serviços terciários pelo mundo, geralmente sendo efetuada por equipe multidisciplinar composta por neurotologista e neurocirurgião.

A secção do nervo vestibular do lado acometido pela doença elimina sinais deficientes com origem no labirinto ipsilateral, permitindo uma compensação vestibular contralateral mais eficaz e melhora do quadro clínico do paciente.

INDICAÇÕES

A neurectomia vestibular via suboccipital (ou retrossigmóidea), assim como as vias retrolabiríntica e fossa média, é indicada para tratamento de doença de Ménière unilateral incapacitante e refratária ao tratamento clínico. A indicação da secção do nervo vestibular por esta via é para pacientes com vertigens incapacitantes e com audição preservada ou pelo menos útil ou ainda que possa ser submetido à protetização auditiva na orelha acometida.

Neuronites vestibulares unilaterais de repetição também podem constituir uma indicação para neurectomia vestibular.

Alguns serviços têm como protocolo a indicação inicial da descompressão de saco endolinfático ou o *shunt* endolinfático em casos de doença de Ménière unilateral refratária ao tratamento clínico medicamentoso. Tal procedimento é tecnicamente mais simples que a neurectomia vestibular.

A eficácia deste procedimento é de mais de 90%, em termos de controle dos sintomas vestibulares e preservação auditiva concomitante. Schlegel *et al.* relataram mais de 77% de pacientes com eliminação das vertigens e mais de 13% com melhora dos sintomas vestibulares.[2]

Alguns cirurgiões preferem a neurectomia vestibular via suboccipital em detrimento da via retrolabiríntica quando há a presença de seio sigmoide procidente (ou muito anteriorizado), sendo que a área de trabalho ficaria muito restrita nestes casos. Lembrando que a diferença principal entre as duas técnicas é que na retrolabiríntica a incisão dural se dá anteriormente ao seio sigmoide e na suboccipital a incisão na dura é posterior a este seio.[3] Alguns cirurgiões realizam ainda a neurectomia vestibular combinada (retrossigmóidea e retrolabiríntica), sendo que a secção no nervo vestibular pode ser feita no ângulo pontocerebelar (APC) ou no meato acústico interno ou mais próximo do mesmo (em caso de ausência de plano de clivagem cocleovestibular no APC).[3] Em cerca de 63% das vezes o plano de clivagem pode ser encontrado proximalmente ao poro acústico e em 37% dos casos este plano de clivagem só é observado após a brocagem do MAI.[4]

Os autores deste capítulo realizam a neurectomia vestibular suboccipital em vez da retrolabiríntica e fossa média por maior familiaridade com a técnica e em decorrência de melhor controle do nervo facial que fica localizado, geralmente, em uma posição anterior ao nervo vestibulococlear pelo acesso via fossa posterior.

Um fator que pode limitar o sucesso da neurectomia vestibular é uma secção insuficiente das fibras do nervo vestibular, o que poderia levar à manutenção dos sintomas vestibulares do paciente ou apenas a uma amenização dos mesmos. Faz-se, portanto, necessária, a secção total das fibras vestibulares do VIII nervo e preservação simultânea das fibras cocleares deste nervo.

ANATOMIA MICROCIRÚRGICA

A anatomia da fossa craniana posterior com nervos, forames, vasculatura e suas relações são apresentadas nas peças anatômicas cuidadosamente dissecadas a seguir.

São evidenciadas as localizações de estruturas importantes para este acesso e que servem como *landmarks*, como: seio sigmoide, seio transverso, meato acústico interno (MAI), nervos vestibulococleares e cranianos baixos, forame jugular e cerebelo (Figs. 19-1 a 19-22).

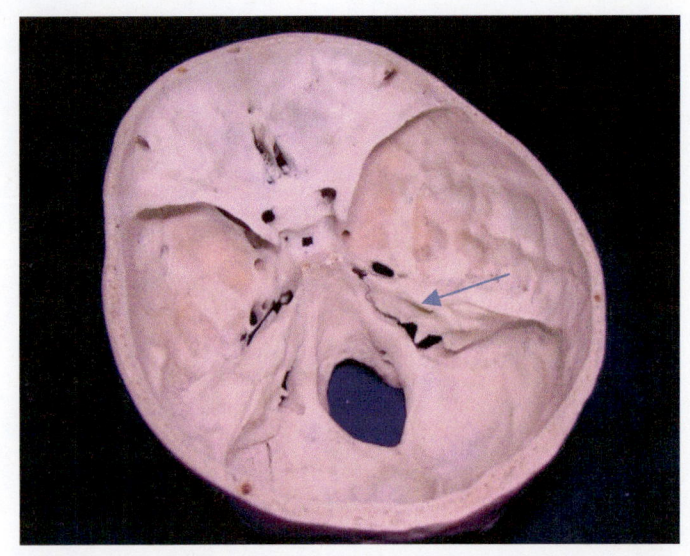

Fig. 19-1. Osso petroso no limite da transição da fossa craniana média para a posterior. MAI (seta).

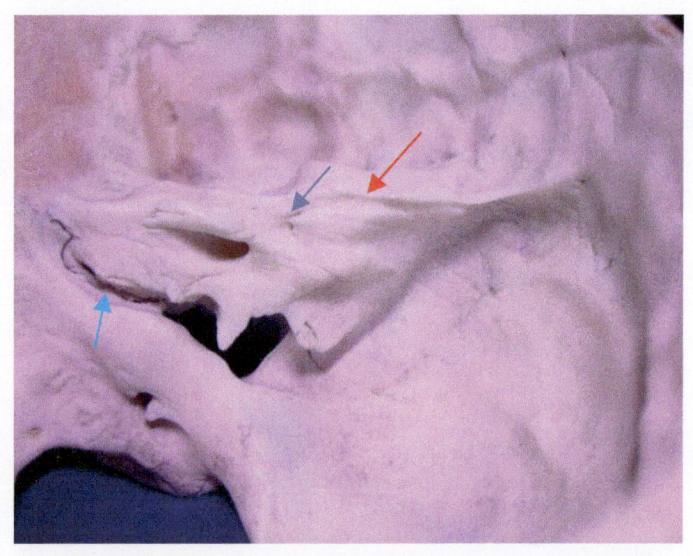

Fig. 19-3. Forame do aqueduto do vestíbulo (seta cinza, sulco do seio petroso superior (seta vermelha) e sulco do seio petroso inferior (seta azul).

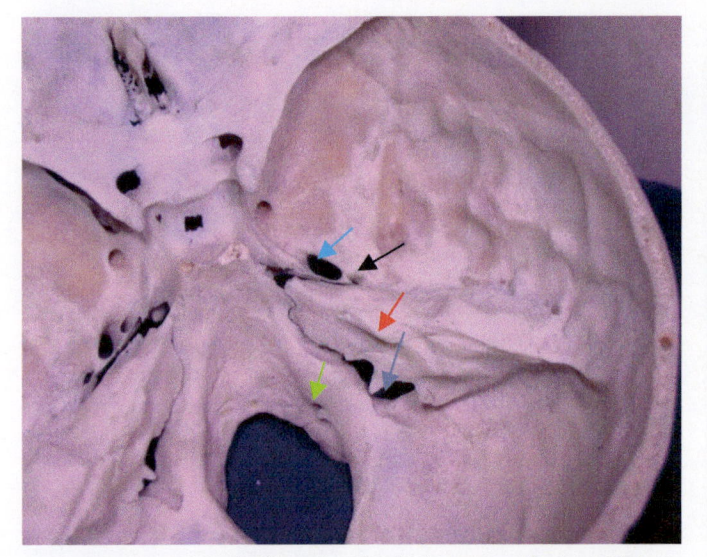

Fig. 19-2. Forame jugular (seta cinza), MAI (seta vermelha), canal do hipoglosso (seta verde), forame oval (seta azul) e forame espinhoso (seta preta).

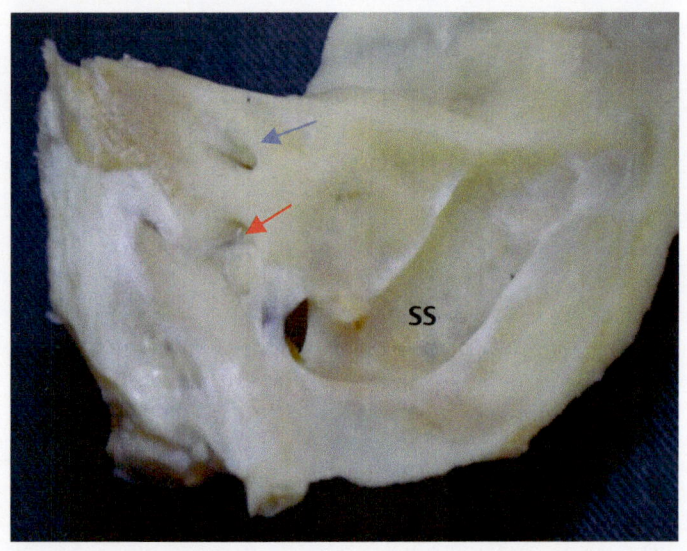

Fig. 19-4. Sulco do seio sigmoide (SS), MAI (seta cinza) e forame jugular (seta vermelha).

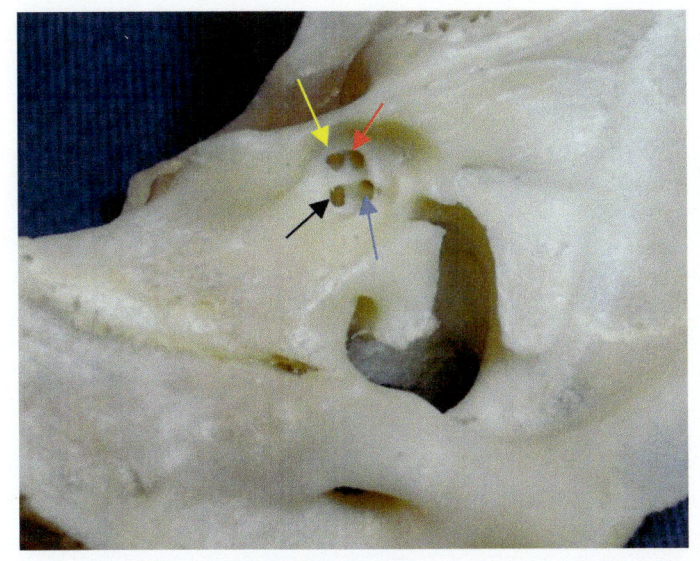

Fig. 19-5. Notar a crista vertical (Bill's bar) e a crista transversal do MAI que o divide em 4 quadrantes, onde passam os nervos: facial (seta amarela), coclear (seta preta), vestibular superior (seta vermelha) e vestibular inferior (seta cinza).

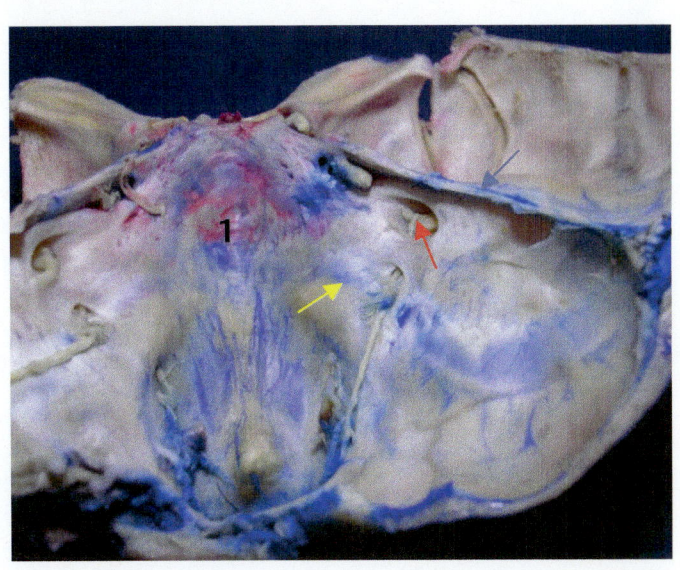

Fig. 19-7. Vista posterior da região petroclival. Plexo venoso basilar (1), seio petroso superior (seta cinza), MAI (seta vermelha), seio petroso inferior (seta amarela).

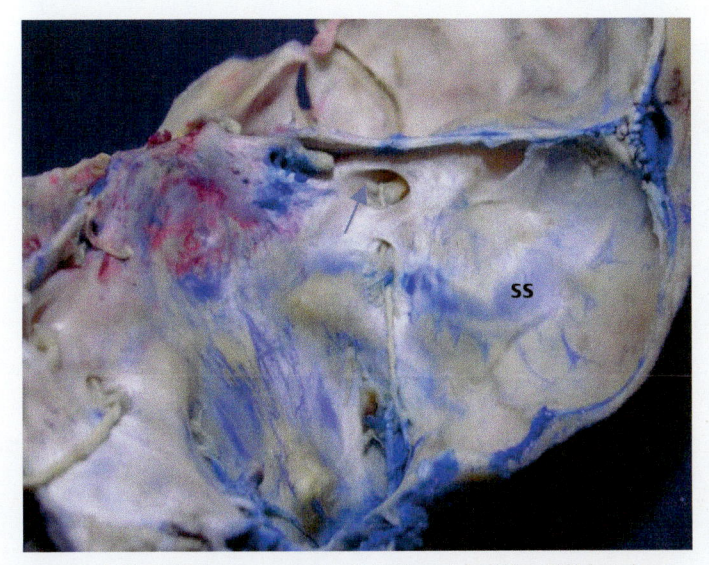

Fig. 19-6. Vista da fossa posterior. Seio sigmoide (SS) e MAI (seta).

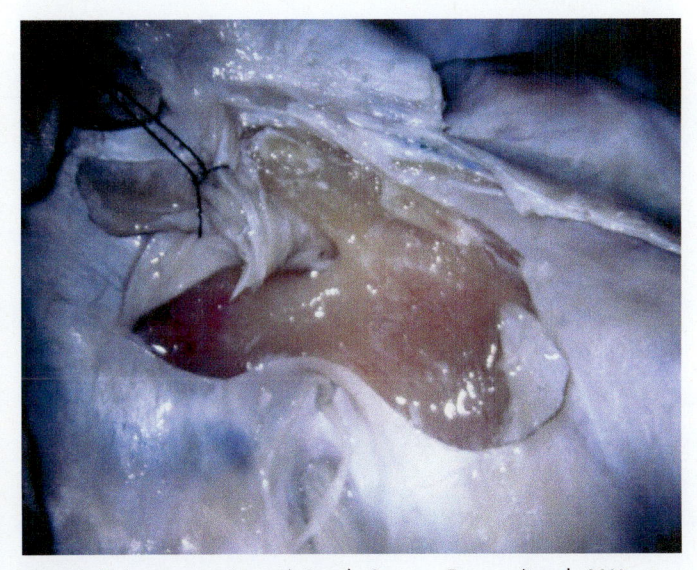

Fig. 19-8. Aumento microscópico de 6 vezes. Dura-máter do MAI (tracionada pela sutura em preto).

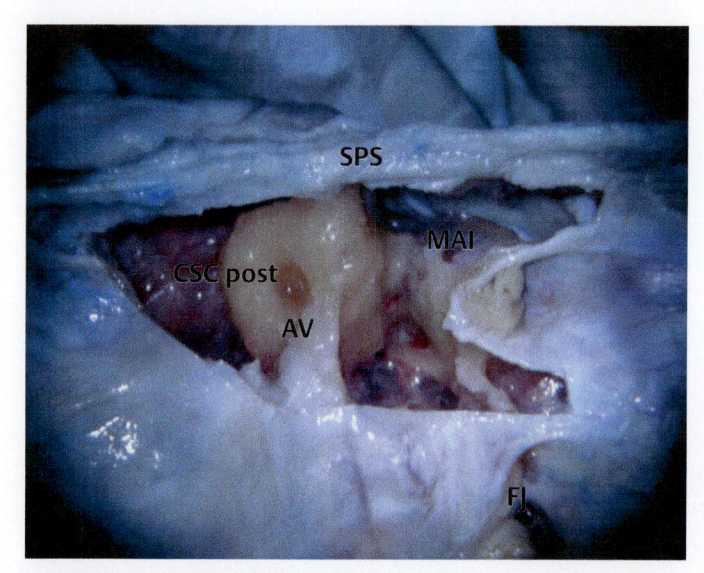

Fig. 19-9. Osso temporal esquerdo. SPS: seio petroso superior; AV: aqueduto do vestíbulo; CSC post: canal semicircular posterior; MAI: meato acústico interno.

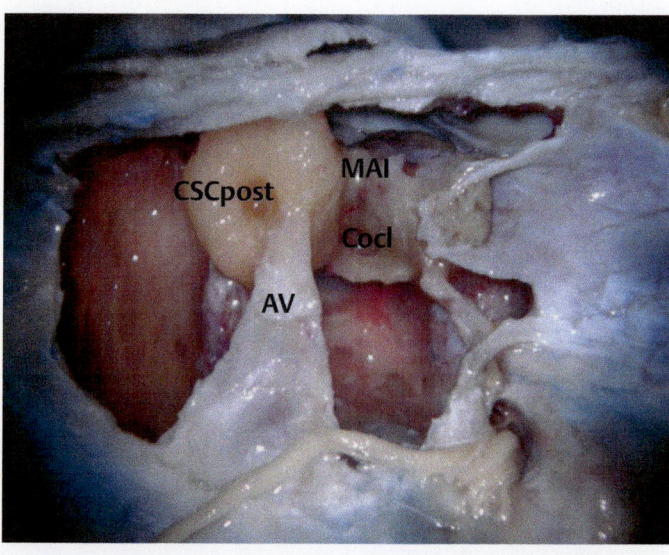

Fig. 19-11. Osso temporal esquerdo. Aqueduto do vestíbulo (AV), meato acústico interno (MAI), cóclea (Cocl) e canal semicircular posterior (CSC post).

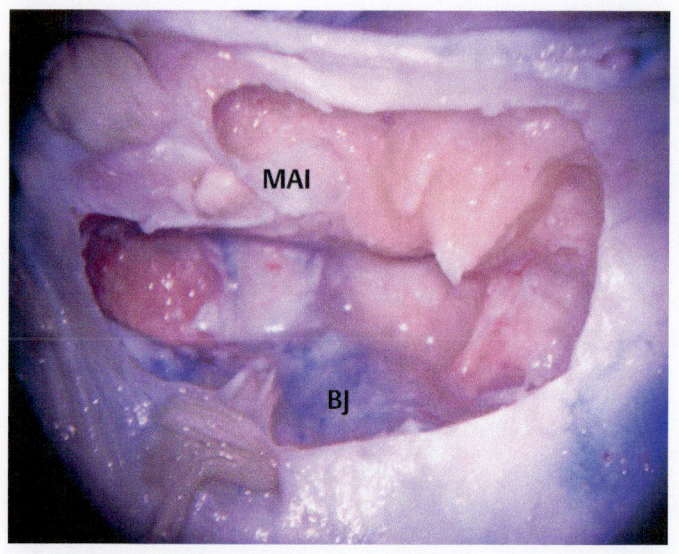

Fig. 19-10. Osso temporal direito. MAI: meato acústico interno; BJ: bulbo da jugular.

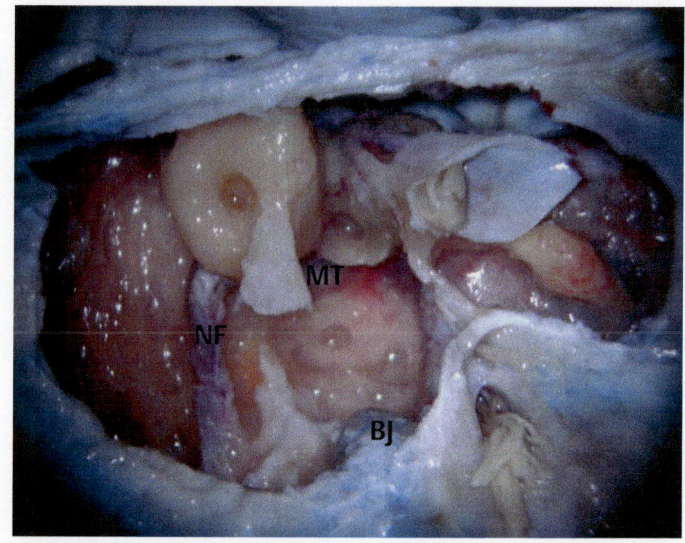

Fig. 19-12. Osso temporal esquerdo, continuando a dissecção no sentido posteroanterior. NF: nervo facial; MT: membrana timpânica; BJ: bulbo da jugular.

CAPÍTULO 19 ■ NEURECTOMIA VESTIBULAR

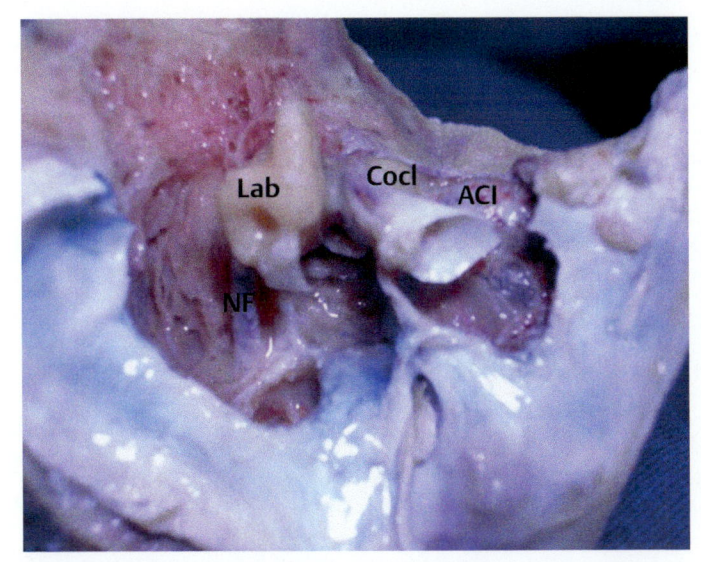

Fig. 19-13. Visão superior, após a remoção do seio petroso superior. Nervo facial (NF), cóclea (Cocl), artéria carótida interna (ACI) e bloco labiríntico (Lab).

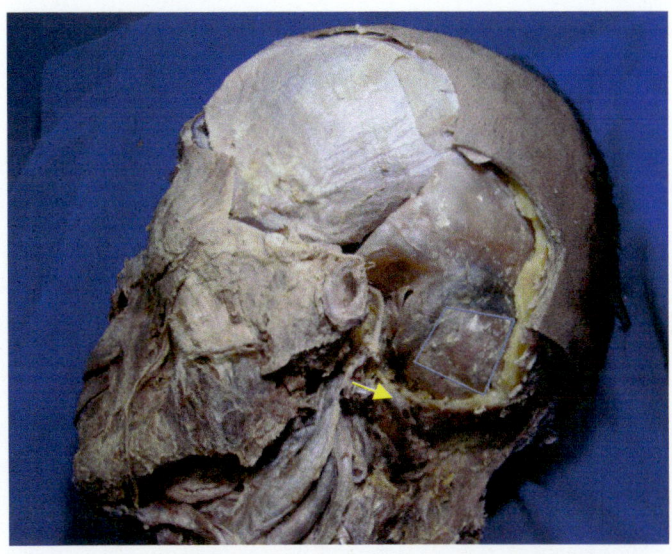

Fig. 19-15. Neste espécime a localização no crânio do acesso via suboccipital (retrossigmóideo) utilizado para a neurectomia vestibular. Artéria vertebral (seta).

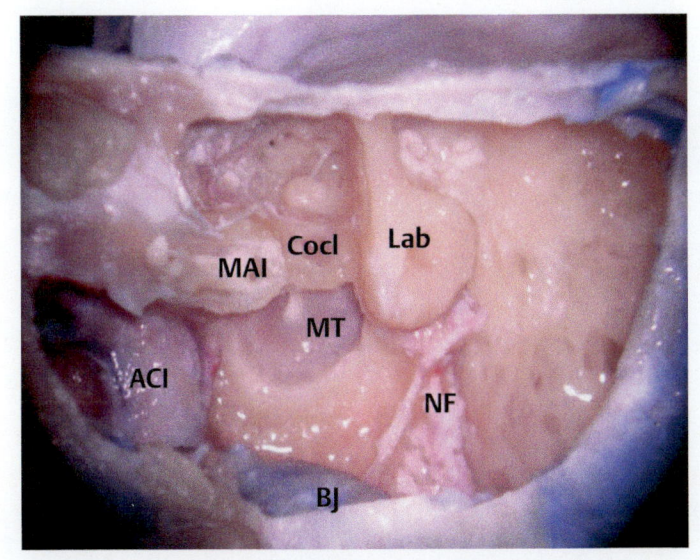

Fig. 19-14. Osso temporal direito (aumento microscópico de 6 vezes). Meato acústico interno (MAI), nervo facial (NF), cóclea (Cocl), membrana timpânica (MT), bloco labiríntico (Lab), bulbo da veia jugular interna (BJ) e artéria carótida interna (ACI).

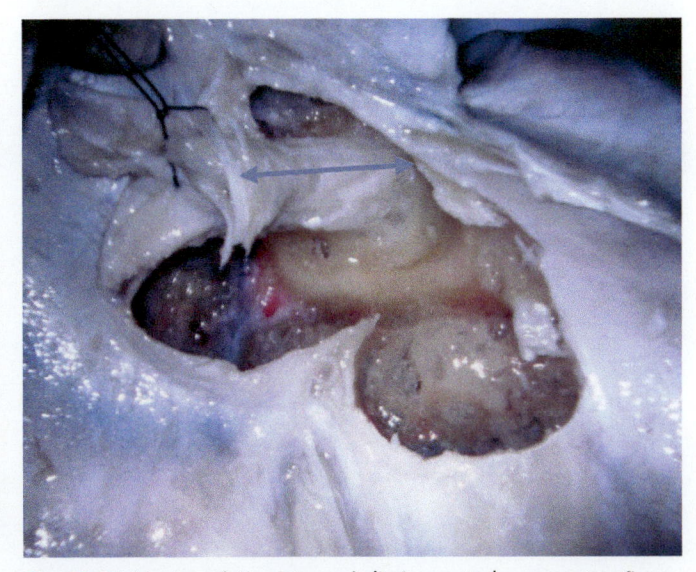

Fig. 19-16. Meato acústico interno à direita em toda a sua extensão (seta).

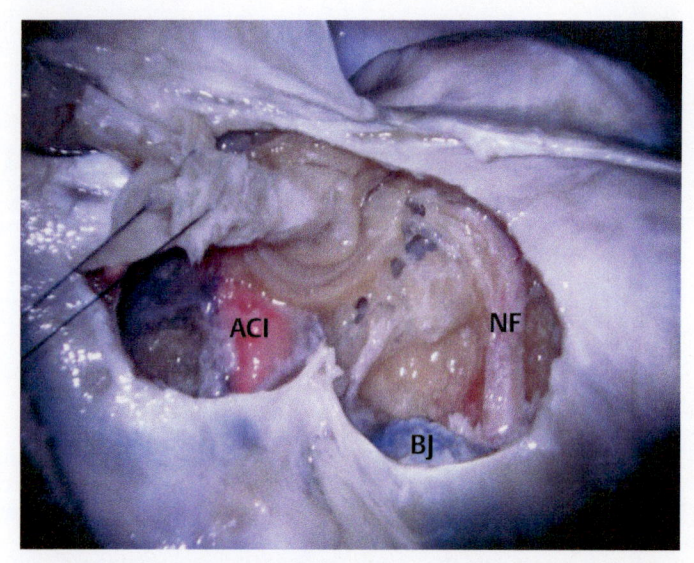

Fig. 19-17. Dissecção ampliada do espécime da figura anterior. Artéria carótida interna (ACI), nervo facial (NF) e bulbo da veia jugular interna (BJ).

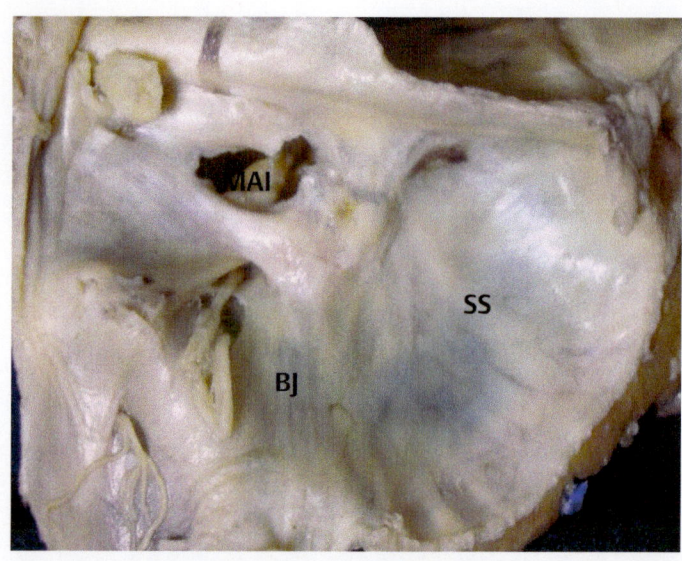

Fig. 19-19. Osso temporal direito. Meato acústico interno (MAI). Notar que o seio sigmóide (SS) e bulbo da veia jugular interna (BJ) podem ser visualizados por transparência.

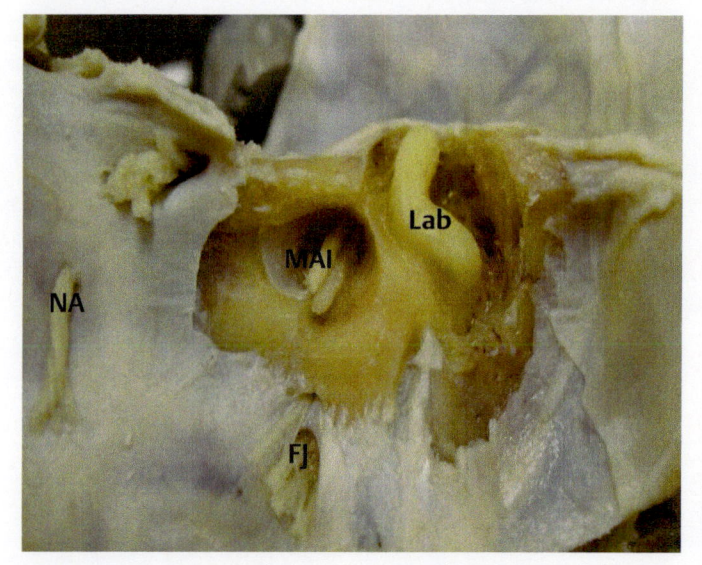

Fig. 19-18. Osso petroso direito. Forame jugular (FJ), nervo abducente (NA), bloco labiríntico (Lab) e meato acústico interno (MAI).

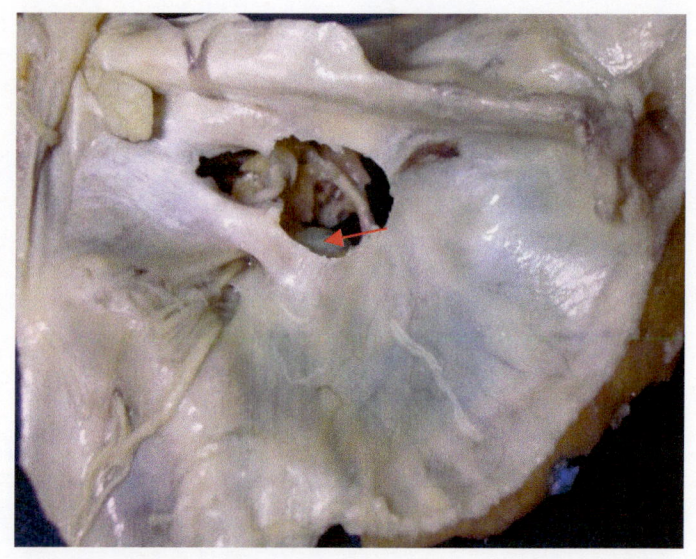

Fig. 19-20. Após pequena ressecção dural na peça da figura anterior, visualiza-se o bulbo da jugular (seta), o qual está alto e pode representar um obstáculo ao acesso e manipulação cirúrgica no nervo vestibulococlear e estruturas nesta região.

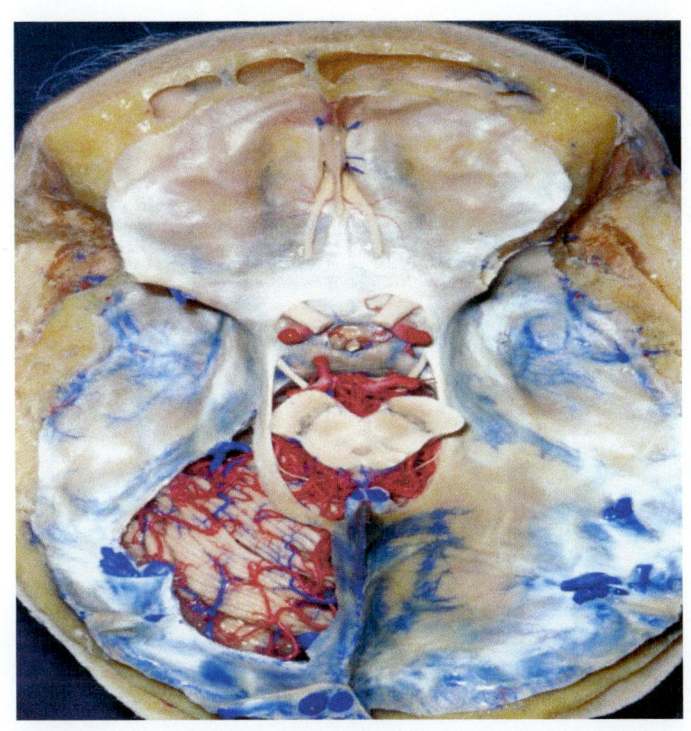

Fig. 19-21. Dura da fossa posterior aberta à direita com exposição do cerebelo.

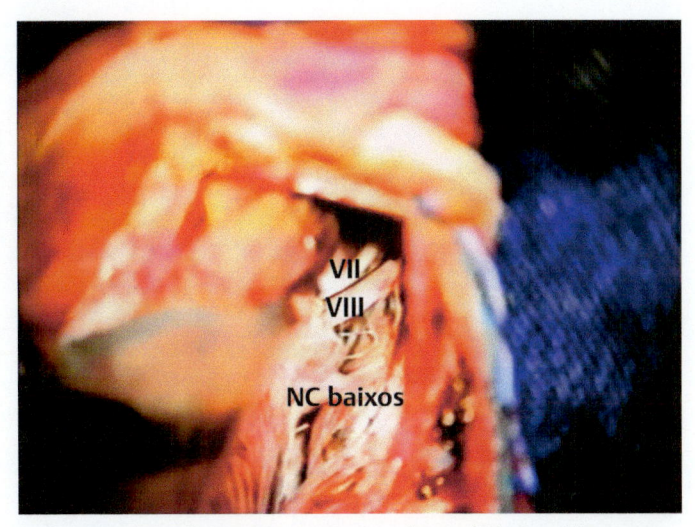

Fig. 19-22. Dura da fossa posterior incisada, cerebelo retraído e nervos facial (VII), vestibulococlear (VIII) e nervos cranianos baixos expostos (NC baixos).

TÉCNICA CIRÚRGICA
Neurectomia Vestibular Suboccipital
Aqui são descritos os passos da neurectomia vestibular suboccipital (ou retrossigmóidea).

Passo 1. Posicionamento do Paciente
O procedimento cirúrgico é realizado sob anestesia geral.

O paciente é posicionado em posição supina (decúbito dorsal) com a rotação da cabeça contralateralmente ao lado que será operado. Há cirurgiões que optam pela posição semissentada para melhor drenagem venosa e menor sangramento no campo cirúrgico, todavia, há maior risco de embolia gasosa nesta posição.

A cabeça é fixada utilizando o Mayfield a fim de se limitar a movimentação da cabeça do paciente no intraoperatório.

São colocados eletrodos no paciente para monitorização do nervo facial e também do nervo coclear através do PEATE (potenciais evocados auditivos de tronco cerebral). Geralmente um médico neurofisiologista fica responsável pela monitorização do nervo facial e pelo PEATE.

A assepsia e a antissepsia são realizadas e os campos operatórios estéreis são colocados.

Passo 2. Incisão Cirúrgica
A incisão geralmente é arciforme e feita cerca de 3 cm posteriormente à ponta da mastoide ou 3 a 4 cm lateralmente ao ínion, alongando-se superiormente até pouco acima do nível da linha do zigoma. O retalho musculoperiosteal é rebatido e o osso occipital é exposto (Figs. 19-23 e 19-24).

Passo 3. Craniotomia e Incisão Dural
A craniotomia retrossigmóidea é feita utilizando fresas. O osso occipital removido geralmente tem a magnitude de 4 × 4 a 5 × 5 cm na posição entre os seios transverso (localizado superiormente) e sigmoide (anteriormente). As células mastóideas retrossigmóideas são obliteradas com cera para osso para a prevenção de fístula liquórica. A dura da fossa posterior é então exposta (Fig. 19-25).

A incisão curvilínea na dura posterior é realizada posteriormente ao seio sigmoide e inferiormente ao seio transverso. Os retalhos de dura são cuidadosamente reparados anterior e posteriormente com fios de *nylon* e o cerebelo é então exposto (Fig. 19-26).

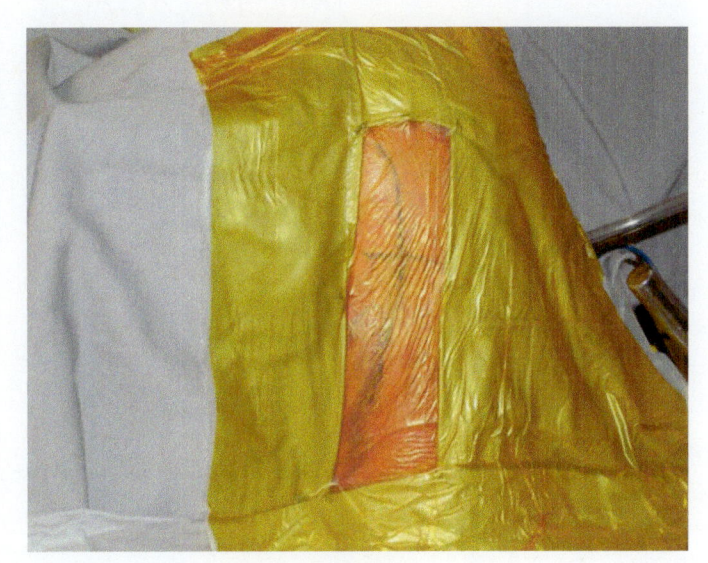

Fig. 19-23. Incisão posterior arciforme.

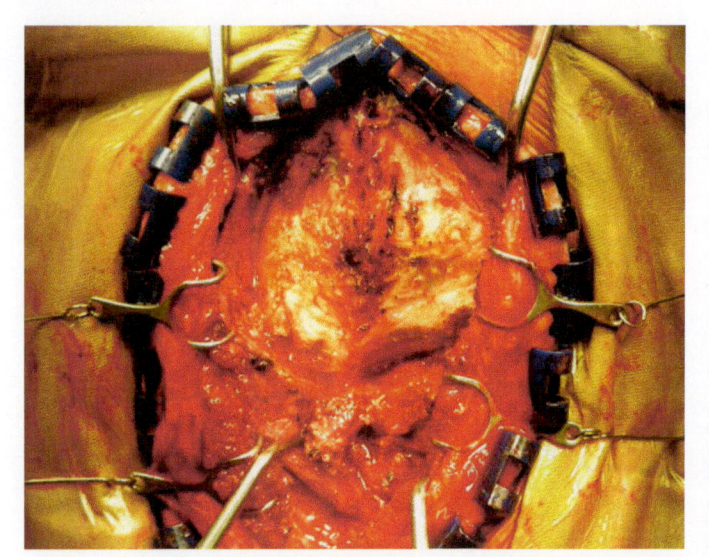

Fig. 19-24. Retalho musculoperiosteal rebatido e exposição do osso occipital esquerdo (entre os seios transverso e sigmoide).

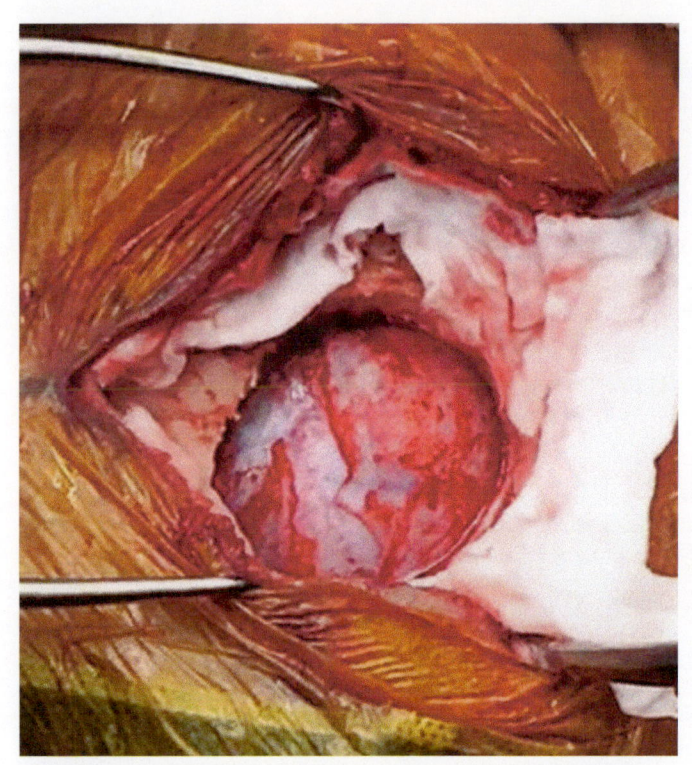

Fig. 19-25. Craniotomia suboccipital à realizada à direita e dura da fossa posterior exposta.

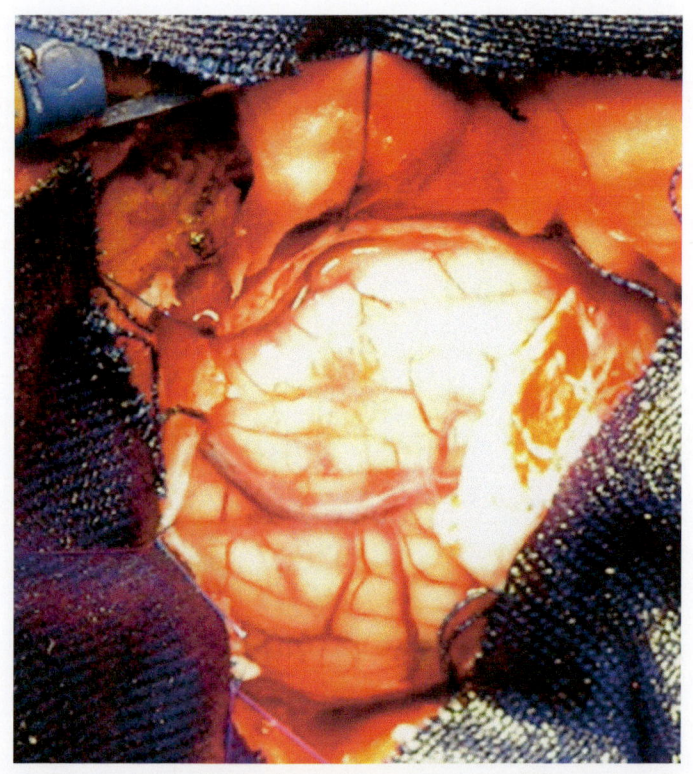

Fig. 19-26. Incisão dural realizada e exposição do cerebelo.

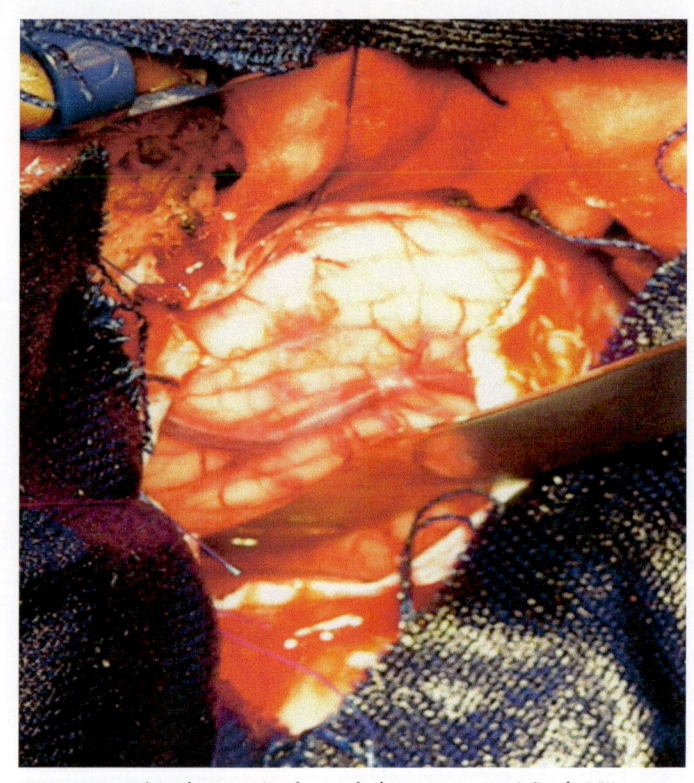

Fig. 19-27. Início da retração do cerebelo para a exposição do VIII nervo (neste caso à esquerda).

Passo 4. Retração Cerebelar e Exposição do VIII Nervo

O cerebelo é gentilmente retraído com o uso de um afastador do tipo Leyla. Liquor da cisterna cerebelopontina é então drenado e o cerebelo é cuidadosamente afastado para uma posição mais medial. O afastamento cerebelar deve ser feito com muita cautela para se evitar edema ou contusão do cerebelo (Figs. 19-27 e 19-28).

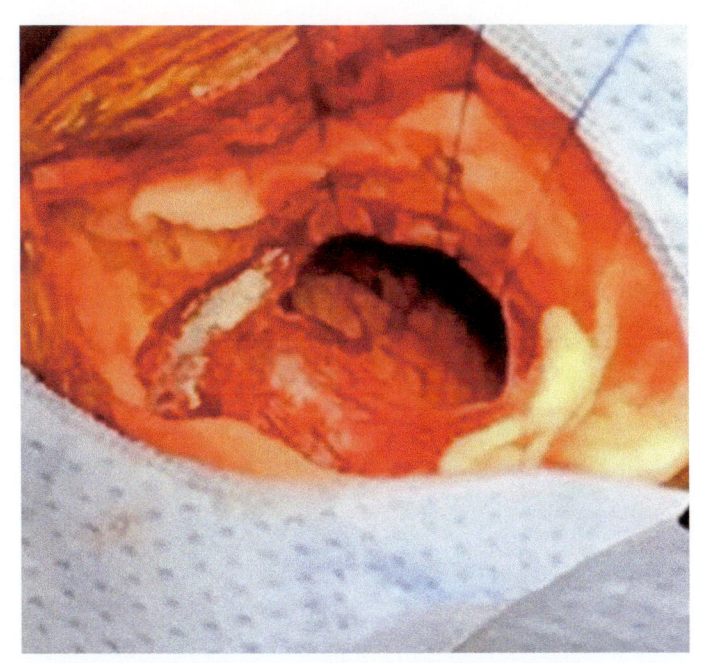

Fig. 19-28. Retração do cerebelo para exposição do nervo vestibulococlear direito na saída do tronco cerebral (neste caso à direita). Notar a dura da fossa posterior reparada com suturas anteriormente.

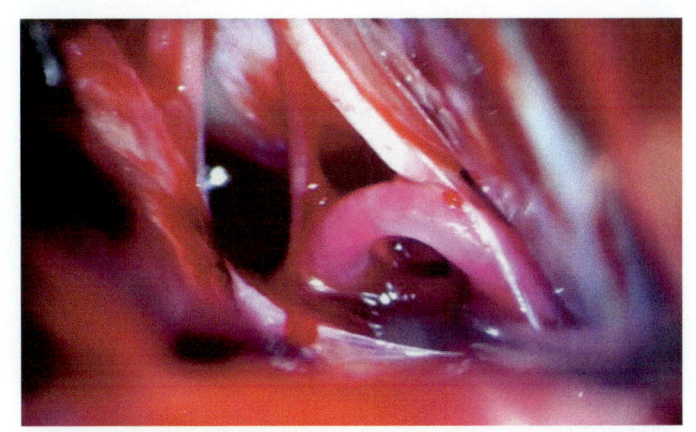

Fig. 19-29. Nervo vestibulococlear direito exposto e AICA (artéria cerebelar anteroinferior) bem visível.

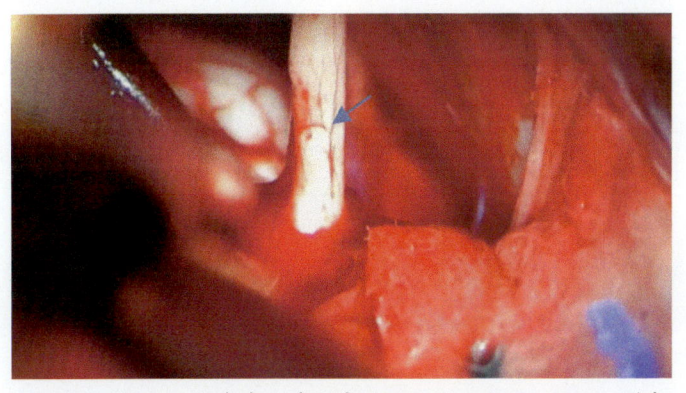

Fig. 19-30. Nervo vestibulococlear direito exposto. Notar uma arteríola (seta): é o plano de clivagem entre as fibras vestibulares e cocleares do VIII nervo.

A fossa posterior é exposta à medida em que o cerebelo é cuidadosamente retraído. O liquor é aspirado e o nervo vestibulococlear é visualizado. Os nervos cranianos baixos são visualizados inferiormente. O nervo facial é localizado anteriormente ao VIII nervo. A AICA (artéria cerebelar anteroinferior) também pode ser visualizada próxima ao nervo vestibulococlear (Fig. 19-29). A AICA não deve ser lesionada em hipótese alguma, uma vez que pode ocorrer até infarto de tronco cerebral caso isso aconteça.

As fibras vestibulares do nervo vestibulococlear geralmente são mais acinzentadas e localizadas superiormente, enquanto as fibras cocleares são localizadas mais inferiormente no VIII nervo.

Geralmente (em cerca de 60% dos casos)[4] há um pequeno vaso que representa o plano de clivagem entre as fibras vestibulares e coleares do nervo vestibulococlear (Fig. 19-30).

Passo 5. Secção do Nervo Vestibular

A secção das fibras vestibulares do VIII nervo pode ser realizada utilizando uma microtesoura ou uma microfoice ou um microdissector. Tal manobra deve ser feita também com extrema cautela para não haver lesão das fibras cocleares do nervo. Neste momento o neurofisiologista vai comunicando o cirurgião sobre o *status* dos potenciais evocados auditivos mensurados pelo PEATE. Caso tais potenciais apresentem um decréscimo, a secção das fibras neurais deve cessar para se evitar a secção das fibras cocleares e a consequente perda auditiva para o paciente (Fig. 19-31).

Após a secção das fibras vestibulares do VIII nervo, pode-se estimular o nervo facial (localizado anteriormente) com o estimulador de nervos.

Hemostasia local dos vasos da fossa posterior é revisada e assegurada. Os retalhos de dura são reaproximados e a incisão dural é fechada. A craniotomia suboccipital é fechada reposicionando novamente o retalho ósseo da calota craniana previamente removido. A calota pode ser fixada novamente com pequenas placas e parafusos.

O retalho musculoperiosteal é fechado por planos: fechamento da incisão da pele; limpeza e assepsia novamente e da ferida operatória; remoção do Mayfield e curativo compressivo que geralmente permanece por 48 horas; reversão da anestesia e o paciente é transferido para a UTI neurológica, onde permanece por cerca de 2 dias para monitorização.

Se tudo estiver bem na UTI, o paciente é transferido para o quarto na enfermaria, onde fica cerca de 2 dias antes da alta hospitalar.

Nos primeiros 30 dias após a cirurgia, o paciente pode apresentar cefaleia, desequilíbrio e vertigens, sendo que estes sintomas vão diminuindo gradativamente.

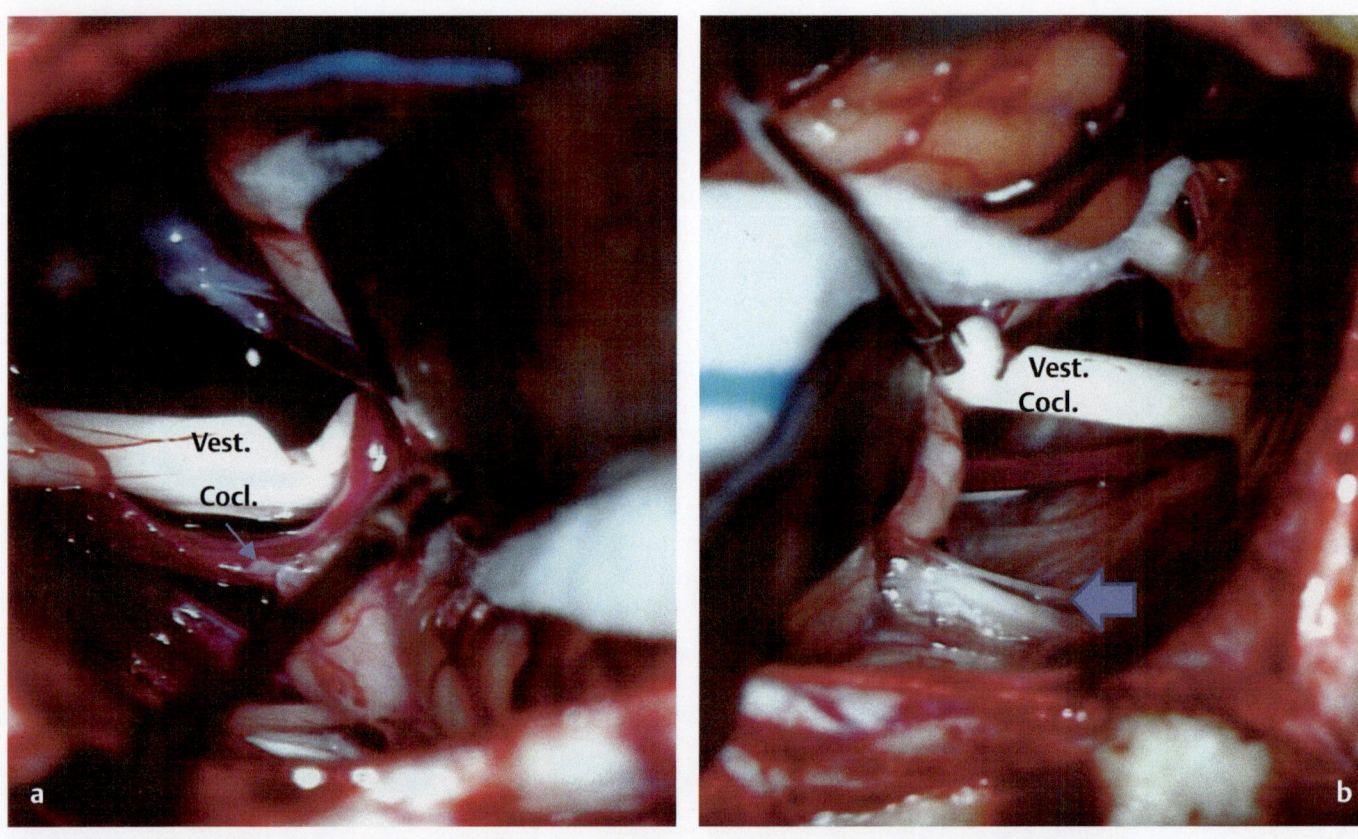

Fig. 19-31. (a) Neurectomia vestibular à esquerda. AICA: artéria cerebelar anteroinferior (seta.) (b) Neurectomia vestibular à direita. Nervos cranianos baixos (seta). Vest.: fibras vestibulares do nervo vestibulococlear; Cocl.: fibras cocleares do nervo vestibulococlear.

CONSIDERAÇÕES FINAIS

A neurectomia vestibular via suboccipital (ou retrossigmóidea) é um procedimento seguro e eficiente para a abordagem terapêutica da doença de Ménière unilateral incapacitante e refratária ao tratamento clínico, sendo a modalidade de tratamento mais eficaz reportada na literatura em termos de abolição ou melhora dos sintomas vestibulares apresentados pelo paciente. Trata-se de um procedimento cirúrgico tecnicamente complexo e deve ser, preferencialmente, realizado por uma equipe multidisciplinar (neurocirurgião e neurotologista) bem treinada e capacitada.

Estudos comparativos entre as técnicas de neurectomia vestibular são realizados em alguns serviços e são muitos bem vindos para aprimoramento das técnicas e maior benefício para o paciente.

REFERÊNCIAS BIBLIOGRÁFICAS

1. Silverstein H, Norrell H, Wanamaker H, Flanzer J. Microsrugical posterior fossa vestibular neurectomy: na evolution in technique. Skull Base Surg. 1991;1(1):16-25.
2. Schlegel M, Vibert D, Ott SR, et al. Functional results and quality of life after retrosigmoid vestibular neurectomy in patients with Ménière's disease. Otol Neurotol. 2012;33(8):1380-5.
3. Silverstein H, Norrell H, Smouha E, Jones R. Combined retrolab-retrosigmoid vestibular neurectomy. Na evolution in approach. Am J Otol. 1989;10(3):166-9.
4. Master AN, Flores JM, Gardner LG, Cosetti MK. Anatomical factors influencing selective vestibular neurectomy: a comparison of posterior fossa approaches. J Neurol Surg B. 2016;77(1):19-23.

REABILITAÇÃO AUDITIVA NA CIRURGIA DA BASE DO CRÂNIO

CAPÍTULO 20

Seção I — INDICAÇÕES DE IMPLANTE COCLEAR
Robinson Koji Tsuji ▪ Nathália Manhães Távora

JUSTIFICATIVA

É inquestionável a importância do implante coclear na reabilitação de pacientes com perda auditiva neurossensorial severa a profunda, segurada em critérios de indicação específicos.[1]

Neste capítulo vamos abordar situações que necessitam de procedimentos que vão além do conhecimento da cirurgia otológica básica, exigindo conhecimentos de cirurgia de base lateral do crânio.

A cirurgia de implante coclear depende da anatomia favorável do osso temporal, com orelha média e mastoide saudáveis, livres de infecção. Os passos principais da técnica cirúrgica clássica incluem: mastoidectomia, timpanotomia posterior, confecção do nicho da unidade interna, abertura da cóclea, posicionamento da unidade interna e inserção do feixe de eletrodos na cóclea. No entanto, existem situações especiais em que a etiologia da surdez desafia os princípios cirúrgicos básicos e requer alternativas que demandam conhecimento cirúrgico diferenciado. Isso é evidente em candidatos com otite média crônica com ou sem colesteatoma, cavidades de mastoidectomias radicais estáveis, cócleas parcialmente ossificadas e algumas displasias de orelha interna, nos quais a inserção dos eletrodos pela técnica clássica está contraindicada.[2]

No contexto do implante coclear, três situações comuns aos cirurgiões de base lateral de crânio se destacam: a petrosectomia subtotal, o acesso via fossa média e o schwannoma vestibular.

IMPLANTE COCLEAR E PETROSECTOMIA SUBTOTAL
Indicações

A principal indicação da petrosectomia subtotal (Quadro 20-1) corresponde às otites médias crônicas supurativas e colesteatomatosas, em que é necessário erradicar a doença, prevenir complicações e criar uma cavidade segura para receber o implante. Embora alguns autores recomendem a cirurgia em único tempo, estes autores recomendam dois tempos cirúrgicos.

Quadro 20-1. Indicações de Petrosectomia Subtotal em Candidatos ao Implante Coclear

- Otite média crônica colesteatomatosa e não colesteatomatosa
- Cavidade de mastoidectomia radical prévia
- Osteorradionecrose do osso temporal
- Tumores da base de crânio com preservação da cóclea e do nervo clclear
- Malformações de orelha interna com risco de fístula liquórica
- Anatomia desfavorável – proeminência do seio sigmoide
- Lesão extensa de meato acústico externo sem possibilidade de reparo anatômico
- Falha de técnicas obliterativas parciais

A petrosectomia subtotal é realizada primeiro e o implante coclear é programado após intervalo de 3 meses a 6 meses. A inserção dos eletrodos na cavidade infectada aumenta o risco de complicações como meningite e formação de biofilmes. A recidiva de colesteatoma em cavidade obliterada é de difícil diagnóstico, especialmente com a presença do dispositivo de implante coclear, que dificulta a realização da ressonância magnética com as técnicas de difusão. Não raro, são necessárias múltiplas abordagens até que a cavidade estabilize. A obliteração da cavidade pode ser realizada com retalhos do músculo temporal ou gordura abdominal, sendo esta preferida na maioria das vezes.

A associação dos procedimentos no mesmo tempo cirúrgico é indicada quando não existe infecção ativa ou lesão colesteatomatosa. Devemos salientar que, embora seja um procedimento seguro, deve ser considerado como um procedimento de exceção, quando as técnicas cirúrgicas conservadoras não podem ser realizadas ou falharam.

Em pacientes com indicação audiológica para implante coclear de estimulação eletroacústica (preservação auditiva em frequências baixas), a petrosectomia subtotal inviabiliza o aproveitamento do componente acústico, podendo ser considerada uma contraindicação relativa.

Técnica Cirúrgica
1º Tempo: Petrosectomia Subtotal com Obliteração da Cavidade

Passo 1. Posicionamento e Preparação
O paciente é colocado em decúbito dorsal horizontal, em proclive, com a cabeça girada para o lado oposto. Tricotomia e a antissepsia são realizados na região auricular e na parede abdominal inferior à esquerda, para evitar confusão com futura incisão de apendicectomia. Eletrodos para monitorização eletrofisiológica intraoperatória contínua do nervo facial são posicionados.

Passo 2. Incisão da Pele
A incisão retroauricular em "C" é realizada após a infiltração com solução de lidocaína 2% com adrenalina 1:80.000. Dissecção por planos com exposição da cortical óssea da mastoide.

Passo 3. Remoção da Pele do Conduto
A pele do conduto auditivo externo é removida por completo até a região do anel timpânico.

Passo 4. Preparação da Cavidade
Delimitação dos parâmetros: seio sigmoide, dura-máter da fossa média, ângulo sinodural, canal semicircular lateral e ponta da mastoide. A parede posterior do conduto é rebaixada até o nível do nervo facial e a parede anterior é broqueada até o limite da cápsula articular da cavidade glenoide. A bigorna e o martelo são removidos, junto com os remanescentes da membrana timpânica e o anel timpânico (Fig. 20-1). O orifício da tuba auditiva é obliterado com músculo, cera de osso ou fragmentos ósseos ou de cartilagem.

> **Dica**
> Um fio de *nylon* 2-0 pode ser colocado para a identificação da janela redonda no próximo procedimento (Fig. 20-2).

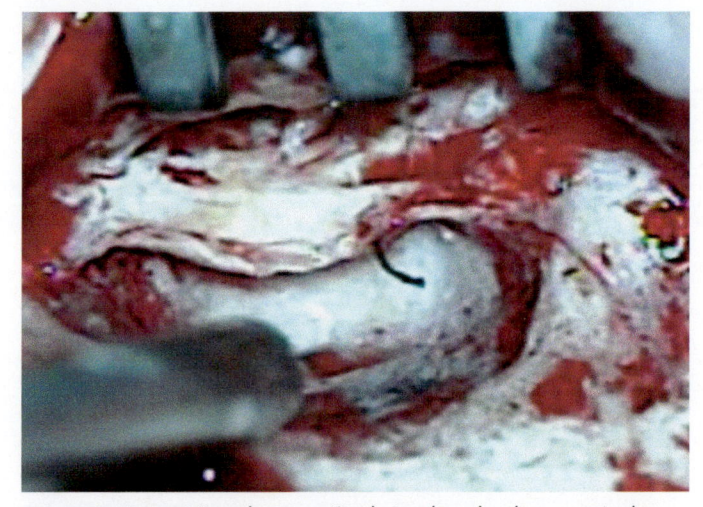

Fig. 20-2. Fio posicionado na região da janela redonda por meio de timpanotomia posterior após mastoidectomia em orelha esquerda (acervo pessoal).

Passo 5. Coleta de Gordura Abdominal
Uma incisão horizontal de 2-3 cm é realizada na parede abdominal, medial à espinha ilíaca anterior esquerda. A gordura é removida em quantidade suficiente para preencher a cavidade (Fig. 20-3). A hemostasia local deve ser cuidadosa com cautério bipolar e o fechamento da ferida, em duas camadas. Um curativo compressivo é posicionado no local.

Passo 6. Fechamento do Meato Acústico Externo
O fechamento do conduto é realizado em fundo cego. A região anterior do trágus é liberada, a pele do conduto é descolada da cartilagem e evertida. As bordas da pele e a superfície inferior da cartilagem do trágus são suturadas na borda anterior da cartilagem restante (Fig. 20-4).

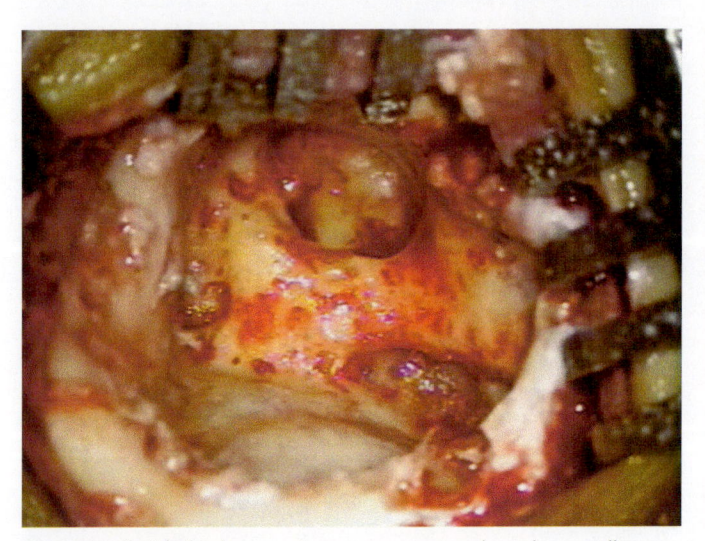

Fig. 20-1. Cavidade aberta após petrosectomia subtotal em orelha direita (acervo pessoal).

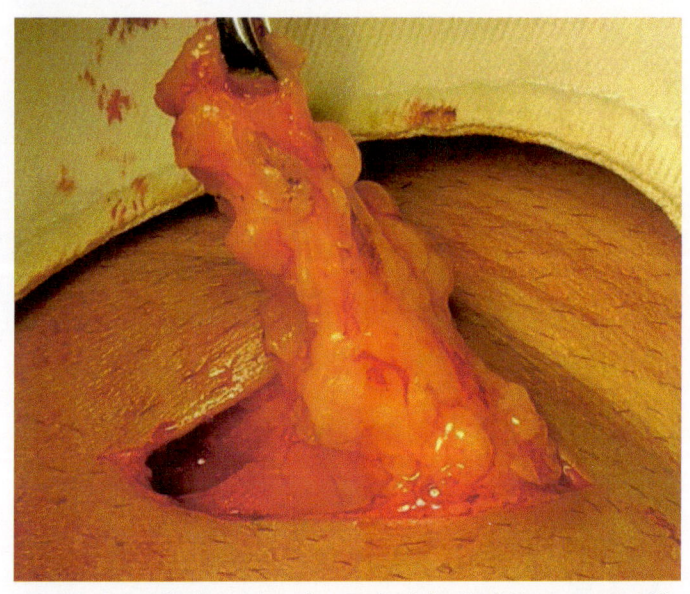

Fig. 2-3. Remoção de gordura da parede abdominal. (Acervo pessoal.)

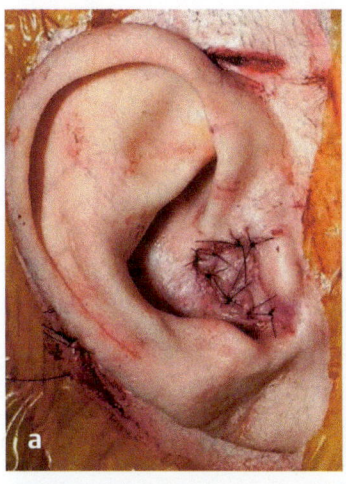

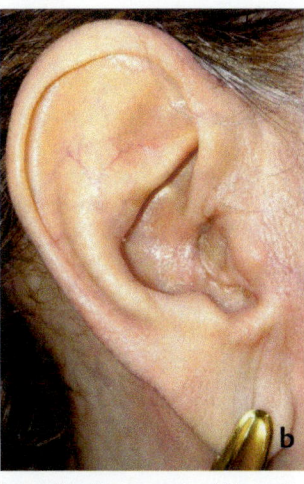

Fig. 20-4. (a) Aspecto intraoperatório da orelha direita após obliteração do meato acústico externo. (b) Aspecto pós-operatório (1 mês) da obliteração da cavidade da orelha direita (acervo pessoal).

Passo 7. Obliteração da Cavidade
A gordura abdominal é posicionada e deve preencher a cavidade completamente.

Passo 8. Fechamento
A ferida operatória é fechada por planos, o subcutâneo com Vicryl 3-0 e a pele com *nylon* 4-0. Um curativo compressivo é posicionado e mantido por 48 horas.

Orientações de Pós-Operatório
O uso de medicações e a limpeza das feridas cirúrgicas são orientados. Os fios de sutura inabsorvíveis são removidos em 10 dias.

2º Tempo: Implante Coclear na Cavidade Obliterada

Passos 1. Posicionamento e Preparação
Os passos iniciais são semelhantes à petrosectomia subtotal, com monitorização eletrofisiológica do nervo facial. Pode ser necessário remover mais gordura abdominal, portanto, o local deve ser novamente preparado.

Passo 2. Exposição da Janela Redonda
A após a incisão, a gordura é levantada para exposição da cavidade, o fio de *nylon* reparado na cirurgia anterior auxilia a identificação da janela redonda e depois é removido. Os rebordos superior e anteroinferior da janela redonda são broqueados para sua melhor exposição.

Passo 3. Confecção do Nicho
Descolamento subperiosteal para confecção do nicho sob o músculo temporal, a depender do modelo do dispositivo. A unidade interna é posicionada e partir de então, o eletrocautério monopolar não pode ser utilizado, apenas o bipolar.

Passo 4. Inserção do Eletrodo
Um enxerto de fáscia temporal é posicionado envolvendo o cabo de eletrodos. Pequena quantidade de ácido hialurônico é colocada sobre a abertura coclear e os eletrodos. A inserção é realizada através da abertura da janela redonda ou cocleostomia (Fig. 20-5), na escala timpânica, de forma lenta e atraumática, semelhante à técnica clássica.

Passo 5: Testes Eletrofisiológicos
Impedâncias, reflexos estapedianos e resposta neural são avaliados. Durante esse processo, é importante estar atento a estímulos inadvertidos do nervo facial.

Passo 6: Fechamento
A gordura abdominal é reposicionada e deve preencher a cavidade (Fig. 20-6). A ferida é fechada por planos. A posição dos eletrodos é verificada por meio de exame radiográfico (escopia) em incidência transorbitária (Figs. 20-7 e 20-8) e o curativo compressivo é realizado.

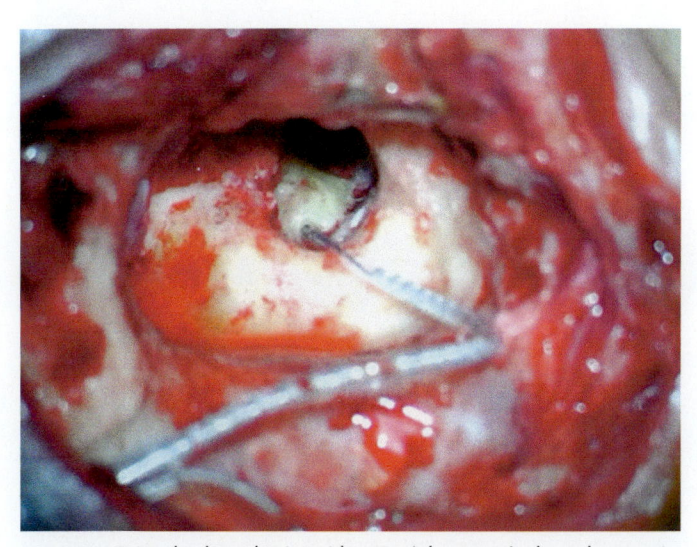

Fig. 20-5. Feixe de eletrodos inseridos na cóclea através da cocleostomia após petrosectomia subtotal em orelha direita. (Acervo pessoal.)

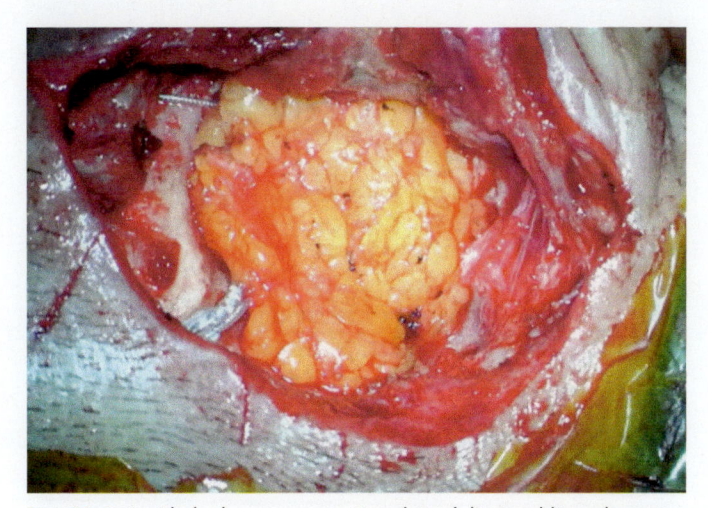

Fig. 20-6. Cavidade de petrosectomia subtotal direita obliterada com gordura. Unidade interna do implante coclear posicionada no nicho confeccionado no osso temporal e o feixe de eletrodos inseridos na cavidade, embaixo da gordura. (Cortesia: Robinson Koji Tsuji e Sueli de Lima.)

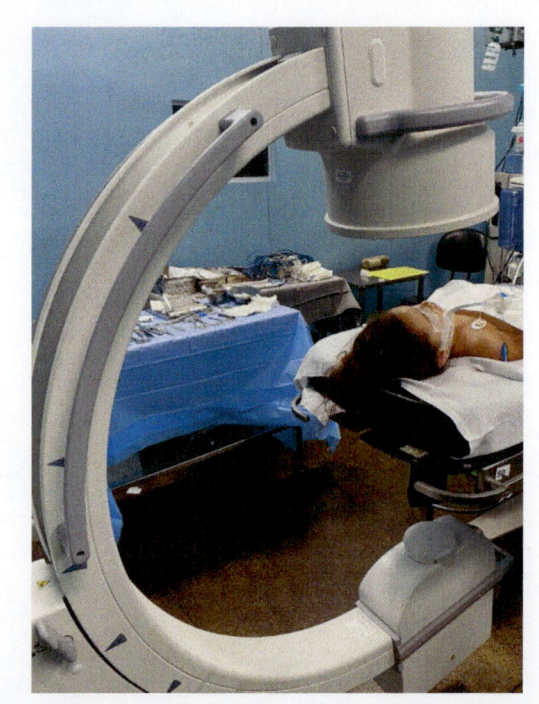

Fig. 20-7. Posicionamento do aparelho de escopia em incidência transorbitária para avaliação da posição dos eletrodos. (Acervo pessoal.)

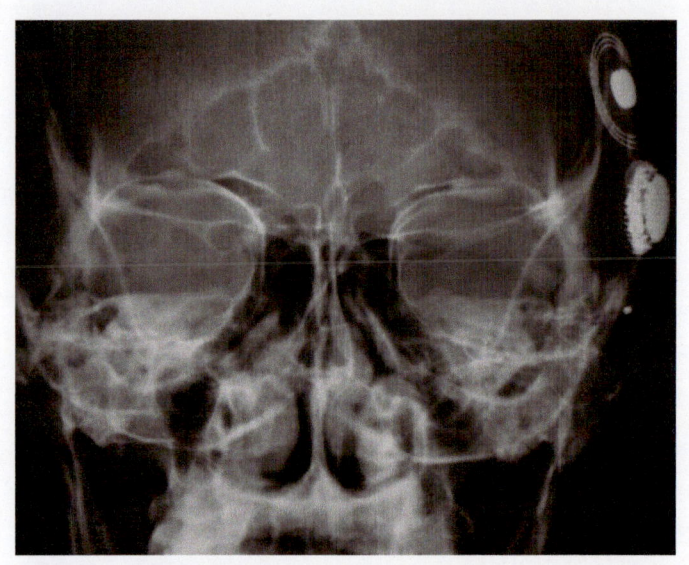

Fig. 20-8. Imagem radiográfica em incidência transorbitária após implante coclear em orelha esquerda. Unidade interna do implante e eletrodo terra (bolinha) posicionados em região temporal esquerda com feixe de eletrodos posicionados na cóclea.

Orientações de Pós-Operatório

Os cuidados envolvem o uso de antibiótico e analgesia, repouso pós-operatório, limpeza da ferida e os cuidados com o dispositivo. O curativo é removido em 48 h, os fios de sutura inabsorvíveis são removidos em 10 dias e a ativação do implante é programada, em média, 1 mês após a cirurgia.

Resultados

Os resultados funcionais do implante coclear na cavidade obliterada, em geral são semelhantes aos de orelhas médias saudáveis.

Em estudo retrospectivo, foi observado que de 1.027 pacientes implantados, apenas 17 (1,65%) foram submetidos à mastoidectomia com obliteração da cavidade (músculo ou gordura). Os fatores associados foram otite média crônica supurativa, colesteatoma, cavidade de mastoidectomia prévia e alteração anatômica desfavorável. Os escores de discriminação de fala apresentaram melhora considerável em relação ao pré-operatório, exceto em dois pacientes, que referiram apenas percepção do som ambiente.[3]

As taxas de complicação relacionadas com o procedimento são muito variáveis na literatura. As complicações mais relatadas incluem infecção da ferida retroauricular, tecido de granulação, complicação associada à ferida abdominal (infecção, hematoma, deiscência, necrose), fístula retroauricular, colesteatoma residual e biofilmes.[3]

Implante Coclear Via Fossa Craniana Média

Indicações

O implante coclear via fossa craniana média é descrito como uma opção interessante para pacientes com contraindicação à técnica clássica, em alternativa à petrosectomia subtotal. Vale ressaltar que a equipe cirúrgica deve ser experiente, pois variações anatômicas entre os ossos temporais e os próprios riscos inerentes à essa via sugerem maior dificuldade técnica.[2]

Embora seja uma cirurgia mais difícil e com maiores riscos que a petrosectomia, apresenta a vantagem de poder manter a cavidade aberta nos casos de colesteatoma, evitando a recidiva numa cavidade obliterada.

Estudo em peças anatômicas mostrou maior risco de lesão de microestruturas da cóclea durante a inserção do feixe de eletrodos por essa via.[2]

Técnica Cirúrgica

Passo 1. Posicionamento e Preparação

O paciente é posicionado em decúbito dorsal, em proclive, com a cabeça girada para o lado oposto e o cirurgião se posiciona na cabeceira. Monitorização eletrofisiológica do nervo facial, antibioticoterapia profilática intravenosa e sondagem vesical são realizados. A administração de manitol e dexametasona no transoperatório é recomendada para redução da pressão intracraniana.

Passo 2. Retalho de Músculo Temporal

Após a infiltração com solução de lidocaína 2% e adrenalina (1:80.000), a incisão inicia-se no bordo anterior da hélix, acima do trágus, prolongando-se superiormente por 10 cm (Fig. 20-9). O músculo temporal é exposto e um enxerto de fáscia é removido. O músculo é aberto no mesmo sentido da incisão na pele, um retalho é confeccionado e a cortical óssea da região temporal é exposta.

Passo 3. Craniotomia Temporal

É realizado um *flap* ósseo retangular medindo 3 × 4 cm, centrado na raiz do arco zigomático (Fig. 20-10). Pode ser realizada pequena abertura da dura-máter para drenagem de liquor, com a finalidade de diminuir a tensão e facilitar o afastamento do lobo temporal.

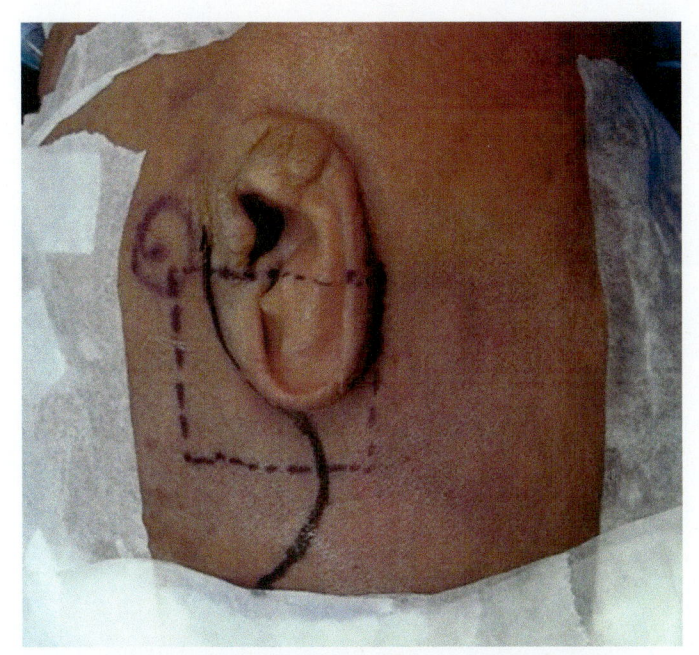

CAPÍTULO 20 • REABILITAÇÃO AUDITIVA NA CIRURGIA DA BASE DO CRÂNIO

Fig. 20-9. Posicionamento da orelha direita e marcação do local da incisão na abordagem via fossa cerebral média – visão da cabeceira. (Acervo pessoal.)

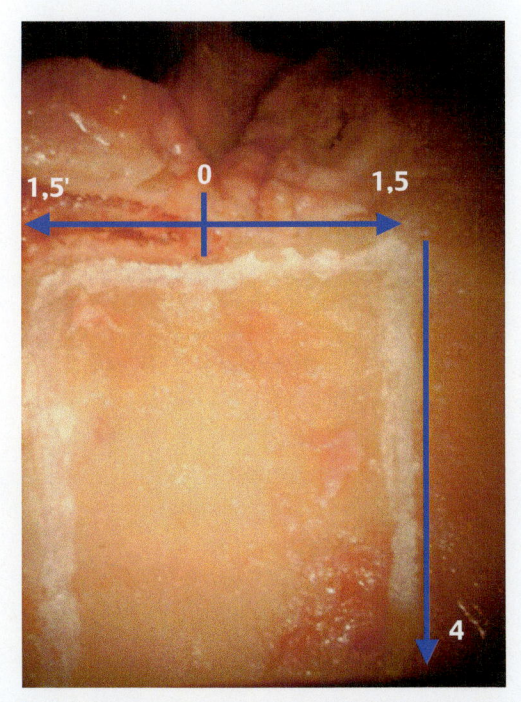

Fig. 20-10. Posicionamento do osso temporal direito para confecção do *flap* ósseo retangular na craniectomia na abordagem via fossa cerebral média. (Cortesia Dr. Juan Carlos Cisneros Lesser – Avaliação do trauma intracoclear causado pela inserção do feixe de eletrodos do implante coclear via fossa média em ossos temporais, 2016, Tese de Doutorado, Universidade de São Paulo).

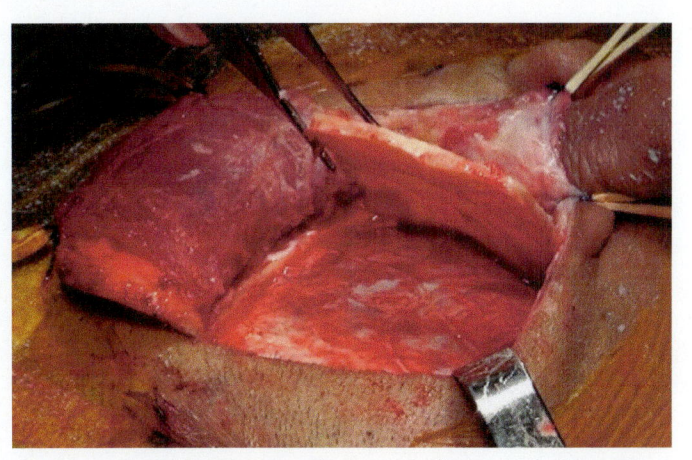

Fig. 20-11. Craniectomia e descolamento do *flap* ósseo da dura-máter da fossa média. (Acervo pessoal.)

Passo 4. Descolamento da Dura

A dura-máter é descolada (Fig. 20-11) do assoalho da fossa média até a identificação da artéria meníngea média, do nervo petroso superficial maior, eminência arqueada e seio petroso superior.

Passo 5. Retractor

O retractor de House-Urban é fixado na janela óssea da craniotomia, com sua lâmina posicionada na margem petrosa para afastamento do lobo temporal.

Passo 6. Identificação da Cóclea e Cocleostomia

Várias técnicas foram descritas para identificação e abordagem cirúrgica da cóclea via fossa craniana média (Fig. 20-12):

- **Colleti et al.:**[4] a região superior do giro basal é identificada a partir de um ângulo entre o nervo petroso superficial maior e o nervo facial. O implante é inserido pela cocleostomia de 1,5 mm, em direção apical.
- **Bento et al.:**[5] uma área triangular é perfurada entre o nervo petroso superficial maior, a projeção da porção labiríntica do nervo facial e o gânglio geniculado. A cocleostomia de 1 mm é realizada na região mais apical da cóclea e a inserção dos eletrodos ocorre de forma invertida, do ápice para a base.
- **De Brito et al.:**[6] o ápice petroso é broqueado medialmente, em direção à região do plano meatal, adjacente ao seio petroso superior e anteriormente ao meato acústico. A dura-máter do meato acústico interno é identificada por transparência e o broqueamento prossegue ao longo do maior eixo até a identificação da sua extremidade lateral. A cocleostomia de 1,5 a 2 mm no giro basal, permite a visualização da escala timpânica e a inserção dos eletrodos.
- **Cisneros Lesser et al.:**[7] a técnica utilizada é semelhante à descrita de Brito et. al.[6] e um instrumento projetado com a forma "F" auxilia a identificação do local da cocleostomia no giro basal. A ponta do instrumento é colocada no poro acústico acompanhando o eixo longo do meato acústico interno. As duas linhas em 90° com o eixo longo do instrumento possuem 6,63 mm da ponta e 1,66 mm da primeira linha. A cocleostomia é realizada entre os dois ramos, com a broca diamantada de 1 mm (Fig. 20-13).

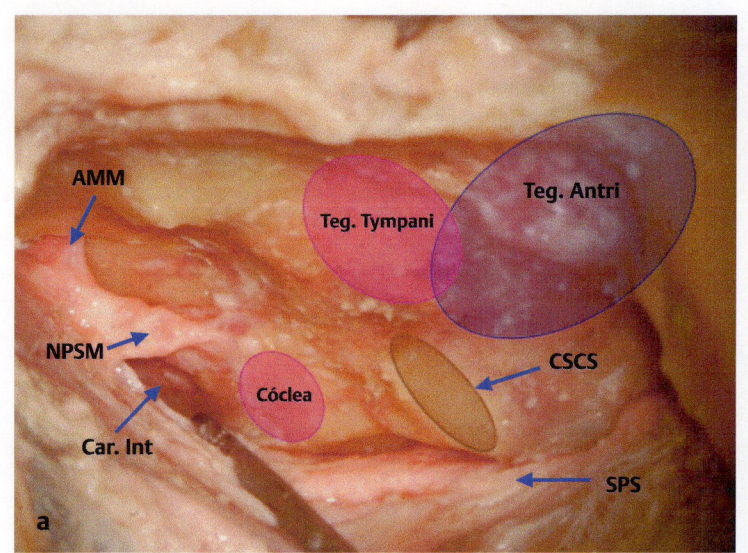

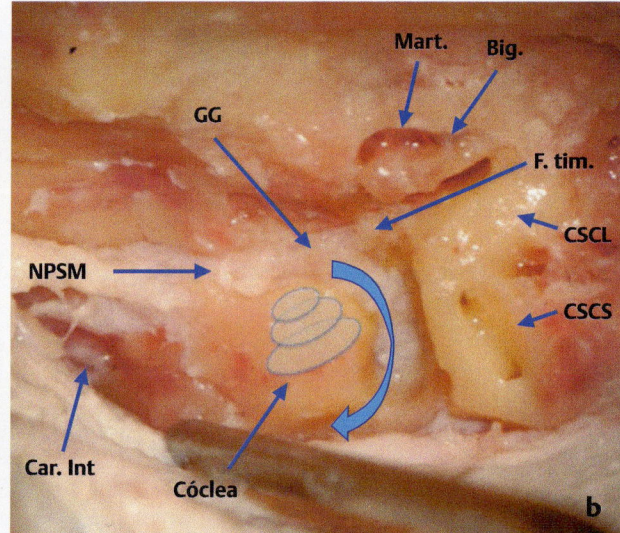

Fig. 20-12. (a) Descolamento da dura-máter e identificação dos pontos principais de reparo no assoalho da fossa média. AMM: artéria meníngea média; NPSM: nervo petroso superficial maior; Car. Int: artéria carótida interna; CSCS: conduto semicircular superior; SPS: seio petroso superior. (Cortesia Dr. Juan Carlos Cisneros Lesser - Avaliação do trauma intracoclear causado pela inserção do feixe de eletrodos do implante coclear via fossa média em ossos temporais, 2016, Tese de Doutorado, Universidade de São Paulo). **(b)** Dissecção na fossa cerebral média para identificação do local da cocleostomia. GG: gânglio geniculado; NPSM: nervo petroso superficial maior; Car. Int: artéria carótida interna; Mart: martelo; Big: bigorna; F. tim.: nervo facial na porção timpânica; CSCL: canal semicircular lateral; CSCS: canal semicircular superior. (Cortesia Dr. Juan Carlos Cisneros Lesser - Avaliação do trauma intracoclear causado pela inserção do feixe de eletrodos do implante coclear via fossa média em ossos temporais, 2016, Tese de Doutorado, Universidade de São Paulo).

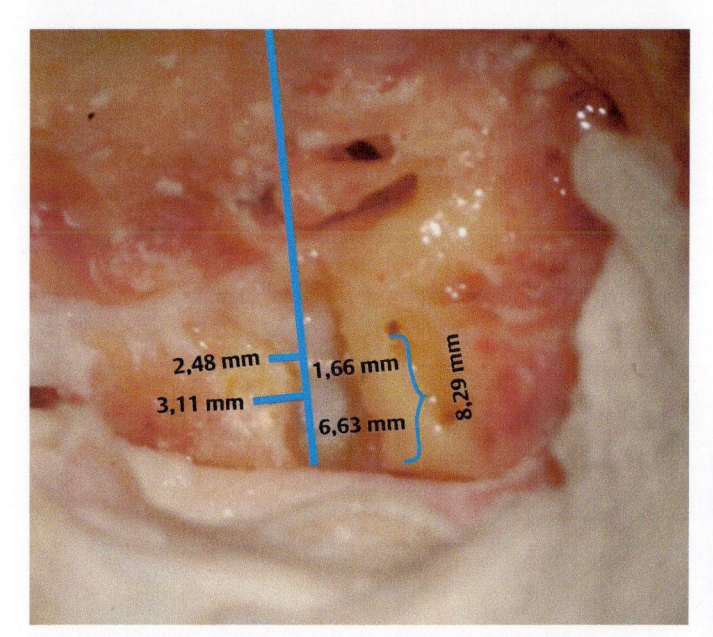

Fig. 20-13. Instrumento em forma de "F", desenvolvido para identificação do giro basal da cóclea a partir da exposição do plano meatal, com as diferentes medidas. (Cortesia Dr. Juan Carlos Cisneros Lesser – Avaliação do trauma intracoclear causado pela inserção do feixe de eletrodos do implante coclear via fossa média em ossos temporais, 2016, Tese de Doutorado, Universidade de São Paulo).

Passo 7. Confecção do Nicho

Descolamento subperiosteal e confecção do nicho receptor de acordo com o modelo do dispositivo. A unidade interna é posicionada sob o músculo temporal e o eletrocautério monopolar não pode ser mais utilizado, apenas o bipolar.

Passo 8. Inserção do Feixe de Eletrodos

O feixe de eletrodos é introduzido no giro basal, através da escala timpânica para as curvas medioapicais, em direção à eminência arqueada (Figs. 20-14 e 20-15).

Passo 9. Reposicionamento do *Flap* Ósseo

O retrator é removido e a revisão da hemostasia deve ser realizada com cuidado. A borda lateral do *flap* ósseo é reparada para não causar danos ao implante e são realizados furos na cortical para fixação do *flap* com pontos de *nylon* 2-0 (Fig. 20-16).

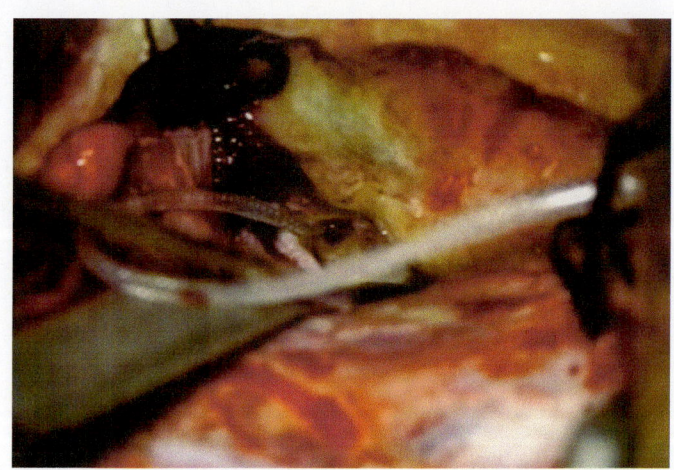

Fig. 20-14. Implante coclear inserido no giro basal da cóclea por cocleostomia na fossa cerebral média. (Cortesia Dr. Juan Carlos Cisneros Lesser – Avaliação do trauma intracoclear causado pela inserção do feixe de eletrodos do implante coclear via fossa média em ossos temporais, 2016, Tese de Doutorado, Universidade de São Paulo.)

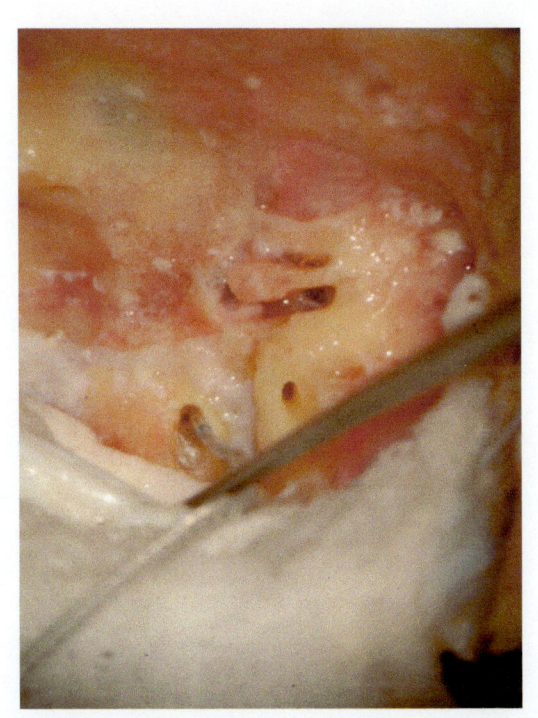

CAPÍTULO 20 ▪ REABILITAÇÃO AUDITIVA NA CIRURGIA DA BASE DO CRÂNIO

Fig. 20-15. Visão intraoperatória da inserção do feixe de eletrodos do implante coclear inserido por cocleostomia à direita, na via fossa cerebral média (acervo pessoal).

Passo 10. Teste Eletrofisiológicos

Impedâncias, reflexos estapedianos e resposta neural são avaliados. Durante esse processo, é importante estar atento a estímulos inadvertidos do nervo facial.

Passo 11. Fechamento

A colocação de dreno Portovac® entre o músculo e a cortical óssea deve ser avaliada. A sutura do retalho muscular e do subcutâneo é feita com Vycril 3-0, e a da pele com *nylon* 4-0. O curativo compressivo é mantido por 48 horas. Tomografia computadorizada de ossos temporais sem contraste é realizada no pós-operatório para identificar a posição dos eletrodos (Fig. 20-17 e 20-18). Isso é extremamente importante para a programação do implante, pois, no caso de inserção retrógrada (em direção à janela redonda), a tabela de alocação de frequências pode ser invertida, de acordo com a tonotopia coclear.

Cuidados Pós-Operatórios

O paciente recebe antibioticoterapia venosa em internação hospitalar por 5 dias, sendo as primeiras 24 horas em unidade de terapia intensiva. Durante os primeiros 3 dias de pós-operatório, é realizado repouso absoluto, e depois repouso relativo por 2 dias. A sonda vesical é removida e a deambulação precoce é estimulada logo quando possível.

Resultados

A inserção do implante coclear via fossa craniana média é uma alternativa aceitável e com bons resultados em casos selecionados. Em nosso serviço, quatro pacientes submetidos a essa técnica apresentam acesso aos sons da fala, com limiares auditivos em campo livre satisfatórios em acompanhamento há mais de 5 anos (Fig. 20-19). Em 2017, Gawecki *et al.* fizeram uma análise retrospectiva de pacientes com surdez pós-lingual por otite média crônica submetidos a essa cirurgia e observaram limiares auditivos entre 25 e 45 dB nível de pressão sonora (SPL), reconhecimento de sentenças de 80 a 100% e monossílabos de 30 a 90% ao final de 12 meses.[8]

Vale ressaltar que essa via não deve ser considerada como primeira escolha por ser tecnicamente difícil e com complicações intracranianas potencialmente graves. As possíveis complicações foram relatadas para este acesso e se relacionam com o posicionamento durante a cirurgia (torcicolo, quadriplegia, comprometimento do fluxo sanguíneo, isquemia cerebral ou aumento da pressão intracraniana e embolia gasosa), à anestesia (isquemia e edema cerebrais, hemólise e insuficiência renal), à craniotomia (coleções subgaleais de sangue e/ou liquor, infecção da ferida cirúrgica), à elevação da dura-máter (lesão do gânglio geniculado e nervo petroso superficial maior, fístula liquórica e possibilidade de meningite, sangramento e hematoma epidural) e à retração do lobo temporal (aumento da pressão intracraniana e compressão do tronco cerebral, sangramento subdural e subaracnóideo).[9,10]

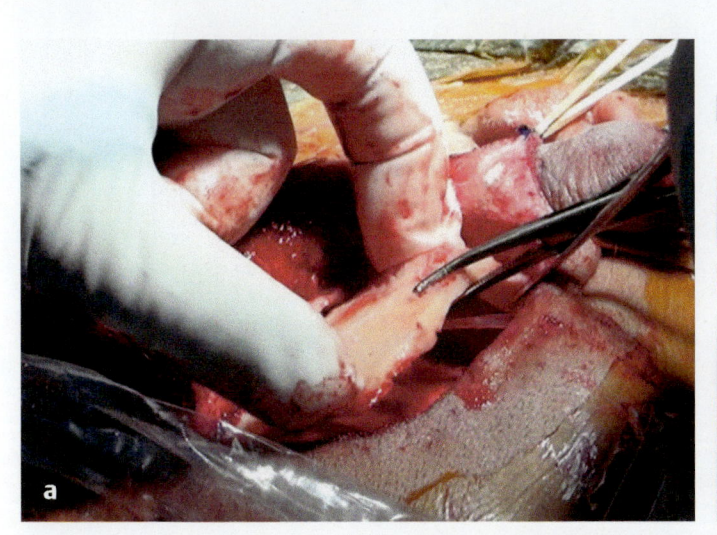

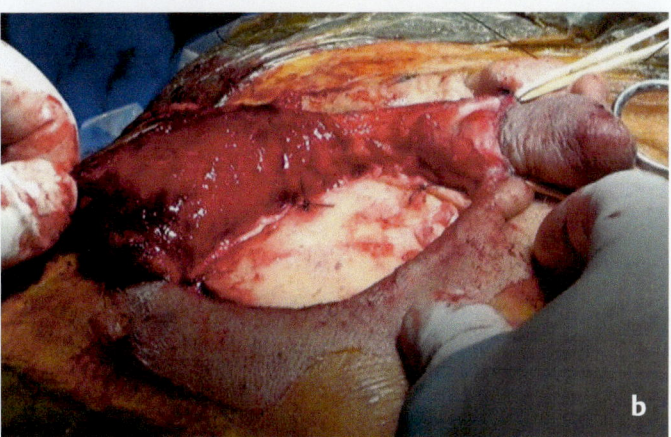

Fig. 20-16. (**a**) Reposicionamento do *flap* ósseo para fechamento da craniectomia após implante coclear por via fossa cerebral média. (**b**) Fechamento da craniectomia à direita. (Acervo pessoal.)

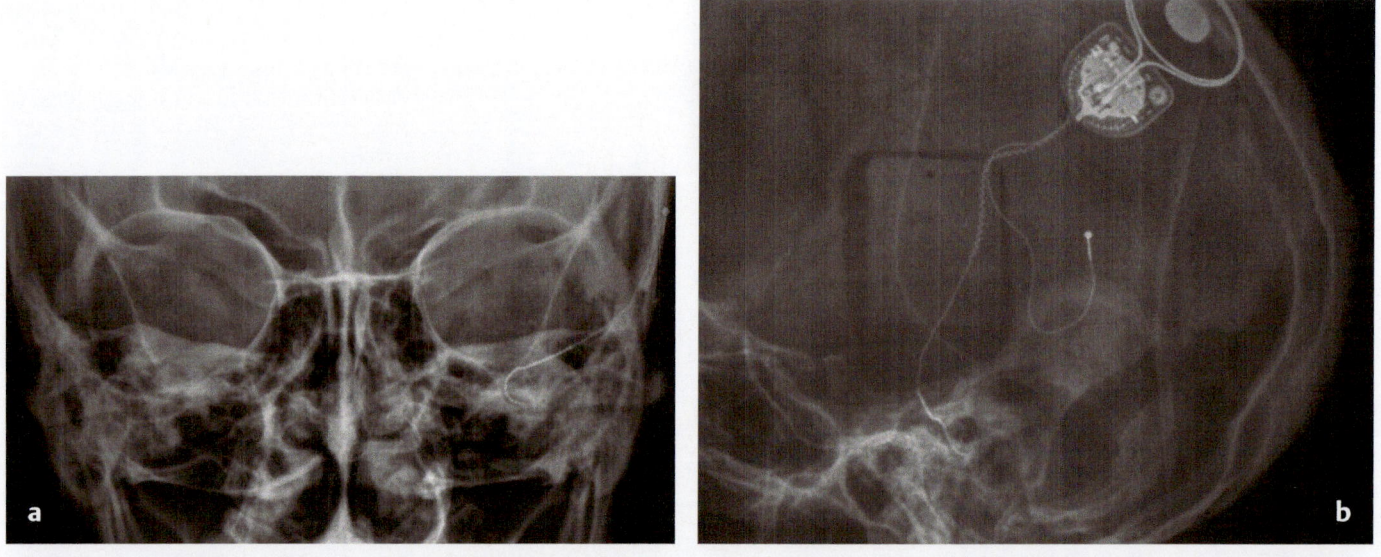

Fig. 20-17. (**a, b**) Imagem radiográfica em incidência transorbitária após implante coclear via fossa cerebral média à esquerda. (Acervo pessoal.)

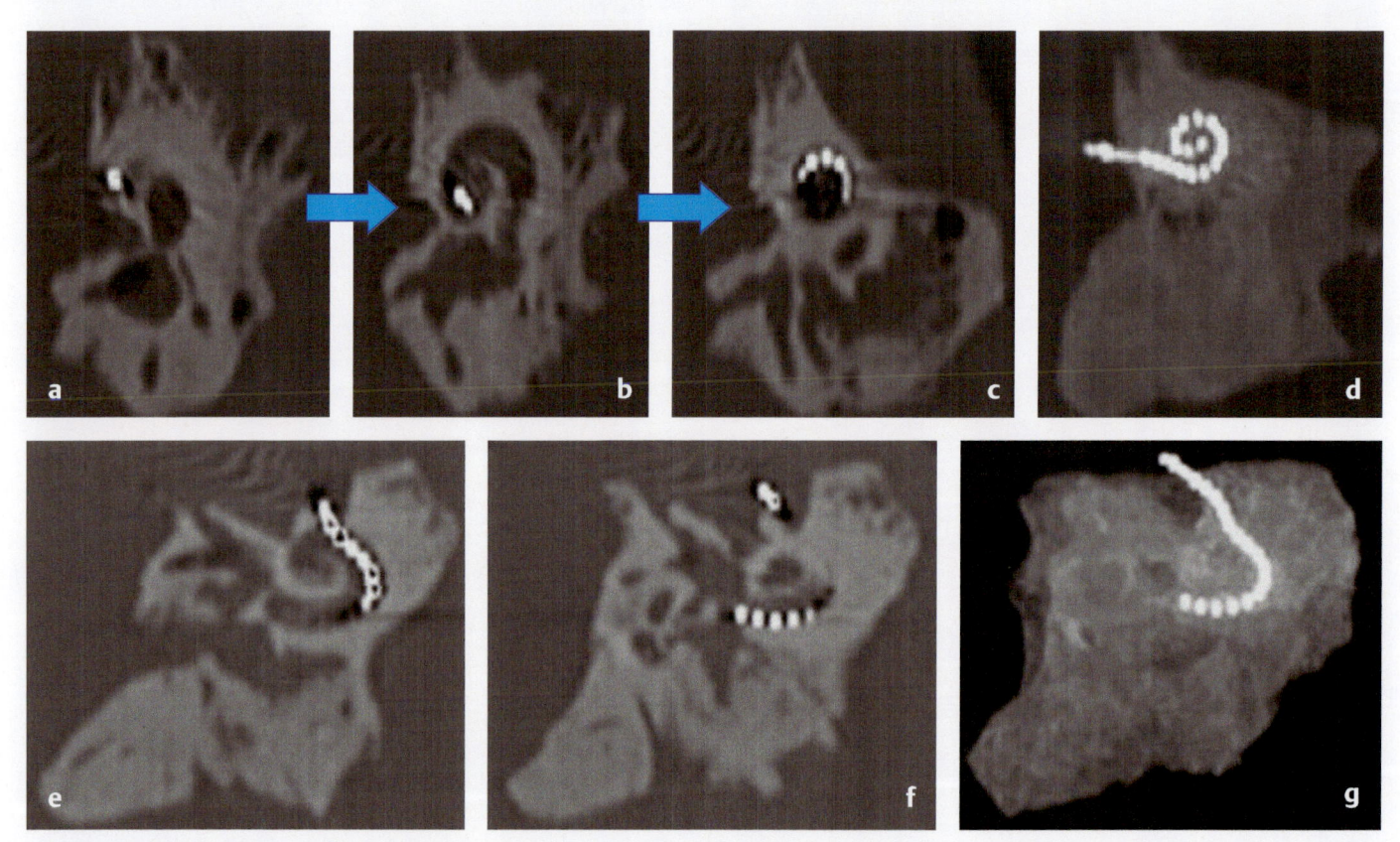

Fig. 20-18. Sequências da inserção do implante coclear por cocleostomia feita via fossa cerebral média, na parte alta do giro basal em peças anatômicas analisadas por tomografia computadorizada. (**a-d**) Feixe de eletrodos foi orientado no sentido do giro médio até chegar ao ápice. (**e-g**) Foi orientado no sentido basal da cóclea até contato com a janela redonda. (Cortesia Dr. Juan Carlos Cisneros Lesser – Avaliação do trauma intracoclear causado pela inserção do feixe de eletrodos do implante coclear via fossa média em ossos temporais, 2016, Tese de Doutorado, Universidade de São Paulo.)

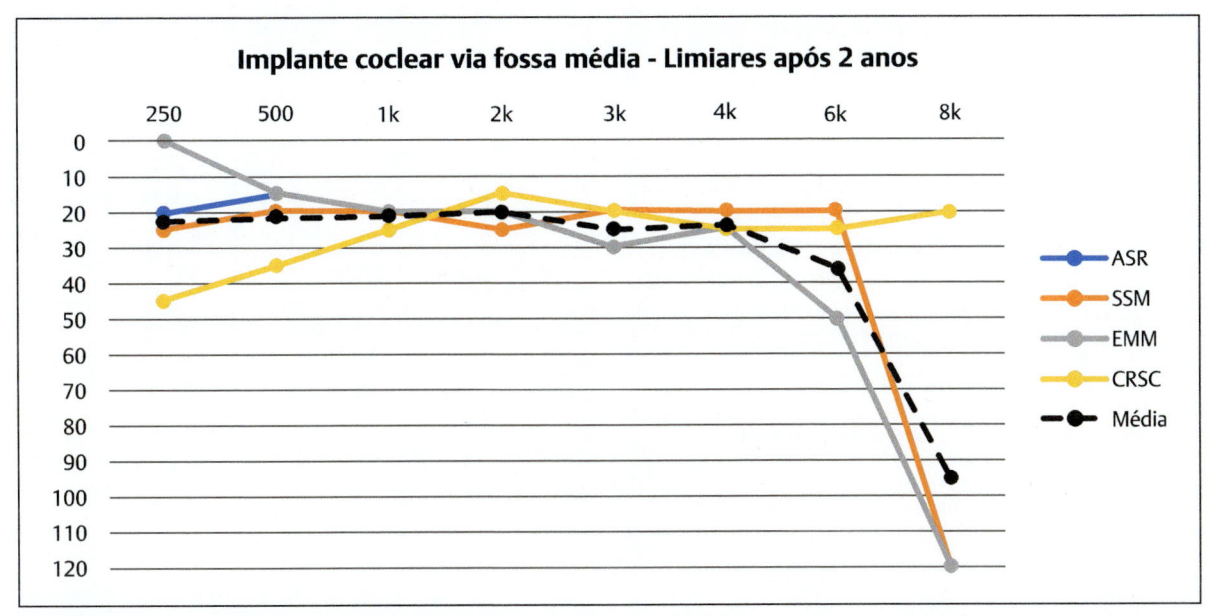

Fig. 20-19. Limiares audiométricos de quatro pacientes após 2 anos da cirurgia de implante coclear via fossa cerebral média.

IMPLANTE COCLEAR E SCHWANNOMA VESTIBULAR

Indicações

O tratamento do schwannoma vestibular depende do tamanho e crescimento do tumor, da função auditiva, do comprometimento de outros nervos cranianos e da associação a outras lesões (Quadro 20-2).

Em pacientes com audição útil, ou seja, perdas auditivas de grau leve a moderado e com reconhecimento de sentenças em formato aberto superior a 50%, os acessos via fossa craniana média, retrossigmóideo e retrolabiríntico permitem a preservação auditiva, dependendo do tamanho do tumor.

Quando o paciente possui audição não útil ou a preservação auditiva não é possível, a integridade anatômica do nervo coclear deve ser avaliada. Sabe-se que os implantes auditivos de tronco encefálico são opção para a reabilitação desses pacientes, todavia, apresentam resultados funcionais ainda muito inferiores aos do implante coclear.

Em casos selecionados com audição não útil e anatomia do nervo coclear preservada, o implante coclear pode ser indicado. Isso é especialmente relevante quando o acesso é translabiríntico, pois qualquer audição residual será destruída. A abordagem simultânea do schwannoma vestibular via translabiríntica e do implante coclear é uma alternativa interessante, por ser mais acessível e sem os riscos adicionais da manipulação do tronco cerebral[11,12]. Outra possível situação envolve os schwannomas intralabirínticos com preservação anatômica da cóclea.[13]

Quadro 20-2. Indicações de Implante Coclear no Schwannoma Vestibular

- Neurofibromatose tipo 2
- Surdez em orelha contralateral sem possibilidade de reabilitação com implante coclear (tumores, ossificação labiríntica, agenesia de nervo coclear, malformações larirínticas)
- Schwannoma intralabiríntico

Testes Eletrofisiológicos

Durante a dissecção do tumor, o nervo coclear é susceptível ao trauma mecânico, térmico, isquemia e tração, além do risco de lesão de outros nervos cranianos, como o facial. Logo, a monitorização neurofisiológica intraoperatória dos pares cranianos é fundamental para avaliação da integridade da via auditiva, diagnóstico precoce de lesões neurológicas, planejamento cirúrgico e respaldo jurídico médico-legal.

A monitorização neurofisiológica é complexa, deve ser realizada por neurofisiologista experiente e está indicada para qualquer via de acesso. Para a estimulação da via, podem ser utilizados estímulos auditivos ou elétricos no promontório, cóclea ou diretamente no nervo coclear.[14,15]

Em pacientes com resíduo auditivo, o potencial auditivo evocado do tronco encefálico (PAETE) com estímulos auditivos e o potencial de ação do nervo coclear (PANC) são muito utilizados. No entanto, quando o paciente não possui resíduo ou a técnica translabiríntica for eleita, a monitorização deve se basear na estimulação elétrica do nervo coclear, pois a audição será comprometida no acesso cirúrgico. Nesses casos, o teste de estimulação elétrica no promontório (TEEP) e o PANC são de grande valia e guiam a escolha da reabilitação auditiva.

Potencial Evocado Auditivo do Tronco Encefálico (PEATE)[14,15]

É realizado no intraoperatório para auxiliar a preservação auditiva em pacientes com audição útil, pois o atraso na latência e a redução da amplitude da onda V podem predizer danos ao nervo coclear durante a ressecção do tumor;

Potencial Auditivo Eletricamente Evocado de Tronco Encefálico (PAEETE)[14,15]

Sua resposta é evocada por estímulo elétrico. A morfologia das ondas é descrita como similar às do PEATE e os valores absolutos de latências são descritos como mais curtos (onda

V em torno de 4 ms), todavia, a ausência de resposta não necessariamente indica falta de estimulação/transmissão através do nervo coclear.

Potencial de Ação do Nervo Coclear (PANC)[12,14,15]

É realizado no intraoperatório para avaliar a viabilidade do nervo coclear e pode correlacionar-se com os resultados do implante. Quando presente após a ressecção do tumor, o implante pode ser realizado. Quando ausente, a viabilidade do nervo deve ser reavaliada 2 meses após a ressecção, pois a estimulação elétrica pode sofrer interferências no sítio cirúrgico.

Teste de Estimulação Elétrica do Promontório (TEEP)[12,14,15]

Pode ser realizado no intraoperatório ou ambulatorialmente. É, atualmente, o método mais útil para testar ambulatorialmente a integridade anatômica e funcional do nervo coclear em pacientes que não possuem resíduo auditivo. A presença de resposta intraoperatória confirma a viabilidade do nervo, mas, se for ausente, não exclui a possibilidade do implante. Nesses casos, o teste é repetido, no consultório, 2 meses após a ressecção do tumor. Se houver resposta e/ou percepção auditiva, significa que o nervo está funcionante e o implante coclear pode ser indicado. Caso contrário, o implante auditivo de tronco cerebral parece ser a melhor opção.

Técnica Cirúrgica
Vias Translabiríntica e Retrolabiríntica com Implante Coclear
Passo 1. Posicionamento e Preparação

O paciente é posicionado em decúbito dorsal horizontal, em proclive, com a cabeça voltada para o lado oposto. Sondagem vesical de demora, antibiótico endovenoso, preparação da parede abdominal e monitorização eletrofisiológica do nervo coclear e do nervo facial são realizadas (Fig. 20-20).

Passo 2. Incisão

Após a infiltração do sítio cirúrgico com solução de lidocaína 2% e adrenalina (1:80.000), a incisão retroauricular em "C" ampla a 3-5 cm do sulco retroauricular é realizada. Dissecção por planos e confecção do retalho de Palva pediculado anterior, com exposição da cortical da mastoide.

Passo 3. Exposição da Dura-Máter

O seio sigmoide, a dura-máter da fossa média, o ângulo sinodural, o canal semicircular lateral e a ponta da mastoide são delimitados. A fossa posterior pré- e retrossigmóidea e o seio sigmoide até o bulbo da veia jugular são expostos.

Passo 4. Delimitação do Labirinto Posterior

Na via **retrolabiríntica**, os canais semicirculares posterior e superior são esqueletizados até a visualização de sua porção membranosa por transparência. Esse passo é fundamental, pois o acesso cirúrgico é restrito e poucos milímetros se tornam indispensáveis.

Passo 5. Exposição do Meato Acústico Interno

Na via **translabiríntica**, a labirintectomia é realizada, o bulbo jugular e a parede inferior do meato acústico interno são expostos e o aqueduto coclear é identificado. As paredes posterior e superior do meato são delimitadas e a crista transversa, a barra de Bill e a porção labiríntica do nervo facial são identificados. A dura-máter da fossa posterior é aberta, com esvaziamento da cisterna.

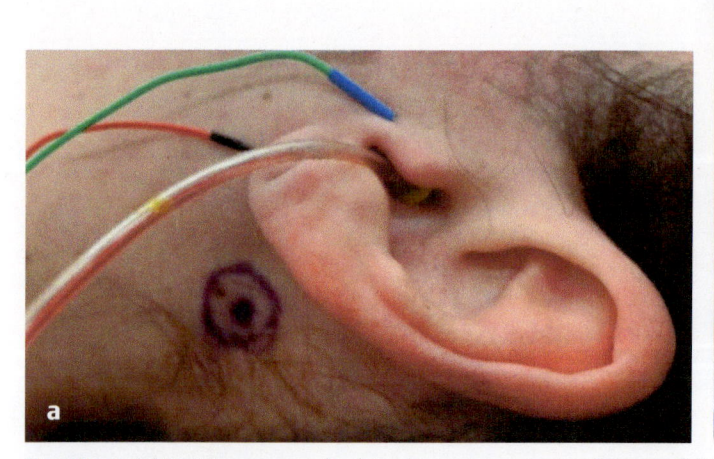

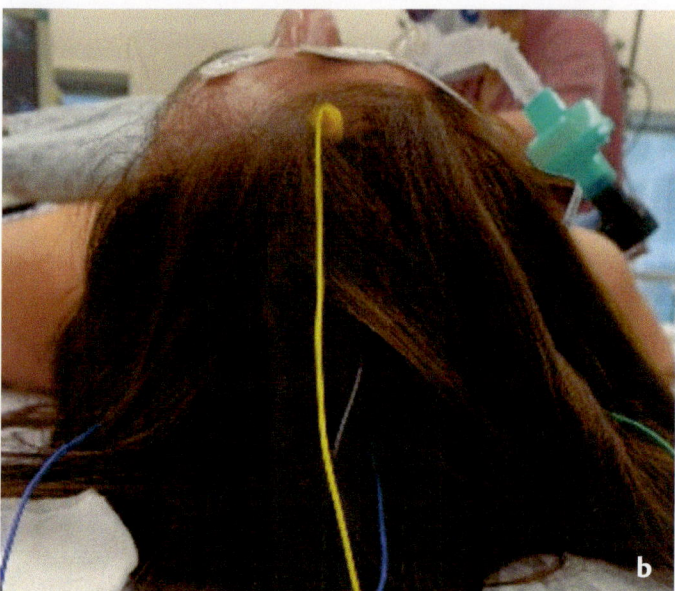

Fig. 20-20. (**a**) Posicionamento de eletrodos para monitorização neurofisiológica intraoperatória em cirurgia de ressecção de schwannoma vestibular. (**b**) Posicionamento de eletrodos para monitorização neurofisiológica intraoperatória em cirurgia de schwannoma vestibular. (Cortesia: Dra Raquel Salomone.)

Na via **retrolabiríntica**, o bloco labiríntico é preservado. O acesso ao meato acústico interno é realizado por meio do broqueamento e remoção do osso sobre a dura-máter da fossa posterior. O bulbo jugular e a parede inferior do meato acústico interno são expostos e o aqueduto coclear é identificado. A dura-máter da fossa posterior é aberta na porção média do meato, com esvaziamento da cisterna.

Passo 6. Ressecção do Tumor
Dissecção do plano meatal, identificação e ressecção do tumor. O nervo coclear estará posicionado atrás do tumor, na visão do cirurgião, e não pode ser tracionado antes de estar completamente solto (Fig. 20-21).

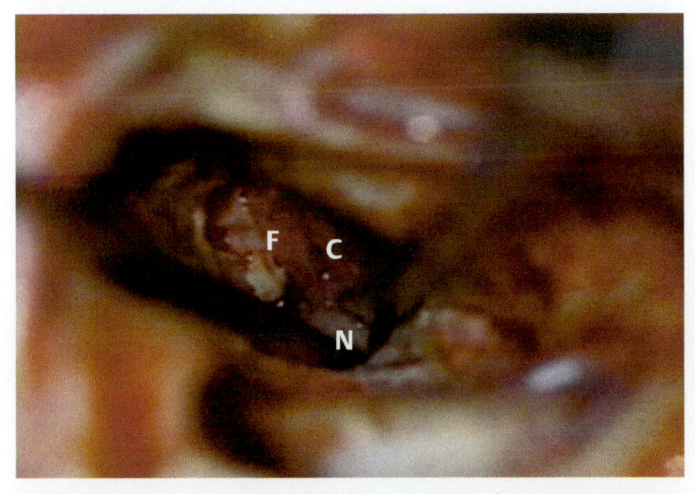

Fig. 20-21. Visão otomicroscópica intraoperatória do meato acústico interno direito pré-ressecção de schwannoma vestibular. F: nervo facial; C: nervo coclear; N: schwannoma vestibular.

Passo 7. Avaliação da Viabilidade Neural
Após a ressecção do tumor, a viabilidade neural é avaliada (Fig. 20-22). Quando a anatomia é preservada, é possível realizar o implante coclear no mesmo tempo cirúrgico.

Passo 8. Remoção de Gordura Abdominal
Incisão na parede abdominal de 2-3 cm, medial à espinha ilíaca anterior esquerda com remoção de gordura para obliteração da cavidade. Fechamento da ferida abdominal em dois planos, após hemostasia cuidadosa.

Passo 9. Confecção do Nicho
O nicho da unidade interna é confeccionado sob o músculo temporal, a depender do tipo de implante.

Passo 10. Inserção do Feixe de Eletrodos
A timpanotomia posterior é realizada para exposição da janela redonda. A unidade interna do implante é posicionada, o feixe de eletrodos é inserido pela abertura da janela ou cocleostomia (Fig. 20-23). Após a inserção do implante, não pode ser utilizado eletrocautério monopolar, apenas bipolar.

Passo 11. Fechamento da Dura-Máter
Um amplo enxerto de fáscia de músculo temporal é confeccionado e posicionado, recobrindo completamente a abertura da dura-máter. Cola de fibrina é utilizada. Esse passo deve ser realizado com cautela, pelo risco de fístula liquórica no pós-operatório.

Passo 12. Obliteração da Cavidade Mastóidea
A gordura é posicionada na cavidade, obliterando completamente o espaço, junto com a cola de fibrina.

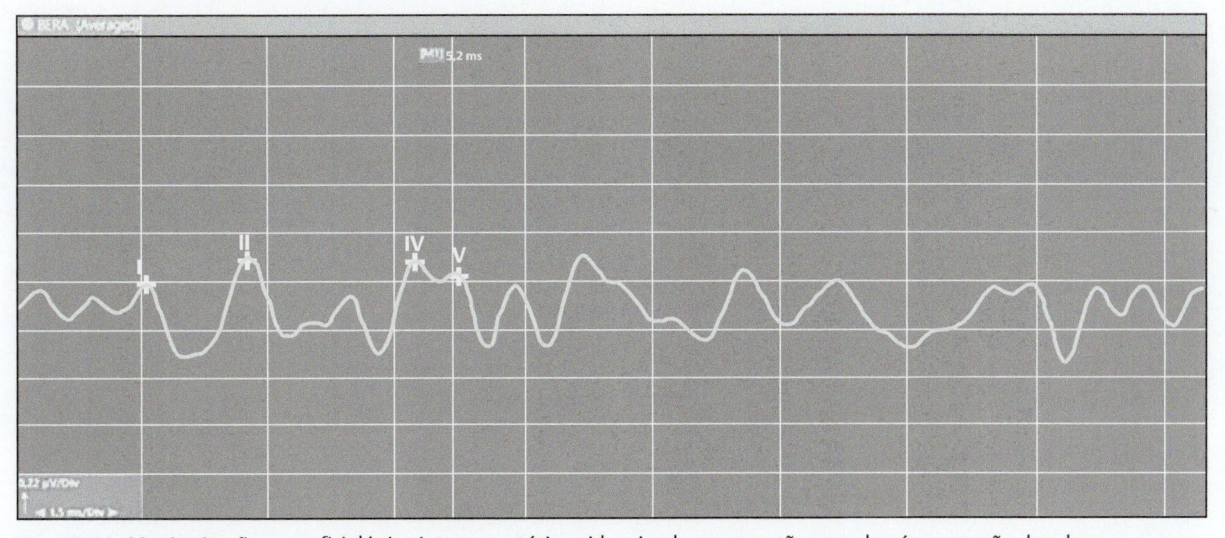

Fig. 20-22. Monitorização neurofisiológica intraoperatória evidenciando preservação neural após ressecção de schwannoma vestibular em paciente com neurofibromatose tipo 2. (Cortesia Dra Raquel Salomone.)

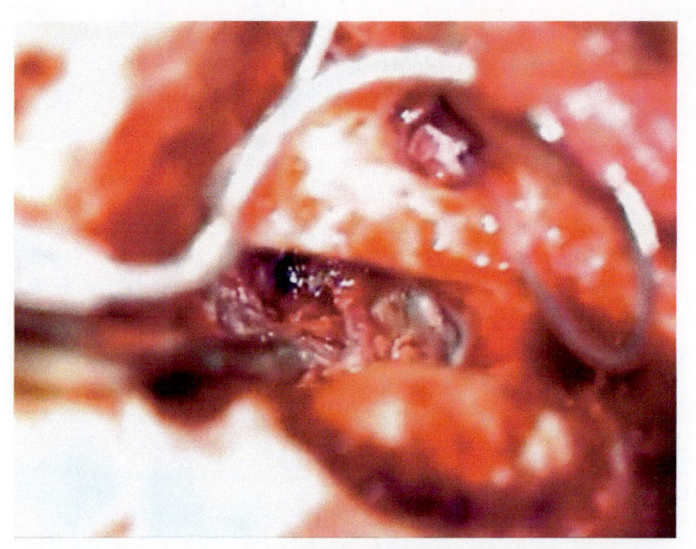

Fig. 20-23. Visão intraoperatória pós-ressecção de schwannoma vestibular via translabiríntica e implante coclear simultâneo à direita. (Cortesia Prof. Ricardo Ferreira Bento.)

Passo 13. Telemetria Intraoperatória

As impedâncias dos eletrodos são testadas, assim como a avaliação da integridade neural mediante estímulo elétrico.

Passo 14. Fechamento e Pós-Operatório

Fechamento dos planos muscular e subcutâneo com Vicryl 3-0, separadamente. Fechamento da pele com *nylon* 4-0. Curativo compressivo. O paciente é submetido a uma tomografia computadorizada sem contraste para avaliação da posição do feixe de eletrodos (Fig. 20-24).

Cuidados Pós-Operatórios

O paciente permanece as primeiras 24 horas em unidade de terapia intensiva, com a cabeceira elevada a 30°. É mantido em repouso absoluto no leito por 3 dias e na ausência de sinais de fístula, repouso relativo por mais 2 dias. A sonda vesical de demora é removida logo quando possível. Durante o repouso absoluto, o curativo não é manipulado. A colocação de um dispositivo de derivação lombar externa é avaliada. Outros cuidados envolvem dieta laxativa, antibioticoterapia endovenosa e cuidados oculares em caso de paralisia facial periférica (colírio lubrificante de 1/1 hora e pomada).

Resultados

As primeiras respostas de estímulo do promontório após ressecção de schwannoma foram descritas há mais de 20 anos. Desde então, as técnicas de monitorização para preservação da função do nervo coclear permitiram expandir as indicações de implante coclear para pacientes com neurofibromatose tipo 2. A variabilidade no desempenho auditivo pode estar relacionada com a integridade do nervo, longo período de perda auditiva após ressecção do tumor (mais de 3 anos) e boa audição contralateral.[13]

Após a ressecção translabiríntica, a resposta positiva da estimulação elétrica do promontório pode ser considerada preditor de sucesso para o implante coclear ipsilateral. Quando a integridade neural é mantida, apresenta resultados promissores, já que o desempenho alcançado parece ser melhor em relação à discriminação das palavras e o reconhecimento de sentenças, em comparação ao implante auditivo de tronco cerebral.[12] Autores têm observado até 100% de reconhecimento de sentenças (Quadro 20-3).[12,16-19]

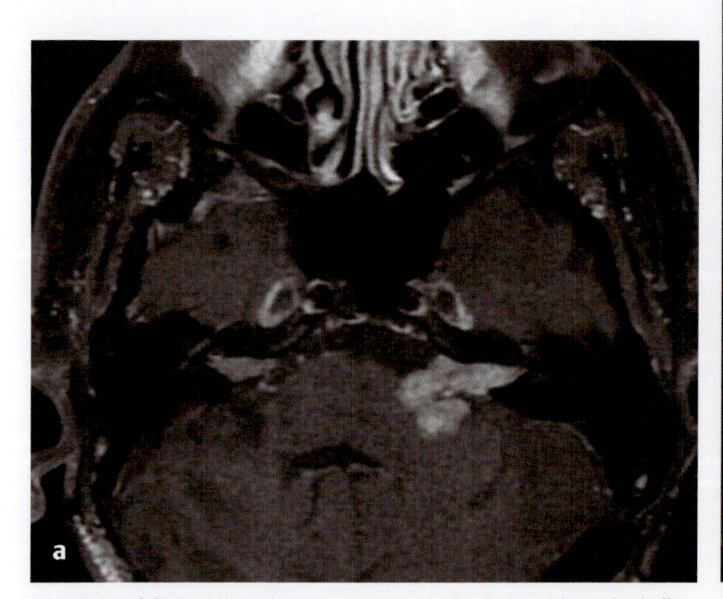

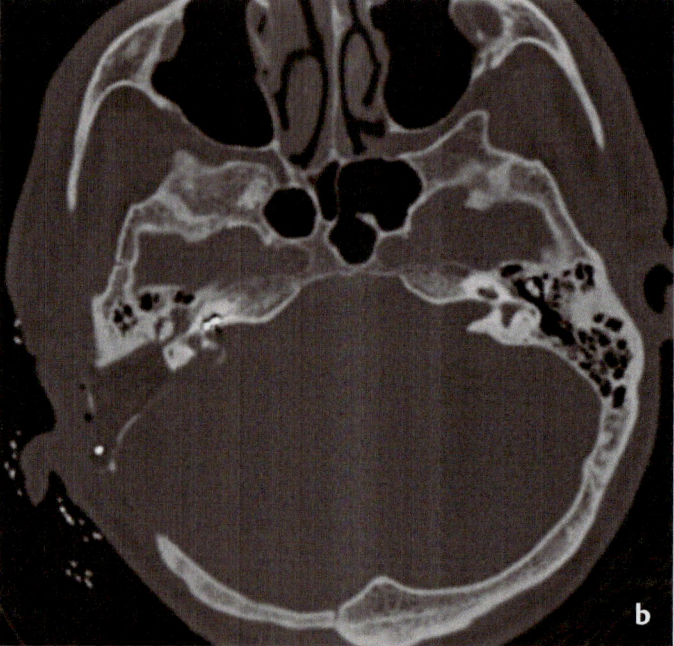

Fig. 20-24. (a) Imagem pré-operatória. Ressonância magnética da orelha, corte axial, ponderada em T1 com supressão de gordura de paciente com neurofibromatose tipo 2 (acervo pessoal). (b) Imagem pós-operatória de schwannoma vestibular via translabiríntica e implante coclear simultâneo à direita - tomografia computadorizada de ossos temporais sem contraste, corte axial, evidenciando sinais de manipulação cirúrgica à direita, mastoide e epitímpano preenchidos por material com densidade de partes moles e eletrodos normoposicionados na cóclea. (Acervo pessoal.)

Quadro 20-3. Revisão da Literatura sobre Resultados Auditivos do Implante Coclear em Pacientes com Neurofibromatose Tipo 2

Estudo	Paciente	Tempo de acompanhamento após implante (meses)	Reconhecimento de sentenças em contexto aberto (%)
Vincent et al. (2008)	1	12	90
	2		81
	3		50
	4		0
Neff et al. (2007)	1	84	22
	2	108	98
	3	60	100
	4	98,4	90
	5	61,2	100
	6	156	0
Peng et al. (1018)	1	336	0
	2	72	0
	3	60	0
	4	12	81
	5	36	87
	6	48	99
	7	168	81
	8	48	0
	9	24	0
	10	12	28
Tan et al. (2018)	1	Média 19,2 (12-60)	94
	2		15
	3		97
	4		5
	5		82
	6		96
	7		36
	8		97
	9		67
	10		43
	11		88
	12		47
Tolisano et al. (2019)	1	3,4	20
	2	6,6	0
	3	19,2	0
	4	91	–
	5	27,6	82
	6	27	0
	7	24	42
	8	37,2	18

Desafios da cirurgia de implante coclear em pacientes com schwannoma vestibular:

- Dificuldade de monitorização do crescimento tumoral ou de outros tumores com ressonância magnética e artefato de imagem ao redor do ímã.
- Possibilidade de declínio auditivo e piora do desempenho tardio do implante em razão de crescimento tumoral ou alterações cicatriciais decorrentes da ressecção cirúrgica.[13,20]
- Tumor residual submetido à radioterapia e risco de transformação maligna secundária, além do surgimento de outros tumores.[20]
- Recorrência do schwannoma intralabiríntico após ressecção cirúrgica.[13]

REFERÊNCIAS BIBLIOGRÁFICAS

1. Associação Brasileira de Otorrinolaringologia e Cirurgia Cérvico-Facial. Critérios de Indicação e Contraindicação do Implante Coclear. Disponível em: https://www.aborlccf.org.br
2. Lesser JCC, Brito Neto RVD, Martins GDSQ, Bento RF. Cochlear implantation through the middle fossa approach: a review of related temporal bone studies and reported cases. International Archives of Otorhinolaryngology. 2017;21(1):102-8.
3. Leung R, Briggs RJS. Indications for and outcomes of mastoid obliteration in cochlear implantation. Otol Neurotol. 2007;28:330-4.
4. Colletti V, Fiorino FG, Carner M, Pacini L. Basal turn cochleostomy via the middle fossa route for cochlear implant insertion. American Journal of Otology. 1998;19(6):778-84.
5. Bento RF, Bittencourt AG, Goffi-Gomez MVS, et al. Cochlear implantation via the middle fossa approach: surgical and programming considerations. Otology & Neurotology. 2012;33(9):1516-24.
6. de Brito R, Bittencourt AG, Tsuji RK, et al. Cochlear implantation through the middle fossa: an anatomic study for a novel technique. Acta Otolaryngol. 2013;133:905-9.
7. Lesser JCC, de Brito R, Martins GSQ, et al. Evaluating intracochlear trauma after cochlear implant electrode insertion through middle fossa approach in temporal bones. Otolaryngology – Head and Neck Surgery [Original Research]. 2018.
8. Gaweçki W, et al. Middle fossa approach for cochlear implantation. Otol Neurotol. 2018;39:96-102.
9. Brackmann DE, Shelton C, Arriaga MA. Middle fossa approach. In: Otologic surgery. Philadelphia, PA: Saunders/Elsevier; 2010;3:581-9.
10. Bento RF, Pirana S, Sweet R, et al. The role of the middle fossa approach in the management of traumatic facial paralysis. Ear Nose Throat J. 2004;83(12):817-23.
11. Roehm PC, et al. Auditory rehabilitation of patients with neurofibromatosis Type 2 by using cochlear implants. J Neurosurg. 2011:115.
12. Vincenti V, et al. Hearing rehabilitation in neurofibromatosis type 2 patients: cochlear versus auditory brainstem implantation. Audiol Neurotol. 2008;13:273-80.
13. Jia H, et al. NF2-related intravestibular schwannomas: long-term outcomes of cochlear implantation. Otol Neurotol. 2020;41:94-9.
14. Nölle C, et al. Cochlear implantation after acoustic tumour resection in neurofibromatosis type 2: impact of intra and postoperative neural response telemetry monitoring ORL. 2003;65(4):230-4.
15. Piccirillo E, et al. CNAP to predict functional cochlear nerve preservation in nf-2: cochlear implant or auditory brainstem implant. Skull Base. 2008;18(4):281-8.
16. Neff BA, Wiet RM, Lasak JM, et al. Cochlear implantation in the neurofibromatosis type 2 patient: long-term follow-up. Laryngoscope. 2007;117:1069-72.
17. Peng KA, et al. Cochlear implantation and auditory brainstem implantation in neurofibromatosis type 2. Laryngoscope. 2018:1-7.
18. Tan H, et al. Impact of cochlear implantation on the management strategy of patients with neurofibromatosis type 2. European Archives of Oto-Rhino-Laryngology. 2018.
19. Tolisano AM, et al. Cochlear implantation in patients with neurofibromatosis type 2. Otol Neurotol. 2019;40(4):382-5.
20. Trotter MI, Briggs RJS. Cochlear implantation in neurofibromatosis type 2 after radiation therapy. Otol Neurotol. 2010;31(2):216-9.

Seção II INDICAÇÕES DE PRÓTESES DE ANCORAMENTO NO OSSO
Arthur Menino Castilho ▪ Eduardo Tanaka Massuda ▪ Miguel Angelo Hyppolito

JUSTIFICATIVA

Diversos tipos de patologias ocorrem na fossa posterior e são diagnosticadas tendo por base sua localização anatômica, idade do paciente, história clínica com sinais e sintomas associados e sua duração e achados nos exames de imagem. Os tipos mais comuns de lesões que serão encontrados pelo cirurgião incluem os traumas, as neoplasias primárias ou metastáticas, lesões vasculares e infecções que se apresentam causando efeito compressivo de massa. Nestes casos, o sintoma de perda auditiva pode estar relacionado com a patologia ou a complicação do ato médico cirúrgico, pelo comprometimento de estruturas vasculonervosas, com perdas auditivas relacionadas com o VIII par craniano ou às vias auditivas centrais e que se manifestam com alteração da discriminação auditiva, com limitação importante para a reabilitação por meio de próteses auditivas de condução óssea e aparelhos auditivos convencionais. A indicação precisa da prótese auditiva ancorada no osso (PAAO) deve ser feita por uma equipe interdisciplinar que inclui, minimamente, um cirurgião otorrinolaringologista e um fonoaudiólogo (audiologista).

Para os tumores de ossos temporais malignos como o carcinoma espinocelelar, basocelular e melanoma ou os benignos como o glomus jugulotimpânico, podem necessitar de tratamento por petrosectomia com oclusão total de canal auditivo externo, mantendo a audição sensorioneural preservada e, neste caso, tornarem-se candidatos à PAAO.

Dentre as próteses auditivas externas a orelha, se destacam as PAAO: Ponto™, BAHA™ e Bonebridge™. Têm sua indicação quando não é possível utilizar o aparelho de amplificação sonora individual (AASI) por condução aérea, com indicação médica inicialmente para malformações de orelha externa e/ou média. Além destes casos clássicos, pode ser indicada nos casos de otites médias crônicas (OMC) ou alterações de orelha externa ou em situações de surdez unilateral, com audição normal ou via aérea pouco comprometida na orelha contralateral. Seu princípio de ação está relacionado com a osteointegração e com a estimulação óssea direta. O fato do dispositivo (processador de som) estar acoplado a um pilar fixado por um parafuso de titânio implantado, reflete na qualidade de som, conforto e estética.

São classificadas como **percutâneas** quando o sistema é composto por pino ou parafuso de titânio implantável; pilar intermediário encaixado no implante de titânio e de um processador de áudio externo e **transcutânea**, que podem ser sistemas considerados ativos, quando constituído de uma unidade interna implantável composta de ímã (magneto), bobina receptora interna e demodulador acoplado a um transdutor de massa flutuante para condução óssea (BC-FMT) fixado na cortical da mastoide e um processador de áudio externo ou passivo, quando o sistema é constituído por um pino ou parafuso de titânio implantável que se acopla ao processador de áudio externo magneticamente, por meio de um ímã.

INDICAÇÕES GERAIS

Os sistemas percutâneos têm as seguintes indicações médicas e audiológicas:

- Perda auditiva condutiva, sensorioneural ou mista em indivíduos que não podem utilizar AASI, desde que os limiares de via óssea estejam até 65 dB NA, na média das frequências de 500 Hz a 3.000 Hz.
- Malformação congênita de orelha externa e/ou média, uni ou bilateral, que impossibilite adaptação de AASI.
- Índice de reconhecimento de fala em conjunto aberto maior que 60% em monossílabos sem AASI, nos casos de perdas auditivas bilaterais.
- Orelhas externa e média com patologia crônica em que não seja possível a adaptação de AASI.
- Obliteração de conduto auditivo externo por petrosectomia parcial onde temos conservação da audição sensorioneural em até 65 dB.

INDICAÇÕES AUDIOLÓGICAS NA PERDA AUDITIVA SENSORIONEURAL UNILATERAL DE GRAU PROFUNDO (*SINGLE SIDE DEAFENESS*, SSD)

Adulto, Adolescente e Criança

Perda auditiva sensorioneural unilateral profunda sem benefício na percepção auditiva da fala com a adaptação de AASI no lado a ser implantado e com a orelha contralateral apresentando limiares tonais por condução aérea menores que 25 dB no adulto e 20 dB na criança, em todas as frequências.

Limiar médio pior que 90 dB para condução aéreas nas frequências de 0,5, 1, 2, 3 e 4 kHz na orelha a ser implantada.

Ausência de limiares por condução óssea nas frequências de 0,5, 1, 2, 3 e 4kHz.

O desempenho deve ser avaliado durante o teste com sistema de fixação pré-operatório, comprovado mediante avaliação fonoaudiológica da linguagem oral e testes específicos de percepção auditiva da fala, adequados para cada faixa etária, no silêncio e no ruído e/ou procedimentos que avaliem a vantagem da audição binaural. Nas crianças com menos de 5 anos, enquanto não é possível realizar a cirurgia para a colocação da prótese auditiva ancorada no osso, está indicada a adaptação do áudio processador posicionado por meio de sistema de fixação pré-operatório.

Em casos de tumores de angulo pontocerebelar com SSD a grande maioria dos pacientes não desejam que a prótese seja colocada no mesmo tempo operatório da retirada do tumor, caso seja necessária a cirurgia, assim a real satisfação dessas próteses deve ser feita no tempo adequado.

PERDAS AUDITIVAS PERMANENTES CONDUTIVAS OU MISTAS BILATERAIS E ASSIMÉTRICAS

A indicação da prótese ancorada bilateral em adultos com perdas assimétricas dependerá da avaliação clínica e audiológica da equipe interdisciplinar. Quando indicada prótese bilateral, a avaliação por meio do sistema de fixação pré-operatório deve ser observada com rigor e com a finalidade de descartar a existência de interferência negativa das entradas diferentes oferecidas pelas duas próteses, assim como a contribuição da prótese ancorada no osso bilateralmente no desempenho auditivo do paciente.

Em crianças com menos de 10 anos de idade, dada a importância da audição binaural no desenvolvimento das habilidades auditivas e, consequentemente, na aquisição da linguagem oral a indicação da prótese ancorada no osso bilateralmente deve ser considerada simultaneamente, no mesmo ato cirúrgico, de acordo com o desempenho nos testes pré-operatórios. Nas crianças com menos de 5 anos, enquanto não é possível realizar a cirurgia para a colocação da prótese auditiva ancorada no osso, está indicada a adaptação do áudio processador posicionado por meio do sistema de fixação pré-operatória.

Pacientes que não apresentem impedimentos anatômicos para usar o aparelho de amplificação sonora (AASI) por via área, mas que apresentem perda condutiva ou mista, uni ou bilateral e GAP maior do que 30 dBNA, poderão apresentar uma melhor percepção de fala com um dispositivo osseoancorado. Isso porque esse dispositivo, ao considerar os limiares de condução óssea mais preservados em relação aos limiares aéreos, terá que amplificar menos o som em comparação ao aparelho convencional, proporcionando menor distorção e consequente melhor qualidade sonora. Apesar de existirem evidências que apontem isso, é importante que, nesses casos, o paciente realize um teste comparativo de benefício entre o AASI e o sistema osseoancorado.

Em pacientes com tumores de ângulo pontocerebelar e que tenham necessidade de RM regularmente, as próteses percutâneas são mais indicadas, por permitirem a RM de até 3 tesla, sem artefato importante causado pelo implante e/ou pilar. As PAAO transcutâneas geram artefato muito maior e são compatíveis somente com RM de até 1,5 tesla.

CONTRAINDICAÇÕES

Como contraindicações cirúrgicas, podem-se destacar:

- Ter uma doença óssea que não permita o suporte do implante.
- Radioterapia prévia com osteonecrose que impeça a osteointegração.
- Perda auditiva progressiva ou flutuante.
- Idade inferior a 5 anos.
- Doenças dermatológicas não controladas, que impeçam osteointegração do pilar e/ou o acoplamento do processador.

Deve-se ressaltar que estas contraindicações se referem ao ato cirúrgico para a fixação do implante e do pilar, mas a indicação clínica, audiológica, para o uso do áudio processador por meio do sistema de fixação por faixa, faixa elástica ou arco é mantida.

TÉCNICA CIRÚRGICA

Aqui abordaremos as técnicas cirúrgicas relacionadas com a implantação das próteses auditivas ancoradas no osso percutâneas, considerando que as próteses transcutâneas têm menor possibilidade de indicação nas situações que necessitam de acompanhamento pós-operatório com ressonância nuclear magnética.

A cirurgia pode ser realizada através de incisão linear ou pela técnica minimamente invasiva (incisão por *punch*).

Incisão Linear

A incisão na pele é realizada até o periósteo e o mesmo é descolado do osso e elevado no ponto da implantação. É realizada a brocagem com perfuração em profundidade do sítio do implante com uma broca de 3 mm. Havendo ainda osso no orifício uma segunda broca de 4 mm é utilizada para aprofundar 1 mm a perfuração. Com a broca alargadora apropriada de 3 ou 4 mm (*countersink*), utilizando o mesmo orifício, é preparado o leito para o implante. Para estas perfurações é utilizado um motor de alta rotação (2.000 rpm) e o procedimento de perfuração e alargamento deve ser rápido, menor do que 3 segundos para cada, com irrigação continua, com o objetivo de não aquecer o osso que receberá o implante, pois isso pode causar a perda da osteointegração.

Incisão Minimamente Invasiva

Para a técnica minimamente invasiva, o preparo é o mesmo, o que difere é a não necessidade de incisão da pele e periósteo, somente a utilização de um *punch* de 5 mm para incisão da pele e periósteo. A técnica cirúrgica minimamente invasiva e com preservação de tecido trouxe uma mudança significativa para o procedimento cirúrgico das próteses ancoradas no osso. A cirurgia se tornou mais rápida e simples, e praticamente eliminou o risco de necrose da pele e cicatrizes permanentes, impedindo o crescimento de cabelo na região abordada.

Os passos técnicos para a cirurgia minimamente invasiva são:

- Marcação na pele do local de implantação (Fig. 20-25a-d).
- Preparo do sítio cirúrgico estéril (Fig. 20-25a-d).
- Medição da espessura da pele no local escolhido para posicionar o implante (Fig. 20-25a-d).
- Anestesia local no ponto de implantação, 1,5 cm ao redor (Fig. 20-25a-d).
- Incisão da pele no ponto de implantação com um *punch* de 5 mm até o periósteo, realizando-a com movimentos circulares até sentir a crepitação do osso da calota craniana (Fig. 20-25e-h).
- Descolamento do periósteo residual (Fig. 20-25e-h).
- Posicionamento da cânula protetora pelo orifício da incisão até atingir o osso. A cânula deve estar paralela ao osso da calota craniana (Fig. 20-25e-h).
- Brocagem com perfuração em profundidade do sítio do implante com uma broca de 3 mm desenhada especificamente para esse fim. Havendo ainda osso, uma segunda broca de 4 mm (remover o limitador da broca) é utilizada para aprofundar em 1 mm a perfuração (Fig. 20-25i-l).
- Alargamento com a broca alargadora específica de 3 ou 4 mm (*countersink*) (Fig. 20-25i-l).
- Parafusamento do implante com o instrumento específico de cada empresa e uma força de 45 N automática (4,5 a 5 voltas para implantes de 4 mm e 3 a 3,5 voltas para implantes de 3 mm. (todo este processo deve ser realizado com irrigação) (Fig. 20-25m-p).

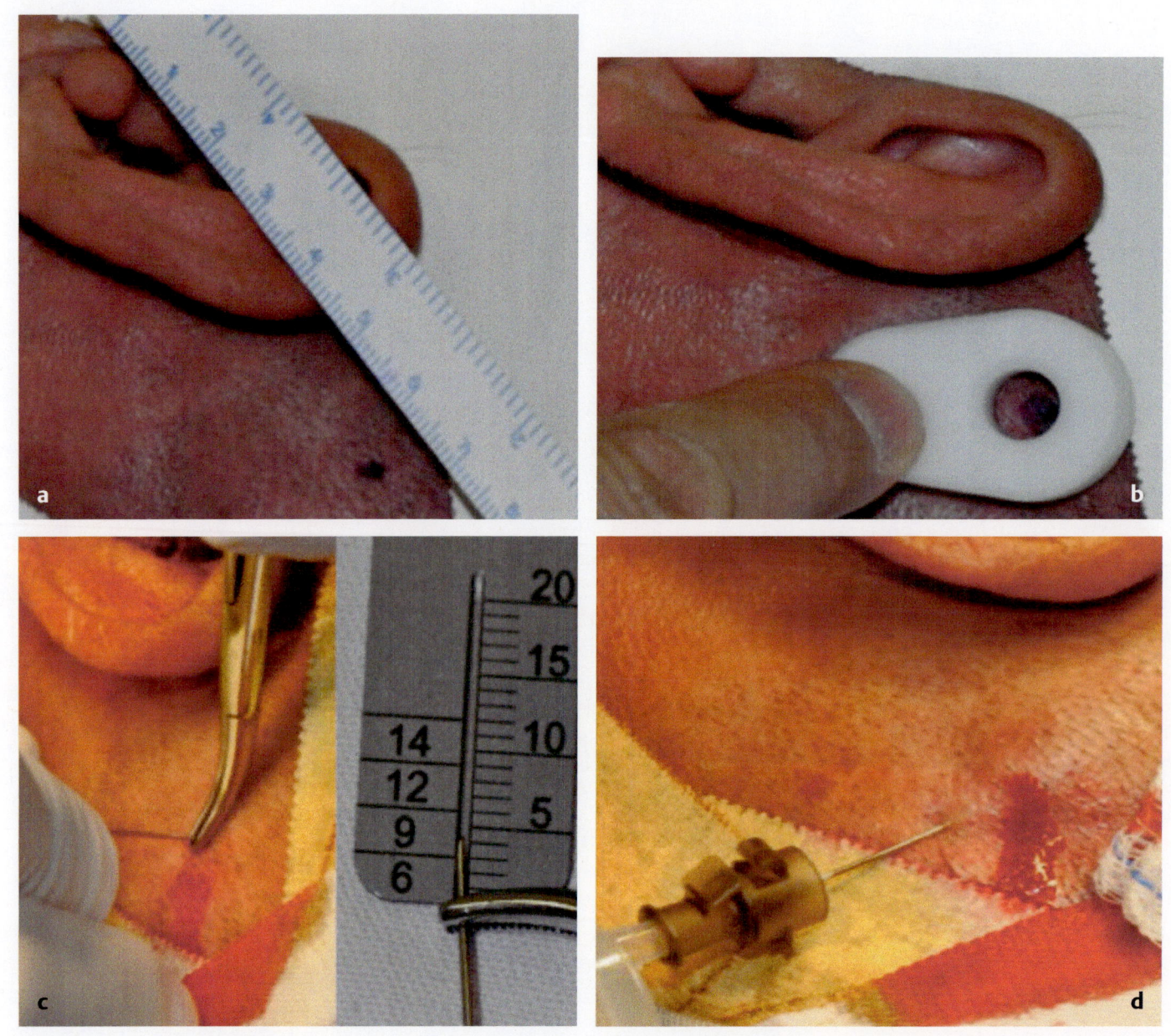

Fig. 20-25. (a-t) Passos técnicos da cirurgia para implante de PAAO, minimamente invasiva. *(Continua.)*

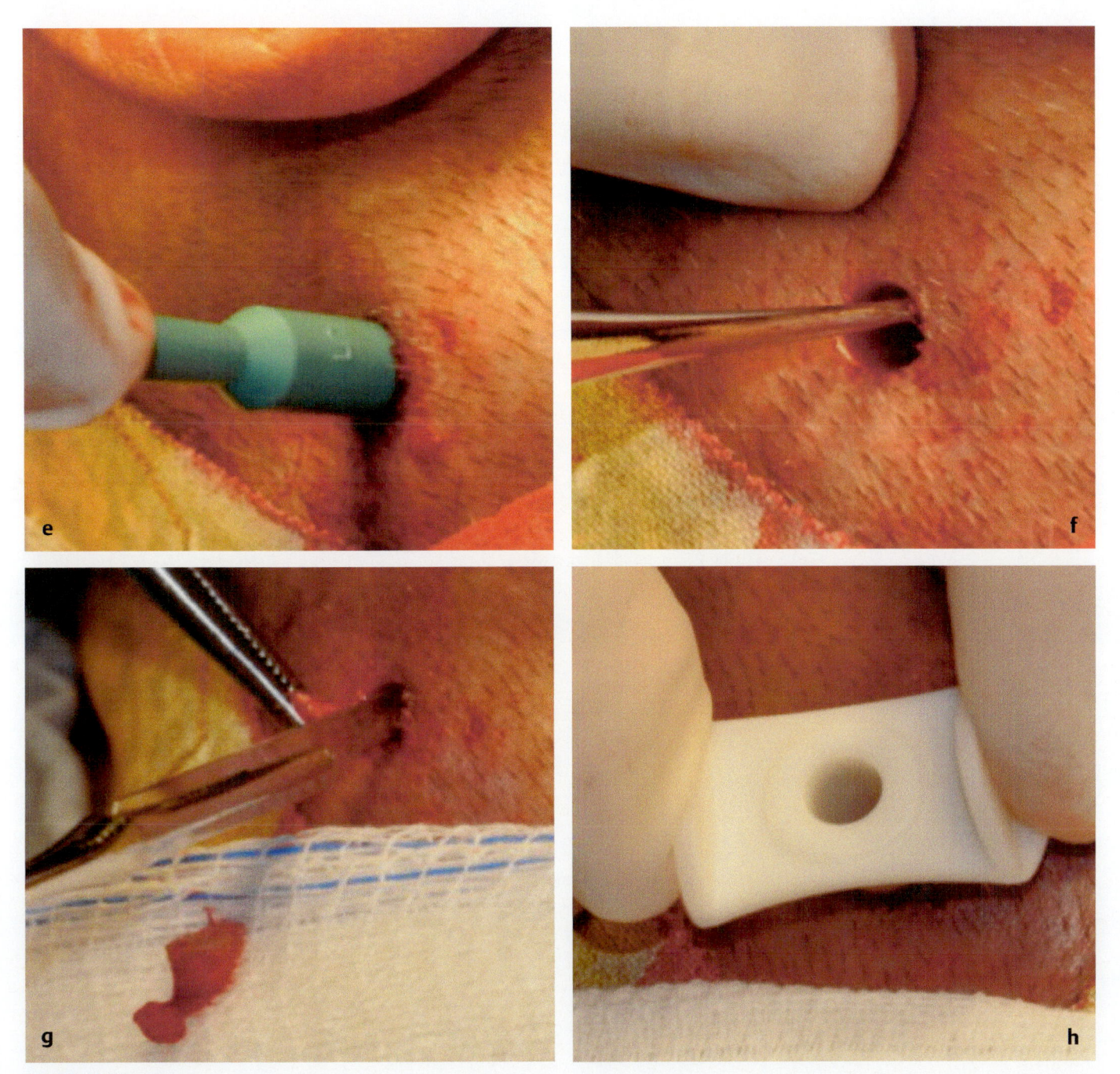

CAPÍTULO 20 ■ REABILITAÇÃO AUDITIVA NA CIRURGIA DA BASE DO CRÂNIO

Fig. 20-25. *(Cont.)*

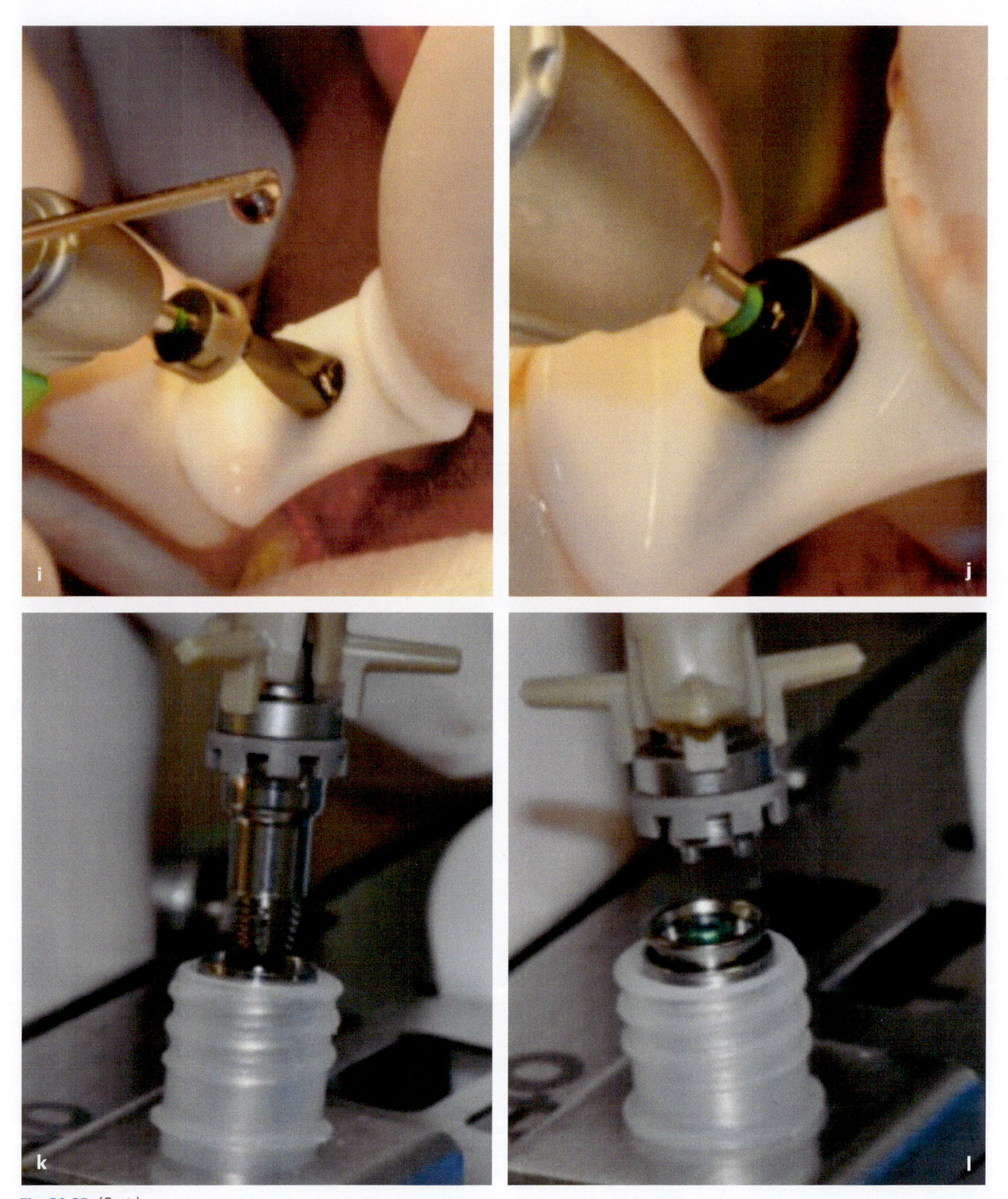

Fig. 20-25. *(Cont.)*

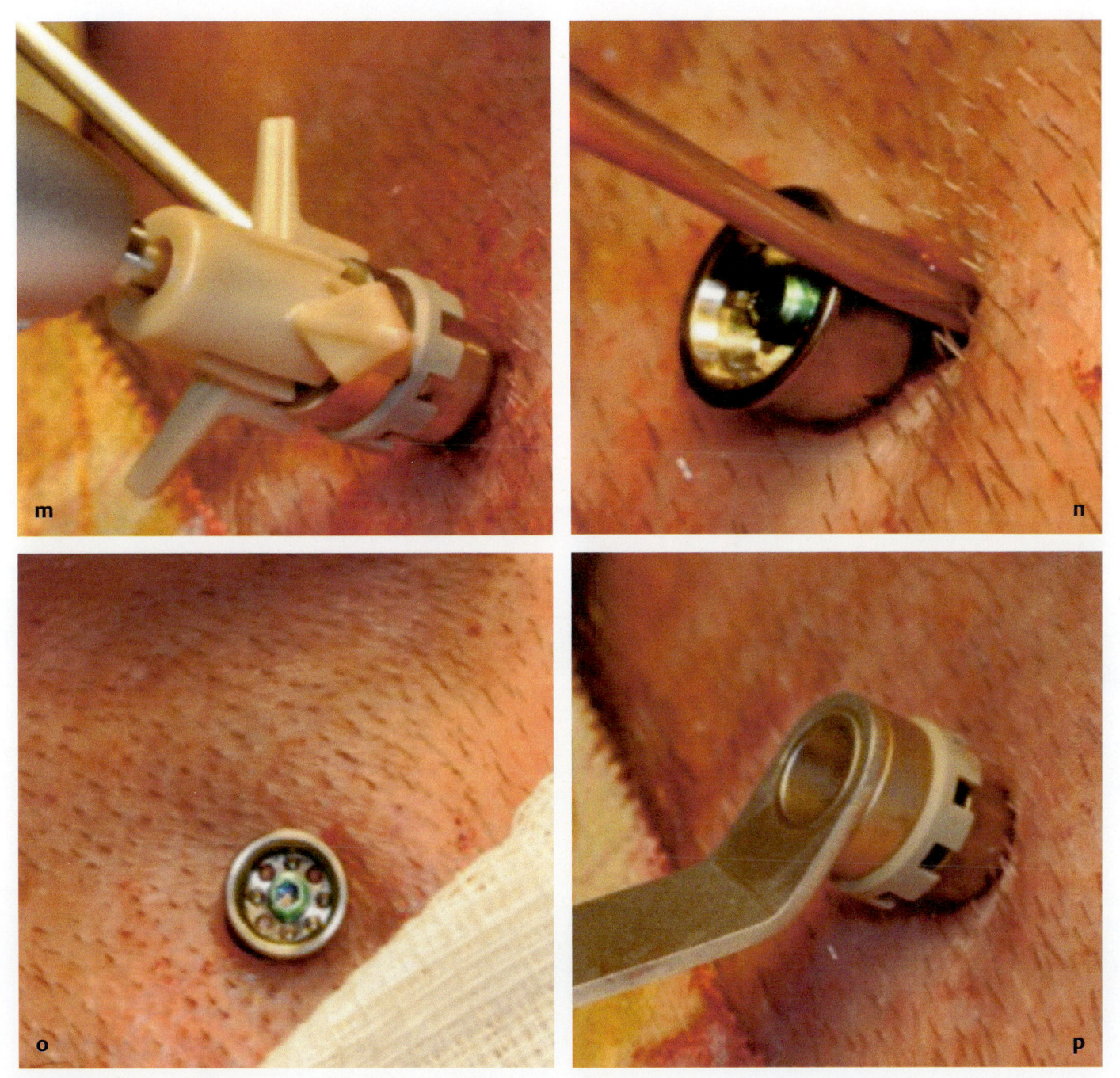

Fig. 20-25. *(Cont.)*

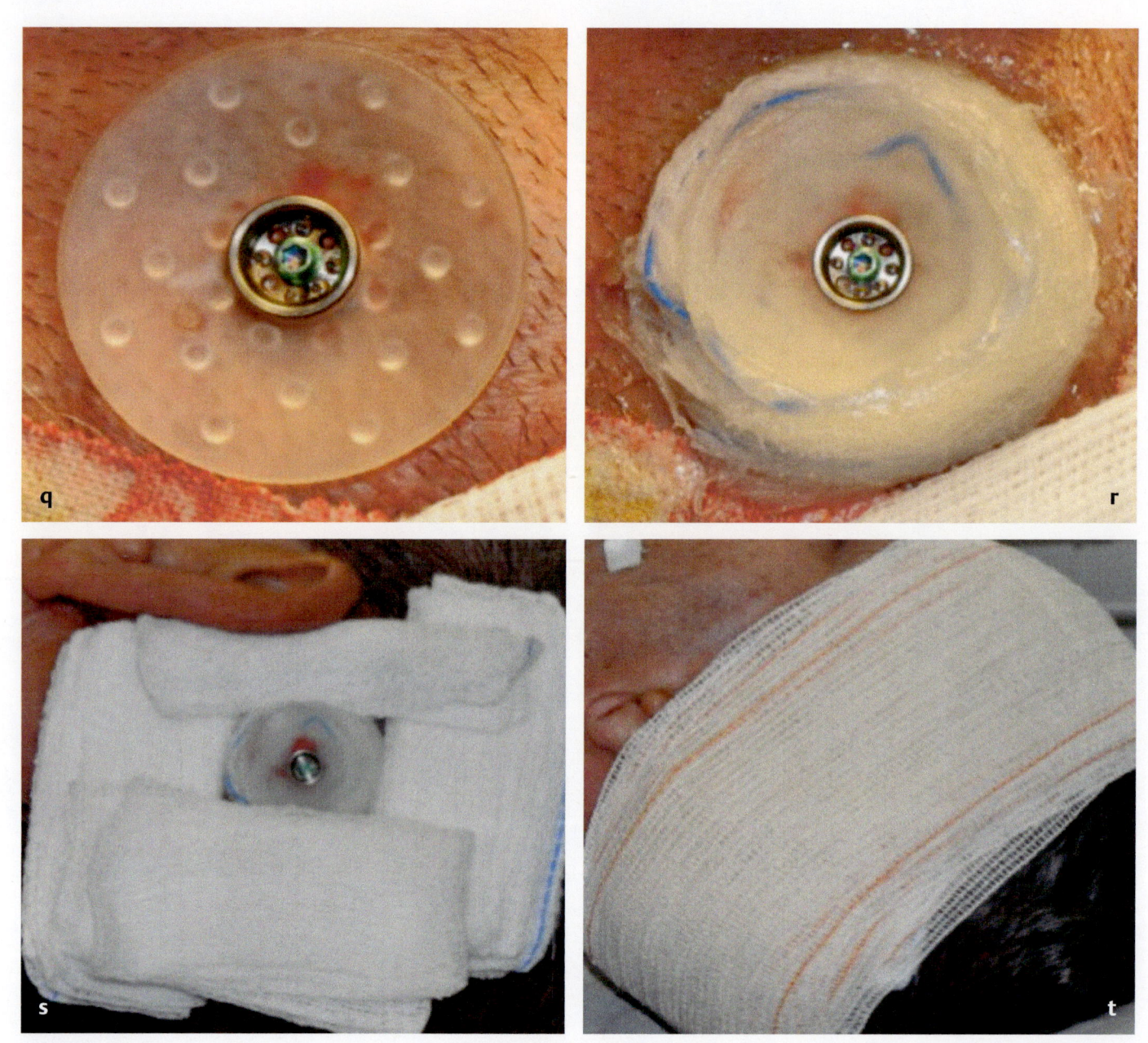

Fig. 20-25. *(Cont.)*

- Havendo necessidade ou após 2 voltas, o parafusamento final do implante poderá ser feito com uma ferramenta manual até o adequado posicionamento do implante (Fig. 20-25m-p).
- Cobrir o pilar com a capa de silicone protetora apropriada envolvendo o pilar com gaze embebida com pomada contendo neomicina com ou sem corticoide (Fig. 20-25q-t).
- Realização de curativo compressivo com enfaixamento do local. O curativo compressivo feito pela capa protetora de silicone é removido com 3 a 5 dias do pós-operatório (Fig. 20-25q-t).

REIMPLANTE

Nos casos em que houve perda do implante e pilar o reimplante pode ser considerado como em casos onde ocorre a perda da osteointegração do implante de titânio, em complicações locais que impeçam o acoplamento do áudio processador ao pilar implantado e em casos de trauma craniano com comprometimento da fixação ou extrusão do pino.

OUTRAS CONSIDERAÇÕES GERAIS

Adequação psicológica, motivação e expectativa adequada do paciente e da família para o uso do dispositivo.

Em tumores de ângulo pontocerebelar com surdez sensorioneural profunda (SSD) a PAAO pode ser implantada no mesmo tempo cirúrgico da exérese do tumor, apesar de os pacientes preferirem a implantação em um segundo tempo cirúrgico. Em surdez de moderada a severa a indicação da PAAO é sempre no segundo tempo cirúrgico.

Nas petrosectomias com a necessidade de oclusão de canal auditivo externo a indicação de PAAO é de que seja realizada em um segundo tempo cirúrgico, pois pode haver piora da audição sensorioneural após a exérese da lesão do osso temporal.

Na surdez sensorioneural profunda unilateral (SSD) o sistema CROS com dispositivos de amplificação por via aérea é alternativa à PAAO.

O paciente e/ou familiares devem ter consciência da possibilidade de terapia fonoaudiológica reabilitadora, através de treinamento auditivo.

PERDAS AUDITIVAS PERMANENTES CONDUTIVAS OU MISTAS BILATERAIS E SIMÉTRICAS

Adulto e Adolescente (Acima de 10 Anos de Idade)

- Média dos limiares por condução óssea nas frequências de 0,5, 1, 2 e 3 kHz até 65 dB, com gap médio das frequências de 0,5, 1, 2 e 3 kHz maior ou igual a 15 dB, em ambas as orelhas.
- Impossibilidade de adaptação de AASI bilateralmente por condução aérea, por condições anatômicas e/ou clínicas.
- A diferença entre as médias dos limiares por condução óssea de 0,5, 1, 2 e 3 kHz não deve exceder a 10 dB e deve ser menor que 15 dB em todas as frequências isoladas.
- Índice de reconhecimento de fala por condução aérea, em conjunto aberto, superior a 60% para monossílabos.

Para adultos e adolescentes, a indicação pode ser uni ou bilateral, e a cirurgia pode ocorrer de forma simultânea ou sequencial, a depender dos resultados do teste com o sistema de fixação pré-operatório e contribuição da prótese bilateral.

Criança (Abaixo de 10 Anos de Idade)

- Impossibilidade de adaptação do AASI bilateralmente por condução aérea, por condições anatômicas e/ou clínicas.
- Média dos limiares por condução óssea nas frequências de 0,5, 1, 2 e 3 kHz até 65 dB, com gap médio das frequências de 0,5, 1, 2 e 3 kHz maior ou igual a 15 dB, em ambas as orelhas.
- A diferença entre as médias dos limiares por condução óssea de 0,5, 1, 2 e 3 kHz não deve exceder a 10 dB e deve ser menor que 15 dB em todas as frequências isoladas.
- Avaliação da percepção auditiva da fala com testes de acordo com a faixa etária.

A indicação da prótese ancorada no osso em crianças deve ser, preferencialmente, bilateral, simultânea ou sequencial, ao considerar a importância da audição binaural no desenvolvimento das habilidades auditivas e consequentemente na aquisição da linguagem oral. Nas crianças com menos de 5 anos, enquanto não é possível realizar a cirurgia para a colocação da prótese auditiva ancorada no osso, está indicada a adaptação do(s) áudio(s)processador(es) posicionado(s) por meio de sistema de fixação pré-operatório.

PERDAS AUDITIVAS PERMANENTES CONDUTIVAS OU MISTAS UNILATERAIS

Adulto e Adolescente (Acima de 10 Anos de Idade)

- Média dos limiares por condução óssea nas frequências de 0,5, 1, 2 e 3 kHz até 65 dB, com gap médio das frequências de 0,5, 1, 2 e 3 kHz maior ou igual a 15 dB.
- Impossibilidade de adaptação de AASI por condução aérea, por condições anatômicas e/ou clínicas.
- Índice de reconhecimento de fala por condução aérea, em conjunto aberto, maior que 60% para monossílabos.

Criança (Abaixo de 10 Anos de Idade)

- Impossibilidade de adaptação do AASI por condução aérea, por condições anatômicas e/ou clínicas.
- Média dos limiares por condução óssea nas frequências de 0,5, 1, 2 e 3 kHz até 65 dB, com *gap* médio das frequências de 0,5, 1, 2 e 3 kHz maior ou igual a 15 dB, em ambas as orelhas.
- Avaliação da percepção auditiva da fala com testes de acordo com a faixa etária.

PERDAS AUDITIVAS PERMANENTES CONDUTIVAS OU MISTAS BILATERAIS E ASSIMÉTRICAS

Adulto e Adolescente (Acima de 10 Anos de Idade)

A indicação da prótese ancorada bilateral em adultos com perdas assimétricas dependerá da avaliação clínica e audiológica da equipe interdisciplinar. Quando indicada prótese bilateral, a cirurgia deve ser preferencialmente sequencial, a fim de avaliar por meio do sistema de fixação pré-operatório, a existência de interferência negativa das entradas diferentes oferecidas pelas duas próteses, assim como, a contribuição da prótese ancorada no osso bilateral no desempenho auditivo do paciente.

Criança (Abaixo de 10 Anos de Idade)

A indicação da prótese ancorada no osso em crianças deve ser preferencialmente bilateral, simultânea ou sequencial, de acordo com o desempenho nos testes pré-operatórios, ao considerar a importância da audição binaural no desenvolvimento das habilidades auditivas e, consequentemente, na aquisição da linguagem oral. O desempenho deve ser avaliado durante o teste com sistema de fixação pré-operatório comprovado mediante avaliação fonoaudiológica da linguagem oral e testes específicos de percepção auditiva da fala. Nas crianças com menos de 5 anos, enquanto não é possível realizar a cirurgia para a colocação da prótese auditiva ancorada no osso, está indicada a adaptação do áudio processador posicionado por meio do sistema de fixação pré-operatória.

Pacientes que não apresentem impedimentos anatômicos para usar o aparelho de amplificação sonora (AASI) por via área, mas que apresentem perda condutiva ou mista, uni ou bilateral e GAP maior do que 30 dBNA, poderão apresentar melhor percepção de fala com um dispositivo osseoancorado. Isso porque esse dispositivo, ao considerar os limiares de condução óssea, no caso, mais preservados em relação aos limiares aéreos, terá que amplificar menos o som em comparação ao aparelho convencional, proporcionando menos distorção e consequente melhor qualidade sonora. Apesar de existirem evidências que apontem isso, é importante que, nesses casos, o paciente realize um teste comparativo de benefício entre o AAS e o sistema osseoancorado.

BIBLIOGRAFIAS

1. Bento RF, Brito Neto RV, Miniti A, Sanchez TG. The transmastoid retrolabyrinthine approach in vestibular schwannoma surgery. Otolaryngol Head Neck Surg. 2002;127:437-41.
2. Brackmann DE, Hitselberger WE, Nelson RA et al. Auditory brainstem implant: issues in surgical implantation. Otolaryngol Head Neck Surg. 1993;108:624-33.
3. Colletti V, Fiorino FG, Carner M, Miorelli V, Guida M, Colletti L. Auditory brainstein implant as a salvage treatment after unsuccessful cochlear implantation. Otology and Neurotology 2004;25:485-96.
4. Brito R, Bento RF, Yasuda A, Ribas GC, Rodrigues AJ Jr. Referências anatômicas na cirurgia do implante auditivo de tronco cerebral. Rev Bras Otorrinolaringol. 2005;71(3):282-6.
5. Brito R, Monteiro TA, Tsuji RK, Gomez MQT, Pinna MH, Goffi-Gomez MVS, Brito R. Retrolabyrinthine approach for surgical placement of auditory brainstem implant in children. Acta Otolaryngol. 2012;132:462-6.
6. De Brito R, Bittencourt AG, Goffi-Gomez MV, Magalhães AT, Samuel P, Tsuji RK, Bento RF. Cochlear implants and bacterial meningitis: A speech recognition study in paired samples. Int. Arch. Otorhinolaryngol. 2013;17 (1):57.
7. Goffi-Gomez MV, Magalhães AT, Brito Neto R, Tsuji RK, Gomes Mde Q, Bento RF. Auditory brainstem implant outcomes and MAP parameters: report of experiences in adults and children. Int J Pediatr Otorhinolaryngol. 2012 Feb;76(2):257-64.
8. Malerbi AFDS, Goffi-Gomez MVS, Tsuji RK, Gomes MQT, Brito Neto R, Bento RF. Auditory brainstem implant in postmeningitis totally ossified cochleae. Acta Otolaryngol. 2018;138(8):722-6.
9. Sollmann WP, Laszig R, Marangos N. Surgical experiences in 58 cases using the Nucleus 22 multichannel auditory brainstem implant. J Laryngol Otol Suppl. 2000;(27):23-6.
10. Friedman RA (ed.). Lateral skull base surgery. The house clinic atlas. (CIDADE?): Thieme; 2012.
11. Bento RF, Tsuji RK, Fonseca AC, Alves RD. Use of an osteoplastic flap for the prevention of mastoidectomy retroauricular defects. Int Arch Otorhinolaryngol. 2017;21(2):151-5.
12. Nevison B. A guide to the positioning of Brainstem Implants using intraoperative electrical auditory brainstem responses. Adv. Otorhinolaryngol. 2006;64:154-66.
13. Nevison B, Laszig R, Sollmann W-P, Lenarz T, Sterkers O, Rmasden R et al. Results from a European Clinical Investigation of the Nucleus® Multichannel Auditory Brainstem Implant. Ear Hear. 2002;23:170-83.
14. Colletti L. Beneficial auditory and cognitive effects of auditory brainstem implantation in children. Acta Otolaryngol. 2007 Sep;127(9):943-6.
15. Colletti V, Carner M, Miorelli V, Guida M, Colletti L, Fiorino F. Auditory Brainstem Implant (ABI): new frontiers in adults and children. Otolaryngol Head Neck Surg. 2005;133:126-38.
16. Fernandes NF, Goffi-Gomez MV, Magalhães AT, Tsuji RK, De Brito RV, Bento RF. Satisfaction and quality of life in users of auditory brainstem implant. Satisfação e qualidade de vida em usuários de implante auditivo de tronco cerebral. Codas. 2017;29(2):e20160059.
17. Fernandes NF, de Queiroz Teles Gomes M, Tsuji RK, Bento RF, Goffi-Gomez MVS. Auditory and language skills in children with auditory brainstem implants [published online ahead of print, 2020 Mar 16]. Int J Pediatr Otorhinolaryngol. 2020;132:110010.

Seção III IMPLANTE AUDITIVO DE TRONCO CEREBRAL

Ricardo Ferreira Bento ▪ *Fayez Bahmad Jr.* ▪ *Luiz Rodolpho Penna Lima Jr.*
Maria Valéria Goffi Gomes ▪ *Paula Tardim Lopes*

JUSTIFICATIVA

O implante auditivo de tronco encefálico (ABI) é uma opção para a reabilitação auditiva e está indicado para pacientes com perda auditiva neurossensorial severa a profunda quando há impossibilidade de realização do implante coclear por tumores em ambos os nervos auditivos, agenesia bilateral de nervo coclear, ou alteração anatômica que impossibilite a inserção do eletrodo como ocorre na surdez por meningite com a ossificação coclear total bilateral.

Este capítulo pretende apresentar uma visão geral sobre as indicações do implante auditivo de tronco encefálico, a descrição da técnica cirúrgica utilizando a via retrolabiríntica proposta pela primeira vez por Bento *et al.*[1] para esta finalidade, com detalhes da anatomia, das principais complicações e os nossos resultados obtidos.

HISTÓRICO

A primeira cirurgia de implante auditivo de tronco cerebral (ABI) foi realizada em 1979 pelos Dr. William F. House e William Hitselberger no House Ear Institute em Los Angeles, EUA. O ABI foi implantado em pacientes com neurofibromatose tipo 2, concomitante à cirurgia para a remoção do tumor.[2]

Em 2001, Colletti *et al.* usaram o via retrossigmóidea clássica em duas crianças com aplasia do nervo coclear e malformações cocleares graves bilaterais para a inserção do implante de tronco encefálico.[3] Esta via cirúrgica foi estendida por Bento *et al.* para a remoção de um neurinoma do acústico grau II, e vem sendo até hoje utilizada para a remoção de outros tumores nesta topografia em pacientes com preservação residual auditiva.[4] Em 2005, foi usada nas cirurgias de colocação do implante auditivo de tronco encefálico.[5]

Em 2012, Bento *et al.* descreveram os principais marcos anatômicos da via de acesso retrolabiríntico, para a colocação do implante de tronco cerebral em cócleas ossificadas.[5] Em 2008, o mesmo grupo realizou o primeiro implante de tronco cerebral em uma criança com agenesia bilateral do nervo coclear usando o acesso retrolabiríntico e, desde então, tem sido a principal via escolhida por esta equipe para esta cirurgia.[6,7] Em 2017, Bento *et al.* também apresentaram resultados semelhantes aos obtidos por abordagens translabiríntica e retrossigmóidea e no caso do resultado do implante de ABI em pacientes com surdez por meningite e ossificação coclear total bilateral e apontaram melhora significativa nos limiares audiométricos em 80% dos pacientes operados, sem observar complicações associadas à via de acesso retrolabiríntica ampliada.[8]

Atualmente, os neurocirurgiões utilizam a abordagem retrossigmóidea para a cirurgia de implante auditivo de tronco encefálico em sua maioria, mas eles, assim como os otologistas têm se interessado em aprender esta técnica que se expande para a exérese de neurinoma em mesmo tempo cirúrgico ou a combinação entre as vias translabiríntica e retrossigmóidea em casos de tumores grandes.[9]

Outras vantagens desta via retrolabiríntica são a retração mínima do cerebelo, a pequena abertura da dura-máter, menor chance de fístula liquórica e lesão de vasos sanguíneos. Geralmente o paciente se recupera em período pós-operatório mais curto em unidade de terapia intensiva e não há necessidade de colocação de dispositivos de drenagem liquórica, como a derivação lombar externa neste período.

REFERENCIAIS ANATÔMICOS

O forame de Luschka é um parâmetro anatômico importante para a inserção da placa de eletrodos. Ele se projeta no ângulo pontocerebelar na borda lateral do sulco pontomedular.

Está localizado dorsalmente à junção dos nervos glossofaríngeo e vago com o tronco encefálico e diretamente posteroinferior à junção dos nervos facial e vestibulococlear. As junções dos nervos acessório e hipoglosso com o tronco cerebral são anteroinferior ao forame. O flóculo cerebelar projeta-se no ângulo pontocerebelar diretamente superior ao forame e parte do plexo coroide se insinua no forame de Luschka por trás dos nervos glossofaríngeo e vago (Fig. 20-26).[10]

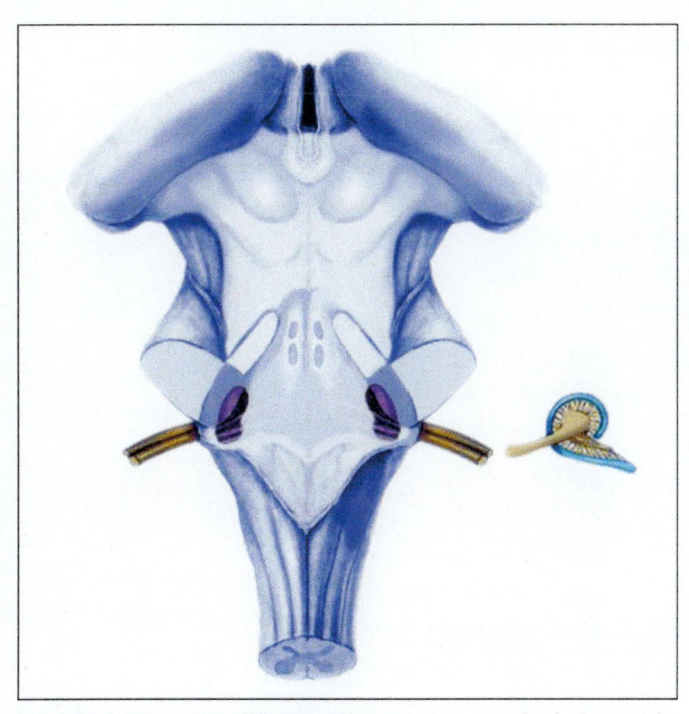

Fig. 20-26. Tronco encefálico com destaque à topografia do forame de Luschka, onde estão os núcleos cocleares dorsal e ventral em cor roxa.

TÉCNICA CIRÚRGICA

O paciente é submetido à anestesia geral (sem o uso de droga relaxante muscular para permitir a adequada monitorização dos nervos cranianos VII, IX, X e XI durante o procedimento). Ele é mantido em decúbito dorsal, com a cabeça virada com o lado da orelha destinada ao procedimento voltada para cima. Utilizando um microscópio cirúrgico, é realizada a mastoidectomia simples, que se inicia com a confecção de um retalho osteomusculoperiosteal na cortical da mastoide, que será utilizado para posterior fechamento da cavidade a fim de assegurar melhor qualidade estética da ferida operatória e reduzir as chances de fístula liquórica (Fig. 20-27).[11]

São identificados os parâmetros anatômicos: canais semicirculares lateral e posterior, o canal do nervo facial até a ponta da mastoide, por onde a sua porção vertical sai pelo forame estilomastóideo e bulbo da jugular. Além de esqueletizar o canal semicircular posterior, o seio sigmoide, a dura-máter da fossa média, o bulbo da jugular, o espaço ósseo retrolabiríntico deve ser brocado até o limite do canal semicircular posterior e exposição da dura-máter da fossa posterior.

Uma vez exposta a dura-máter da fossa posterior de todo o espaço retrolabiríntico até o limite inferior onde está o bulbo da jugular, a dura máter é incisada logo antes do seio sigmoide, o espaço subaracnóideo é aberto e, da cisterna pré-pontina, é esvaziada uma quantidade de liquor que possibilite a visualização dos nervos cranianos inferiores (IX, X e XI) e do tronco encefálico (Fig. 20-28).

Em poucos casos quando não houver boa exposição dos nervos cranianos, o cirurgião necessita brocar o canal semicircular posterior e algumas vezes abrir o labirinto membranoso e obliterar as suas cruras. Uma pequena parte do cerebelo é exposta e a retração mínima se faz necessária para visualizar as raízes nervosas existentes no ângulo pontocerebelar.

O complexo do núcleo coclear, composto pelos núcleos ventral e dorsal, é o local procurado para a colocação da placa de eletrodos do implante. O núcleo coclear ventral é o principal núcleo de transmissão de impulso neural do VIII par e os seus axônios compõem a principal via ascendente do nervo coclear. Tanto o núcleo ventral quanto o dorsal não são visíveis durante a cirurgia e sua localização depende da identificação de estruturas anatômicas adjacentes. O núcleo dorsal está localizado superior ao recesso lateral do quarto ventrículo, enquanto o núcleo ventral é coberto pelo pedúnculo cerebelar, eles são identificados como uma saliência maior. Entre a saída dos nervos facial (VII) e glossofaríngeo (IX) está o recesso lateral ou forame de Luschka, medial à emergência do nervo IX no tronco cerebral. O forame de Luschka, ou recesso lateral, porta de entrada do quarto ventrículo, é recoberto pelo plexo coroide junto ao flóculo cerebelar, e representa o alvo para a inserção da placa de eletrodos do Implante auditivo de tronco encefálico. Um dos pontos de referência mais importantes usados para identificar a área dos núcleos do nervo coclear é a identificação do IX par craniano, porque o complexo do núcleo coclear é mais proeminente à medida que o nervo VIII (vestibulococlear) se aproxima na direção do IX par.

O plexo coroide, que se projeta a partir do recesso lateral (forame de Luschka) e sobrejacente ao complexo do núcleo coclear, é deslocado para permitir que o posicionamento da placa de eletrodos seja mais próximo aos núcleos desse nervo, mesmo que não seja possível sua visualização direta. O posicionamento do recesso lateral tende a se manter estável por conta da limitação do seu espaço (Figs. 20-29 e 20-30).

A abertura do recesso lateral ou forame de Luschka é confirmada pela saída de líquido cefalorraquidiano e a posição correta do eletrodo é identificada com a realização da avaliação do potencial evocado de tronco cerebral intraoperatório. A importância do posicionamento correto do eletrodo visa além de melhores resultados auditivos, minimizar a estimulação dos pares cranianos adjacentes e as consequentes sensações extra-auditivas.

O tamanho aproximado da superfície do núcleo coclear praticamente coincide com as dimensões da placa de eletrodos do ABI (8,5 × 3 mm nos implantes da Cochlear e 5,5 × 3 mm nos implantes da MED EL), mas diferentemente da cirurgia do implante coclear, não há estruturas sólidas que possam direcionar o cirurgião na posição exata desejável para os eletrodos.[12] Entretanto, durante a cirurgia é possível a colaboração da pesquisa dos potenciais evocados auditivos eletricamente evocados para adicionar informações sobre a posição dos eletrodos para o cirurgião.

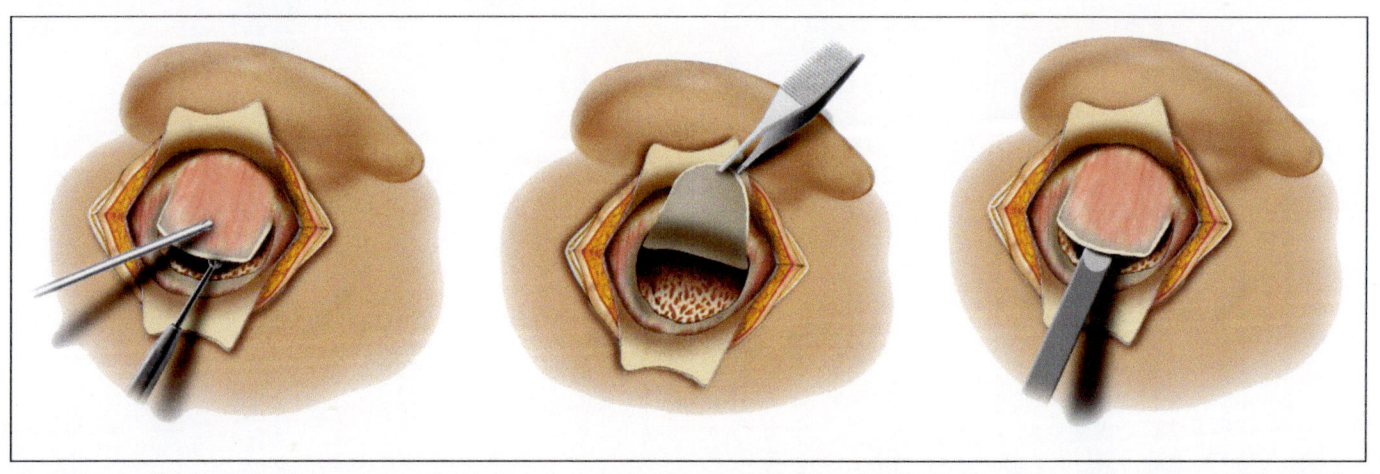

Fig. 20-27. Confecção do retalho osteomuscular pediculado anteriormente na cortical da mastoide, para seu posterior fechamento ao término da cirurgia.

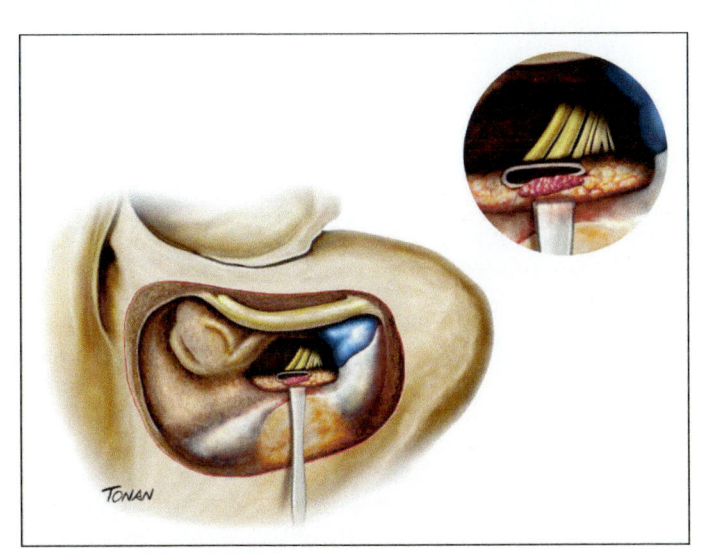

Fig. 20-28. Identificação do canal posterior, seio sigmoide e bulbo da jugular, como principais marcos anatômicos para expor o campo cirúrgico. A dura-máter da fossa posterior é exposta entre o canal semicircular posterior e o seio sigmoide e é incisada. O espaço subaracnoide da fossa posterior é acessado, expondo o plexo coroide, na entrada do forame de Luschka e os pares IX, X e XI.

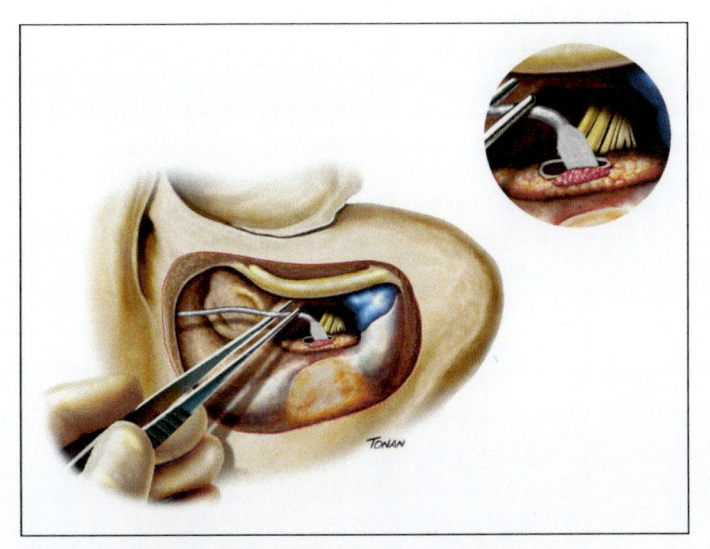

Fig. 20-29. Desenho esquemático da inserção da placa com os eletrodos do implante de tronco pelo forame de Luschka.

A resposta do potencial evocado auditivo evocado pela estimulação elétrica sobre os núcleos cocleares é semelhante à resposta do potencial auditivo evocado por estímulo acústico (Fig. 20-31), mas não contém os componentes correspondentes aos picos das ondas I e II. Consequentemente, as latências dos picos gerados nos núcleos cocleares e no lemnisco lateral são mais curtas. É recomendável que sejam pesquisadas as respostas eletrofisiológicas dos eletrodos da parte lateral da placa, de forma que as extremidades medial e lateral do implante estejam incluídas na avaliação permitindo ao cirurgião a visualização da posição dos eletrodos sobre os núcleos cocleares. Segundo Nevison,[12] as respostas do ABR elétrico ao estimular diretamente os núcleos cocleares são esperadas entre 0,6 ms (embora raramente presente por ser a resposta do próprio núcleo coclear) e última onda, provavelmente relativa ao potencial do corpo geniculado medial, esperada em 3,4 a 4 ms.

Ao final, após a colocação do eletrodo, o defeito dural é reparado usando um enxerto de fáscia temporal e cola de fibrina. A cavidade mastóidea é obliterada com enxerto de gordura livre retirado da parede abdominal anterior, da fossa ilíaca esquerda (Fig. 20-32).

O retalho osteomusculoperiosteal pediculado anteriormente é fechado; primeiro o periósteo, seguido da sutura muscular com fio absorvível 3.0, e a pele, com fio não absorvível 4.0. Um curativo compressivo é aplicado sobre a orelha e mantido por 3 dias. No pós-operatório imediato, dentre das primeiras 24 horas, é realizado exame tomográfico para evidenciar o posicionamento da placa de eletrodos e eventuais sinais de complicações intracranianas (Fig. 20-33).

CUIDADO PÓS-OPERATÓRIO

As complicações mais prováveis que devem ser evitadas são fístula liquórica, sangramento pós-operatório, meningite, síndrome de hipertensão intracraniana cerebelar. Preocupados com elas, o primeiro dia de recuperação pós-cirúrgica se faz monitorizado em leito de terapia intensiva. Alguns cuidados pós-operatórios são adicionados, como a manutenção do repouso absoluto por 72 horas, curativo compressivo, dieta laxativa e progressão para repouso relativo por mais 2 dias, o que permite ao paciente deambular para ir ao banheiro enquanto repousa em leito com a cabeceira elevada em 30 graus. Antibióticos intravenosos como a cefalosporina de terceira geração são usados 2 g a cada 12 horas como profilaxia pós-cirúrgica de infecção em sistema nervoso central. Além

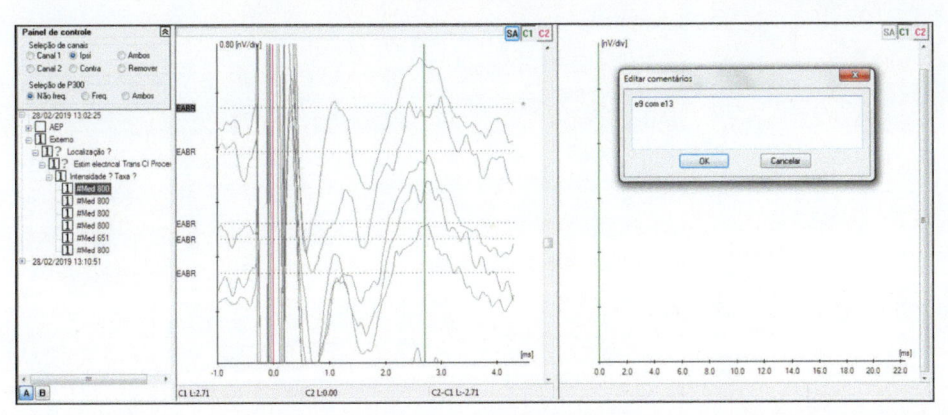

Fig. 20-30. Exemplo do traçado do eABR (potencial evocado auditivo de tronco cerebral evocado com estímulo elétrico diretamente dos eletrodos do ABI). No exemplo é possível ver a reprodutibilidade da primeira onda com latências por volta de 1,2 ms e da segunda onda por volta de 2,8 ms.

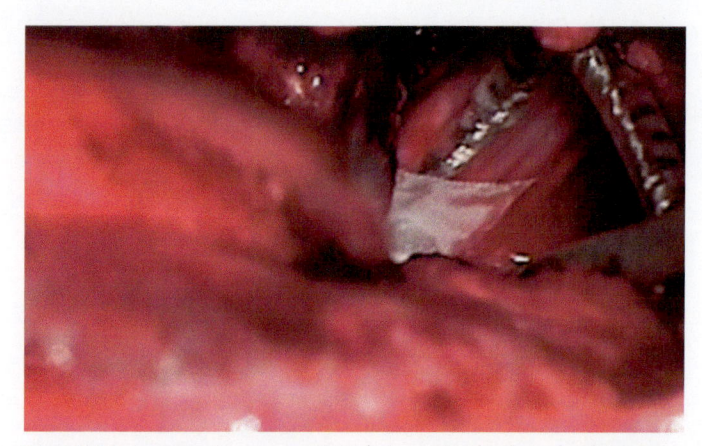

Fig. 20-31. Imagem intraoperatória da inserção da placa de eletrodos pelo forame de Luschka, junto aos pares cranianos IX, X e X.

disso, os corticoides são usados para reduzir a resposta inflamatória ao trauma causado pela cirurgia e os medicamentos antivertiginosos quando necessários, são usados durante os primeiros dias e para reduzir a sintomas causados por manipulação do nervo vestibular.

RESULTADOS AUDITIVOS

Mais de 90% dos pacientes com ABI apresentam algum tipo de sensação extra-auditiva durante a testagem psicofísica da programação do processador de fala.[13] O objetivo da programação do processador de fala é dar ao paciente um mapa que o estimule somente auditivamente. Isto é alcançado com a desativação daqueles eletrodos que não estejam sobre os núcleos cocleares e que geram somente efeitos colaterais. O número de eletrodos que eliciam sensação auditiva pode variar entre zero e todos os eletrodos disponíveis, a depender da área que o implante ocupa no núcleo coclear.

A maioria dos pacientes beneficia-se do equipamento pelo aumento de atenção ao som e pela melhora na leitura orofacial.[13] Pelo fato de que a estimulação dos núcleos cocleares é difusa e não tem uma distribuição tonotópica na superfície, de que alguns eletrodos precisam ser desativados, entre outros fatores, o desempenho esperado e alcançado com o ABI é inferior àquele alcançado por pessoas com o implante coclear. Embora a literatura mencione que crianças e pacientes com surdez de origem não tumoral, com agenesia de nervo ou cócleas ossificadas, os resultados audiológicos do ABI parecem superar aqueles de pacientes com NFII,[14] nossa experiência mostra o inverso. Os usuários de ABI que têm reconhecimento de fala em apresentação aberta têm surdez por NF II.[7] Colletti *et al.*[15] referiram que o reconhecimento de fala pela via somente auditiva em pacientes sem tumor varia entre 10 e 100% com média de 63%, enquanto pacientes com NFII têm resultados entre 5 e 35%, com média de 12%. Em nossa casuística, mesmo após 3 anos do ABI, a maioria das crianças e dos adultos alcançaram somente reconhecimento de palavras em conjunto fechado.[7,16,17]

A reabilitação fonoaudiológica é fundamental e deve enfatizar todas as habilidades auditivas, com ênfase na percepção de aspectos suprassegmentais da fala e, em alguns casos, pode ousar a percepção de aspectos segmentares da fala. O uso da via auditiva complementando a leitura orofacial deve ser estimulado, enfatizando a contribuição das pistas acústicas que não são passíveis de reconhecimento somente por via visual, como por exemplo, o modo articulatório, o ponto articulatório dos fonemas posteriores, a entonação e a prosódia.

Perceber sons pelo implante de tronco seria como escutar uma nova língua ou como aprender um novo código. O implante de tronco pode não devolver a percepção de fala em apresentação aberta, mas pode ajudar a reintegrar o indivíduo ao mundo sonoro.

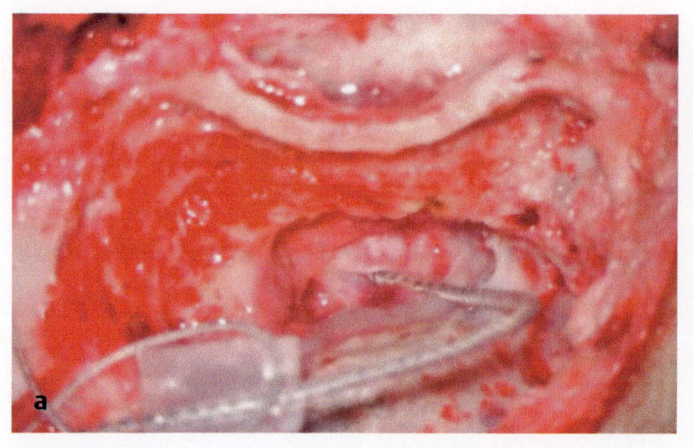

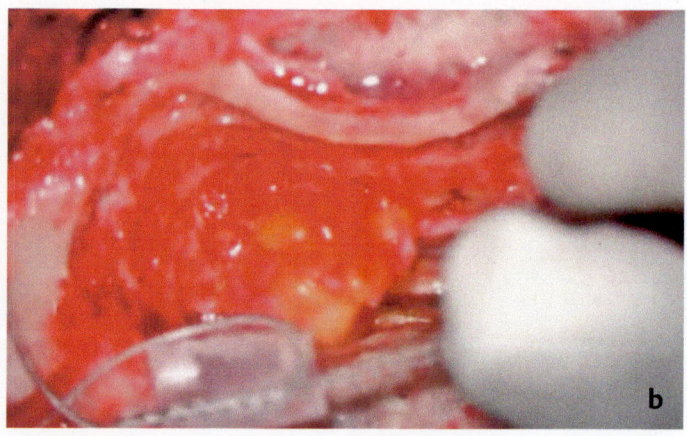

Fig. 20-32. (**a**) Imagem intraoperatória do feixe de eletrodos já posicionado com defeito da dura-máter da fossa posterior fechado com fragmento de fáscia do músculo temporal. (**b**) Imagem intraoperatória do fechamento da cavidade mastóidea, preenchida por fragmento de gordura abdominal extraído da fossa ilíaca esquerda.

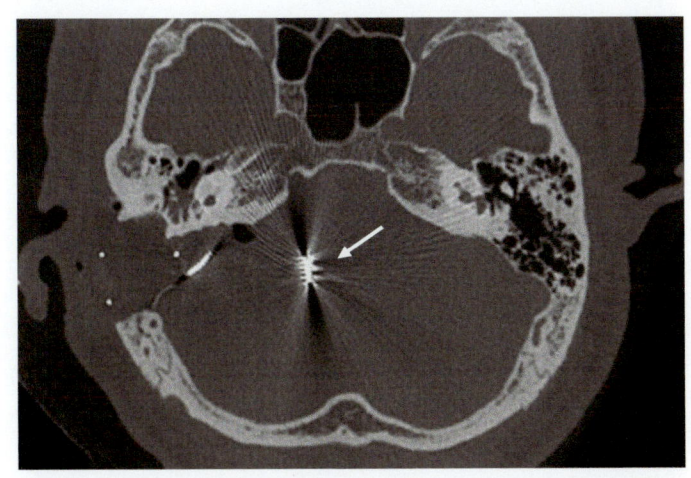

Fig. 20-33. Tomografia computadorizada do osso temporal, janela óssea, corte axial. Seta: Placa de eletrodos do implante visualizada em região do tronco encefálico à direita.

REFERÊNCIAS BIBLIOGRÁFICAS

1. Bento RF, Brito Neto RV, Miniti A, Sanchez TG. The transmastoid retrolabyrinthine approach in vestibular schwannoma surgery. Otolaryngol Head Neck Surg. 2002;127:437-41.
2. Brackmann DE, Hitselberger WE, Nelson RA, et al. Auditory brainstem implant: issues in surgical implantation. Otolaryngol Head Neck Surg. 1993;108:624-33.
3. Colletti V, Fiorino FG, Carner M, et al. Auditory brainstein implant as a salvage treatment after unsuccessful cochlear implantation. Otology and Neurotology. 2004;25:485-96.
4. Brito R, Bento RF, Yasuda A et al. Referências anatômicas na cirurgia do implante auditivo de tronco cerebral. Rev Bras Otorrinolaringol. 2005;71(3):282-6.
5. Brito R, Monteiro TA, Tsuji RK, et al. Retrolabyrinthine approach for surgical placement of auditory brainstem implant in children. Acta Otolaryngol. 2012;132:462-6.
6. De Brito R, Bittencourt AG, Goffi-Gomez MV, et al. Cochlear implants and bacterial meningitis: A speech recognition study in paired samples. Int. Arch. Otorhinolaryngol. 2013;17(1):57.
7. Goffi-Gomez MV, Magalhães AT, Brito Neto R, et al. Auditory brainstem implant outcomes and MAP parameters: report of experiences in adults and children. Int J Pediatr Otorhinolaryngol. 2012;76(2):257-64.
8. Malerbi AFDS, Goffi-Gomez MVS, Tsuji RK, et al. Auditory brainstem implant in postmeningitis totally ossified cochleae. Acta Otolaryngol. 2018;138(8):722-6.
9. Sollmann WP, Laszig R, Marangos N. Surgical experiences in 58 cases using the Nucleus 22 multichannel auditory brainstem implant. J Laryngol Otol Suppl. 2000;(27):23-6.
10. Friedman RA (Ed.). Lateral skull base surgery. The house clinic atlas. (CIDADE?): Thieme; 2012.
11. Bento RF, Tsuji RK, Fonseca AC, Alves RD. Use of an osteoplastic flap for the prevention of mastoidectomy retroauricular defects. Int Arch Otorhinolaryngol. 2017;21(2):151-5.
12. Nevison BA. Guide to the positioning of brainstem implants using intraoperative electrical auditory brainstem responses. Adv. Otorhinolaryngol. 2006;64:154-66.
13. Nevison B, Laszig R, Sollmann WP, et al. Results from a European Clinical Investigation of the Nucleus® Multichannel Auditory Brainstem Implant. Ear Hear. 2002;23:170-83.
14. Colletti L. Beneficial auditory and cognitive effects of auditory brainstem implantation in children. Acta Otolaryngol. 2007;127(9):943-6.
15. Colletti V, Carner M, Miorelli V, et al. Auditory Brainstem Implant (ABI): New Frontiers in Adults and Children. Otolaryngol Head Neck Surg. 2005;133:126-38.
16. Fernandes NF, Goffi-Gomez MV, Magalhães AT, et al. Satisfaction and quality of life in users of auditory brainstem implant. Satisfação e qualidade de vida em usuários de implante auditivo de tronco cerebral. Codas. 2017;29(2):e20160059.
17. Fernandes NF, Queiroz TGM, Tsuji RK, et al. Auditory and language skills in children with auditory brainstem implants [published online ahead of print, 2020 Mar 16]. Int J Pediatr Otorhinolaryngol. 2020;132:110010.

ÍNDICE REMISSIVO

Entradas acompanhadas por um *f* em itálico indicam figuras.

A

Abertura
  da dura, 38, 164
  da dura-máter, 169
    do CAI, 169
  do plano esfenoidal, 40
  do tubérculo, 40
    da sela, 40
  quadrangular, 39*f*
    da dura-máter, 39*f*
  selar, 32
ABI (Implante Auditivo de Tronco Cerebral), 263-267
  cuidado pós-operatório, 265
  histórico, 263
  justificativa, 263
  referências anatômicas, 263
  resultados auditivos, 266
  técnica cirúrgica, 264
Abordagem
  a tumores do clivo, 113-116
    anatomia, 113
      preparação para cirurgia, 114
      vias de acesso, 113
    justificativa, 113
  das patologias, 225-229
    do saco endolinfático, 225-229
  do AJ, 99-112
    considerações anatômicas, 99
    indicações, 99
    justificativa, 99
    tratamento cirúrgico, 100
Abordagem Transnasal
  a lesões, 61-97
    de fossa anterior, 61-97
      acesso transcribriforme, 69
        casos demonstrativos, 75-85
        técnica de reconstrução, 72
      acesso *transplanum*, 85
        casos demonstrativos, 88-97
      anatomia cirúrgica, 61
      indicações, 61
      justificativa, 61
    de goteira olfatória, 61-97
      acesso transcribriforme, 69
        casos demonstrativos, 75-85
        técnica de reconstrução, 72
      acesso *transplanum*, 85
        casos demonstrativos, 88-97
      anatomia cirúrgica, 61
      indicações, 61
      justificativa, 61
Abscesso
  no AP, 202
Acesso(s)
  à base do crânio, 24*f*
    divisão anatômica dos, 24*f*
  a fossa infratemporal, 175-193
    ACI, 190-193
      intrapetrosa, 190-193
    Fisch tipo A, 185-189
    petrosectomia subtotal, 175-183
  ao quiasma, 40
  ao SC, 58
    anterolateral, 59
    anteromedial, 59
    inferior, 59
    medial, 58
  cirúrgicos, 30, 135-173
    ao AP, 201-207
      abordagem cirúrgica, 202
      abscesso, 202
      anatomia, 201
      colesteatoma, 202
      efusão, 202
      endoscópico transesfenoidal, 203
      epidermoide, 202
      granuloma de colesterol, 202
      infracoclear, 202
      infralabiríntico, 202
      justificativa, 201
      mucocele, 202
      petrosite, 202
      principais lesões, 201
      topografia, 201
      transcoclear, 203
      translabiríntico, 203
      transótico, 203
      via fossa média, 202
    ao APC, 135-173
      por fossa craniana média, 135-139
        para schwannoma vestibular, 135-139
      retrolabiríntico, 151-153
      retrossigmóideo, 155-160
      transcanal transpromontório endoscópico, 166-173
        ao CAI, 166-173
      transcoclear, 161-164
      translabiríntico, 140-150
        para base lateral do crânio, 140-150
      transótico, 161-164

ÍNDICE REMISSIVO

na ATE das lesões selares, 30
    aumento da septectomia posterior, 30
    binarinário, 30
    transceptal, 30, 33f
com flap de resgate, 9-12
  e preservação funcional total, 9-12
    indicação, 9
    justificativa, 9
de Weber-Ferguson, 108f
intracraniano, 188
peculiaridades dos, 22
  à região selar, 24
  transclivais, 27
  transcribriforme, 22
  transplano, 24
  transtubérculo, 24
ressecção, 195-198
  do osso temporal, 195-198
suprasselar, 48
  na ATE, 48
    das lesões suprasselares, 48
transcribriforme, 69
  casos demonstrativos, 75
    carcinoma, 83
    displasia óssea, 75, 77
    estesioneuroblastoma, 79, 81
  indicações, 69
  princípios básicos, 70
transplanum, 85
  casos demonstrativos, 88
    acesso transcribriforme e, 94
    craniofaringiomas, 88-93
    meningioma, 95
  princípios básicos, 85
  técnica de reconstrução, 85
Acesso Transnasal
  aos tumores da nasofaringe, 119-130
    anatomia cirúrgica, 119
    aplicação prática, 123
    complicações, 130
    cuidados pós-operatórios, 130
    indicações, 119
    justificativa, 119
    revisão de literatura, 119
    técnica cirúrgica, 120
      nasofaringectomia transpterigóidea, 120
      tipo 3, 120
  binarinário, 3-8
    ao seio esfenoidal, 3-8
      anatomia do, 4
      avaliação perioperatória, 3
      complicações, 8
      direto, 7
      indicações, 4
      justificativa, 3
      técnica cirúrgica, 6
      transeptal, 7
ACI (Artéria Carótida Interna), 6f, 55
  intrapetrosa, 190-193
    manejo em base lateral do crânio, 190-193
      intraoperatório, 193
      justificativa, 190
      não ressecabilidade, 193
        critério de, 193
        limite de, 193
      no pré-operatório, 191
      propedêutica armada, 190

    vascularização da, 101f
      AJ com, 101f
Adenoma, 29-43
  ATE no, 29
    acessos cirúrgicos, 30
    justificativa, 29
    técnica cirúrgica, 32
  de hipófise, 55f
  hipofisário, 29f
    diferentes formas de, 29f
AEE (Acesso Endoscópico Endonasal), 55
AJ (Angiofibroma Juvenil)
  abordagem do, 99-112
    considerações anatômicas, 99
    indicações, 99
    justificativa, 99
    tratamento cirúrgico, 100
  acesso, 108f
    de Weber-Ferguson, 108f
  com participação da vascularização, 101f
    da carótida interna, 101f
  exérese de, 105f
    sequência da, 105f
Ancoramento
  no osso, 254-262
    próteses de, 254-262
      indicações de, 254-262
Antrostomia
  direita, 101f
    ampla, 101f
AP (Ápide Petroso)
  acesso cirúrgico ao, 201-207
    abordagem cirúrgica do, 202
    abscesso, 202
    anatomia, 201
    colesteatoma, 202
    efusão, 202
    endoscópico transesfenoidal, 203
    epidermoide, 202
    granuloma de colesterol, 202
    infracoclear, 202
    infralabiríntico, 202
    justificativa, 201
    mucocele, 202
    petrosite, 202
    principais lesões do, 201
    topografia, 201
    transcoclear, 203
    translabiríntico, 203
    transótico, 203
    via fossa média, 202
APC (Ângulo Pontocerebelar)
  acesso cirúrgico para, 135-173
    por fossa craniana média, 135-139
      para schwannoma vestibular, 135-139
    retrolabiríntico, 151-153
      anatomia cirúrgica, 151
      cuidados pós-operatórios, 153
      indicações, 151
      justificativa, 151
      técnica cirúrgica, 151
    retrossigmóideo, 155-160
      complicações, 160
      indicações, 155
      justificativa, 155
      pontos-chave anatômicos, 155
      pós-operatório, 160

técnica cirúrgica, 155
transcanal transpromontório endoscópico, 166-173
  ao CAI, 166-173
transcoclear, 161-164
  anatomia cirúrgica, 161
  histórico, 161
  indicações, 161
  justificativa, 161
  técnica cirúrgica, 162
translabiríntico, 140-150
  para base lateral do crânio, 140-150
transótico, 161-164
  anatomia cirúrgica, 161
  histórico, 161
  indicações, 161
  justificativa, 161
  técnica cirúrgica, 162
exposição do, 157
exposição em direção ao, 163
  anteromedial, 163
Assoalho
  da sela, 26f
    reconstrução do, 26f
      com cartilagem do septo nasal, 26f
ATE (Abordagem Transnasal Endoscópica)
  ao SC, 55-59
    anatomia cirúrgica, 55
    indicações, 55
    justificativa, 55
    técnica cirúrgica, 56
  das lesões, 29-43, 45-53
    selares, 29-43
      acessos cirúrgicos, 30
      adenoma, 29-43
      cisto Rathke, 29-43
      justificativa, 29
      técnica cirúrgica, 32
    suprasselares, 45-53
      anatomia cirúrgica, 45
      indicações, 45
      justificativa, 45
      técnica cirúrgica, 45
  variações anatômicas, 31f
    nasossinusais, 31f
      encontradas, 31f

B
Base
  da pterigoide, 99f
  do crânio, 1-131, 133-267
    cirurgia da, 1-131, 133-267
      anterior, 1-131
      lateral, 133-267
    reconstrução da, 21-28, 41, 42f, 59
      em multicamadas, 21-28
      tipos de, 41
      imagens da, 42f

C
CAE (Conduto Auditivo Externo)
  ampliação do, 167
    canaloplastia, 167
  fechamento do, 176
  oclusão do, 186
CAI (Conduto Auditivo Interno)
  abertura do, 158, 169

acesso ao, 166-173
  transcanal transpromontório, 166-173
    endoscópico, 166-173
  dura-máter do, 169
  esqueletização do, 169
  exposição do, 157
  identificação do, 169
Canal Auditivo
  externo, 162
    dissecção do, 162
      por planos, 162
    fechamento do, 162
Canaloplastia, 167, 171f
Cápsula
  ótica, 180
    lesões na, 180
    petrosectomia subtotal e, 180
Carcinoma
  casos demonstrativos, 83
    transcribriforme, 83
Caso(s) Demonstrativo(s)
  transcribriforme, 75
    displasia óssea, 75, 77
    carcinoma, 83
    estesioneuroblastoma, 79, 81
    transplanum, 85
      acesso transcribiforme e, 94
      craniofaringiomas, 88-93
      meningioma, 95
Cavidade
  nasal, 57
    preparação da, 57
      na ATE do SC, 57
  operatória, 179
    obliteração da, 179
CEC (Carcinoma Espinocelular), 195
Cirurgia
  da base anterior do crânio, 1-131
    abordagem, 99-116
      a tumores do clivo, 113-116
      do AJ, 99-112
    abordagem transnasal a lesões, 61-97
      de fossa anterior, 61-97
      de goteira olfatória, 61-97
    acesso com *flap* de resgate, 9-12
      e preservação funcional total, 9-12
    acesso transnasal, 3-8, 119-130
      aos tumores da nasofaringe, 119-130
      binarinário, 3-8
        ao seio esfenoidal, 3-8
    ATE, 29-43, 45-53, 55-59
      adenoma, 29-43
      ao SC, 55-59
      cisto Rathke, 29-43
      das lesões, 29-43, 45-53
        selares, 29-43
        suprasselares, 45-53
      reconstrução da, 21-28
        em multicamadas, 21-28
      retalho nasosseptal, 13-19
  da base do crânio, 241-267
    reabilitação auditiva na, 241-267
      ABI, 263-267
      implante coclear, 241-253
      PAAO, 254-262
  da base lateral do crânio, 133-267
    acesso, 135-173, 175-193, 201-207
      a fossa infratemporal, 175-193

    ao AP, 201-207
    ao APC, 135-173
  neurectomia vestibular, 231-240
  NF, 209-222
    descompressão do, 209-212
    técnicas de reinervação do, 213-222
  reabilitação auditiva na, 241-267
    ABI, 263-267
    implante coclear, 241-253
    PAAO, 254-262
  ressecção, 195-198
    do osso temporal, 195-198
  saco endolinfático, 225-229
    abordagem das patologias do, 225-229
Cisterna(s)
  abertura de, 22
    fístula liquórica com, 22
    de alto débito, 22
Cisto
  Rathke, 29-43
    ATE no, 29
      acessos cirúrgicos, 30
      justificativa, 29
      técnica cirúrgica, 32
    na *pars intermedia*, 30*f*
Clivo
  meningioma do, 27*f*
    ressecção endoscópica de, 27*f*
      endonasal, 27*f*
  tumores do, 113-116
    abordagem a, 113-116
      anatomia, 113
      justificativa, 113
Cocleotomia, 168
Colesteatoma, 202
Colesterol
  granuloma de, 202
Compartimento
  lateral, 40
    do SC, 40
      tumores com invasão do, 40
Confecção
  do retalho, 7, 32, 57
    nasosseptal, 7, 32, 57
Conteúdo
  intradural, 169
    exploração do, 169
Controle
  de sangramento, 7
    vasoconstrição e, 7
Corredor
  nasossinusal, 120
    criação de, 120
Craniectomia, 11
  selar, 12*f*
    limites de, 12*f*
Crânio
  base do, 41, 42*f*
    reconstrução da, 41, 42*f*
      imagens da, 42*f*
      tipos de, 41
    cirurgia da base do, 1-131, 133-267
      anterior, 1-131
        abordagem, 99-116
          a tumores do clivo, 113-116
          do AJ, 99-112

    abordagem transnasal a lesões, 61-97
      de fossa anterior, 61-97
      de goteira olfatória, 61-97
    acesso com *flap* de resgate, 9-12
      e preservação funcional total, 9-12
    acesso transnasal, 3-8, 119-130
      aos tumores da nasofaringe, 119-130
      binarinário, 3-8
    ATE, 29-43, 45-53, 55-59
      adenoma, 29-43
      ao SC, 55-59
      cisto Rathke, 29-43
      das lesões selares, 29-43
      das lesões suprasselares, 45-53
    reconstrução em multicamadas, 21-28
    retalho nasosseptal, 13-19
      lateral, 133-267
        acesso, 135-173, 175-193, 201-207
          a fossa infratemporal, 175-193
          ao AP, 201-207
          ao APC, 135-173
        neurectomia vestibular, 231-240
        NF, 209-222
          descompressão do, 209-212
          técnicas de reinervação do, 213-222
        reabilitação auditiva, 241-267
        ressecção do osso temporal, 195-198
        saco endolinfático, 225-229
          abordagem das patologias do, 225-229
Craniofaringioma(s)
  casos demonstrativos, 88-93
  transplanum, 88-93
Craniotomia
  de fossa posterior, 156
  temporal, 136
Crossface Nerve Graft, 218
CTT (Acesso Combinado Transnasal/Transeptal), 56

D

Derivação
  hipoglossofacial, 220
  massetérico-facial, 221
  neural, 218
    contralateral, 218
Descolamento
  do septo nasal, 7
Descompressão
  do NF, 209-212, 215*f*
    anatomia cirúrgica, 209
      na FCM, 209
    complicações do acesso por, 211
      anestesia, 211
      craniotomia, 211
      elevação da dura-máter, 211
      incisão, 211
      posicionamento, 211
      retração do lobo temporal, 212
    indicações, 209
    justificativa, 209
    técnicas cirúrgicas, 211
Displasia
  óssea, 75, 77
    casos demonstrativos, 75, 77
    transcribriforme, 75, 77
Dissecção
  cervical, 186
  do hipotímpano, 168

do SC, 56f
do tumor, 187
em cadáver, 14f-17f
extracanalicular, 159
intracanalicular, 158
nasossinusal, 46
  enxertos, 46
  esfenoetmoidal, 46, 47f
    transetmoidal, 46, 47f
  esfenoidal, 47
    transnasal, 47
  retalhos, 46
por planos, 162
  do canal auditivo, 162
    externo, 162
Doença
de Ménière, 225
  nível de evidência, 225
  TSE, 226
Drenagem
de liquor, 157
Drilagem
do seio esfenoidal, 58f
DSE (Descompressão do Saco Endolinfático), 225
  fechamento, 229
  identificação, 228
  mastoidectomia, 227
  posicionamento, 227
  pós-operatório, 229
    cuidados, 229
  reabordagem cirúrgica da, 229
  retalho subperiosteal, 227
  stent, 228
Dura
abertura da, 38, 164
elevação da, 137
retalho de, 156
Dura-Máter
abertura da, 39f, 169
  do CAI, 169
    quadrangular, 39f
exposição da, 58

E

EA (Eminência Arqueada), 137f, 138
Efusão
no AP, 202
Elevação
da dura, 137
Enxerto
livre, 222
  microneuromiovascular, 222
    transplante de, 222
  osteocartilaginoso, 46f
    septal, 46f
      ressecção de, 46f
Epidermoide, 202
Epitimpanectomia, 168
Equipe Cirúrgica
disposição da, 9
posicionamento da, 9
Esfenoide
anatomia do, 32
exposição do, 36f
  intraoperatória, 36f
Esfenoidectomia, 58
Esfenoidotomia, 11f

Esfenotomia
ampla, 11
Esqueletização
do CAI, 169
do NF, 162
Estesioneuroblastoma
caso demonstrativo, 79, 81
  acesso transcribriforme, 79, 81
tratamento de, 24f
Exploração
do conteúdo intradural, 169
Exposição
anteromedial, 163
  em direção ao APC, 163
do APC, 157
do CAI, 157
do vestíbulo, 168

F

FCM (Fossa Craniana Média), 226
acesso por, 135
  para schwannoma vestibular, 135-139
anatomia cirúrgica na, 209
  do NF, 209
implante coclear via, 244
  indicações, 244
  resultados, 247
  técnica cirúrgica, 244
Fenda
pneumatizada, 177
  da orelha média, 177
    exenteração da, 177
Fisch tipo A
acesso, 185-189
  para fossa infratemporal, 185-189
    anatomia cirúrgica, 185
    indicações, 185
    justificativa, 185
    técnica cirúrgica, 185
Fístula
liquórica, 22, 181
  de alto débito, 22
    com abertura de cisternas, 22
    com comunicação com o sistema ventricular, 22
  de baixo débito, 22
  intraoperatória, 22
    ausência de, 22
  petrosectomia subtotal e, 181
Flap de Resgate
acesso com, 9-12
  e preservação funcional total, 9-12
    indicação, 9
    justificativa, 9
Forame
esfenopalatino, 102f
  alargado, 102f
FOS (Fissura Orbitária Superior), 55
Fossa Anterior
lesões de, 61-97
  abordagem transnasal de, 61-97
    acesso transcribriforme, 69
      casos demonstrativos, 75-85
      técnica de reconstrução, 72
    acesso *transplanum*, 85
      casos demonstrativos, 88-97
    anatomia cirúrgica, 61
    indicações, 61
    justificativa, 61

Fossa Infratemporal
    acesso para, 175-193
        Fisch tipo A, 185-189
        petrosectomia subtotal, 175-183
Fossa Nasal
    direita, 5f
        visão endoscópica em, 5f
Fossa
    média, 202
        acesso via, 202
            ao AP, 202

G
Glândula
    hipófise, 6f
Goteira Olfatória
    lesões de, 61-97
        abordagem transnasal de, 61-97
            acesso transcribriforme, 69
                casos demonstrativos, 75-85
                técnica de reconstrução, 72
            acesso *transplanum*, 85
                casos demonstrativos, 88-97
            anatomia cirúrgica, 61
            indicações, 61
            justificativa, 61
Granuloma
    de colesterol, 202
Gustação
    avaliação da, 213
        dos dois terços anteriores, 213
            da língua, 213

H
Hipófise
    adenoma de, 55f
    macroadenoma de, 23f
Hipotímpano
    dissecção do, 168
House-Urban
    retrator de, 138f

I
Identificação
    do CAI, 169
    dos limites anatômicos, 168
        da orelha média, 168
Implante(s)
    auditivo(s), 181
        com petrosectomia subtotal, 181
            ativo de orelha média, 182
            coclear, 181
    coclear, 241-253
        e petrosectomia subtotal, 241
            indicações, 241
            resultados, 244
            técnica cirúrgica, 242
        e schwannoma vestibular, 249
            indicações, 249
            resultados, 252
            técnica cirúrgica, 250
        justificativa, 241
        via FCM, 244
            indicações, 244
            resultados, 247
            técnica cirúrgica, 244

de tronco encefálico, 183
    petrosectomia subtotal no, 183
Incisão
    endaural, 167
Infecção
    da cavidade, 181
        ativa, 181
            petrosectomia subtotal e, 181

L
Lesão(ões)
    abordagem transnasal a, 61-97
        de fossa anterior, 61-97
            acesso transcribriforme, 69
                casos demonstrativos, 75-85
                técnica de reconstrução, 72
            acesso *transplanum*, 85
                casos demonstrativos, 88-97
            anatomia cirúrgica, 61
            indicações, 61
            justificativa, 61
        de goteira olfatória, 61-97
            acesso transcribriforme, 69
                casos demonstrativos, 75-85
                técnica de reconstrução, 72
            acesso *transplanum*, 85
                casos demonstrativos, 88-97
            anatomia cirúrgica, 61
            indicações, 61
            justificativa, 61
    ATE das, 29-43, 45-53
        selares, 29-43
            acessos cirúrgicos, 30
            adenoma, 29-43
            cisto Rathke, 29-43
            justificativa, 29
            técnica cirúrgica, 32
        suprasselares, 45-53
            anatomia cirúrgica, 45
            indicações, 45
            justificativa, 45
            técnica cirúrgica, 45
    do AP, 201
        principais, 201
    na cápsula ótica, 180
        petrosectomia subtotal e, 180
Ligadura
    da veia jugular, 188
        interna, 188
    do seio sigmoide, 187
Limite(s) Anatômico(s)
    da orelha média, 168
        identificação dos, 168
Língua
    gustação da, 213
        avaliação da, 213
            dos dois terços anteriores, 213
Liquor
    drenagem de, 157

M
Macroadenoma
    de hipófise, 23f
    hipofisário, 4f
MAI (Meato Acústico Interno), 140
    exposição do, 138
        lateral, 138
        medial, 138

Manutenção
  do pedículo arterial, 10
Mastoidectomia, 162, 186
Ménière
  doença de, 225
    nível de evidência, 225
    TSE, 226
Meningioma
  caso demonstrativo, 95
    transplanum, 95
  de tubérculo selar, 25*f*
  do clivo, 27*f*
    ressecção endoscópica de, 27*f*
      endonasal, 27*f*
Mucocele, 202
Mucosa
  septal, 10, 59
    olfatória, 10
      preservação da, 10
    sutura da, 59

N

Nasofaringe
  tumores da, 119-130
    acesso transnasal aos, 119-130
      anatomia cirúrgica, 119
      aplicação prática, 123
      complicações, 130
      cuidados pós-operatórios, 130
      indicações, 119
      justificativa, 119
      revisão de literatura, 119
      técnica cirúrgica, 120
        nasofaringectomia transpterigóidea, 120
        tipo 3, 120
Nasofaringectomia
  aplicação prática, 123-128
    tipo 1, 123
    tipo 2, 125
    tipo 3, 128
  transpterigóidea, 120
    corredor nasossinusal, 120
      criação de, 120
    fase transpterigóidea, 120
    reconstrução da área ressecada, 123
    ressecção da lesão, 122
    rinofaringe *en bloco*, 122
NC (Nervo Coclear)
  dissecção do, 139
    tumoral, 139
NC (Nervo Craniano), 55
Neurectomia
  vestibular, 231-240
    anatomia microcirúrgica, 231
    indicações, 231
    justificativa, 231
    técnica cirúrgica, 237
      suboccipital, 237
NF (Nervo Facial), 139*f*
  descompressão do, 209-212, 213*f*
    anatomia cirúrgica, 209
      na FCM, 209
    complicações do acesso por, 211
      anestesia, 211
      craniotomia, 211
      elevação da dura-máter, 211
      incisão, 211
      posicionamento, 211
      retração do lobo temporal, 212
    indicações, 209
    justificativa, 209
    técnicas cirúrgicas, 211
  dissecção do, 139
    tumoral, 139
  esqueletização do, 162
  intratemporal, 187
    manejo do, 187
  técnicas de reinervação do, 213-222
    crossface nerve graft, 218
    derivação neural, 218
      contralateral, 218
    justificativa, 213
    reparação neural, 216
    topodiagnóstico, 213
    transferências neurais, 220
      derivação, 220, 221
        hipoglossofacial, 220
        massetérico-facial, 221
    transplante de enxerto livre, 222
      microneuromiovascular, 222
    tratamento cirúrgico, 213
  translocação do, 163
    via transcoclear, 163
  tumor do, 138
    dissecção do, 138

O

Obliteração
  da cavidade operatória, 179
  da tuba auditiva, 179
Oclusão
  do CAE, 186
Orelha Média
  fenda pneumatizada da, 177
    exenteração da, 177
  implante ativo de, 182
    e petrosectomia subtotal, 182
  limites anatômicos da, 168
    identificação dos, 168
OSE (Óstios do Seio Esfenoidal)
  abertura dos, 7
  identificação dos, 7
Osso Temporal
  ressecção do, 195-198
    esquema de, 196*f*
    justificativa, 195
    petrosectomias, 195
    técnica cirúrgica, 196
      dissecção do retalho cutâneo, 197
      incisão, 196
      nível da extensão da, 197
      posicionamento, 196
Osso
  ancoramento no, 254-262
    próteses de, 254-262
      indicações de, 254-262
Óstio(s)
  do esfenoide, 9
    natural, 9
      encontrando o, 9
  esfenoidal, 10*f*
Otorreia
  crônica, 180
    petrosectomia subtotal e, 180

P

PAAO (Prótese Auditiva Ancorada no Osso), 254-262
  contraindicações, 255
  e petrosectomia subtotal, 183
  indicações, 254
    audiológicas, 254
      SSD, 254
    gerais, 254
  justificativa, 254
  outras considerações gerais, 261
  perdas auditivas permanentes, 254, 261
    condutivas, 254, 261
      assimétricas, 254, 261
      bilaterais, 254, 261
      simétricas, 261
      unilaterais, 261
    mistas, 254, 261
      assimétricas, 254, 261
      bilaterais, 254, 261
      simétricas, 261
      unilaterais, 261
  reimplante, 260
  técnica cirúrgica, 255
PAEETE (Potencial Auditivo Eletricamente Evocado do Tronco Encefálico), 249
PANC (Potencial de Ação do Nervo Coclear), 250
Parede
  anterior, 32
    do seio esfenoide, 32
      abertura da, 32
  posterior, 101f
    do seio maxilar, 101f
      remoção da, 102f
PEATE (Potencial Evocado Auditivo de Tronco Encefálico), 136f, 249
Pedículo
  arterial, 10
    manutenção do, 10
Perda(s) Auditiva(s)
  permanentes, 254, 261
    condutivas, 254, 261
      assimétricas, 254, 261
      bilaterais, 254, 261
      simétricas, 261
      unilaterais, 261
    mistas, 254, 261
      assimétricas, 254, 261
      bilaterais, 254, 261
      simétricas, 261
      unilaterais, 261
Petrosectomia Subtotal, 175-183, 187
  acompanhamento pós-operatório, 180
  destaques cirúrgicos, 175
  implante coclear e, 241
    indicações, 241
    resultados, 244
    técnica cirúrgica, 242
      com obliteração da cavidade, 242
      na cavidade obliterada, 243
  indicações, 175
  justificativa, 175
  passos cirúrgicos, 176
    exenteração da fenda pneumatizada, 177
      da orelha média, 177
    fechamento do CAE, 176
    incisão da pele, 176
    obliteração, 179
      da cavidade operatória, 179
      da tuba auditiva, 179
    preparo, 176
  situações especiais, 180
    fístula liquórica, 181
    implante(s) auditivo(s), 181
      ativo de orelha média, 182
      coclear, 181
    infecção ativa da cavidade, 181
    lesões acometendo a cápsula ótica, 180
    no implante de tronco encefálico, 183
    otorreia crônica, 180
    PAAO, 183
  técnica, 175
    racional da, 175
Petrosite, 202
Plano
  esfenoidal, 40, 48
    abertura do, 40
    ressecção do, 48
Preservação
  da mucosa olfatória, 10
  septal, 10
Projeção(ões)
  ósseas, 11f
  identificáveis, 11f
Prótese(s)
  de ancoramento no osso, 254-262
    indicações de, 254-262
      contraindicações, 255
      indicações, 254
        audiológicas, 254
        gerais, 254
      justificativa, 254
      outras considerações gerais, 261
      perdas auditivas permanentes, 254, 261
        condutivas, 254, 261
        mistas, 254, 261
      reimplante, 260
      técnica cirúrgica, 255
Pterigoide
  base da, 99f

Q

Quiasma
  acesso ao, 40

R

Reabilitação Auditiva
  na cirurgia, 241-267
    da base do crânio, 241-267
      ABI, 263-267
      implante coclear, 241-253
      PAAO, 254-262
Recesso Esfenoetmoidal
  esquerdo, 7f
    visão endoscópica do, 7f
    mostrando o OSE, 7f
Reconstrução
  da área ressecada, 123
    na nasofaringectomia, 123
      transpterigóidea, 123
  da base do crânio, 21-28, 41, 59
    em multicamadas, 21-28
      com fáscia lata, 26f
      com retalho nasosseptal, 28f
      com substituto dural sintético, 25f
    justificativa, 21

peculiaridade de cada região, 22
 princípios da, 21
tipos de, 41
da via transcribriforme, 72
 técnica de, 72
do assoalho da sela, 26*f*
 com cartilagem do septo nasal, 26*f*
materiais para, 21
tipos de, 22
Reflexo
 estapediano, 213
  pesquisa do, 213
Reparação
 neural, 216
  na descompressão, 216
   do NF, 216
Resgate
 retalho de, 10*f*
Ressecção
 da lesão, 122
  de tumor nasosseptal, 122
 de enxerto osteocartilaginoso, 46*f*
  septal, 46*f*
 do osso temporal, 195-198
  esquema de, 196*f*
  justificativa, 195
  petrosectomias, 195
  técnica cirúrgica, 196
   dissecção do retalho cutâneo, 197
   incisão, 196
   nível da extensão da, 197
   posicionamento, 196
 do plano esfenoidal, 48
 do tubérculo da sela, 48
 endoscópica, 27*f*
  endonasal, 27*f*
   de meningioma do clivo, 27*f*
 total, 58*f*
  da parede anterior, 58*f*
   do seio esfenoidal, 58*f*
  do rostro do esfenoide, 58*f*
Retalho
 de dura, 156
 de resgate, 10*f*
 musculoperiosteal, 185
 nasosseptal, 7, 13-19, 28*f*, 32, 34*f*, 57
  mensuração do, 34*f*
  pedículo do, 7*f*
   instrumento isolando o, 7*f*
  justificativa, 13
  indicação, 13
  anatomia do, 13
  técnica cirúrgica, 15
   armazenamento, 17
   complicações, 18
   descolamento, 16
   incisão, 15
   nuances, 18
   posicionamento final, 18
  necrosado, 18*f*
   imagem intraoperatória do, 18*f*
  reconstrução com, 28*f*
  confecção do, 7, 32, 57
 olfatório, 10*f*
  confecção de, 10*f*
Retrator
 de House-Urban, 138*f*

Rinofaringe
 en bloco, 122
  na nasofaringectomia, 122
   transpterigóidea, 122
RMT (Retalho de Músculo Temporal), 136
Rostrectomia, 58
Rostro
 do esfenoide, 58*f*
  ressecção total do, 58*f*

S
Saco
 endolinfático, 225-229
  abordagem das patologias do, 225-229
   doença de Ménière, 225
   justificativa, 225
  adenocarcinoma de, 226*f*
  DSE, 229
   reabordagem cirúrgica da, 229
Sangramento
 controle de, 7
  vasoconstrição e, 7
SC (Seio Cavernoso)
 acesso ao, 58
  anterolateral, 59
  anteromedial, 59
  inferior, 59
  medial, 58
 ATE ao, 55-59
  anatomia cirúrgica, 55
  indicações, 55
  justificativa, 55
  técnica cirúrgica, 56
 compartimento lateral do, 40
  tumores com invasão do, 40
 dissecção do, 56*f*
 superior, 41*f*
  acesso ao, 41*f*
Schirmer
 teste de, 213
Schwannoma Vestibular
 acesso para, 135-139
  por fossa craniana média, 135-139
   anatomia cirúrgica, 135
   indicações, 135
   justificativa, 135
   técnica cirúrgica, 136
 implante coclear e, 249
  indicações, 249
  resultados, 252
  técnica cirúrgica, 250
   via retrolabiríntica, 250
   via translabiríntica, 250
Seio
 esfenoide, 32
  parede anterior do, 32
   abertura da, 32
 maxilar, 101*f*
  parede posterior do, 101*f*
   remoção da, 102*f*
 sigmoide, 187
  ligadura do, 187
Seio(s) Esfenoidal(is)
 abertura dos, 6*f*, 7, 8, 34*f*
  ampla, 6*f*, 34*f*
  septotomia posterior e, 7

acesso transnasal ao, 3-8
  binarinário, 3-8
    anatomia do, 4
    avaliação perioperatória, 3
    complicações, 8
    direto, 7
    indicações, 4
    justificativa, 3
    técnica cirúrgica, 6
    transeptal, 7
  drilagem do, 58f
  parede anterior do, 58f
    ressecção total da, 58f
  visão endoscópica do, 35f
    intraoperatória, 35f
Sela
  assoalho da, 26f
    reconstrução do, 26f
      com cartilagem do septo nasal, 26f
  tubérculo da, 40, 48
    abertura do, 40
    ressecção do, 48
Septectomia
  posterior, 30, 32
    ampliada, 32
    aumento da, 30
      acesso transnasal com, 30
Septo Nasal
  cartilagem do, 26f
    reconstrução com, 26f
      do assoalho da sela, 26f
  confecção do, 7
  descolamento do, 7
Septoplastia
  na ATE, 32, 57
    das lesões selares, 32
    do SC, 57
Septotomia
  posterior, 7
    e abertura, 7
      do seio esfenoidal, 7
Sistema Ventricular
  comunicação com o, 22
    fístula liquórica com, 22
      de alto débito, 22
SSD (*Single Side Deafeness*/Perda Auditiva Sensorioneural Unilateral de Grau Profundo), 254
Sutura
  da mucosa septal, 59

T

TEEP (Teste de Estimulação Elétrica do Promontório), 250
Teste
  de Schirmer, 213
Transferência(s)
  neurais, 220
    derivação, 220, 221
      hipoglossofacial, 220
      massetérico-facial, 221
Translocação
  do NF, 163
    via transcoclear, 163

Transplante
  de enxerto livre, 222
    microneuromiovascular, 222
Tronco Encefálico
  implante de, 183
    petrosectomia subtotal no, 183
TSE (Tumores do Saco Endolinfático), 226
  anatomia cirúrgica, 227
  técnica cirúrgica, 227
  DSE, 227
Tuba
  auditiva, 179
    obliteração da, 179
Tubérculo
  da sela, 40, 48
    abertura do, 40
    ressecção do, 48
  selar, 25f
    meningioma de, 25f
Tumor(es)
  com invasão, 40
    do compartimento lateral, 40
      do SC, 40
  da nasofaringe, 119-130
    acesso transnasal aos, 119-130
      anatomia cirúrgica, 119
      aplicação prática, 123
      complicações, 130
      cuidados pós-operatórios, 130
      indicações, 119
      justificativa, 119
      revisão de literatura, 119
      técnica cirúrgica, 120
        nasofaringectomia transpterigóidea, 120
        tipo 3, 120
  dissecção do, 187
  do clivo, 113-116
    abordagem a, 113-116
      anatomia do, 113
      justificativa, 113
  ressecado, 39f
    en bloc, 39f
  selares, 31f
    ATE a, 31f
Turbinectomia
  média, 101f

V

Vasoconstrição
  e controle de sangramento, 7
Veia
  jugular, 188
    interna, 188
      ligadura da, 188
Vestíbulo
  exposição do, 168
Via
  transcribriforme, 72
    reconstrução da, 72
    técnica de, 72

W

Weber-Ferguson
  acesso de, 108f